TRAITÉ

DES

MALADIES DE PLOMB

OU SATURNINES,

SUIVI

DE L'INDICATION DES MOYENS QU'ON DOIT METTRE EN USAGE
POUR SE PRÉSERVER DE L'INFLUENCE DÉLÉTÈRE
DES PRÉPARATIONS DE PLOMB,

ET DE FIGURES EXPLICATIVES,

PAR L. TANQUEREL DES PLANCHES,

DOCTEUR DE LA FACULTÉ DE MÉDECINE DE PARIS.

TOME PREMIER.

PARIS,
FERRA, LIBRAIRE-ÉDITEUR,
RUE DES GRANDS-AUGUSTINS, N° 16.

LONDRES, chez H. BAILLIÈRE, 219, Regent-Street.
BRUXELLES, chez J. B. TIRCHER.

1839.

TRAITÉ

DES

MALADIES DE PLOMB.

II.

PARIS. — IMPRIMERIE DE TERZUOLO,

RUE MADAME, N° 30.

TRAITÉ

DES

MALADIES DE PLOMB

OU SATURNINES,

PAR

L. TANQUEREL DES PLANCHES,

DOCTEUR DE LA FACULTÉ DE MÉDECINE DE PARIS.

« Doncques de tout ce que j'ay veu et cogneu par l'espace du dict temps, j'ay faict une entière recollection, n'ayant rien espargné pour en tirer la mouëlle, et pour esclaircir ceux qui viendront après nous, des choses n'ont peut estre cogneües par cy-devant : ou si elles l'ont esté, non si bien esclaircies qu'il estoit requis. »

OEuvres d'AMBROISE PARÉ, de Laval au Maine. *Au lecteur.*

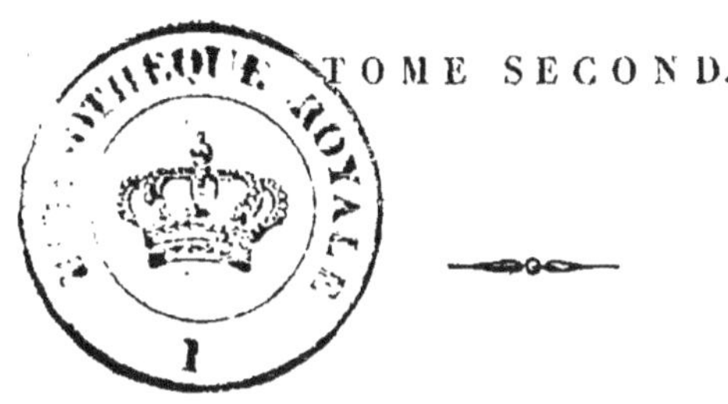

TOME SECOND.

PARIS.

FERRA, LIBRAIRE-ÉDITEUR,

RUE DES GRANDS-AUGUSTINS, N° 16.

—

1839.

TRAITÉ

DES

MALADIES SATURNINES.

PARALYSIE DE PLOMB

OU SATURNINE.

L'établissement, les progrès, l'espèce et les divers degrés de paralysie à la suite de la colique des peintres, sont des phénomènes des plus singuliers et des plus piquants pour la curiosité des médecins, qui ne manqueront pas sans doute d'approfondir cette matière.

OEuv. de BORDEU, t. II, p. 492.

DÉFINITION.

On définit généralement la paralysie : l'abolition ou l'affaiblissement notable du mouvement volontaire et de la sensibilité, ou de l'une de ces facultés seulement. Cette définition, autant qu'elle a rapport à la paralysie du mouvement, n'est pas très-exacte. Ainsi, lorsqu'on souffre dans un organe doué de motilité, par suite d'une inflammation, d'une névralgie, etc., dont il est affecté, on éprouve beaucoup de difficulté, quelquefois même une impossibilité complète à le mouvoir ; la douleur met ici obstacle au mouvement, et cependant on ne dit pas alors qu'il y a paralysie. On doit donc, ce me semble, définir plutôt la paralysie du mouvement : l'abolition ou l'affaiblissement notable du mouvement volontaire, occasionnés par un défaut de contractilité des fibres musculaires.

La paralysie produite par les préparations saturnines peut ne consister que dans l'abolition de la motilité des parties douées tout à la fois de mouvement et de sentiment, qu'elle a envahies. Dans d'autres cas, au contraire, le poison saturnin ne porte son action stupéfiante que sur la sensibilité de ces mêmes parties, qu'il rend inhabiles à se laisser impressionner par les corps extérieurs, sans que l'appareil locomoteur propre à chacune d'elles ait perdu sa motilité. La première espèce de paralysie, nous l'appelons *paralysie du mouvement*, ou tout simplement *paralysie saturnine*; et nous donnons le nom d'*anesthesie saturnine* à la paralysie du sentiment. Cette distinction de la maladie, en *paralysie saturnine*, et en *anesthesie saturnine*, nous fournit le moyen de décrire séparément ces deux espèces de paralysies de plomb, si différentes l'une de l'autre, et qui peuvent exister isolément ou simultanément.

La paralysie proprement dite, produite par l'introduction et l'absorption du plomb à l'état moléculaire dans l'économie, est donc caractérisée par une abolition du mouvement volontaire, due au défaut de contractilité des fibres musculaires des organes qu'elle envahit. Le plus ordinairement ce sont les muscles qui se trouvent dans le sens de l'extension des membres, qui sont privés de mouvement. On n'observe, du côté du centre nerveux cérébro-spinal, aucun phénomène morbide qui puisse dévoiler l'existence d'une lésion organique, comme point de départ de cette paralysie partielle.

HISTORIQUE.

Nicandre est le premier auteur qui ait parlé des effets paralytiques des préparations saturnines. (Voy. t. 1, p. 29.)

Après lui, Dioscoride, Galien, Paul d'Ægine, Rhasès, Haly-Abbas et Ætius ont mentionné la paralysie en décrivant les divers accidents qui peuvent survenir à la suite de l'introduction du plomb dans l'estomac. (*In loco citato.*) Dans la description que quelques-uns de ces auteurs nous ont transmise de coliques singulières, occasionnées probablement par les préparations saturnines, ils ont également indiqué la paralysie comme un des symptômes de ces coliques.

Paul d'Ægine avait déjà reconnu que cette paralysie était souvent accompagnée de la perte de la sensibilité, et que d'autres fois le sentiment persistait, etc. (*In loco citato.*)

Paracelse mentionne une paralysie produite par la litharge et ses analogues, qui ne doit point être appelée paralysie simplement, mais paralysie minérale. (*De morbis metallicis.*)

Du onzième siècle, où vivait Avicenne, jusqu'à Fernel, qui florissait au seizième, on ne trouve plus rien ou presque rien sur la paralysie saturnine. Arculan en a pourtant dit quelque chose; il a avancé que dans la colique métallique on mourait promptement de la paralysie, qui survenait presque aussitôt qu'on baignait les malades, ou qu'on les traitait d'une manière trop douce.

Fernel rapporte qu'un peintre fut attaqué de colique et d'un tremblement des doigts et des mains, qui fut suivi de paralysie. Il eut, quelque temps après, le même accident aux pieds. (Fernel, *De lue venerea*, cap. VII.)

Charles Lepois affirme qu'une partie des malades attaqués

de la colique qu'il a décrite avec tant de précision, et qui semble n'être autre chose qu'une colique de plomb; il affirme, dis-je, que quelques-uns de ces malades étaient devenus paralytiques des deux bras. Dans sa quatre-vingt-deuxième observation, Charles Lepois parle d'un malade dont la colique se termina par un tremblement des bras suivi de paralysie; trois mois après le commencement de la colique, il survint une sueur qui mit fin à la paralysie. Il est bon de noter encore que le tremblement fut précédé d'épilepsie et de délire. Dans une autre observation du même auteur, on voit qu'après la diminution de violentes coliques, le sujet devint paralytique des deux bras. Sept jours après, le malade eut une attaque d'épilepsie qui dura tout un jour, et qui, l'ayant repris, lui donna enfin la mort.

Engalenus cite des exemples de colique suivie de paralysie des bras. (*De morbo scorbuto*, cap. XVII.)

Forcest, auteur célèbre, dont nous avons grand nombre d'observations très-détaillées sur presque toutes les maladies, fait aussi mention d'une colique d'une nature toute particulière, qui se termine quelquefois par la paralysie des bras ou des mains et même des jambes. (Lib. XXI, *Obs.* v.)

Crato (de Krafthein), qui vivait en 1582, parle aussi d'une certaine colique causée par des vins falsifiés; cette colique, qui avait régné en Moravie, se terminait en paralysie. (*Cratonis, Epistolas de paralysi ex colicâ natâ scriptas* III, IV, consilium 10, 11.)

Dans le dix-septième siècle, Cahagnasius, Riedlin, Gockel, dirent quelques mots de cette paralysie dans des ouvrages sur d'autres parties de l'art.

Citois s'exprime en ces termes sur cette affection : « Lorsque la colique de Poitou ne guérit pas, elle se termine par » la paralysie précédée, chez la plupart, de convulsions épi- » leptiques qui s'annoncent par une cécité de quelques heu-

» res , et durent quelquefois pendant sept jours , ou par une
» faiblesse extrême dont on ne revient qu'avec beaucoup de
» temps. »

Stockhusen a le premier essayé d'analyser les muscles des
membres supérieurs, qui sont habituellement paralysés ; il
parle de la paralysie des releveurs des bras , et du relâchement qui existe plutôt dans les extenseurs que dans les fléchisseurs de ces parties, ainsi que de quelques accidents qui
résultent de la paralysie des pieds, qu'il croit bien redoutable.

Boucher Beauval , écrivain assez peu connu , a publié sur
la colique de Poitou un petit traité qui mérite d'être lu. Il
dit dans un passage de son ouvrage : « Ce qu'il y a ici d'as-
» sez surprenant, c'est que le malade, après avoir eu du re-
» lâche pendant quelque temps , se trouve tout-à-coup assailli
» de nouveaux symptômes beaucoup plus fâcheux que les
» précédents ; car à toutes ces douleurs et à tant d'accidents
» succède d'ordinaire une grande faiblesse des bras et des
» jambes, en sorte que ces parties perdent tout leur mouve-
» ment. Cette espèce de paralysie est très-souvent précédée
» de convulsions épileptiques, qui emportaient autrefois
» beaucoup de malades ; ceux qui réchappent d'une si cruelle
» maladie ne recouvrent leurs forces qu'insensiblement , et
» avec beaucoup de peine ; quelques mois après ils commen-
» cent à se traîner par les rues, semblables à des spectres
» ambulants, ou des statues qui ne se remuent que par res-
» sorts. »

Rivière fait aussi mention de la paralysie, suite de la colique de Poitou, dans plusieurs endroits de ses ouvrages.
Voici ce qu'il dit dans le chapitre où il traite des différentes
espèces de coliques : « Il y a , dit-il , une autre espèce de co-
» lique qui dégénère en paralysie , et dont les anciens n'ont
» eu que très-peu de connaissance. Lorsque les tranchées
» commencent à cesser, la paralysie survient, cette humeur

» bilieuse s'introduisant insensiblement dans l'épine du dos à
» travers les membranes de l'abdomen. D'ordinaire la para-
» lysie attaque les parties supérieures ; il arrive même quel-
» quefois que les jambes perdent le mouvement. » (*Praxis
medica*, lib. x, cap. 1.)

Suchlan, le seul auteur qui ait tenté d'écrire un mémoire
spécial sur la paralysie des métaux, ne donne dans sa dissertation aucun renseignement nouveau sur cette maladie;
il se borne à copier ses prédécesseurs sur ce sujet. Aussi son
travail mériterait plutôt d'être intitulé *Dissertation de la
Colique métallique*, que *Dissertatio de paralysi metalliorum*,
(*Uttray*, 1693.)

Au commencement du dix-huitième siècle, Calmeth,
Moursousmith et Henkel parlèrent, dans leurs ouvrages,
de cette maladie, mais ils ne firent guère que répéter ce
qu'avait dit Stockhusen.

Ramazzini, dans son ouvrage sur les maladies des artisans,
avoue que, « lorsque la colique saturnine a été mal soignée,
» ou qu'elle ne l'a pas été du tout, il peut en résulter une
» paralysie particulière qui affecte les membres supérieurs.
» Cette paralysie n'est presque jamais complète ; le plus or-
» dinairement le mouvement n'est qu'affaibli ; s'il est aboli,
» le sentiment persiste. Elle peut être partielle dans un mem-
» bre ; ainsi, une seule main, un seul doigt, peuvent en être
» frappés. La paralysie succède ordinairement à la douleur
» de l'abdomen ; quelquefois cependant elle est primitive. »

Sydenham, qui semble ne parler de la colique de Poitou
et de ses terminaisons que d'après Rivière, dit que cette maladie dégénère le plus souvent en paralysie, et qu'elle jette
ceux qui en sont attaqués dans une privation absolue des
mouvements de leurs mains et de leurs pieds. (*Thomæ Sy
denham Opera universa*, Lugd. Batav., anno 1726.)

L'auteur de l'article *Colique de Poitou* de la Bibliothèque raisonnée de l'Europe, rapporte un exemple d'un peintre mort de convulsions après être devenu paralytique des deux bras.

L'illustre Boerhaave a bien connu la paralysie des membres supérieurs, qui arrive, dit-il, aux ouvriers peintres, après qu'ils ont déjà éprouvé trois ou quatre accès de colique. Avec quelle énergie ne décrit-il pas l'amaigrissement et l'atrophie des parties paralysées! (*Aph. de cognoscendis et curandis morbis*, § III. 1151.)

Huxham, en 1745, dans son *Traité de la Colique du Devonshire*, dit quelques mots de la paralysie des bras et des mains, qui peut survenir avant ou après la colique; il n'a jamais vu cette paralysie se fixer sur les pieds. Du reste, il semble avoir peu et mal étudié cette affection.

C'est surtout au milieu de ce dix-huitième siècle qu'on vit surgir divers traités fameux de la colique des peintres, dans lesquels on s'occupa plus qu'on ne l'avait fait jusqu'alors de la paralysie. Astruc admettait la paralysie des membres supérieurs comme cas rare; il la désignait sous le nom de *paresis ex colicâ*, voulant faire entendre, par ce diminutif, que ce n'était qu'une difficulté de mouvement, et non une véritable paralysie qui envahissait les membres supérieurs; il soutenait, au contraire, que la paralysie des membres abdominaux se voyait beaucoup plus souvent. Son hypothèse sur la moelle épinière lui avait suggéré ces idées fausses. Son travail est d'ailleurs fort incomplet en ce qui concerne la paralysie.

Dubois, dans sa thèse sur la colique de Poitou, ne nous apprend rien d'intéressant sur la paralysie.

Dehaën nous semble, de tous les médecins anciens et modernes, avoir le mieux décrit la paralysie saturnine des bras, des avant-bras, des mains et des jambes; il signale avec sa sagacité ordinaire les extenseurs communs des doigts, les

supinateurs, les abducteurs et adducteurs des pouces, comme
étant le plus souvent frappés d'atonie par les molécules satur
nines; il fait aussi remarquer que tous les muscles des mem
bres thoraciques sont quelquefois paralysés; il dit encore
que, lorsque la paralysie s'est jetée sur les pieds, et qu'ils
ont conservé quelque mouvement, ce sont de préférence les
muscles extenseurs des jambes qui sont affectés; enfin, il
parle de l'aphonie saturnine, dont il ne cherche point la
cause dans la paralysie des muscles du larynx. De là à l'analyse complète des muscles qui peuvent être paralysés dans
cette affection, il n'y avait plus que quelques pas à faire. Ses
successeurs, oubliant ce que ce grand observateur avait dit
à ce sujet, n'ont pas même indiqué les diverses variétés de
paralysies qu'il avait signalées; et ils ont commis la plus
grave erreur en affirmant que dans la paralysie saturnine,
les muscles extenseurs des doigts sont seuls paralysés,
sans se donner la peine de vérifier leur dire par l'observation.

Le célèbre médecin de Vienne a encore parlé, dans cette
maladie, d'une ou plusieurs éminences qui se remarquent
assez habituellement dans les régions carpo-métacarpiennes,
sur leur face postérieure; mais il s'est trompé sur la nature,
la forme, l'origine et les caractères de ces petites tumeurs.
(*Ratio medendi*, t. V.)

James, dans son *Dictionnaire de Médecine*, assure que les
ouvriers qui travaillent aux mines de plomb commencent à
être attaqués d'une colique violente accompagnée d'une constipation opiniâtre, et d'une paralysie des bras.

L'Académie des Curieux de la nature a publié plusieurs
observations de colique produite par des vins adoucis avec
de la litharge, et suivie de paralysie des bras ou des mains
seulement.

Doazan, qui a inséré dans l'ancien *Journal de Médecine*

un assez bon article sur la colique de Poitou, dit : « qu'il a
» vu, à la Charité, un peintre-barbouilleur ayant eu huit fois
» la colique métallique, et qui avait depuis long-temps une
» faiblesse dans les muscles extenseurs des doigts; il conser-
» vait toute sa force dans ceux du bras, et travaillait tou-
» jours. Cette paralysie n'avait point été précédée de coli-
» que, mais seulement d'une espèce de rhumatisme dans les
» bras et dans les épaules. Cet homme sortit quinze jours
» après son entrée à l'hôpital, bien guéri de ses douleurs,
» mais ses poignets restèrent dans le même état. » (*Anc. Journal de Méd.*, t. XIX.)

Marteau de Granvilliers parle des bras « qui étaient raides
» et en convulsions, ainsi que les mains, qui étaient retirées
» en dedans jusqu'au poignet, dans la colique des moines de
» l'abbaye de Savigny. »

Bonté, médecin de Coutances en Normandie, qui admettait une colique de Poitou, tantôt végétale, tantôt minérale,
a dit de fort bonnes choses sur la paralysie, suite de cette
colique. « Les extrémités supérieures sont celles qui sont
» presque toujours paralysées. Les bras paralysés restent col-
» lés au tronc, les poignets deviennent pendants, les mains
» s'enflent, les doigts demeurent fléchis. Si on n'a la pré-
» caution de faire étendre souvent les doigts et les poignets,
» ces parties restent toujours fléchies; il s'y forme même
» comme des nodus dans les articles, dus à l'humeur syno-
» viale épaissie et accumulée; les muscles extenseurs, étant
» long-temps sans action, en deviennent enfin incapables; la
» contraction trop continue des fléchisseurs s'augmente tous
» les jours; les articulations privées du mouvement s'ankylo-
» sent, ainsi qu'on l'observe quelquefois dans les fractures.
» Le sentiment, loin d'être éteint dans ces parties, n'y est
» que plus vif. » Bonté, tout en avouant que les membres abdominaux sont beaucoup moins souvent atteints par cette

maladie que les membres thoraciques, cite trois exemples de paralysie des extrémités inférieures; dans l'un il y avait en même temps paralysie des membres supérieurs. (*Anc. Journal de Méd.*, tom. xv, xvi, xx.)

Strack, professeur en médecine à Mayence, en 1765, cite, dans l'*Ancien Journal de Médecine*, un ecclésiastique qui eut la colique de Poitou pour avoir bu du vin sophistiqué; les mains se paralysèrent quelque temps après : elles pendaient comme des mains mortes, le malade n'en pouvait pas fermer les doigts, et il éprouvait la même sensation que s'il eût tenu un corps étranger dans les mains, ou comme si c'eût été un morceau de chair qui ne lui appartenait pas. Lorsque la colique fut passée, le malade devint paralytique des pieds; cette paralysie monta aux jambes et aux cuisses, et même gagna les hanches. Il ne lui restait ni mouvement ni sentiment dans ces parties; on aurait pu les couper sans qu'il les eût senties. (*Anc. Journal de Méd.*, t. xxii.)

Planchon rapporte un cas de colique de Poitou terminée par une paralysie des extrémités du corps, guérie plutôt par le temps que par les remèdes employés. (*Anc. Journal de Méd.*, t. lxi.)

Desbois (de Rochefort), médecin de la Charité, dans son excellent *Traité de matière médicale*, en parlant de la paralysie qui reconnaît pour cause le plomb, dit que « lorsque la » colique de plomb se dissipe, il survient de la pesanteur » dans les membres, et quelquefois de la paralysie; et qu'il » y a encore une autre paralysie qui n'a point été précédée » de coliques, et qui quelquefois est l'unique symptôme de la » maladie de plomb. » Dans un autre passage, il ajoute que « cette paralysie a rarement lieu aux extrémités inférieures, » mais plus souvent aux supérieures, et surtout aux poignets, » qui deviennent difficiles aux mouvements et quelquefois » immobiles. Les doigts deviennent crochus; il survient aux

» tendons des extrémités des ganglions regardés à tort par
» quelques-uns comme critiques. Enfin, presque toutes ces
» maladies invétérées sont incurables. »

Heberdeen, médecin anglais, remarque dans ses écrits
ingénieux que le plomb fournit un exemple particulier d'un
poison qui affecte seulement les nerfs du mouvement. De
grands spasmes, des tremblements et des paralysies occasionnés par cette substance, en sont, dit-il, des preuves.

Stoll, qui a si bien étudié la colique causée par le plomb,
reconnaît des paralysies saturnines qui précèdent, accompagnent ou suivent cette colique. D'après ce grand observateur,
les membres inférieurs ne seraient jamais paralysés sans que
les bras le fussent; il affirme que la paralysie des membres
supérieurs est beaucoup plus fréquente que celle des membres abdominaux; il assure aussi que la sensibilité des parties
paralysées n'est jamais perdue, mais toujours exaltée. Stoll
a encore parlé avec assez de mérite du traitement de cette
paralysie.

Gardane, Borden, Combalusier, Tronchin, Bouvart,
Chirac, Sylva, etc., ont aussi dit quelques mots de la paralysie saturnine dans leurs écrits sur la colique de Poitou.

Luzuriaga regarde la paralysie comme la deuxième période de la colique de Madrid.

M. Mérat, dans son Traité recommandable de la colique
métallique, parle très-brièvement de la paralysie saturnine;
il l'attribue entièrement à ce que le traitement qui convient
à la colique de plomb n'a pas été employé à temps, à une
méthode de traitement inconsidérée, à l'absence de tout
traitement, ou bien enfin à des coliques extrêmement multipliées, chez des gens qui, à peine guéris de la colique, retournent à leurs travaux métalliques. M. Mérat n'admet donc
pas de paralysie primitive; il affirme aussi qu'il ne connaît

pas d'exemple authentique d'une paralysie des extrémités inférieures.

M. Andral, dans le quatrième volume de sa Clinique, s'est un peu occupé de la paralysie saturnine des membres; il y a consigné neuf observations de cette affection, qu'il envisage principalement sous le rapport du traitement. Il a inséré aussi dans son ouvrage les observations de deux individus qui succombèrent pendant cette maladie, et dont il fit l'autopsie avec beaucoup de soin.

Je ne connais pas une seule dissertation inaugurale publiée sur ce sujet; j'ai feuilleté toutes les collections de thèses nationales et étrangères qui sont à la Bibliothèque de l'École de médecine, et je n'en ai trouvé aucune qui traitât d'une manière spéciale de la paralysie de plomb.

D'après cette analyse historique il est évident que la paralysie qui reconnaît pour cause unique l'action d'un agent saturnin, a été à peine étudiée. Certainement les auteurs, tant anciens que modernes, n'ont pas donné à cette espèce de paralysie une attention proportionnée à son importance; ils l'ont examinée d'une manière beaucoup trop superficielle. On chercherait vainement quelque chose de complet sur cette partie de la pathologie; ce n'est qu'en parcourant un grand nombre d'ouvrages divers qu'on peut recueillir quelques notions plus ou moins incomplètes sur cette matière; encore sont-elles éparses çà et là dans les livres, et surtout dans ceux qui traitent spécialement de la colique de plomb. Que sait-on, par exemple, sous le rapport de la symptomatologie? On n'a encore jusqu'ici aperçu qu'un coin du tableau; la partie principale a semblé échapper à l'investigation des auteurs : d'où il résulte que leur description est bien imparfaite.

La marche, le pronostic et la terminaison ont été présentés avec aussi peu d'exactitude que les symptômes; quant au siége, à la nature et aux lésions anatomiques, à peine les observateurs modernes en ont-ils dit quelques mots. Les anciens seuls ont osé aborder ces différents points ; mais comme leurs recherches ont eu lieu à une époque où on se livrait trop souvent à des explications oiseuses et sans résultat utile, on discuta longuement sur la nature, le siége et la lésion anatomique de la paralysie saturnine, et on n'enfanta que des théories, des hypothèses, dont le temps a fait justice. Le traitement est la partie qui a été examinée avec le plus de soin.

Borden avait déjà senti cette lacune dans l'histoire des maladies saturnines, que nous allons tâcher de remplir, lorsque dans son enthousiasme pour l'ouvrage d'Astruc, il s'écrie : « L'établissement, les progrès, l'espèce et les divers degrés » de paralysie à la suite de la colique des peintres, sont des » phénomènes des plus singuliers et des plus piquants pour » la curiosité des médecins, qui ne manqueront pas sans » doute d'approfondir cette matière. »

Puisque les auteurs ne nous fournissent pas les matériaux nécessaires pour décrire l'histoire de la paralysie saturnine, nous sommes obligé de nous en rapporter aux faits nombreux qui se sont présentés à notre observation, tout en ne négligeant pas les renseignements, quelque incomplets qu'ils soient, que pourront nous offrir les ouvrages de nos prédécesseurs. Dans la première édition de ce mémoire nous n'avions pu réunir que dix-sept cas de paralysie saturnine recueillis par nous ; aujourd'hui que nous possédons cent deux observations sur cette maladie, nous pouvons asseoir notre travail sur des bases plus larges et plus étendues.

Nos cent deux malades nous ont présenté quatre-vingt-dix-sept fois la paralysie des membres supérieurs, et quinze fois celle des membres inférieurs : deux fois nous avons vu la paralysie des muscles intercostaux, une fois celle des muscles sterno-cléido-mastoïdien, pectoraux et grand dorsal ; enfin, seize fois l'aphonie, quinze fois le bégaiement ou la difficulté de prononciation sont survenus chez ces mêmes individus.

D'après ces données, nous croyons pouvoir distribuer notre sujet ainsi qu'il suit : Nous allons d'abord indiquer d'une manière générale les causes, les prodrômes et les symptômes de la paralysie saturnine; puis, dans des articles spéciaux, nous ferons une description de toutes les variétés de paralysie qui peuvent affecter, 1° les membres supérieurs, 2° les membres inférieurs, 3° les muscles du tronc, 4° les muscles qui concourent à la production de la parole et de la voix; enfin, nous terminerons cette partie de notre travail en indiquant le diagnostic, la marche, les terminaisons, le pronostic, les caractères anatomiques, le siége, la nature et le traitement de la paralysie de plomb, considérée en général.

CAUSES.

Si nous venons à examiner les circonstances sous l'influence desquelles la paralysie métallique se manifeste, nous reconnaîtrons bientôt que cette affection apparaît dans les mêmes conditions que la colique et l'arthralgie saturnines. Ainsi le plomb ou ses divers composés, à l'état moléculaire ou d'extrême division, introduit dans l'économie, jouit seul, après avoir été absorbé, de la propriété de développer les symptômes de la maladie dont nous traçons l'histoire en ce moment. On répète tous les jours que le mercure occasionne des paralysies; c'est une erreur; ce poison ne produit que des tremblements dits *mercuriels*, et jamais la paralysie. Sur plus de cinquante cas de tremblement mercuriel observés à l'hôpital de la Charité, nous n'avons pas vu une seule fois la paralysie survenir chez ces malades. Les autres métaux ne donnent pas davantage naissance à la paralysie. Nous avons visité plusieurs ateliers où l'on travaille le mercure, le cuivre, l'étain, l'arsenic, etc. , sans aucun mélange de plomb ; toujours les chefs d'ateliers nous ont affirmé n'avoir jamais vu leurs ouvriers attaqués de paralysie occasionnée par ces substances. Je n'ai pas trouvé dans les auteurs un seul fait, recueilli dans les conditions d'une observation rigoureuse, qui contredise ce que j'avance.

La peau semble, au premier abord, une voie très-propre à l'introduction des préparations saturnines dans l'économie, pour donner naissance à la paralysie. Percival rapporte plusieurs cas de paralysie occasionnée par l'application de topiques saturnins sur la peau. Mais, dans les observations rapportées par l'auteur anglais, l'épiderme avait été enlevé par des exutoires, ou par l'action de la maladie pour laquelle on appliquait ces médicaments. M. Gendrin, dans une lettre adressée à l'Académie des Sciences, le 2 juin 1834, prétend que tous les accidents saturnins étrangers à la colique, tels que la paralysie, etc. , sont produits par une combinaison d'une couche d'oxide ou de carbonate de plomb avec l'épiderme. D'après cette idée, ce médecin pense que les ouvriers auxquels on administre des bains sulfureux, ou des lotions de limonade sulfurique, ne doivent point être atteints de cette affection, parce que le plomb est transformé en sulfure de plomb insoluble, par conséquent sans action sur l'économie. Nous n'avons pas remarqué, ainsi que M. Grisolle, que l'administration des bains sulfureux pût prévenir le développement de la paralysie, et que par conséquent on peut arguer de ce fait que les préparations saturnines pénètrent à travers la peau pour donner naissance à la paralysie de plomb. Je ne connais pas un seul cas de paralysie saturnine, observé avec toute la sévérité désirable, qui ait été produit par l'application des préparations de plomb sur la peau ayant conservé son épiderme.

Souvent, au contraire, on a l'occasion de s'assurer que le

plomb peut s'insinuer au dedans de nous par les voies digestives et respiratoires , pour donner naissance à cette forme de
l'empoisonnement saturnin.

Tronchin nous apprend que les habitants d'Amsterdam,
qui étaient atteints de colique parce qu'ils faisaient usage
de boissons qui séjournaient dans des réservoirs de plomb,
se trouvaient quelquefois affectés de paralysie occasionnée
par cette eau contenant des particules saturnines.

Wepfer , Ilsmann , Zeller, Huxham , Baker , Waren,
Leroux , etc. rapportent des cas de paralysie saturnine occasionnée chez les individus qui faisaient usage de vins ou de
cidres frelatés avec la litharge.

Dans deux des observations de colique occasionnée par l'a-
cétate de plomb que rapporte Tissot, il y eut en même
temps paralysie.

L'individu dont nous avons rapporté l'histoire , qui fut atteint de colique et d'arthralgie saturnines, pour avoir avalé
de l'acétate de plomb comme médicament, éprouva aussi
une attaque de paralysie saturnine. (Voy. t. 1, col. sat.,
obs. xxv.)

Le beurre, dont la cupidité des campagnards a quelquefois
augmenté le poids par l'addition de la céruse , a produit ,
d'après le dire de plusieurs auteurs, la paralysie saturnine.

Une famille fut, au rapport de Van-Swiéten, attaquée de paralysie, pour avoir, pendant long-temps , fait usage d'une
eau contenue dans un grand vaisseau de plomb ; une autre
famille éprouva la même maladie , pour avoir bu de l'eau
de puits chargée de sélénite , avec un vase de plomb qui ser-
vait à la puiser.

Les molécules saturnines déposées à la surface de la muqueuse respiratoire y sont facilement absorbées, pour produire ensuite la paralysie de plomb. Ainsi, comme nous allons
le voir par le tableau des professions de nos malades, atteints

de cette affection, ce sont les ouvriers travaillant le plomb, disséminé par eux dans l'atmosphère sous forme d'émana-tions, qui contractent le plus souvent la paralysie saturnine. Or ces individus n'ont pu être atteints de paralysie qu'en respirant de l'air chargé de particules saturnines, et en en avalant une certaine quantité. On est donc obligé de con-clure que les voies digestives, et surtout les voies respira-toires, servent, le plus ordinairement, de passage aux molé-cules de plomb qui doivent donner naissance à la paralysie.

INDICATION

DES PROFESSIONS DE 101 INDIVIDUS AFFECTÉS DE PARALYSIE SATURNINE.

PROFESSIONS.	NOMBRE DES MALADES.
Ouvriers des fabriques de blanc de céruse.	31
Ouvriers des fabriques de minium.	6
Peintres en bâtiments.	22
Peintres en voiture.	4
Peintres de décors, lettres et attributs.	5
Broyeurs de couleurs.	6
Fabricants de cartes d'Allemagne.	1
Potiers de terre.	5
Affineurs.	3
Plombiers.	3
Ouvriers des fonderies de caractères.	4
Imprimeurs..	3
Lapidaires	3
Tailleurs de cristaux.	1
Ouvriers des fabriques d'acétate de plomb. . . .	2
Ouvriers des fabriques de sulfate de plomb. . . .	1
Ouvriers des fabriques de chromate de plomb. . .	1
TOTAL.	101

Plusieurs observateurs ont remarqué que les chats qui restent quelque temps dans les ateliers de fabrique de minium, y périssent tous, sans exception, attaqués de tournis et de paralysie. Les rats des fabriques de blanc de céruse, d'après les observations de M. Leblanc, vétérinaire, offrent des paralysie du train de derrière, au point que les ouvriers les tuent facilement. M. Trousseau a observé à Tours, dans la fabrique de minium de M. Pecard-Tachereau, que les chevaux employés à tourner les moulins destinés à pulvériser cet oxyde sont pris de cornage, c'est-à-dire d'une grande difficulté de respirer, attribuée par ce médecin à l'occlusion des voies aériennes, produite par la paralysie du nerf récurrent laryngé. Pour conserver ces animaux, on est obligé de leur pratiquer la trachéotomie, et de maintenir pendant quelque temps l'ouverture béante avec une large canule; dès lors, tous ces accidents disparaissent, et ces chevaux, ayant repris leur vigueur, sont vendus par M. Tachereau, et, n'étant plus exposés aux émanations saturnines, ils n'éprouvent plus d'accidents pareils.

Nous avons tenté, conjointement avec le docteur Maigne, quelques expériences sur les animaux vivants, à l'effet de produire artificiellement des paralysies saturnines. Ainsi, chez un lapin, nous avons introduit vingt-quatre grains de minium à l'état humide, à la partie interne de la cuisse gauche, au-dessous de la peau, qui avait été préalablement disséquée. Dans une autre expérience, quarante grains d'acétate de plomb à l'état liquide ont été injectés dans le tissu cellulaire sous-cutané du dos de ce même animal; une autre fois nous avons poussé dans la veine crurale de la cuisse droite, chez un animal semblable, environ vingt-quatre à trente grains d'acétate de plomb dissous; enfin nous avons fait pénétrer chez de pareils animaux trente à trente-cinq grains d'acétate de plomb liquide dans la poitrine et le ventre. Dans toutes ces expériences, et celles mentionnées dans le premier volume de cet ouvrage, il nous a été impossible de déterminer la paralysie saturnine.

Nous n'avons pas remarqué que certaines préparations saturnines aient la faculté de produire plus facilement et plus promptement la paralysie de plomb que telle autre. Toutes les substances saturnines qui, étant travaillées pour les besoins des arts, se réduisent facilement en molécules disséminables dans l'air, donnent naissance à la paralysie de plomb.

L'action stupéfiante du plomb ne se fait pas toujours sentir presque aussitôt après son introduction dans notre économie; il y séjourne souvent long-temps, sans y causer cet accident: ainsi, dans bon nombre de cas, cette paralysie n'apparaît que chez les individus qui travaillent depuis long-temps les préparations de plomb, et qui déja ont eu plusieurs fois la colique. Cependant nous avons vu survenir cette forme de l'empoisonnement saturnin chez quelques individus, soumis depuis peu de temps au contact du plomb. Nous avons aussi observé quelquefois la paralysie chez des individus qui n'avaient jamais eu la colique saturnine.

Le tableau suivant indique le temps que nos cent deux malades ont été exposés au contact du plomb avant d'être atteints de paralysie.

Durée du travail.	Nombre des malades.	Durée du travail.	Nombre des malades.
8 jours.	3	Report.	60
15 jours.	2	10 ans.	10
25 jours.	1	11 ans.	4
1 mois.	3	12 ans.	2
45 jours.	3	13 ans.	2
2 mois.	2	15 ans.	4
1 an.	8	16 ans.	1
18 mois.	10	17 ans.	1
2 ans.	4	18 ans.	4
3 ans.	8	20 ans.	6
4 ans.	6	22 ans.	3
6 ans.	6	25 ans.	4
7 ans.	4	52 ans.	1
TOTAL.	60	TOTAL.	102

Les auteurs anciens et modernes citent quelques exemples de paralysie de plomb qui ont précédé toute colique. Huxham parle d'un cabaretier dont les mains et les bras furent frappés de cette paralysie, au point qu'il ne leur restait qu'un faible mouvement, et qu'ils n'avaient pas la force de remuer le plus petit poids. Cet accident n'avait été précédé par aucune colique saturnine. Dehaen, Stoll, Ramazzini, Desbois de Rochefort, etc., etc., ont fait mention de paralysies saturnines des membres qui s'étaient déclarées sans avoir été précédées de colique. M. Andral, dans sa Clinique médicale, affirme avoir observé la paralysie dans quelques cas où les malades n'avaient point encore eu la colique. M. Trousseau a vu, à l'hôpital de Tours, deux malades affectés de paralysie saturnine des poignets, et qui n'avaient jamais été atteints de coliques. Le même médecin a encore observé une paraplégie sur un autre ouvrier cérusier, sans qu'elle eût été précédée de coliques. La paralysie s'est développée sans attaques de coliques antécédentes dans les cas rapportés par Percival, et chez quelques-uns des animaux atteints de paralysie dont MM. Leblanc et Trousseau ont rapporté l'histoire.

Enfin, parmi nos cent deux malades, quatorze ont été attaqués de paralysie, sans avoir jamais éprouvé les atteintes de la colique saturnine.

Dans un certain nombre de cas, les malades atteints antécédemment de colique, ne le sont plus lorsqu'ils sont de nouveau affectés d'une autre forme d'empoisonnement saturnin, de la paralysie de plomb. Sur nos quatre-vingt-huit malades qui ont été atteints antécédemment d'une ou plusieurs attaques de colique, vingt-cinq, au moment où ils ont été affectés de paralysie, ne présentaient aucune trace de colique saturnine.

Ainsi, parmi nos cent deux malades, trente-neuf n'étaient pas atteints de colique au moment où ils ont été affectés de paralysie. Chez eux cette dernière affection a été l'unique accident déterminé par l'influence du plomb.

Chez nos quatre-vingt-huit malades qui ont été atteints

de colique avant d'être affectés de paralysie, on trouve la proportion suivante de coliques antécédentes.

Nombre des coliques précédentes.	Nombre des malades.
1	25
2	15
3	9
4	8
5	7
6	5
7	4
8	3
9	3
10	3
12	1
14	1
15	1
20	1
30	1

Dans nos soixante-trois cas de paralysie saturnine, accompagnés de colique, cette dernière a précédé l'arrivée de la perte du mouvement soixante fois; dans trois cas, la paralysie a précédé la colique.

Hillary, Stockhusen, Tronchin, Huxham, Ramazzini, Gardane, MM. Mérat, Rochoux, etc., pensent que la paralysie qui vient compliquer la colique saturnine est plutôt un effet du traitement auquel le malade a été soumis, qu'une conséquence directe de l'action du poison sur les organes de la vie de relation. Cette manière de voir est trop exclusive. Nous avons déjà vu à l'article *Traitement* de la colique saturnine que de quelque manière que fût traitée cette maladie, la paralysie venait, dans un certain nombre de cas, à se développer. Nous avons prouvé aussi, dans cette partie de notre ouvrage, que les coliques de plomb, abandonnées à leur cours naturel, ou bien, ce qui revient à peu près au même, traitées par les antiphlogistiques, la limonade sulfurique, la noix vomique, etc., etc., ont plus de tendance à dégénérer en paralysie. En effet, on conçoit facilement que si la colique, ou toute autre maladie saturnine, résiste long-temps à un traitement employé, le plomb finira par prendre droit de domicile dans l'économie, et alors il pourra plus facilement développer la paralysie que chez un autre individu non atteint de colique de plomb.

Le traitement de la colique n'a donc pas, à beaucoup près, une aussi grande influence sur le développement de la paralysie, que l'ont avancé les auteurs précités.

La plupart des auteurs qui ont écrit sur la colique de plomb, ont encore avancé que la paralysie ne se déclarait que chez les individus atteints de colique violente. Cette assertion est totalement erronée.

La colique a été violente vingt-cinq fois; modérée vingt-une fois, et légère dix-sept fois chez nos soixante-trois malades atteints de colique antécédente à l'arrivée de la paralysie, mais dans la même attaque d'empoisonnement saturnin. D'après ce relevé statistique, il est évident que la colique violente ne contribue pas plus que les coliques modérées et légères au développement de la paralysie.

Il y a des individus qui, chaque fois qu'ils sont affectés d'une colique, même légère ou modérée, sont atteints également de paralysie. D'autres, au contraire, affectés de colique violente, n'éprouvent jamais, même alors, d'attaque de paralysie. Tantôt il arrive qu'un plombier, qui déjà a eu plusieurs coliques violentes, sans avoir été encore atteint de paralysie, et qui est de nouveau attaqué de colique, même modérée ou légère, est cependant frappé cette fois de paralysie; tantôt l'effet contraire a lieu.

Ce qui précède doit nous prouver que la paralysie saturnine est une maladie distincte de la colique, un effet direct de l'action du plomb sur l'économie. La colique étant la forme la plus commune de l'empoisonnement saturnin, il n'est pas étonnant que la paralysie se développe plus souvent chez des individus déjà atteints de colique.

Il nous faut donc rechercher les circonstances en dehors de la colique, qui favorisent ou contrarient le développement de la paralysie saturnine.

Nous l'avouons à l'avance, les causes prédisposantes de la paralysie saturnine nous sont en grande partie inconnues. Cependant la première question qui se présente naturellement est celle-ci : Certaines dispositions individuelles rendent-elles plus sujet à l'action stupéfiante du plomb? On pourrait penser que la faiblesse naturelle et un tempérament nerveux devraient être des motifs de la fréquence de cette maladie; mais le contraire arrive aussi souvent : j'ai vu des individus sanguins, doués d'une forte constitution; j'en ai vu d'autres lymphatiques ou nerveux, d'une faible et délicate constitution, qui étaient également pris de cette maladie. Il y a des ouvriers qui exercent toute leur vie un des métiers où l'on emploie des préparations de plomb, sans être attaqués de paralysie saturnine; d'autres, au contraire, de la même constitution en apparence, le sont fréquemment. J'ai vu des malades qui étaient à leur cinquième, sixième ou douzième attaque de paralysie. Il faut donc convenir que l'influence que peuvent avoir la constitution et le tempérament, est loin d'expliquer la différence qu'on observe dans la fréquence de la maladie chez les ouvriers soumis aux mêmes causes.

Parmi nos cent deux malades affectés de paralysie saturnine, quarante étaient d'une constitution forte, trente-cinq d'une faible constitution; enfin, dans vingt-sept cas la constitution était mixte. Le plus souvent les attributs du tempérament ne se dessinaient pas aussi facilement que la faiblesse ou la force de la constitution ; dans seize cas, cependant, nous avons pu noter le tempérament sanguin, dans vingt-deux le tempérament nerveux, et dans huit le tempérament lymphatique.

L'âge est-il une circonstance qui favorise le développement de la paralysie saturnine ? est-elle plus fréquente dans l'enfance que dans la jeunesse, chez les vieillards que chez les adultes ?

Age de nos cent deux malades affectés de paralysie saturnine :

Au-dessous de 20 ans.	2
De 20 à 30 ans.	24
De 30 à 40.	36
De 40 à 50.	28
De 50 à 60.	8
De 60 à 70.	4

D'après ce relevé statistique, l'âge de vingt à quarante ans est celui pendant lequel on voit le plus souvent apparaître cette forme de l'empoisonnement saturnin. (Voy. *Colique saturnine*, t. 1, p. 179.)

Il nous semble assez bien prouvé que cet empoisonnement se manifeste un peu plus souvent et avec plus de facilité chez les sujets affaiblis par toute espèce d'excès, surtout par ceux du vin et des plaisirs vénériens, que chez ceux qui mènent une vie régulière et sobre. Si un individu était déjà malade, s'il était soumis à des privations de toute espèce, il y serait peut-être plus exposé qu'un homme fort et bien nourri.

L'état de l'atmosphère a-t-il une influence sur le développement de cette maladie ?

Dans nos cent deux cas de paralysie saturnine, la maladie s'est déclarée trente-six fois en été, vingt-huit fois au printemps, vingt-six fois en automne et douze fois en hiver. Ce développement plus considérable de la paralysie pendant la belle saison doit être attribué en très-grande partie à ce que les travaux des plombiers marchent avec plus d'activité à cette époque qu'à toute autre. Doit-on aussi attribuer cette plus grande fréquence de la paralysie à ce qu'alors les diverses voies d'introduction de ce poison se laissent plus facilement pénétrer ?

Malgré toute cette obscurité qui règne entre la cause, *plomb*, et les relations organiques de l'économie convenables à la production de la paralysie, on est obligé d'admettre qu'un certain degré de susceptibilité semble, dans cette maladie comme dans beaucoup d'autres, disposer à son invasion.

Un autre fait relatif à l'étiologie de cette affection, et qui ne doit pas être passé sous silence, c'est la disposition qu'ont ceux qui en ont été atteints une ou plusieurs fois à en être attaqués de nouveau, et même avec plus de facilité qu'avant la première attaque, s'ils s'exposent encore au contact du poison ; il semblerait que les émanations saturnines minent cette puissance de l'économie qui réagit contre toute influence destructive. Pour que la paralysie se reproduise, il n'est pas même nécessaire que les malades s'exposent de nouveau, après la guérison, à l'influence des émanations saturnines. Maréchal, dont nous avons eu si souvent occasion de parler, a eu diverses rechutes de paralysie, plusieurs années après qu'il ne se trouvait plus en contact avec le plomb. Mais chez les individus qui éprouvent des rechutes, on constate toujours préalablement les signes positifs de la présence du plomb dans leur économie (intoxication saturnine primitive).

Les auteurs anciens ont voulu indiquer l'action intime du plomb sur nos parties lorsqu'il produit la paralysie, et la manière dont il arrive sur les organes qu'il attaque ; sans nous arrêter à réfuter toutes leurs hypothèses, dont quelques-unes sont assez ingénieuses, nous dirons, en nous appuyant sur les lois de la physiologie, que de quelque manière

que les particules saturnines aient pénétré dans notre économie, à l'état de vapeur, de pulvérisation ou liquide, soit
qu'elles y aient été introduites par inhalation pulmonaire,
ou bien par les voies digestives, elles sont bientôt prises par
les vaisseaux absorbants, et portées dans le torrent de la circulation. Après que la matière morbide a été mêlée et pour
ainsi dire vivifiée avec le sang, elle est alors déposée par son
intermède sur les organes doués de motilité, dont elle doit
anéantir le principe de la vie.

PRODROMES.

La paralysie saturnine est ordinairement annoncée au malade quelque temps à l'avance par certains dérangements
qui surviennent dans les fonctions de l'économie.

Le début de la maladie a plus souvent lieu par des lassi-
tudes, un sentiment de pesanteur ou de froid, un engourdissement accompagné de faiblesse, ou une espèce de brisure, une stupeur insolite, une certaine inaptitude aux
mouvements dans les parties qui sont menacées de paralysie. Ces épiphénomènes disparaissent souvent lorsque le
malade est échauffé par son travail.

Nous n'avons jamais vu des douleurs de tête ou le long de
la colonne vertébrale être les avant-coureurs de la paralysie. Un tremblement plus ou moins intense, auquel se joint
une sensation de stupeur et de lourdeur insolite, avertit
quelquefois les malades que la paralysie va avoir lieu. Chez
quelques-uns, les membres, qu'ils sentent d'abord lourds,
sont fatigués au moindre exercice ; les jambes fléchissent
sous le poids du corps lorsque le malade a un peu fatigué ;
les mains et les doigts ne se relèvent plus avec autant de facilité qu'à l'ordinaire ; ils sont comme engourdis, et le tra-

vail leur fait perdre toute espèce de force, au point que les instruments échappent des mains.

La paralysie peut se borner à ces prodrômes, et disparaître au bout d'un certain temps. Pendant cette première période, le malade continue ordinairement ses travaux, souvent même il ne s'aperçoit de rien dans la journée, distrait et échauffé qu'il est par ses occupations ; le soir seulement il remarque que quelque chose d'extraordinaire se passe en lui. Cet état peut se continuer long-temps sans arrêter l'ouvrier ; mais le plus souvent, après quelques jours, tous ces phénomènes s'arrêtent, et les membres sont frappés d'impuissance.

Jusqu'ici nous ne nous sommes occupé que des prodrômes de la paralysie primitive ; voici ce qui arrive lorsqu'elle succède à la colique, à l'encéphalopathie, ou à l'arthralgie saturnines.

Dans un assez bon nombre de cas la colique peut être considérée comme le prodrôme de la paralysie. (Voy. p. 20.) Quelquefois, à la suite d'une colique bien guérie, les membres restent raides ; bientôt cette raideur augmente ; enfin, la faiblesse survient, qui dégénère en paralysie.

Lorsque l'on voit les douleurs de colique cesser tout-à-coup, ou se prolonger indéfiniment, on doit craindre que les extrémités, tant supérieures qu'inférieures, après s'être engourdies, ne se paralysent.

Baglivi assure que les sueurs qui peuvent survenir pendant la colique sont un présage certain de l'arrivée de la paralysie.

Dans huit cas l'encéphalopathie a précédé l'arrivée de la paralysie.

Quelquefois les parties qui vont être frappées prochainement de paralysie, sont affectées préalablement d'une exagération de sensibilité produite par le plomb, qui constitue l'arthralgie saturnine. Plus souvent l'arthralgie, qui siége dans d'autres points que ceux qui seront atteints de paralysie, précède cette dernière affection.

Enfin, très-rarement, il est vrai, il n'existe point de pro-drômes; la paralysie frappe soudainement les malades.

SYMPTOMES.

Aussitôt que les émanations saturnines ont porté leur ac-tion stupéfiante sur un muscle de l'économie dont l'action est soumise à l'empire de la volonté, la perte du mouvement de cette partie est le premier phénomène morbide qui appa-raît; dès lors tous les efforts combinés de la volonté ne peu-vent ordinairement déterminer le plus faible degré de con-traction dans ce muscle, dont le principe animateur, le fluide nerveux, est anéanti, neutralisé pour ainsi dire par les mo-lécules de plomb. Ainsi, l'organe moteur paralysé est con-damné au repos le plus absolu. Quelquefois, mais très-rare-ment, le muscle paralysé peut encore exécuter quelques mouvements obscurs et incertains. D'où vient donc que les auteurs anciens et modernes ont avancé précisément tout le contraire, en affirmant que, dans la paralysie de plomb, le mouvement des parties paralysées était diminué, mais ja-mais, ou presque jamais entièrement détruit? Il est facile, ce nous semble, de trouver la cause de cette erreur géné-rale. La paralysie de plomb n'occupant ordinairement qu'un ou plusieurs muscles, ou bien un système de muscles d'un membre, les autres muscles non paralysés de cet organe doivent nécessairement lui imprimer les mouvements dont ils sont les agents. Ainsi le membre où résident certains muscles paralysés exécute quelques mouvements dus à la contractilité des muscles sains; ces mêmes mouvements peuvent être incomplets, parce qu'ils exigent pour leur entier accomplissement l'action des muscles paralysés; ou bien enfin d'autres mouvements sont tout-à-fait nuls dans ce même membre, parce que leur unique organe moteur est tout-à-fait paralysé. Il y a donc ici diminution du mouvement général du membre, et abolition complète du mouvement de certains muscles, choses qu'il ne fallait pas confondre. Un seul moyen est indispensable pour apprécier à sa juste valeur la lésion de motilité; c'est l'analyse exacte de tous les mouvements qui sont conservés dans le membre malade, et de tous ceux qui y sont détruits. De cette manière, on voit quels sont les muscles qui jouissent encore de leur contractilité, et tous ceux qui l'ont perdue, et on apprécie aussi l'étendue et le degré de l'affection. Ce moyen d'investigation n'a point été mis en usage, ou du moins il l'a été d'une manière trop incomplète; voilà la cause de ces si grandes méprises qu'on remarque dans les auteurs lorsqu'ils parlent du degré de la paralysie saturnine.

Lorsque les auteurs ont avancé que la perte du mouvement était complète dans le membre, c'est qu'alors tous les muscles étaient paralysés. La paralysie est donc partielle ou générale dans un membre.

Nous devons faire ici une remarque importante; c'est que lorsque la prolongation de la maladie a détérioré complétement la constitution, que le malade n'a plus, pour ainsi dire, qu'un souffle de vie, quelquefois les membres deviennent inhabiles à toute espèce ou du moins à presque toute espèce de mouvement; dans ce cas, l'immobilité provient de la faiblesse générale du sujet, et du repos prolongé de ses organes locomoteurs, mais n'est pas le résultat d'un état d'inaction des muscles dû à l'influence saturnine.

Dans nos cent deux observations de paralysie saturnine,

l'abolition de la motilité était générale dans les membres supérieurs cinq fois, et une fois dans les membres inférieurs. Dans tous les autres cas elle était partielle, bornée à un système de muscles, à un muscle, et même à un seul faisceau de muscle. Suivant que ces muscles paralysés sont spécialement destinés aux doigts, au poignet, à l'avant-bras, au bras, à l'épaule, aux orteils, au pied, à la jambe, à la cuisse, au tronc, à l'appareil vocal, nous avons établi autant de variétés de paralysie, qui portent le nom de ces diverses régions.

TABLEAU

DE LA FRÉQUENCE RELATIVE DES DIVERSES VARIÉTÉS DE PARALYSIE SATURNINE.

PARALYSIE DES MEMBRES SUPÉRIEURS.

1° Paralysie générale des membres supérieurs.	5 cas.
2° Paralysie de l'épaule.	7
3° Paralysie du bras.	1
4° Paralysie du bras, de l'avant-bras, poignet et doigts.	4
5° Paralysie de l'avant-bras, poignet et doigts.	44
6° Paralysie du poignet et des doigts.	26
7° Paralysie du poignet.	10
8° Paralysie des doigts.	30
	97

PARALYSIE DES MEMBRES INFÉRIEURS.

1° Paralysie générale des membres inférieurs.	1 cas.
2°	
3° Paralysie de la cuisse.	5
4° Paralysie de la cuisse, de la jambe, des pieds, des orteils.	2
5°	
6° Paralysie du pied et des orteils.	3
7° Paralysie du pied.	2
8° Paralysie des orteils.	2
	15

PARALYSIE DU TRONC.

1° Paralysie des muscles intercostaux.	2 cas.
2° Paralysie des muscles grand dorsal, pectoraux et sterno-cléido-mastoïdiens.	1
	3

PARALYSIE DE L'APPAREIL VOCAL.

1° Aphonie.	16 cas.
2° Bégaiement.	15
	31

Le plus ordinairement la paralysie des membres supérieurs existe avec celle des membres inférieurs, de l'appareil vocal et du tronc. Cependant, dans cinq cas sur quinze, nous avons vu la paralysie des membres abdominaux exister seule.

Excepté dans le cas de paralysie générale, ce sont toujours les muscles de la partie postérieure du membre qui sont uniquement privés de contractilité dans la paralysie des extrémités thoraciques; tandis que pour les extrémités abdominales, ce sont les muscles de la partie antérieure du membre qui sont affectés. Or, tous les muscles placés dans ces deux plans concourent plus ou moins aux divers mouvements d'extension, et secondairement à ceux d'abduction et d'adduction. Dans l'état actuel de la science, il est impossible de donner une raison de cette préférence du plomb pour le système des muscles extenseurs.

Tantôt la paralysie existe au même degré dans deux membres similaires, et affecte les mêmes muscles. D'autres fois la maladie n'occupe qu'un seul membre, l'autre étant sain. Enfin, les deux membres peuvent être affectés de paralysie à des degrés divers, et l'abolition de la motilité peut occuper des muscles différents de chaque côté, ou en nombre inégal.

Dans les paralysies des membres, quelques muscles seulement étant paralysés, tandis que leurs congénères et leurs antagonistes sont libres, il arrive que l'équilibre entre ces mêmes muscles est rompu; alors le mouvement se fait d'une manière irrégulière, et la partie est entraînée dans le sens du muscle contracté, ce qui produit une difformité plus ou moins apparente, augmentée de plus en plus par l'habitude que le malade contracte de se tenir dans cette fausse position.

La paralysie des muscles qui concourent à la production de la voix et de la parole, et aux fonctions respiratoires, entraîne nécessairement des accidents qui dérangent l'ordre normal de ces fonctions.

La paralysie saturnine commence au simple engourdissement, à un tremblement léger, et finit à la perte complète
du mouvement. Le degré de l'abolition du mouvement n'est
point proportionné à l'étendue de la paralysie. Le tremblement saturnin consiste plutôt dans une légère agitation des
muscles; que dans des alternatives apparentes de contraction et d'expansion de ces organes. C'est un *tremblottement*
qui n'a jamais cette étendue de contractions si sensibles et
presque spasmodiques du tremblement mercuriel. Le tremblement de plomb doit être considéré comme le premier degré de la paralysie; il est lié à une faiblesse marquée de la
contraction des muscles. En effet, lorsque les malades veulent effectuer un mouvement avec les parties tremblantes,
leur contraction semble hésiter, osciller; elle n'a pas de durée et s'opère avec incertitude. Ajoutons aussi que les malades accusent toujours de la faiblesse dans les parties affectées de tremblement, quand bien même il n'y a pas de paralysie complétement dessinée. Le tremblement saturnin,
lorsqu'il dure quelque temps, finit presque toujours par être
accompagné de la paralysie complète d'un ou de plusieurs
muscles de la partie où il siége. Presque toujours circonscrit
à une partie d'un membre, à toute l'étendue d'un et rarement de deux membres, il peut cependant envahir les extrémités supérieures et inférieures, les lèvres, la langue et l'appareil vocal. Mais nous ne l'avons jamais vu occuper toutes
ces parties en même temps, à moins de paralysie siégeant
dans ces organes.

La sensibilité peut persister dans les membres jusqu'à leur
atrophie.

Quoique, pour l'ordinaire, la paralysie de plomb se manifeste uniquement par la perte du mouvement dans les parties affectées, tandis que la sensibilité animale y persiste
sans altération, cependant cette dernière faculté s'y trouve

quelquefois affaiblie ou abolie (*anesthesie saturnine*), et plus souvent encore elle y acquiert un surcroît d'énergie, ou un degré plus ou moins haut d'exaltation (*arthralgie saturnine*).

Chez nos cent deux malades affectés d'une paralysie du mouvement, l'anesthesie a été observée cinq fois, et l'arthralgie huit fois sur les mêmes parties privées de motilité. Nous devons dire aussi que dans trois cas d'anesthesie et de paralysie, la sensibilité de toute la profondeur des membres semblait entièrement abolie; les masses musculaires, comme la peau, paraissaient insensibles à toute espèce d'excitation. Dans les deux autres cas d'anesthesie et de paralysie, la perte de la sensibilité se bornait uniquement à la peau, car les malades se plaignaient de violentes douleurs dans la profondeur des membres; ainsi, la paralysie, l'anesthesie et l'hyperesthesie se trouvaient réunies. Lorsque l'hyperesthesie se joignait seule à la paralysie du mouvement, le malade rapportait la douleur à la peau, aux muscles et même aux os.

L'amaurose et la surdité saturnines compliquent rarement la paralysie du mouvement, six fois sur cent deux.

Même dans le cas où la sensibilité était à l'état normal, nous avons observé constamment que tous les malades éprouvaient un sentiment de fatigue, de pesanteur dans les parties paralysées, et principalement dans les articulations situées sur le passage des muscles affectés; ils nous assuraient tous qu'il leur semblait qu'un poids très-lourd était suspendu aux articles, et que le principal obstacle au mouvement des parties était pour eux le poids des membres qu'il fallait soulever. Douze fois nous avons remarqué qu'une sensation très-énergique de froid glacial, continu, extérieur et intérieur, affectait les parties paralysées et surtout les extrémités des membres malades : ce froid était appréciable pour le médecin. Le moindre courant d'air, surtout quand la température était basse, qui frappait les parties malades, exaspérait la sensation de froid glacial.

La perte de la contractilité animale et les diverses lésions de la sensibilité sont le plus souvent les seuls phénomènes que présentent les parties affectées de paralysie.

Stoll, M. Mérat et quelques autres ont dit que le pouls, dans les parties paralysées, réduites même jusqu'à l'atrophie, était constamment vibrant, lent et très-fort. Je suis loin de partager cette opinion. Nous avons fait grande attention à cette modification de la circulation, et chez tous les malades soumis à notre observation, nous avons trouvé, au contraire, le pouls faible, mou, facile à déprimer et très-lent. L'état des parties faisait nécessairement présumer le peu d'énergie de la circulation. Ce qui confirme encore notre dire, c'est que quelquefois nous avons eu l'occasion de voir des infiltrations plus ou moins étendues des membres réduits au dernier état de marasme. L'impulsion et les bruits du cœur participent à cette faiblesse de la circulation artérielle, dans le cas surtout de paralysie ancienne et étendue. Le sang tiré de la veine est très-séreux, peu riche en fibrine.

La nutrition devient languissante dans les parties paralysées, par suite du défaut d'action de l'influx nerveux; elle augmente encore par l'inaction plus ou moins complète des organes.

Lorsque la paralysie subsiste depuis long-temps, des mois, des années entières, on remarque alors une flaccidité, une flétrissure, une émaciation extraordinaire des parties privées de mouvements; la peau est blanchâtre, pâle, d'un aspect livide, plus souvent jaunâtre, terreuse, rude au toucher, sèche, aride, comme hâlée; elle paraît avoir perdu de son épaisseur. L'épiderme tombe souvent en écailles. Le tissu cellulaire sous-cutané est entièrement disparu; aussi la peau est lâche et flasque, et semble être trop étendue pour les parties qu'elle recouvre. Le tissu cellulaire graisseux est totalement fondu ; aussi l'embonpoint des parties paralysées a-t-il complètement disparu. Les chairs sont molles ; le volume des muscles a beaucoup diminué : ils ne forment plus de relief, et leur masse charnue est entièrement anéantie ; en effet, condamnés à une entière inaction, et privés de leur principe vital, la sécrétion du principe fibrineux, dont ces muscles devraient s'emparer pour l'approprier à leur substance, a cessé. Nous verrons à l'article *altérations anatomiques* les autres lésions dues à l'amaigrissement des muscles, des nerfs, des artères, etc.

Lorsque l'amaigrissement partiel ou atrophie est arrivé au dernier degré de marasme, la peau semble collée sur les os ; les parties paralysées sont tellement atrophiées, les muscles surtout sont si amincis, qu'on peut distinguer aisément les éminences des os ; et si la paralysie est étendue, si elle attaque, je suppose, tout un membre, alors cet organe, abandonné à son propre poids, tiraille les ligaments qui cèdent, s'allongent, et permettent, suivant quelques auteurs, à la tête des os d'abandonner la cavité qu'elle occupe.

Si la paralysie est bornée à un ou deux muscles seulement, leur atrophie tranche singulièrement avec les muscles des parties voisines, qui, n'étant pas malades, ont conservé tout leur relief.

A la longue, cette maladie, lorsqu'elle est étendue, amène un désordre plus ou moins complet dans différentes fonctions, et exerce une influence plus ou moins marquée sur le système entier de l'économie animale. C'est ainsi qu'on la voit réduire toutes les parties du corps à un état de dépérissement, de marasme, semblable à celui de la partie affectée ; c'est un spectacle alors qui fait peur, que de voir ces malheureux dont le teint est hâve et plombé ! On remarque un grand abattement dans les traits du visage, qui est décharné ; les yeux sont ternes, jaunes, languissants; le nez est effilé, les joues sont caves. Il y a une grande langueur dans l'attitude et les mouvements du corps, qui ressemble à un véritable squelette dont l'enveloppe est transparente. Et ces êtres, quand ils peuvent encore se traîner d'un lieu à un autre, ressemblent plutôt à des cadavres ambulants qu'à des hommes vivants.

A cet état extrême d'émaciation succèdent des infiltrations partielles ou générales des membres, sur lesquels on ne tarde pas à voir de larges escharres ou plaques gangreneuses. Il nous semble que l'amaigrissement des parties paralysées et le marasme de tout le corps surviennent avec beaucoup plus de promptitude que dans les autres paralysies en général.

Assez rarement les secrétions des membranes muqueuses deviennent plus considérables, et rendent les malades sujets aux écoulements muqueux et à d'abondantes expectorations. Il peut arriver que l'urine soit incolore, pâle, aqueuse, sans sédiment, dans le cas d'émaciation générale. Le rein, sans force, paraît ne plus exercer aucun travail; nous avons rencontré trois fois l'alcalinéité de l'urine, sans lésion organique appréciable vers l'appareil urinaire et le cordon rachidien. Après la cessation de la paralysie, l'urine est redevenue acide, même avant la disparition complète de la maladie. Nous ne connaissons point encore d'exemple de rétention d'urine par suite de la paralysie de la vessie, due à l'influence saturnine. Les parties paralysées sont assez souvent baignées, le matin, par des sueurs extrêmement abondantes et visqueuses; cette secrétion est encore plus souvent conservée dans son état normal; je ne l'ai jamais vue supprimée. La sécrétion de la glande lacrymale est quelquefois activée d'une manière très-énergique, sans que l'appareil de la vision semble malade.

On ne constate, du côté de la tête et de la colonne vertébrale, ni douleur, ni autre accident qui puisse déceler une lésion anatomique, comme cause de la paralysie. Lorsque les fonctions cérébrales sont troublées, ou lorsque des douleurs ont lieu dans le voisinage de l'épine, ce sont des phénomènes morbides dérivant d'autres maladies de plomb, de l'encéphalopathie et de l'arthralgie saturnines, qui ne jo uent dan ces cas que le rôle de complications.

VARIÉTÉS.

PARALYSIE DES MEMBRES SUPÉRIEURS.

La paralysie saturnine des membres thoraciques est la plus fréquente de toutes. (Voy. pag. 30). Aussi les auteurs l'ont-ils prise pour type de leur description fort incomplète. Sur quatre-vingt-dix-sept cas de paralysie des extrémités thoraciques, la maladie occupait en même temps ces deux membres cinquante-une fois ; vingt-trois fois elle siégeait uniquement dans le membre gauche , et vingt-quatre fois dans le droit. Les différentes variétés de paralysie des membres supérieurs peuvent se rapporter aux suivantes :

1°. *Paralysie générale des membres supérieurs.*

Les membres sont pendants le long du tronc, auquel ils semblent collés ; soulevés, ils retombent comme des masses inertes, qui obéissent aux lois de la pesanteur. Dans tous les muscles de l'épaule, du bras, de l'avant-bras et de la main, il n'existe pas le plus léger frémissement, malgré tous les efforts du malade ; cependant, lorsqu'il vient à faire de grands et continuels efforts, on aperçoit encore un mouvement obscur d'élévation qui s'effectue dans l'épaule , et qui est dû à la contraction du muscle trapèze. Et, quand les grands dorsaux et pectoraux ne sont point paralysés, le malade peut aussi, à l'aide de leur contraction, diriger la totalité des membres, et surtout les mains l'une vers l'autre, en avant ou en arrière. Nous n'avons vu qu'une seule fois la paralysie de ces derniers muscles du tronc. L'épaule paraît déprimée; les articulations du coude, du poignet et des doigts sont dans une légère flexion, occasionnée par la contractilité de tissu des fléchisseurs, dont la force musculaire est bien supérieure à celle des extenseurs. L'avant-bras et la main sont placés de champ, c'est-à-dire dans une position intermédiaire à la pronation et la supination. Les membres obéissent à tous les mouvements que des mains étrangères veulent leur imprimer; jamais ils ne présentent de raideur. Des nerfs ou branches nerveuses bien distinctes et bien circonscrites vont uniquement se distribuer dans les muscles paralysés. Ainsi, le plexus brachial envoie à ces parties la branche thoracique antérieure, les branches sus et sous-scapulaires, le brachial cutané externe, les nerfs médian, cubital, radial et circonflexe. On pourrait donc ici expliquer le défaut de contractilité musculaire par la lésion du système nerveux qui se distribue à ces parties.

Dans deux cas de paralysie générale des membres supérieurs, nous avons observé, dans l'un la perte entière de la sensibilité, et dans l'autre l'exaltation de cette faculté; enfin, chez trois autres malades, la sensibilité était conservée intacte.

Lorsqu'on soulève un des membres paralysés, en retombant il fait éprouver au malade de vives douleurs dans toute la longueur du membre, mais plus particulièrement dans le creux de l'aisselle, le triangle sus-claviculaire et la région de l'omoplate.

Un sentiment de pesanteur affecte les épaules, plus encore les coudes, et, plus encore, les carpes. Une sensation de froid très-marquée existe dans les membres.

Le pouls est en général faible et même irrégulier lorsque la paralysie dure quelque temps.

Les membres sont bientôt réduits au dernier état d'atrophie, mais principalement le moignon de l'épaule, dont les saillies osseuses finissent par se dessiner parfaitement bien à travers les parties molles; le relief des muscles disparaît promptement. Toutes ces parties arrivent à un état de maigreur disproportionné à celui de la face et du reste du corps. Les mains deviennent souvent très-douloureuses, œdématiées, livides; le gonflement œdémateux augmente le soir et la nuit, et ne diminue que vers le matin et dans le jour. Les muscles pectoraux et grand dorsal, que nous avons compris dans cet article, quoique muscles du tronc, étant paralysés, quelques malades éprouvent un peu de gêne dans la respiration.

Nous avons toujours vu l'aphonie et la difficulté de la prononciation coïncider avec la paralysie générale des membres supérieurs.

Ces malheureux, qui ont leurs membres supérieurs paralysés, sont privés de la préhension; ils ne peuvent se suffire à eux-mêmes pour traîner leur pénible existence. Manger, boire, se lever, s'habiller, s'asseoir sur son séant dans son lit, etc., etc., sont autant d'actes qu'ils ne peuvent plus remplir; heureux encore quand ils ne sont pas privés du toucher. Leurs bras, loin de leur servir de balanciers dans la marche, la course et les autres mouvements de progression, ne servent qu'à embarrasser leurs mouvements de locomotion.

La paralysie saturnine avant de devenir générale est d'abord partielle, c'est-à-dire que les variétés suivantes la précèdent toujours.

2°. *Paralysie de l'épaule.*

Le plus ordinairement nous n'avons rencontré la paralysie de l'épaule, c'est-à-dire du muscle deltoïde, que lorsque d'autres muscles du membre supérieur étaient en même temps paralysés. Cette variété est facile à reconnaître à l'impossibilité qu'éprouve le malade, malgré tous ses efforts, d'élever le bras, qui reste appliqué contre la poitrine : l'immobilité des fibres musculaires du deltoïde est remarquable, au milieu des mouvements en sens divers des parties charnues environnantes. Bientôt le moignon de l'épaule devient aplati, déprimé; le deltoïde même semble presque entièrement détruit; alors la perte du mouvement et l'atrophie du muscle peuvent entraîner la luxation consécutive de l'humérus, le ligament orbiculaire de l'articulation de cet os ne suffisant point pour retenir sa tête contre la cavité glénoïde. La lésion du nerf circonflexe, qui se distribue uniquement au muscle deltoïde, pourrait expliquer le siége de la paralysie.

3°. *Paralysie du bras.*

Le bras est écarté de la poitrine. L'avant-bras se trouve fléchi sur le bras; mais il ne peut être étendu, malgré les efforts du malade, car le muscle brachial postérieur, agent du mouvement d'extension de l'avant-bras, n'est plus susceptible de se contracter sous l'empire de la volonté.

La partie supérieure du nerf radial passe uniquement à travers les fibres musculaires du brachial postérieur; par conséquent sa lésion, dans ce trajet, pourrait expliquer le siége de la paralysie.

4°. *Paralysie du bras, de l'avant-bras, du poignet et des doigts.*

A la variété de paralysie précédente se joint celle n° 5, pour constituer ce que nous signalons dans cet article sous les noms de *paralysie du bras, de l'avant-bras, du poignet et des doigts.* Mais comme cette dernière est beaucoup moins fréquente que la *paralysie de l'avant-bras, du poignet et des doigts,* nous renvoyons le lecteur à ce dernier article, afin d'éviter ici des répétitions inutiles.

Nous ferons observer seulement que dans cette variété le siége de l'abolition du mouvement s'explique parfaitement bien par la lésion du nerf radial, qui se distribue uniquement aux parties malades.

5°. *Paralysie de l'avant bras, du poignet et des doigts.*

Dans cette variété de paralysie, l'avant-bras et la main ont éprouvé un mouvement de torsion marqué, ce qui fait que le coude se trouve un peu éloigné du tronc.

L'avant-bras, et par suite la main, sont dans une pronation permanente; le mouvement de supination de ces parties ne peut plus s'effectuer. La partie supérieure du bord radial de l'avant-bras ne se trouve plus sur la même ligne que la partie inférieure, qui est contournée en-dedans, de sorte que la face dorsale de la main regarde en dedans, et la face palmaire en dehors.

Le poignet, fléchi presque à angle droit sur l'avant-bras, n'est pas susceptible d'exécuter le plus léger mouvement d'extension. Il est dans une position intermédiaire à l'abduction et à l'adduction, mais la volonté du malade ne parvient pas à le diriger alternativement dans ces deux positions.

Les doigts sont fléchis sur le métacarpe, à peu près au même degré que le poignet sur l'avant-bras. Les dernières phalanges sont très-légèrement inclinées sur les secondes. Le mouvement d'extension se trouve totalement détruit; les doigts ne peuvent s'écarter qu'incomplètement, et cela dans le sens de la flexion.

Le pouce, à moitié fléchi dans ses phalanges, est porté en-dedans. Il a perdu ses mouvements d'abduction et d'opposition.

Par ces diverses positions anormales du membre, on voit facilement qu'ici le principe morbifique a frappé d'inaction les muscles supinateurs de l'avant-bras, extenseur abducteur et adducteur du poignet, extenseurs abducteurs et adducteurs des doigts, et que par suite de la rupture de l'équilibre de l'action musculaire, il en est résulté une prédominance habituelle de contraction des muscles pronateurs de l'avant-bras, fléchisseurs abducteurs et adducteurs du poignet, et fléchisseurs abducteurs et adducteurs des doigts.

Si l'on vient à commander au malade de fermer la main, voici ce qui arrive dans le cas de paralysie complète des muscles sus-mentionnés : Le poignet se fléchit un peu plus qu'il ne l'est à l'état de repos; l'extrémité inférieure des doigts vient correspondre à la partie moyenne des régions thénar et hypothénar; les dernières phalanges sont à peine inclinées sur les secondes; jamais elles ne pourront se fléchir assez pour que l'extrémité des doigts vienne se placer dans le creux de la main, qui ne pourra donc pas se fermer complétement. Cependant les muscles fléchisseurs des doigts ne sont point paralysés. D'où vient donc cet obstacle à la flexion complète des doigts, ou plutôt des phalanges? Dans l'état normal, pour que la main puisse se fermer entièrement, les muscles fléchisseurs inclinent les phalanges les unes sur les autres, de manière à ce qu'elles forment entre elles des angles presque droits; dans ces divers mouvements de flexion des phalanges, leurs muscles extenseurs éprouvent un allongement très-marqué; par ce mécanisme de mouvement, les phalanges parcourent un plus grand espace que celui qui est parcouru par les doigts, lorsqu'ils viennent à appliquer leur extrémité inférieure sur les régions thénar et hypothénar, par le seul concours de leurs muscles fléchisseurs. Mais dans le cas qui nous occupe, les muscles extenseurs des doigts ont perdu leur élasticité; ils ne peuvent donc s'allonger assez pour suivre le mouvement d'inclinaison que les fléchisseurs impriment aux phalanges; voilà la raison qui met obstacle à l'occlusion complète de la main. Une fois la main fermée, si le malade veut l'ouvrir, il n'a qu'à cesser toute espèce de contraction volontaire de ses muscles fléchisseurs : le poignet et les doigts retournent à leur état de demi-flexion, sans que les muscles extenseurs aient la moindre part à ce mouvement pour ainsi dire *passif*. Le malade ne peut saisir que des corps volumineux, car s'ils sont petits, il ne peut les serrer, et ils lui échappent.

Par suite de la contraction permanente des muscles pronateurs, et surtout des fléchisseurs, la main s'arrondit, sa face dorsale se voûte, devient convexe; cet état est plus prononcé à la partie moyenne de la région carpo-métacarpienne, que sur les côtés, qui vont en s'aplatissant. Bientôt enfin on voit se former peu à peu une ou deux saillies osseuses, sur lesquelles les auteurs ne sont point d'accord. Plater le premier, puis Dehaën, Bonté, Desbois (de Rochefort), et enfin M. Pariset, ont affirmé que dans la paralysie de plomb des avant-bras, on rencontrait toujours des tubercules, des nodus qui s'élèvent soit dans les régions du métacarpe et du carpe, soit sur les tendons des muscles paralysés, soit enfin dans les articulations privées de mouvement. Ils ont donné à ces petites tumeurs la forme d'avelines ou de fèves, d'abord mobiles, douloureuses, s'affaissant sous la pression, et reprenant aussitôt leur premier volume par leur élasticité; enfin ces éminences perdaient, ajoutaient-ils, leur mobilité, acquéraient en même temps de la dureté et finissaient par gêner beaucoup les mouvements. Les uns attribuaient ces difformités à une métastase de la matière morbifique, qui du ventre se portait dans les articulations; d'autres les ont attribuées à l'absence de mouvements dans les articulations, par suite de la paralysie des muscles qui les meuvent : alors, disaient-ils, l'humeur synoviale épaissie et accumulée donne naissance à ces nodosités. D'autres, enfin, les attribuaient à une transformation vicieuse de la membrane qui enveloppe les muscles extenseurs des doigts.

MM. Mérat, Chomel et la plupart des auteurs modernes n'admettent point l'existence de ces difformités. Ces deux opinions contraires, au sujet des tumeurs de la face dorsale de la main, sont également erronées, sous plusieurs rapports. Constamment, dans la variété de paralysie dont nous parlons maintenant, il survient de petites tumeurs à la région carpo-métacarpienne; mais les auteurs que j'ai cités n'ont point connu la nature, la forme, la situation et la cause de ces saillies osseuses : aussi leur opinion a-t-elle été facilement réfutée par les partisans de l'opinion contraire. Puisque, par suite de la contraction des muscles fléchisseurs du poignet et de la main, la face dorsale de cette dernière tend toujours à s'arrondir, à se bomber et à faire saillie en avant, les ligaments qui unissent les os du carpe et du métacarpe sont distendus à la longue outre mesure; alors les surfaces osseuses glissent les unes sur les autres et donnent ainsi naissance à des saillies plus ou moins prononcées. Ces éminences sont d'ailleurs le plus souvent formées par la tête ou extrémité supérieure des deuxième et troisième os métacarpiens, qui donnent précisément attache aux muscles radiaux frappés de paralysie, et qui, par conséquent, ne peuvent plus tenir en rapport ces os avec les surfaces osseuses qui leur correspondent; quelquefois ce sont les os scaphoïde et semi-lunaire qui constituent ces prétendus nodus. Ces petites tumeurs ont une étendue d'environ six à sept lignes; la première, inférieure, est conique et la moins volumineuse; la seconde, supérieure, est plus aplatie et plus large.

Les faces postérieure et externe de l'avant-bras s'émacient

ordinairement à un tel point qu'elles sont aplaties et que leurs masses charnues semblent collées aux os, anéanties et effacées pour ainsi dire; tandis que la face antérieure conserve souvent son volume et sa forme normales, et même exagérées par suite de la saillie que déterminent la contraction continue des muscles de cette région. Cependant si la paralysie vient à durer long-temps, alors le repos presque continu des muscles sains finira par les atrophier eux-mêmes, mais jamais aussi complétement que les muscles paralysés. Il arrive aussi que par suite de la contraction permanente, long-temps continuée des muscles fléchisseurs, leur longueur et leur épaisseur diminuent en même temps qu'ils deviennent plus durs; ils forment alors au-dessous des téguments soulevés, surtout à la partie inférieure de l'avant-bras, des cordes inflexibles qui s'opposent à l'extension du poignet et des doigts au commencement de la guérison.

Toute la main participe à cet affaissement musculaire amené par la prolongation de la maladie. La région thénar, lorsqu'à la paralysie des abducteurs du pouce se joint celle de son muscle opposant, est presque de niveau avec le creux de la main.

Enfin, le bras lui-même finit par s'atrophier; en effet, ses muscles, quoique sains, se trouvent souvent condamnés au repos, leurs mouvements se combinant presque toujours avec ceux de l'avant-bras et de la main pour les divers besoins de la vie.

Le pouls est faible, lent et mou. La respiration est habituellement en bon état; mais un peu d'aphonie ou de bégaiement, c'est-à-dire la paralysie de l'appareil vocal, existe souvent. Les autres fonctions ne sont point ordinairement lésées, à moins que cette paralysie ne dure des années; alors elle porte son influence sur toute l'économie, mais d'une manière lente et graduée.

Pour assigner ici d'une manière exacte la cause de la paralysie à une lésion particulière, spéciale du système nerveux, qui se distribue aux parties paralysées, il faudrait admettre que la partie inférieure seulement du nerf radial fût affectée.

6°. *Paralysie du poignet et des doigts.*

Les symptômes de cette variété sont absolument les mêmes que ceux de la précédente, excepté qu'ici l'avant-bras et la main, au lieu d'être dans la pronation, sont situés dans une position intermédiaire à la pronation et à la supination, parce que les muscles supinateurs ne sont point paralysés; aussi la supination de cette portion du membre thoracique se fait-elle avec la plus grande facilité. Ajoutons aussi que ces parties n'ont point éprouvé de torsion de dehors en dedans, et que la crête du radius n'a subi aucune déviation.

Lorsque le malade vient à mettre l'avant-bras et la main en supination, les muscles fléchisseurs ne se contractant pas alors avec autant de force, le poignet et les doigts, abandonnés en partie dans cette position à leur propre poids, tombent un peu dans l'extension.

Deux fois il nous a été donné de voir dans cette variété de paralysie une abolition incomplète de l'extension du poignet. Dans ces deux cas, le poignet et la main à l'état de repos étaient dirigés dans l'abduction par suite de la contraction permanente des muscles radiaux et du défaut d'action du muscle cubital postérieur. La concavité qui existe dans l'état normal, au bord cubital du poignet, était effacée et remplacée par une légère convexité. La convexité du bord radial du poignet s'était, au contraire, transformée en concavité. Le poignet, lorsque la main était préalablement fermée, pouvait encore être redressé parallèlement à l'avant-bras, mais dans ce mouvement il était uniquement porté avec la main dans l'abduction.

Les malades affectés de paralysie saturnine du poignet et des doigts peuvent encore se servir de leurs membres supérieurs pour s'habiller, manger seuls, etc., etc., opérations qui ne peuvent s'accomplir dans le cas de paralysie de l'avant-bras, du poignet et des doigts.

Dans cette variété de paralysie, pour expliquer la paralysie par la lésion des nerfs qui se distribuent aux parties malades, on est obligé d'admettre seulement la lésion des rameaux du nerf radial, qui se rendent uniquement aux parties paralysées, lésion qu'il n'est facile ni de concevoir ni de supposer d'après des considérations uniquement anatomiques.

7°. *Paralysie du poignet.*

Le poignet est fortement fléchi sur l'avant-bras par la contraction habituelle des muscles palmaires et cubital antérieur. Mais il peut être encore un peu plus fléchi qu'à cet état de repos par la volonté du malade. Aussitôt que celui-ci cesse de contracter énergiquement et volontairement ses muscles fléchisseurs, le poignet revient brusquement et d'une manière toute mécanique, à la flexion à angle droit ou obtus ; les muscles extenseurs ne prennent aucune part à ce mouvement. Les mouvements d'extension du poignet sur l'avant-bras ne peuvent s'effectuer ; les muscles radiaux et cubital postérieur, qui président à ces mouvements, sont donc paralysés. L'adduction et l'abduction du poignet et de la main, en totalité, ne peuvent plus s'effectuer par suite de la contraction permanente de ses fléchisseurs et de la paralysie de ses extenseurs, agents de ces mouvements.

Quelquefois les mouvements d'extension, d'adduction et d'abduction du poignet sont partiellement anéantis. Ainsi, il peut arriver que le muscle cubital postérieur ait seul perdu la faculté de se contracter; alors le poignet est entraîné en dehors, du côté du bord radial, par les muscles radiaux restés sains; la concavité qu'il décrit à l'état normal, le long de son bord cubital, disparaît, elle est remplacée par une convexité; le bord radial devient, par cela même, un peu concave. Si, au contraire, les muscles radiaux sont affectés de paralysie, le poignet se trouve fortement dévié en dedans, le bord radial, au lieu de suivre la ligne droite de l'état normal, décrit une forte convexité, tandis que le bord cubital offre une concavité exagérée. Dans ces deux cas de paralysie partielle, le poignet à l'état de repos et demi-fléchi, le malade peut encore le ramener au parallélisme avec l'avant-bras, mais il ne peut le renverser sur cette dernière partie du membre supérieur. Pendant ce mouvement le poignet se dirige dans l'adduction si ce sont les muscles radiaux qui sont privés de contractilité; dans le cas où le cubital est seul impuissant, le poignet, au contraire, se dirige dans l'abduction, pendant le mouvement d'extension qu'on fait exécuter aux muscles radiaux.

Dans la paralysie générale ou partielle de l'extension du poignet, les doigts se fléchissent et s'étendent à volonté sur le métacarpe; la main peut être fermée complétement. Les mouvements d'opposition, d'abduction et d'adduction des doigts s'effectuent parfaitement bien, ainsi que ceux de pronation et de supination de l'avant-bras et de la main. Lorsque le malade ferme cette dernière, le poignet semble se diriger un peu dans l'extension; mais ce petit mouvement est dû à une légère contraction des muscles extenseurs des doigts, et non à ceux du poignet.

Le deuxième et le troisième os métacarpiens font une pe-

Nous avons déjà dit ailleurs que la paralysie saturnine pouvait bien ne point marcher avec la colique, que dans certains cas elle précédait tout autre accident saturnin, ou qu'elle pouvait se déclarer lorsque tous les symptômes de la colique avaient disparu.

Pour ce qui concerne la marche simultanée de la paralysie et de l'encéphalopathie saturnines, voyez cette dernière maladie.

Souvent, en même temps que la paralysie du mouvement se déclare en quelque points, par exemple, ce qui est le plus ordinaire, dans les membres supérieurs, des douleurs névralgiques occupent les membres inférieurs, leur lieu d'élection le plus habituel. Quelquefois ces deux maladies saturnines, la paralysie et l'arthralgie, débutent ensemble dans les mêmes parties, ou bien la première y apparaît précédée ou même suivie de l'autre. L'arthralgie n'a pas, à beaucoup près, une durée aussi longue que la paralysie. C'est le défaut de connaissance de ces deux formes distinctes de l'empoisonnement saturnin, ainsi que de leur siége le plus habituel, qui a fait croire aux auteurs que la paralysie était fréquemment précédée de douleurs. Ainsi, pour nous résumer, rarement des douleurs arthralgiques précèdent l'arrivée de la paralysie dans la même région ; le plus ordinairement, ces deux affections, lorsqu'elles débutent ou marchent ensemble, occupent des parties différentes. Quelquefois, cependant, l'augmentation de sensibilité produite par le plomb précède l'abolition de la motilité des mêmes parties occasionnée par ce poison.

Le tremblement arrive ordinairement au commencement ou à la fin de la maladie ; il peut même être le seul symptôme de paralysie du mouvement.

Lorsque la paralysie affecte tout un membre, elle com-

mence ordinairement par les parties supérieures ; ce sont
les inférieures qui sont attaquées les dernières : par exemple, dans la paralysie générale du membre thoracique, les
muscles de l'épaule, puis ceux du bras, de l'avant-bras et de
la main sont frappés d'atonie par les particules saturnines.
Dans la paralysie des membres abdominaux, les muscles des
cuisses, puis ceux de la jambe, du pied et des orteils deviennent inhabiles à se contracter. La maladie suit le même ordre lorsqu'elle marche vers la guérison ; ce sont d'abord les
épaules, puis les coudes, et enfin les poignets et les doigts
qui sont délivrés ; cependant j'ai vu la paralysie du deltoïde
persister après la guérison de tous les autres muscles. Assez
souvent aussi les doigts se guérissent avant les poignets ; le contraire a lieu plus fréquemment. Dans le cas de paralysie générale des membres supérieurs, la guérison commence toujours
par les muscles fléchisseurs, puis les pronateurs, les supinateurs ; ce sont les muscles extenseurs qui sont toujours les
derniers à reprendre le mouvement, comme aussi presque
toujours ce sont eux qui sont les premiers attaqués. Dans les
membres abdominaux, la guérison commence par la cuisse,
la jambe ; le pied guérit en dernier lieu. L'apparition et la
disparition de la paralysie dans les diverses parties d'un membre peuvent avoir lieu à des intervalles plus ou moins éloignés. Rarement elle attaque tout un membre à la fois. Lorsqu'elle s'est emparée des membres supérieurs et inférieurs,
elle a commencé ordinairement par envahir les membres abdominaux, qui aussi sont les premiers à recouvrer la vie.
Assez communément l'un des membres est affecté de paralysie, avant que les mêmes phénomènes paralytiques se
soient développés dans l'autre membre correspondant. Dans la
paralysie de l'avant-bras, du poignet et des doigts, la
maladie commence assez souvent par le muscle extenseur
commun, puis l'extenseur propre, et ainsi de suite ; de sorte

que ce sont d'abord les doigts médius et annulaire qui paraissent les premiers paralysés.

Les paralysies de l'appareil vocal suivent en général la même marche que celle des membres, sans laquelle d'ailleurs elles n'existent point.

La paralysie des muscles intercostaux met promptement et nécessairement fin à l'existence. Les deux malades, chez lesquels nous l'avons observée, étaient en outre affectés de paralysie partielle des membres supérieurs.

La paralysie saturnine peut durer depuis quelques jours jusqu'à des années entières, ou même toute la vie des malades. Sa durée est subordonnée à l'ancienneté, à l'étendue de la maladie elle-même, au mode de traitement employé, enfin aux circonstances dans lesquelles se trouve le malade, telles que son âge et sa constitution.

Plus la maladie est récente, plus elle est facile à guérir, plus par conséquent elle sera de courte durée. Autrefois les médecins regardaient comme incurable toute paralysie saturnine qui ne cédait pas au traitement de la colique de plomb. Quelques-uns cependant, comme Dehaën, Stoll, Bonté, Gardane, avaient encore foi dans l'électricité et les bains sulfureux. Aujourd'hui il n'est plus permis de partager cette opinion ; et toute paralysie saturnine, quelle que soit son ancienneté, est susceptible de guérison, pourvu que les muscles paralysés ne soient pas totalement atrophiés, ou transformés en tissu cellulaire. La paralysie de tout un membre sera beaucoup plus de temps à guérir que celle d'un muscle. L'emploi d'un traitement énergique fera bien plus vite cesser la paralysie que celui qui se bornerait à agir d'une manière lente et faible (Voyez *Traitement*) ; mais on ne doit pas se dissimuler que cette maladie ne cède qu'à un traitement très-long, et qu'elle peut persister une grande partie de la vie : Musgrave cite un cas où la guérison n'advint qu'après dix ans de traitement.

La guérison est plus prompte lorsque la médication s'adresse à une première attaque de paralysie. Lorsque déjà plusieurs fois la paralysie s'est déclarée aux mêmes endroits, alors la guérison est plus difficile. Le malade qui sera dans la force de l'âge guérira beaucoup plus facilement que le vieillard, dont la vie est déjà détruite par les années. Une bonne constitution présentera beaucoup plus de chances favorables pour une prompte et heureuse guérison, qu'une constitution déjà usée et détériorée.

La paralysie saturnine se termine par le retour à la santé, la mort ou la conversion en une autre maladie. La première terminaison n'a jamais lieu d'une manière rapide; un sentiment de légèreté est perçu par le malade : alors la maladie marche d'un pas plus rapide vers la guérison. C'est une chose merveilleuse que la rapidité avec laquelle les muscles reprennent à ce moment leur volume, il semble qu'ils grossissent à vue d'œil : le tissu cellulaire se répare aussi avec une promptitude extraordinaire. Toute l'économie, qui avait participé à l'état d'inertie d'une partie des membres, se relève bientôt de son état de langueur; la peau devient rouge et vermeille; la face reprend de l'embonpoint, elle se fait remarquer par sa rougeur et sa légère intumescence; la régularité et l'assurance des mouvements des membres et du tronc, la grandeur de la respiration, la force du pouls, l'élévation de la chaleur, la fermeté des chairs, une diminution notable dans les matières excrétées, annoncent que la nature a enfin repris ses droits, et que la maladie disparaît. En même temps les mouvements des articulations, qui ont été long-temps immobiles, font entendre un peu de crépitation, bruit qui annonce évidemment le défaut de synovie; aussi doit-on alors faire exécuter aux membres des mouvements en tous sens, pour corriger et détruire la sécheresse des articulations. Cette maladie peut se dissiper insensiblement par les seuls soins de la nature, mais ce cas est excessivement rare. L'hiver n'est point une saison favorable à la guérison de cette affection; le printemps l'est au contraire beaucoup. Nous avons vu de malheureux ouvriers, dénués de tout secours, languir pendant cinq à six mois paralytiques, et guérir presque entièrement à la faveur de la belle saison, sans aucun remède. Il est très-rare que la paralysie saturnine seule et par elle-même puisse conduire à la mort : cette terminaison n'a lieu ordinairement que dans le cas de paralysie des muscles intercostaux ; le plus communément elle est due à des complications saturnines, ou étrangères au plomb.

DIAGNOSTIC.

Le diagnostic de la paralysie saturnine est en général des plus faciles à établir. En effet, qui pourrait la confondre avec une autre paralysie, quand on connaîtra la profession de celui qui en est atteint, quand on saura s'il a été exposé aux émanations saturnines, ou s'il a usé à l'intérieur ou à l'extérieur de quelques-unes de ces préparations de plomb, et s'il a été attaqué de coliques? Ces antécédents, joints au siége de la maladie, le plus ordinairement à la lésion partielle du système musculaire, et surtout des muscles extenseurs des membres ; à la conservation de la sensibilité dans les parties malades ; à la marche et au début tout particulier de cette affection ; enfin à l'absence des phénomènes qui dénotent une lésion de la moelle épinière ou du cerveau, établissent une différence sensible entre cette paralysie et toutes les autres paralysies.

Il est des cas cependant où le diagnostic de cette paralysie spécifique est difficile à établir, par suite de l'obscurité qui peut régner sur son origine. Il faut donc rechercher si la paralysie saturnine est reconnaissable à sa seule physionomie, indépendamment des antécédents relatifs à la profession du malade, etc.

Une fois nous avons vu survenir, à la suite d'une cause étrangère au plomb, une paralysie du mouvement d'extension du poignet et des doigts, simulant la paralysie de ces parties produite par les préparations saturnines; il y avait en même temps anesthesie des parties privées de mouvement. Cet accident arriva chez un tailleur d'habits, **qui**, après s'être enivré, alla se coucher sur l'herbe, à l'ombre, depuis quatre jusqu'à dix heures du soir, au mois de juillet. A son réveil, il s'aperçut qu'il ne pouvait plus étendre son poignet et ses doigts. Au premier moment de l'examen du malade nous crûmes avoir affaire à une paralysie de plomb; et cependant, après les plus minutieux interrogatoires répétés sous toute espèce de formes pendant tout un mois, nous avons acquis la conviction que cet homme ne s'était jamais trouvé dans des circonstances où il aurait pu contracter une maladie de plomb. Dans ce cas-ci les antécédents peuvent seuls lever les doutes du diagnostic.

Les auteurs qui ont écrit sur les coliques *de Poitou*, *de Madrid*, *végétale*, *du Devonshire*, parlent de paralysies partielles des muscles extenseurs des membres, qui arrivent pendant le cours de ces maladies. Or, si ces coliques ne sont point dues à un empoisonnement saturnin, on ne peut encore différencier ces paralysies de celles produites par le plomb, que par la connaissance de la cause qui a présidé à leur développement. Mais tout ce qui a été imprimé sur les coliques *de Poitou*, *de Madrid*, *végétale*, *du Devonshire*, est si vague et si peu précis, que nous n'avons qu'une demi-croyance à l'existence des paralysies partielles qui accompagnent ces prétendues maladies, propres aux pays où elles se sont déclarées.

Nous avons observé chez un maçon, à la suite d'une fièvre typhoïde, la paralysie des muscles extenseurs des orteils. La nature de la maladie antécédente à l'arrivée de la paralysie put seule empêcher de rapporter cette abolition du mouvement au plomb.

A la suite de rhumatismes, et surtout de la goutte, on voit quelquefois des paralysies partielles; mais, dans ces cas, l'abolition du mouvement siége indistinctement dans tous les muscles de la partie du membre malade : ainsi les fléchisseurs, comme les extenseurs, etc., sont également paralysés.

On a vu des tumeurs, placées sur le trajet des nerfs ou des muscles d'un membre, déterminer la paralysie du mouvement de toutes les parties situées au-dessous; mais, dans ces cas, la cause évidente de la maladie suffit pour établir le diagnostic.

Enfin, nous n'avons jamais observé d'hémiplégie faciale due à la lésion de la septième paire des nerfs encéphaliques, produite par le plomb. Nous avons bien rencontré, il est vrai, un cas de paralysie faciale chez un lapidaire, mais elle s'était déclarée chez cet homme à la suite d'un courant d'air très-vif, cause la plus ordinaire de cette espèce de paralysie.

Ainsi, en résumé, quelquefois il survient des paralysies partielles des membres, indépendantes d'une lésion matérielle des centres nerveux, qui ont la plus grande ressemblance avec celles produites par le plomb. Les diverses circonstances au milieu desquelles apparaît l'abolition du mouvement, peuvent seules alors servir à établir le diagnostic.

PRONOSTIC.

La paralysie est un des accidents les plus graves causés par le plomb; ses conséquences doivent toujours la faire regarder comme une affection redoutable, car elle prive ordinairement les malheureux qui en sont atteints des moyens de subvenir à leur existence. Toutefois, son pronostic varie selon le degré, l'étendue et l'ancienneté du mal, l'importance des organes affectés, et enfin suivant l'âge et la constitution du sujet.

Le pronostic est d'autant plus favorable que l'affaiblissement de la contractilité est moins considérable; de sorte que, lorsqu'il n'existe plus aucun vestige de ces propriétés dans la partie affectée, on doit avoir moins d'espoir de succès.

Plus la paralysie est étendue et ancienne, plus elle est dangereuse et difficile à guérir. Aussi le pronostic est-il beaucoup plus fâcheux dans la paralysie générale des membres, qui dure depuis des mois ou des années entières, que dans celle qui est bornée à un petit nombre de muscles, et qui date seulement de quelques jours. La première ira faire sentir son influence sur le reste de l'économie, guérira difficilement et lentement, tandis que la seconde se bornera le plus souvent à exercer son influence là où elle a pris naissance, et cèdera facilement et promptement à un traitement bien dirigé. Plus les fonctions exercées par un organe paralysé sont importantes pour la conservation de la vie, plus la maladie est dangereuse : ainsi la paralysie des membres abdominaux est infiniment plus grave que celle des membres thoraciques. La paralysie des muscles intercostaux est et doit toujours être mortelle; tandis que celle des membres peut durer autant que la vie, sans entraîner la mort des malades. L'aphonie et la difficulté ou même la perte de la parole ne sont point des accidents qui doivent inspirer de trop vives inquiétudes; ils suivent ordinairement la marche de la paralysie des membres, dont ils n'aggravent point le pronostic. Toutes choses égales d'ailleurs, on conçoit très-bien que le jeune âge est de meilleur augure pour la guérison que la vieillesse. Lorsque la constitution du malade est encore forte, peu altérée, on doit bien présumer des efforts de la nature et d'un traitement convenable. Mais si la paralysie a réagi sur toute la constitution, l'a détériorée, et l'a réduite à cet état d'inertie où tous les systèmes de l'économie semblent végéter, alors on n'a presque plus d'espoir de guérison.

Toutes les fois que la paralysie est bornée à quelques muscles des membres, le pronostic est favorable. Il l'est d'autant plus que des secours prompts et appropriés ont été ou peuvent être administrés.

Nous n'avons vu que deux fois la mort causée par la paralysie de plomb (paralysie des muscles intercostaux) ; dans tous les autres cas de paralysie où la mort est arrivée, elle a été le résultat de l'arthralgie et de la colique, ou de l'encéphalopathie saturnines, qui existaient en même temps.

ALTÉRATIONS ANATOMIQUES.

Il est à regretter que l'anatomie pathologique de la paralysie saturnine nous laisse tant à désirer. Quelques tentatives ont déjà cependant été faites pour découvrir la lésion anatomique qui correspond à cette affection; ces recherches ne nous ont rien appris de concluant; quelques-unes même, malheureusement, seraient plus propres à nous induire en erreur qu'à nous éclairer sur les altéra tions anatomiques propres à la paralysie de plomb, soit que les auteurs de ces recherches les aient mal exposées, soit qu'ils aient considéré comme appartenant à la paralysie de plomb, des lésions anatomiques qui étaient le résultat de complications accidentelles.

Astruc, Lepois et Willis annoncèrent, dans cette paralysie, des lésions du cerveau et de la moelle épinière, altérations qu'ils soupçonnèrent, mais qu'ils ne démontrèrent point par l'ouverture des cadavres.

Le docteur Georges Kiston, croyant, d'après plusieurs cas qu'il avait observés, devoir trouver dans le canal vertébral la cause de la paralysie qui survient sous l'influence des émanations de plomb, dirigea surtout ses recherches sur le cadavre d'un homme qui avait succombé offrant quelques circonstances particulières. Il y avait paralysie des mains. Les enveloppes de la moelle rachidienne étaient distendues par un fluide sanguinolent; la pie-mère était injectée dans les points correspondants aux vertèbres dorsales supérieures et inférieures ; en sorte que, dans l'étendue de trois pouces environ de sa face antérieure, elle était d'une couleur rouge, brillante et uniforme; en arrière, cette membrane était moins vasculeuse et moins solidement fixée à la moelle vertébrale. La portion supérieure de la pie-mère avait l'aspect ordinaire, et elle se rapprochait davantage de son naturel, à mesure qu'on l'examinait plus près de la région lombaire. (*Journ. des Progrès*, tome XIII, 2ᵉ série, p. 254; *the Lond. Med. and. Surg. Journ.*, 1828.)

Il est fâcheux que M. Georges Kiston ne nous ait pas donné cette observation dans son entier, et qu'il nous ait surtout privés des détails si importants de la symptomatologie, qui pouvaient être fort intéressants. Alors on aurait pu voir si les lésions trouvées dans le canal vertébral dépendaient d'une complication qui était venue s'ajouter à la paralysie pendant la vie, ou si elles n'étaient qu'un simple effet de l'imbibition cadavérique, ou bien enfin si elles pouvaient être rapportées à la paralysie, ce qui n'est pas probable. Cette autopsie elle-même est incomplète ; car on n'y fait pas mention de l'état de la moelle épinière ni du cerveau ; cependant il était de la dernière nécessité de le signaler. Cette observation ne prouve donc rien.

Je ne puis pas admettre au nombre des altérations anatomiques de la paralysie saturnine le fait suivant, inséré dans la *Lancette Française*, le 2 décembre 1829. Dans le service de M. Serres mourut un homme qui avait exercé la profession de peintre en bâtiments ; il existait chez ce malade une paralysie du rectum, de la vessie et des membres inférieurs ; ce médecin trouva, à l'autopsie, une tumeur oblongue comprimant la moelle au niveau de la septième et de la huitième vertèbre dorsale. Qui oserait seulement soupçonner que cette tumeur fût l'effet des émanations saturnines ? Les peintres, comme les autres hommes, sont susceptibles d'avoir des lésions de la moelle épinière, qui ne sont point dues à l'action du plomb sur ce centre nerveux.

Dans le *Journal général des Hôpitaux*, n. 101, 25 décembre 1828, on lit l'observation suivante d'une paralysie saturnine des mains. « Le malade était un peintre, qui avait déjà eu trois fois la paralysie aux mains. A la suite d'une saignée qu'on lui pratiqua pour le guérir de sa paralysie, il survint de la céphalalgie, qui fut combattue par des sangsues aux tempes, des ventouses et un vésicatoire au col, sans aucune amélioration ; au contraire, les idées devinrent moins claires ; il survint du coma, qui fut combattu inutilement par de la glace appliquée sur la tête, ainsi que par un vésicatoire et l'administration du calomel à l'intérieur. Ce malade mourut onze jours après son entrée à l'hôpital de Bath. Il n'y avait eu pendant la vie aucune altération de la sensibilité, ni aucun symptôme de paralysie du côté des extrémités inférieures. A l'autopsie, faite neuf heures après la mort, on trouva dans la cavité du crâne et le canal vertébral une grande quantité de sang noir entre la dure-mère et l'arachnoïde, et beaucoup de sérosité entre l'arachnoïde et la pie-mère. Le cerveau était extraordinairement ferme, et la surface corticale pâle; les ventricules ne contenaient pas de liquide, mais les membranes de la moelle vertébrale étaient distendues par un fluide sanguinolent, et la pie-mère, dans son trajet à travers les vertèbres dorsales, était si fortement injectée, que, dans une longueur d'environ trois pouces, et en avant, cette membrane était d'un rouge vif et uniforme; en arrière, la couleur était moins foncée, et elle allait en diminuant au-dessus et au-dessous de ce point. » Toutes ces lésions, ce nous semble, ne doivent point être rapportées à la paralysie saturnine; mais elles paraissent être la conséquence du trouble de l'encéphale qui advint à la fin de la maladie; ou bien ne sont-elles dues qu'à des circonstances fortuites et à une imbibition cadavérique?

M. le professeur Andral rapporte, dans sa Clinique médicale, deux autopsies de paralysie saturnine générale des membres supérieurs. Chez ces deux individus, la masse encéphalique, soigneusement examinée dans ses diverses parties, n'offrit rien de notable. Le canal rachidien contenait une petite quantité de sérosité limpide, telle qu'on en trouve dans la plupart des cadavres. Les enveloppes de la moelle épinière étaient pâles; la moelle elle-même, examinée depuis son point de jonction avec la protubérance annulaire, jusqu'au renflement qui la termine inférieurement, ne présenta aucune altération appréciable dans sa couleur, sa consistance et l'ensemble de ses propriétés physiques. Le plexus nerveux du cou, ainsi que les cordons qui s'en détachent, les nerfs pneumo-gastriques examinés depuis leur origine jusqu'à leur terminaison à l'estomac, étaient également exempts de lésion. Les poumons étaient simplement engoués. Les autres organes du thorax et de l'abdomen furent trouvés sains, à l'exception de l'estomac de l'un des deux malades, qui était ramolli dans une petite portion de son étendue. Ces deux autopsies faites par un médecin dont l'habileté et l'autorité en matière d'anatomie pathologique sont si grandes, servent encore à réduire au néant les prétendues altérations que quelques médecins ont voulu rencontrer dans la paralysie saturnine.

Dans le cours de l'année 1833, deux hommes qui avaient une paralysie de plomb sont morts à l'hôpital de la Charité. L'un était placé dans le service de M. Fouquier et l'autre dans celui de M. Rayer. L'autopsie de ces deux individus a été faite avec le plus grand soin, comme on peut en juger par la lecture de nos observations V et VI; elle fut pratiquée par M. Guyot (de la Guerche), et en présence de MM. Rayer, Dalmas et d'un grand nombre de docteurs et d'élèves en médecine; nous nous contenterons donc de dire maintenant que, chez ces deux malades, on a trouvé une assez grande quantité de sérosité épanchée entre les membranes de l'axe cérébro-spinal, et les sinus cérébraux gorgés de sang noir. Le cerveau et la moelle épinière, examinés avec le plus grand soin, étaient parfaitement sains, excepté toutefois que chez un de ces malades on a rencontré une vieille caverne apoplectique dans le corps strié du côté gauche; cette caverne avait donné lieu, trois ou quatre ans auparavant, à une attaque d'apoplexie. Tous les nerfs du plexus brachial, les nerfs pneumo-gastriques et intercostaux, dont on pouvait soupçonner la lésion, furent aussi disséqués avec beaucoup de soin, sans qu'on pût trouver la plus légère trace d'altération organique dans le volume, la couleur, la consistance et l'organisation du névrilème et de la substance nerveuse. Chez le sujet où se trouvait l'ancienne caverne apoplectique, les nerfs du plexus brachial étaient entourés d'une grande quantité de graisse jaunâtre. Toutes les autres altérations que nous avons aperçues ne pouvaient rendre compte des phénomènes éprouvés pendant la vie ; nous les avons notées avec beaucoup d'exactitude dans ces deux observations.

Depuis l'impression de cet article dans notre première édition, nous avons eu l'occasion de faire l'autopsie de quatre individus qui étaient affectés de paralysie saturnine, au moment où ils ont succombé. (Voy. obs. d'*Encéphalopathie sat.*) Chez aucun d'eux nous n'avons pu trouver la plus légère altération dans quelque point de toute l'étendue des systèmes nerveux cérébro-spinal et ganglionnaire. Tout ce que nous avons rencontré à noter, c'était, dans deux cas, une assez grande quantité de sérosité dans le crâne et le canal vertébral, épanchée entre les membranes cérébro-spinales. Nos recherches cadavériques ont été faites avec le soin le plus minutieux, en présence de médecins versés dans l'étude de l'anatomie pathologique. Habituellement nous avions près de nous les systèmes nerveux d'un individu mort de maladies étrangères au plomb et aux lésions de ces systèmes, afin de pouvoir comparer avec eux l'état des parties nerveuses de la paralysie saturnine.

Si l'on fait attention à toutes les autopsies que nous venons de mentionner, et aux lésions qu'on a trouvées coïncider avec la paralysie, on est frappé d'une seule chose, de l'absence complète de caractères anatomiques ; car peut-on raisonnablement admettre, comme expression anatomique de la paralysie saturnine, la grande quantité de liquide qu'on a souvent rencontrée dans les membranes de l'axe cérébro-spinal? Cette sérosité, épanchée pendant la vie, aurait donné lieu aux symptômes de compression du cerveau et de la moelle épinière : or, ces symptômes ne se sont présentés dans aucun cas ; il est donc plus probable que la sérosité est un effet cadavérique, un accident déterminé au moment de la mort par le trouble violent et presque général des fonctions de l'économie. Tous les jours il arrive dans les autopsies de trouver des épanchements énormes de sérosité chez des sujets qui ont succombé à des maladies diamétralement opposées.

Ici, comme dans toutes les autres paralysies en général, qui ont duré depuis long-temps, on observe des lésions organiques dues au défaut d'activité de la vie dans ces parties. Ainsi les muscles sont flétris, réduits à de simples petits faisceaux, et conservent à peine leur forme primitive ; ils sont décolorés, prennent quelquefois une teinte jaunâtre assez analogue à celle des feuilles mortes les plus pâles ; d'autres fois ils sont d'une pâleur blanchâtre, et ils ressemblent à du tissu cellulaire ; leurs fibres sont si ramollies qu'elles se déchirent avec la plus grande facilité ; ou bien elles sont comme desséchées, réduites à l'état de momies, leur tissu a changé de nature, elles sont ligamenteuses. Dehaën a fait voir, chez un homme mort à la suite de cette paralysie, un muscle deltoïde dont la substance musculaire avait disparu et était devenue membraneuse. On trouve le calibre des vaisseaux sanguins diminué ; ils contiennent moins de sang que d'habitude. Enfin, les nerfs de la partie affectée peuvent s'atrophier, suivant la remarque de quelques auteurs.

M. le docteur Gluge a bien voulu faire l'analyse microscopique de la moelle et des filets nerveux d'un de nos malades atteints de paralysie. (Voy. *Obs.* XXIII *de l'Encéphalopathie saturnine.*)

Voici un extrait de ces recherches relatives au sujet qui nous occupe en ce moment :

« 1°. La moelle épinière, quoique plus ramollie que le cerveau, offre les tubes découverts par Ehxenberg parfaitement intacts.

» 2°. Les nerfs qui se distribuent aux muscles paralysés offraient, sous le microscope, leur structure ordinaire.

» 3°. Les muscles paralysés qui sont décolorés offrent, sous le microscope, les faisceaux avec les stries transversales qu'on leur connaît, comme à l'ordinaire, seulement décolorés. »

SIÉGE ET NATURE.

Il est difficile d'assigner rigoureusement le siége et la nature d'une maladie, quand on est privé des lumières de l'anatomie pathologique. Ici, comme dans toutes les affections purement nerveuses, qui ne laissent pas de traces dans les parties où elles avaient leur siége, l'anatomie pathologique nous a fait connaître du moins qu'il ne faut pas attribuer cette maladie à des lésions organiques. D'un autre côté, la mort n'étant due, dans la plupart des cas, qu'à des complications, les lésions cadavériques, loin de nous éclairer sur le siége de cette paralysie, contribuent à nous embarrasser davantage. Ainsi, pour décider une telle question, il faudrait s'en rapporter aux inductions physiologiques, et malheureusement les inductions de cette espèce sont sujettes à caution, en raison de l'incertitude même de la base sur laquelle elles se fondent quelquefois. C'est donc avec le doute que doivent commander ces considérations, qu'il faut exposer ce qui a rapport au siége et à la nature de la maladie qui nous occupe.

Boërhave, Baglivi, et même Citois, pensent que la paralysie, qui survient durant la colique de plomb, a son siége dans les intestins, et que c'est par un consensus qui existe entre les nerfs des intestins et ceux des membres, que ces derniers sont consécutivement paralysés. Astruc et Bordeu, toujours ingénieux dans leurs théories, plaçaient le siége de la maladie dans l'origine des nerfs, qui, suivant eux, éprouvent un engouement et une obstruction, causes de la compression des nerfs des membres, par conséquent de leur paralysie. Stockhusen prétendait que les grands vaisseaux du mésentère transmettaient directement aux muscles et aux tendons des membres la matière morbifique. Bonté attribuait la paralysie saturnine à une lésion des membranes des nerfs, qui consistait dans l'absence de l'humidité qui les lubrifie à l'état normal. Dehaën, avec son imagination toujours féconde en explications, faisait le raisonnement suivant pour déterminer le siége de la paralysie : « Dans la colique des peintres, c'est le nerf grand-sympathique qui est lésé; or, les nerfs du mouvement des membres naissent du grand-sympathique; ils doivent donc partager sa souffrance : c'est ce qui explique leur paralysie. Au contraire, les nerfs du sentiment des membres proviennent de la moelle épinière, qui n'est point malade; voilà pourquoi la sensibilité est conservée dans les parties paralysées. C'est donc primitivement dans le grand sympathique, et secondairement dans les nerfs du mouvement des membres, qu'est le siége de la paralysie. » C'est bien dommage que la théorie de Dehaën repose sur de fausses notions d'anatomie, car en elle-même elle présente une idée assez spécieuse.

Parmi les médecins modernes, peu ont osé se prononcer sur le siége de cette paralysie. Broussais et M. Ranque en précisent tout simplement le siége, en disant qu'elle est le résultat de l'action sympathique de la colique sur les membres; remettant ainsi en avant l'opinion surannée des anciens. Ce serait une singulière maladie que celle qui déterminerait, par sympathie, une autre maladie, précisément au moment de sa disparition; la seconde maladie existant alors seule, en vertu de quel consensus continuerait-elle à vivre? Par quelle sympathie les paralysies primitives seraient-elles produites? Cette opinion ne repose donc sur aucun fondement.

Chaque fibre musculaire tient le pouvoir de se contracter du fluide que lui transmettent les nerfs; il faut donc chercher le siége de la maladie dans le système nerveux.

Tout le monde sait que les nerfs sont uniquement destinés à transmettre aux muscles l'agent d'excitation qui les fait contracter. Puisqu'on ne trouve pas à l'autopsie des individus atteints de paralysie saturnine des lésions matérielles des nerfs qui puissent s'opposer à la transmission du fluide nerveux, on ne peut placer le siége immédiat de la maladie dans les nerfs ou filets nerveux qui se distribuent aux parties paralysées.

Notons aussi que des filets provenant de différents troncs nerveux se rendent aux parties malades, et que des branches sortant d'un seul nerf, les unes se rendent aux muscles paralysés, les autres aux muscles sains. Par conséquent il serait aussi impossible pour la paralysie que pour l'arthralgie, d'assigner pour siége de telle ou telle variété la lésion de tel ou tel nerf.

Puisque la moelle épinière joue deux rôles dans les conditions de contraction musculaire, qu'elle sert comme organe conducteur et comme organe formateur de l'agent d'excitation, qui, transmis par les nerfs, provoque la contraction des fibres charnues, on peut placer avec raison le siége de la paralysie saturnine dans la moelle épinière.

Probablement que dans la moelle existent des points distincts correspondant à chacun des filets nerveux qui composent par leur réunion un cordon nerveux moteur. Les expériences de Bellingieri justifient complétement cette manière de voir; en effet, ce savant physiologiste a prouvé, par des expériences sur les animaux, que certains points des cordons postérieurs de la moelle président seulement aux mouvements d'extension des membres et du tronc; d'autres à la contraction du sphincter de l'anus et au relâchement des muscles de la vessie, destinés à retenir l'urine; tandis que les cordons antérieurs déterminent, les uns les mouvements de flexion des membres et du tronc, les autres le relâchement du sphincter de l'anus et la contraction des muscles chargés de retenir l'urine.

Si donc, d'après ces expériences, les émanations saturnines vont porter directement leur action stupéfiante sur les cordons postérieurs de la moelle, suivant que les points lésés correspondront à l'extension du bras, de l'avant-bras ou de la main, de la cuisse, de la jambe ou du pied, une de nos variétés de paralysie saturnine se montrera. Dans le cas de paralysie générale des membres, les cordons postérieurs et antérieurs qui leur donnent le mouvement seront lésés. Nous n'avons jamais observé de paralysies du rectum et de la vessie dues au plomb; on se rend facilement compte de ce fait, puisque la portion de la moelle qui produit les mouvements d'extension et de flexion des membres, et celle qui détermine la contraction du sphincter de l'anus et de la vessie, ne sont point les mêmes; par conséquent, les diverses parties de la moelle peuvent être lésées indépendamment les unes des autres. Quand bien même on supposerait que Bellingieri s'est trompé dans ses expériences; pour ce qui concerne la paralysie de plomb, le fait de la lésion de la moelle dans quelques-uns de ses points, n'en serait pas moins prouvé. Seulement le siége de l'altération serait différent, si l'on venait à démontrer, contradictoirement à l'anatomiste de Milan, que c'est tel point de la moelle plutôt que tel autre, qui détermine le mouvement d'extension et de flexion dans les membres.

MM. Magendie, Flourens, Calmeil, Ollivier (d'Angers), Bellingieri, etc., s'accordent tous à dire, d'après des expériences nombreuses et des faits d'anatomie pathologique bien observés, que dans la moelle existent deux parties distinctes chargées, l'une de transmettre le mouvement, et l'autre le sentiment. Cette belle découverte se trouve encore confirmée par l'action stupéfiante que détermine le plomb sur le système nerveux rachidien, puisque ce poison attaque tantôt la partie qui préside au mouvement, tantôt celle qui préside au sentiment.

On pourrait objecter que la paralysie saturnine partielle ne peut dépendre d'une lésion directe de la moelle, car, d'une part, il n'y a pas de phénomènes morbides vers le centre nerveux rachidien, d'autre part, il répugne à la raison d'admettre qu'une lésion centrale de ce système nerveux produise un trouble à l'extrémité inférieure d'un nerf; que l'espace intermédiaire entre le siége de l'affection de la moelle et de la partie malade du nerf soit saine, et que, par conséquent, dans toute cette étendue, il puisse remplir ses fonctions à l'état normal. Si l'on nous faisait cette objection, nous y répondrions par les faits suivants : Les narcotiques portent évidemment leur action sur les grands centres nerveux, et cependant, à la suite de l'empoisonnement par ces substances, on a observé quelquefois de l'engourdissement, uniquement dans les membres inférieurs. La strychnine à haute dose agit uniquement sur la moelle; et cependant il n'y a pas de douleur ni de secousses le long du rachis; c'est souvent à l'extrémité des membres que les phénomènes physiologiques ont lieu. Les phénomènes qui traduisent une lésion de la moelle ne se font donc pas toujours sentir vers la moelle elle-même, ni tout le long des parties auxquelles elle envoie le mouvement.

Ainsi, tout nous porte à croire qu'un point de l'axe nerveux spinal est altéré dans la paralysie de plomb ; mais cette lésion ne nous est démontrée que par les symptômes, et nullement par l'anatomie ; par conséquent, il nous est impossible de dire comment le poison agit ici sur la moelle pour déterminer ce trouble dans la production de l'agent moteur ; cette action intime nous est aussi inconnue, mais tout aussi démontrée que celle de la strychnine.

Quant à la nature de cette maladie, sa cause, les phénomènes qui la signalent, les circonstances qui influent sur sa marche, l'altération du centre nerveux qu'on peut supposer, et le traitement qu'elle exige, la font placer au nombre des maladies nerveuses occasionnées par le plomb, et la mettent dans la classe des empoisonnements.

TRAITEMENT.

Le traitement de la paralysie saturnine a depuis longtemps attiré l'attention des praticiens ; aussi les opinions les plus diverses ont-elles été admises à ce sujet. Les médecins qui, comme Astruc et Bordeu, croyaient que la paralysie était due à l'obstruction, à la compression de l'origine des nerfs, conseillaient de la combattre par les antiphlogistiques, et principalement par les saignées ; nous ne rapportons ici leur opinion que pour la signaler comme dangereuse. Tous les autres observateurs, en différant sur l'espèce de médicaments à employer, se sont cependant accordés sur ce point, savoir : que toutes les vues du médecin doivent se diriger vers un seul but, exciter par tous les moyens possibles la contractilité animale des muscles paralysés.

On a eu recours aux excitants de tout genre : ainsi les toniques, et parmi eux les eaux minérales ferrugineuses et les préparations de quinquina, ont été vantés dans l'état de ca-chexie que détermine quelquefois la paralysie saturnine.

Dans le but d'activer la circulation générale et de la favo-riser dans les parties paralysées, Stoll prescrivait avec quel-que succès les spiritueux, tels que l'ammoniaque, l'alcool camphré, l'huile d'amandes douces avec la teinture de can-tharides, ou l'huile de romarin, de jusquiame, de musca-de, etc., etc. Mais les propriétés stupéfiantes de ces médi-caments, leur action sur le cerveau, doivent les faire rejeter; ils pourraient tout au plus être employés en frictions, qui ordinairement produisent des effets imperceptibles. On doit leur préférer pour cela les rubéfiants, les sinapismes, dont Stoll lui-même a vanté les bons effets.

Que penser des propriétés que l'on attribue aux sudorifi-ques contre cette maladie? agiraient-ils en déterminant, par les sueurs, l'issue du poison qu'on pourrait encore supposer dans l'économie?

Des vésicatoires volants, appliqués en grand nombre sur les parties malades ou au voisinage des plexus nerveux, des moxas placés sur les côtés de la colonne vertébrale, ont sem-blé produire quelque soulagement, et même, dans des cas rares il est vrai, des guérisons presque complètes; mais alors il faut que l'affection n'ait pas une grande étendue, et que la partie paralysée ne soit pas entièrement privée de mouvement. Huxham, Astruc, Dehaën et quelques autres médecins ont vanté, sans en retirer de grands avantages, l'emploi des frictions sèches le long de la colonne vertébrale, dans l'aisselle, les aines et sur les parties paralysées.

Le traitement de la Charité pour la colique de plomb, ou tout autre analogue, est généralement conseillé contre la paralysie récente et incomplète; nous n'avons pu constater bien évidemment l'efficacité de ce moyen qu'une seule fois;

nous croyons qu'il est bon d'associer ce genre de médication aux différents traitements que nous allons indiquer.

M. Foville dit avoir donné la térébenthine avec des avantages marqués dans des cas de paralysie succédant à l'influence des émanations des préparations de plomb. (*Dict. de Méd. et de Chir. prat.*, tom. XII.) Nous n'avons pas été aussi heureux que M. Foville; dans cinq cas de paralysie partielle et assez récente, où ce traitement a été administré, il n'y a eu aucun changement sensible dans les parties malades à la suite de cette médication.

Les douches, par la percussion vive et instantanée qu'elles produisent sur les parties paralysées, y déterminent une excitation favorable à la guérison.

Tous ces moyens sont insuffisants pour amener à parfaite guérison la paralysie de plomb; il faut nécessairement avoir recours à des médicaments plus énergiques.

Bonté et M. Mérat ont fait valoir les salutaires effets des eaux minérales sulfureuses; et presque tous les médecins s'accordent aujourd'hui à vanter ce médicament en bains et en boissons.

L'électricité, d'abord mise en usage contre cette paralysie par Dehaën, fut employée avec plus ou moins de succès par l'abbé de Sans, Bertholon de Saint-Lazare, Jallabart, Bonnefoi, Louis Mauduit, Sigault de Lafond, Vantroostwyk, Sauvages, Gardane, etc., etc.; dans ces derniers temps, MM. Fouquier et Rayer en ont retiré de très-grands avantages. Le célèbre Franklin s'est élevé à tort contre cette médication; probablement que l'insuccès de ses expériences tenait à sa manière de fournir l'électricité.

Enfin, M. Fouquier employa le premier avec succès les diverses préparations de noix vomique, et surtout son extrait alcoolique, contre la paralysie saturnine; depuis, MM. Bally, Rayer, Lembert et Andral ont essayé avec beaucoup d'avan-

tages l'administration de la strychnine. Nous allons nous oc.
cuper d'une manière toute particulière de ces trois derniers
modes de traitement, dont nous avons fait une étude spéciale.

Bains sulfureux.

Bonté a fortement conseillé ce remède contre la paralysie
saturnine. Les eaux thermales sulfureuses, selon lui, valent
mieux. M. Mérat cite des guérisons nombreuses obtenues par
les bains sulfureux, chez les peintres du port de Ferrol. Le
succès a même été si heureux, qu'aujourd'hui on envoie les
malades, dès le début de l'affection, à une source voisine,
où, dit-on, ils sont guéris presque par enchantement, sans
le secours d'autres médications. M. Mérat tient ce fait si
merveilleux d'un médecin espagnol; je crois qu'il aurait
besoin d'être vérifié avant de pouvoir y ajouter pleine et
entière confiance. Les bains sulfureux sont généralement
employés contre cette paralysie. Pour cet effet, ils doivent
être le plus possible chargés de substance médicamenteuse;
on peut mettre cinq à six onces de sulfure de potasse par bain,
qui doit être tiède seulement; il faut que le malade y reste
trois quarts d'heure à une heure. Pendant ce temps, il n'é-
prouve rien d'insolite, si ce n'est un sentiment de chaleur
générale. Au sortir du bain, il lui semble que ses membres sont plus légers, plus souples et plus faciles à mouvoir;
quelquefois il est pris d'étourdissements, de défaillances et
d'une vive céphalalgie. Une rougeur générale se remarque
sur toute la surface du corps, et principalement sur les parties
malades, qui sont souvent recouvertes d'une matière noire,
plus ou moins abondante, qui n'est autre chose qu'un sulfure
de plomb, obtenu par la décomposition du sulfure de potasse
du bain et du plomb caché dans les sillons de la peau.

Peut-on dire, avec quelques auteurs, que, par ce fait, les eaux sulfureuses neutralisent les effets du plomb appliqué sur la peau, en donnant lieu à une composition chimique qui est insoluble dans l'eau et qui ne peut, par conséquent, être absorbée plus tard ? Un quart d'heure ou une demi-heure après la sortie du bain, le malade sent ses membres qui s'engourdissent, deviennent lourds et inhabiles au mouvement; au bout de deux à trois heures il s'aperçoit que ses mouvements se régularisent, qu'ils acquièrent plus de force et d'assurance. Les bains sulfureux fatiguent les malades à la longue par la transpiration abondante qu'ils déterminent, ainsi que par des démangeaisons suivies de petites éruptions cutanées qui surviennent de tout côté : aussi ne faut-il pas les continuer trop long-temps. Nous n'avons vu la paralysie saturnine guérir uniquement par l'usage de ce médicament, que cinq fois ; dans chacun de ces cas la paralysie était incomplète et bornée à quelques muscles. Le peu d'énergie de ces remèdes doit nécessairement les faire échouer contre des paralysies complètes et étendues. On ne doit, ce nous semble, employer les bains sulfureux d'une manière continue que lorsque déjà, au moyen de l'électricité ou des préparations de noix vomique, on a commencé à produire dans les muscles une excitation capable de réveiller les forces vitales. Alors ces bains fortifient, donnent du ton à ces parties encore faibles, et ils calment souvent les effets trop violents occasionnés par ces médicaments énergiques; dans ces circonstances, nous les avons vus réussir parfaitement bien.

De l'électricité.

L'électricité ayant été, depuis un siècle environ, employée contre cette paralysie, nécessairement la manière d'administrer ce médicament a dû varier, et par la même raison les résultats thérapeutiques obtenus à l'aide de ce moyen. Ainsi, Dehaën et Stoll ne pouvaient diriger contre les parties paralysées que des étincelles électriques au moyen de la machine électrique. Plus tard, quand le fameux Galvani eut découvert le fluide qui porte son nom, on essaya de stimuler les muscles paralysés au moyen de courants galvaniques obtenus par la pile galvanique ou de Volta. Gardane est un des médecins qui ont employé avec le plus de succès le galvanisme contre la paralysie saturnine ; aussi en fait-il l'éloge le plus pompeux. Dans ces derniers temps, lorsque des médecins ont eu l'idée d'associer l'électricité à l'acupuncture, on a pu faire pénétrer plus profondément le fluide électrique, et le diriger plus spécialement sur telle ou telle partie, en y enfonçant des aiguilles qui doivent servir de conducteurs. Nous croirions sortir des bornes de notre sujet, si nous décrivions la manière d'appliquer le fluide électrique sur les parties paralysées au moyen de ces trois procédés.

Lorsqu'on présente une partie du corps paralysé à un conducteur de la machine en mouvement, il se produit des étincelles qui font éprouver, dans le point qu'elles frappent, une douleur plus ou moins vive, semblable à un pincement, et à laquelle se joint, si l'appareil est d'une assez grande dimension, une secousse douloureuse, produite par la contraction brusque d'un ou de plusieurs faisceaux de fibres musculaires, sous-jacentes au point frappé par l'étincelle. Si les étincelles se succèdent nombreuses et rapides, la peau devient douloureuse et rouge ; elle s'échauffe et finit par devenir le siége d'une inflammation qui s'étend en rayonnant. Le courant galvanique, dirigé sur une partie où le mouvement est anéanti, produit les effets suivants : La partie qui se trouve en contact immédiat et prolongé avec les conducteurs éprouve d'abord une sensation douloureuse de chaleur, et bientôt devient le siége d'une inflammation qui s'avance avec rapidité jusqu'à la gangrène. Les parties musculaires ressentent encore plus vivement que la peau l'influence du fluide galvanique, ou du moins la manifestent de la manière la moins équivoque, en se contractant avec plus ou moins d'énergie et de rapidité, suivant la force de l'appareil dont on fait usage; alors le malade est averti de l'action du médicament par des secousses et des contractions musculaires qu'on peut renouveler à volonté. Mais quelque violente qu'ait été l'action du galvanisme, une fois qu'elle a cessé, elle ne laisse pas de traces immédiates de ses effets. Les phénomènes de l'électro-puncture se rapprochent beaucoup de ceux produits par la machine électrique et la pile galvanique. Les plus légères détonations d'électricité sur l'aiguille introduite dans les tissus paralysés, occasionnent une sensation de vibration dans toute la partie souffrante. Si cette partie est un muscle, on le sent et même on le voit se contracter à travers la peau. Les fortes décharges lui impriment une espèce de convulsion, et c'est dans ces secousses subites que les nerfs d'une partie douloureuse se trouvent modifiés, et qu'on dénature la douleur. Les accidents que l'électro-puncture peut déterminer sont les mêmes que ceux du galvanisme; cependant elle produit, plus souvent que ce dernier moyen, l'inflammation des parties électrisées.

Le galvanisme provoque de vives contractions, des sensations fortes de picotement et de brûlure dans les parties que leur état maladif rend insensibles aux étincelles, et même aux commotions électriques; ses effets sont plus constants, plus soutenus que ceux de la machine; ils sont aussi moins influencés par les vicissitudes atmosphériques. On doit donc préférer son emploi à celui de la machine électrique ordinaire.

L'électro-puncture agissant encore d'une manière plus directe, plus immédiate, ses effets pénétrant et affectant les organes nerveux et musculaires plus profondément que la pile et la machine électrique, doit être préférée à tous les autres moyens d'administrer l'électricité.

Certaines précautions doivent présider aux tentatives thérapeutiques de l'électricité. Ainsi, il convient de graduer les effets immédiats, et de les proportionner à la force du sujet en général, et à la délicatesse des parties sur lesquelles on veut opérer. C'est d'après ces mêmes principes que l'on peut régler le nombre et la durée des applications. L'expérience semble prouver qu'il est bon de ne point exciter de fortes commotions, et qu'il est avantageux de se borner à de légères secousses et surtout à multiplier les courants électriques. Il faut prendre garde de fatiguer le malade et de continuer trop long-temps l'exercice de l'électricité. C'est dans ces circonstances que ce remède a été quelquefois plus nuisible qu'utile. Dans les deux dernières observations de paralysie saturnine traitée par l'électricité que rapporte Sigault de Lafond, les malades ont plutôt empiré que guéri; et plusieurs autres observations consignées dans les auteurs viennent encore confirmer celles-ci. Il faut éviter de prolonger trop long-temps le contact des conducteurs de l'électricité, car la peau se désorganiserait; le remède produirait son inflammation, sa vésication et même sa mortification plus ou moins étendues. Excepté ces cas, les effets de l'électricité ont beau être actifs, il ne reste pas de trace de leur action, même après des secousses musculaires, telles que pourrait les produire une forte dose de noix vomique ou de strychnine. Les sujets des expériences ne conservent aucun souvenir de l'impression qu'ils ont reçue.

De tout temps, l'emploi de l'électricité dans la paralysie saturnine a eu des sectateurs très-ardents et des détracteurs influents. D'où vient donc cette différence d'opinions si tranchée? D'une part, dans un grand nombre d'expériences qu'on rapporte, on s'est servi d'appareils imparfaits et peu

énergiques, ce qui frappe de nullité la plupart des observations qu'on nous a transmises. Ensuite, combien peu de
personnes sont capables d'administrer l'électricité! alors,
celles qui le font sans être familiarisées avec ses appareils,
et sans en connaître par expérience tous les effets immédiats,
s'exposent à la voir, entre leurs mains, ou rester stérile, ou
même devenir dangereuse. Combien de médecins présomp-
tueux, dans ce cas, ont tranché une question qu'ils n'étaient
pas capables de résoudre ! La longueur de ces expériences,
pour arriver à une entière guérison, finit aussi par rebuter
l'expérimentateur; dans une paralysie saturnine des bras,
rapportée par Vantroostwyk, le mouvement revint aux
doigts, et le malade ne fut entièrement guéri qu'après deux
cent dix séances d'électricité; il recevait à chaque séance
entre huit cents et mille petites secousses. D'un autre côté,
des expériences en petit nombre, faites par des hommes capables et patients, ont été couronnées de succès. Voilà, ce
nous semble, la cause de la dissidence des médecins sur ce
point de thérapeutique; on peut voir, dans les différents auteurs que j'ai cités, que souvent ce moyen a été couronné
de succès, et que souvent aussi il n'a produit aucun résultat
utile.

On ne doit pas renoncer à l'emploi de l'électricité; il faut
seulement en confier l'administration à des médecins instruits
et capables, en varier l'application et la continuer avec con-
stance. Ce remède est surtout convenable dans les paralysies
bornées à un petit nombre de muscles, puisque la stimulation électrique peut être portée sur tel ou tel point, y être
soutenue et accrue à volonté, y être suspendue à l'instant
même, sans que les parties voisines participent à l'excitation.

Quinze de nos malades affectés de paralysie partielle des
membres supérieurs, plus ou moins ancienne, ont été trai-

tés par l'électro-puncture. Huit ont été guéris complétement après un mois, cinq et six semaines, deux mois, deux mois et demi, neuf semaines, trois mois et trois mois huit jours. Chez les sept autres il s'est développé des accidents inflammatoires qui ont empêché de continuer ce moyen; ou bien, les malades fatigués de la douleur qu'ils éprouvaient à chaque séance, ont voulu se soustraire eux-mêmes à ce traitement avant la fin de la guérison.

Strychnine.

La strychnine, substance alcaline végétale découverte par MM. Pelletier et Caventou, dans la fève de Saint-Ignace et la noix vomique, peut être administrée contre la paralysie de plomb par deux voies différentes, à l'intérieur ou à l'extérieur.

Dans le premier cas, on peut la faire prendre sous forme pilulaire, alcoolique ou bien en potion. Les pilules doivent être préférées aux autres préparations, à cause de l'insolubilité de cette substance et de la facilité plus grande de la doser; ses effets sont aussi plus apparents sous cette forme pharmaceutique. Chaque pilule peut être composée depuis un huitième de grain jusqu'à deux grains; on commence d'abord par de faibles doses, qu'on augmente graduellement chaque jour, jusqu'à ce qu'on arrive à l'effet désiré, où on s'arrête pour éviter les accidents. Quelquefois la dose a pu être élevée jusqu'à un grain et demi à deux grains par jour, pour obtenir les secousses tétaniques. Alors on diminue la dose de manière seulement à maintenir et continuer les commotions. Si quelque raison a fait interrompre l'usage du remède pendant plusieurs jours, il faut reprendre les faibles doses, et n'arriver encore que peu à peu aux doses plus fortes. Quand il s'agit de produire les effets lents de cette substance, un sixième de grain par jour est une quantité suffisante.

C'est ordinairement deux à trois heures après l'ingestion de ce médicament que son opération commence. Selon que la dose est plus ou moins considérable, les muscles soumis à l'empire de la volonté sont saisis d'une contraction forte et permanente. Ce spasme, que les malades comparent à un engourdissement, se développe d'une manière imperceptible, et s'établit en même temps dans toutes les parties qu'il doit affecter; il s'élève bientôt, et le plus souvent en quelques minutes, au point de rigidité qu'il doit atteindre. Cet état a tous les caractères d'un véritable tétanos. La plupart des médecins qui ont écrit sur ce sujet pensent et affirment que la strychnine peut déterminer la contraction spasmodique des muscles paralysés sans atteindre les parties saines; que prise à des doses convenables, elle n'agit que sur les parties malades. Nous sommes obligé de l'avouer, nous n'avons pas constaté dans la paralysie saturnine cette prédilection si tranchée, cette sympathie de la strychnine prise à l'intérieur, pour les muscles paralysés. Voici ce que nous avons constamment observé.

Les premières doses de strychnine que l'on donne déterminent des contractions spasmodiques presque en tout sens, et dans des points souvent fort éloignés des muscles paralysés. Bientôt l'usage prolongé de la strychnine dirige et concentre les effets sur des parties plus rapprochées du siége de la paralysie: enfin, les parties paralysées deviennent le point le plus commun où aboutissent les phénomènes excitants de l'alcali végétal; alors seulement elles marchent rapidement vers la guérison. Nous n'avons jamais vu non plus que les organes malades ressentissent d'autant plus vivement l'action de ce remède, qu'ils étaient plus fortement privés de mouvement et de sentiment. Il n'est pas probable que ce soit la nature de la paralysie qui fasse varier le siége de l'action de la strychnine. Nous faisons cette remarque, parce que les auteurs ont principalement étudié les effets de cet alcali sur des paralysies, qui ne reconnaissaient point pour cause l'influence saturnine (1). Nous ajouterons enfin que les médecins qui rapportent des observations de paralysies guéries par la strychnine, notent seulement à des distances plus ou moins éloignées les effets de l'alcali, et que par conséquent ils ont pu facilement se tromper; nous avons, au contraire, noté heure par heure, jour par jour les phénomènes que produisait la strychnine chez les malades qui étaient soumis à son emploi : les observations vii, viii et x confirment ce que nous avançons.

En général, les membres thoraciques sont dans un état de flexion, et les membres abdominaux dans un état d'extension, pendant le spasme que détermine la strychnine. Le tétanos artificiel qu'éprouvent les paralytiques, les incommode ordinairement si peu que la plupart peuvent dormir pendant qu'ils en sont affectés; mais il devient toujours douloureux pendant les exacerbations auxquelles il est sujet. Celles-ci n'ont lieu que dans le cas où le spasme parvient à un certain degré; elles consistent en contractions plus violentes, et font éprouver des commotions brusques et passagères qu'on appelle secousses, et qui sont plus ou moins fréquentes : elles surviennent tout-à-coup, sans cause apparente, ou bien à l'occasion de quelque mouvement imprimé au malade ou exercé par lui, et même à l'aide du plus léger contact. Ces exacerbations, qui sont les preuves de

____

(1) Depuis que ce passage a été imprimé dans notre première édition, nous avons employé la strychnine dans des cas de paralysie étrangère au plomb, et nous n'avons pas trouvé de différence dans le mode et le siége d'action de ce médicament.

tite saillie à la face dorsale de la région carpo-métacarpienne.

Les côtés interne et externe de l'avant-bras, qui font deux saillies musculaires dans l'état de santé, entre lesquelles se perd la masse charnue des extenseurs et des autres muscles de la face postérieure, sont affaissés, aplatis et de niveau avec ces mêmes parties qu'ils dépassaient. Du reste, point de symptômes généraux.

Les principales branches du nerf radial envoient des filets aux muscles radiaux, cubital postérieur, ainsi qu'aux muscles de la couche superficielle et profonde de la face postérieure de l'avant-bras; il est donc difficile, pour ne pas dire impossible, de rapporter à une lésion bien circonscrite du nerf radial la variété de paralysie dont il s'agit ici.

8°. *Paralysie des doigts.*

La paralysie saturnine des doigts peut être générale ou partielle, c'est-à-dire atteindre tous les doigts, ou seulement quelques-uns.

1°. Le cas le plus rare est celui où tous les doigts sont paralysés, et au même degré. Dans cette circonstance tous leurs muscles extenseurs, abducteurs et adducteurs (inter-osseux) ont perdu leur mouvement. Alors voici ce qui arrive :

À l'état de repos les doigts sont fléchis à angle droit sur le métacarpe, les dernières phalanges sont inclinées légèrement sur les secondes; ils ne peuvent exécuter le plus léger mouvement d'extension; leur écartement, c'est-à-dire leur mouvement d'abduction et d'adduction, est incomplet, et ne peut s'effectuer en partie que dans le sens de la flexion. Le malade peut encore fermer la main; dans ce mouvement l'extrémité inférieure des doigts arrive seulement sur la région thénar et hypothénar. Pour ouvrir la main, c'est-à-dire pour ramener les doigts à leur degré de flexion ordinaire dans l'état de repos, il suffit que la volonté du malade ne fasse plus contracter les fléchisseurs; dans ce retour à une demi-flexion, les extenseurs n'ont aucune influence.

Si l'on vient à commander au malade des mouvements de supination, d'extension et d'abduction ou d'adduction du poignet, et si on porte ses regards vers la partie supérieure de la face postérieure de l'avant-bras, on voit très-distinctement les contractions énergiques des supinateurs, des radiaux et du cubital postérieur ; et au milieu des deux masses charnues que forment alors ces muscles, se présente une portion musculaire bien circonscrite, qui est privée de contractilité; ce sont les extenseurs des doigts.

Le pouce fléchi et dirigé fortement en dedans dans la paume de la main, ne peut ni s'étendre ni se porter dans l'abduction. Son mouvement d'opposition est aboli. Ses mouvements de flexion et d'adduction ne peuvent pas s'effectuer dans leurs dernières limites, par suite de la paralysie de ses extenseurs et de ses abducteurs, qui ne s'allongent pas assez pour faciliter ces mouvements.

Le plus souvent le mouvement d'opposition du petit doigt se trouve conservé.

Le malade ne peut réunir l'extrémité de ses doigts, de manière à former une pyramide dont ils seraient le sommet, et le métacarpe la base. En effet, pour que les doigts puissent ainsi se rapprocher les uns des autres, on est obligé de se servir des muscles adducteurs, abducteurs et opposants, qui sont ici privés de contractilité.

Le poignet paraît encore assez fortement fléchi sur l'avant-bras. Son mouvement d'extension ne peut s'effectuer complétement que lorsque la main a été préalablement fermée. En effet, à l'état de repos, les doigts étant entraînés dans le sens de la flexion par leurs fléchisseurs, dirigent aussi, dans ce mouvement, le poignet; or, celui-ci ne peut surmonter

leur force de contraction, ni soulever les doigts avec lui.
Lorsqu'au contraire la main est fermée, les doigts ne constituent plus un poids fixé au bout du poignet, que celui-ci
doit soulever pour s'étendre; aussi peut-il alors facilement aller dans l'extension, puisque ses muscles, conser-
vant toute leur contractilité, n'ont plus que lui à mouvoir. Aussitôt que le malade ouvre la main, le poids des
doigts demi-fléchis entraîne dans une légère flexion le poignet lui-même. Une fois le poignet relevé, il peut se porter
alternativement dans l'abduction et l'adduction; ces mouvements s'accomplissent avec aisance.

On pourrait donc facilement croire qu'il y a toujours paralysie du poignet chez les individus affectés de paralysie des
doigts, si on ne cherchait, après avoir fait fermer la main,
à découvrir si le mouvement d'extension du poignet peut
s'effectuer dans cette position.

La forme de la main se trouve modifiée. Sa face dorsale
est bombée, très-arrondie; tandis que sa face palmaire se
trouve excavée. Les régions thénar et hypothénar ont perdu
en partie leur relief.

2°. Le plus ordinairement les doigts ne sont pas tous paralysés, ou ils le sont à des degrés divers.

Le plus souvent les doigts médius et annulaire ont seuls
perdu complétement leur mouvement d'extension; celui de
l'indicateur et de l'auriculaire est seulement en partie aboli.
Dans ce cas les doigts médius et annulaire sont fléchis presque à angle droit sur le métacarpe, et ne peuvent exécuter
le moindre mouvement d'extension. Les doigts indicateur et
auriculaire sont, au contraire, légèrement fléchis, et situés
bien au-dessus des précédents; leur face dorsale décrit toujours une légère courbure dans l'extension, qui peut s'accomplir en partie, mais non complétement. L'écartement de
tous les doigts n'a lieu qu'imparfaitement et encore unique-

ment dans le sens de la flexion. Évidemment, ici, il y a paralysie du muscle extenseur commun des doigts et de ses inter-osseux , et conservation de la motilité des muscles extensears propres de l'indicateur et de l'annulaire. Lorsque le malade ferme la main , l'extrémité des doigts médians arrive seulement à la partie moyenne des régions thénar et hypothénar, tandis que celle de l'indicateur et de l'auriculaire touche presque le creux de la main.

Quelquefois les doigts médius et annulaires ont seuls perdu leur mouvement d'extension au même degré ou inégalement; c'est le cas où les faisceux de l'extenseur commun qui se rendent à ces doigts sont seuls paralysés.

Le pouce a tantôt conservé tous ses mouvements ; tantôt, ce qui est plus commun , ses mouvements d'extension et d'abduction sont incomplets ; il y a seulement paralysie des muscles grand extenseur et grand abducteur. Quelquefois, ce dernier muscle se trouve seul paralysé ; alors le mouvement d'abduction est seul incomplet. Lorsque les deux muscles abducteurs sont paralysés , et surtout le petit, le mouvement d'opposition est perdu, puisque ce doigt se trouve porté dans l'adduction forcée. J'ai vu un cas où le mouvement d'adduction seul était aboli; le pouce était à l'état de repos dans l'abduction, et ne pouvait gagner le creux de la main.

Quelquefois un seul doigt est paralysé. Si c'est le médius ou l'annulaire qui est affecté, le mouvement d'extension se trouve le plus souvent complétement détruit, et le doigt fortement fléchi sur le métacarpe; le faisceau de l'extenseur commun, qui se rend à chacun de ces doigts, est seul privé de contractilité.

Lorsque l'indicateur ou l'auriculaire est seul atteint, le mouvement d'extension est, le plus ordinairement, incomplet, et le doigt légèrement fléchi; il y a seulement paralysie de l'extenseur propre, ou du faisceau de l'extenseur commun, qui se rend à ces doigts. Dans le cas de paralysie complète de l'extension de l'indicateur ou de l'auriculaire, l'extenseur propre et la portion de l'extenseur commun qui se rend à ces doigts, se trouvent également frappés d'impuissance, et le doigt est fortement fléchi sans pouvoir s'étendre.

En général, dans la paralysie d'un seul doigt, la flexion permanente n'est pas aussi prononcée que dans le cas de paralysie de tous les doigts ; en effet, le doigt malade est un peu soutenu, relevé par les faisceaux du muscle extenseur commun resté sain.

Pour rapporter uniquement la paralysie à tel ou tel muscle, tel ou tel faisceau musculaire privé de contractilité, il faut mettre quelque attention dans l'examen qu'on fait. Ainsi, lorsque les deux doigts du milieu ont seuls perdu le mouvement d'extension, et qu'ils se trouvent dans une flexion forcée, leur poids entraîne avec lui, dans cette dernière position, l'indicateur et l'auriculaire, quoique non affectés de paralysie. Pour avoir la preuve positive qu'ils ont conservé toute l'étendue de leur mouvement, il suffit de soutenir les doigts du milieu dans une position intermédiaire à la flexion et à l'extension pour que l'indicateur et l'auriculaire puissent atteindre le plus haut degré de leur mouvement d'extension.

Nous n'avons jamais vu la paralysie bornée uniquement au pouce. Mais quelquefois il conserve seul, entre les autres doigts, tous ses mouvements.

Quelquefois les doigts sont inégalement paralysés. Nous avons vu des cas où l'indicateur était à peine fléchi, tandis que le médius, l'annulaire, et surtout l'auriculaire, l'étaient considérablement, d'une manière permanente. La perte du mouvement d'extension, d'adduction et d'abduction ou d'écartement se trouvait ainsi relative à leur flexion proportionnelle. Nous avons observé des cas où les doigts tombaient dans une flexion formée d'une manière si bien graduée, depuis l'indicateur jusqu'à l'auriculaire, que l'homme en état de santé ne pourrait pas les placer dans une flexion progressive mieux ménagée.

Au moment de livrer ce travail à l'impression, est arrivé à la Charité, salle Saint-Jean, un peintre en bâtiments qui est attaqué depuis quatre mois d'une variété de paralysie des doigts que je n'avais point encore rencontrée. La main droite seule est affectée. Les mouvements d'extension, d'abduction et d'adduction des doigts et du poignet sont parfaitement bien conservés, ainsi que ceux d'opposition du pouce et du petit doigt. Si l'on commande au malade de fermer la main, les premières phalanges se fléchissent aisément sur le métacarpe; les secondes phalanges s'inclinent encore sur les premières, quoique avec beaucoup de difficulté et fort incomplètement; enfin, les troisièmes phalanges sont immobiles sur les secondes et sont constamment dans l'extension; ainsi la main ne peut être que demi-fermée. Le frémissement des muscles fléchisseurs de l'avant-bras droit est beaucoup moins énergique que celui de l'avant-bras gauche. Il est donc croyable que ce malade est affecté d'une paralysie du muscle fléchisseur profond, et peut-être un peu du muscle fléchisseur superficiel des doigts : probablement aussi que les muscles lombricaux n'ont pas conservé toute leur force contractile. Peut-on attribuer à une autre cause qu'à la profession de peintre la paralysie dont est atteint cet homme? Non, certainement, quand on saura qu'elle est arrivée à la fin d'une attaque de colique saturnine, et que le malade n'a éprouvé, du côté de la tête et de l'épine, aucun phénomène morbide qui puisse déceler une lésion organique des centres nerveux. Il porte, il est vrai, à la partie inférieure et externe de l'avant-bras droit, une cicatrice large de quatre à cinq lignes et longue d'un pouce environ , résultant d'une blessure faite il y a trente ans ; cette cicatrice n'avait jamais mis, jusqu'à ce moment , le plus petit obstacle à l'occlusion complète de la main ; elle n'est point d'ailleurs située sur le trajet des muscles fléchisseurs des doigts.

Il est encore beaucoup plus difficile d'expliquer la paralysie des doigts que toutes les autres variétés que nous avons déjà vues, par la lésion des filets nerveux qui se distribuent uniquement aux parties paralysées ; en effet , ces filets proviennent de rameaux qui envoient d'autres branches nerveuses dans des parties exemptes de paralysie.

PARALYSIE DES MEMBRES INFÉRIEURS.

La paralysie saturnine des membres inférieurs est beaucoup plus rare que celle des membres supérieurs. (Voyez p. 3o.) Aussi a-t-elle encore moins que cette dernière fixé l'attention des auteurs ; parmi eux les uns se sont bornés à nier son existence, et d'autres à en dire quelques mots sans entrer dans aucun détail.

Dans quinze cas de paralysie des membres inférieurs que nous avons observés, l'abolition de la motilité siégeait uniquement à droite quatre fois , et trois fois à gauche ; huit fois la maladie avait envahi les deux membres.

Chez dix de nos malades la paralysie des extrémités abdominales existait en même temps que celle des membres supérieurs. Il nous a été donné de voir seulement dans cinq cas l'abolition de la motilité occuper les membres inférieurs, les supérieurs ayant conservé tous leurs mouvements.

La paralysie saturnine des extrémités abdominales va nous offrir une série de variétés analogues à celles des membres supérieurs.

1°. *Paralysie générale des membres inférieurs.*

Le malade ne peut, à l'aide de la cuisse, de la jambe ou du pied, exécuter le moindre mouvement; aussi est-il obligé de rester continuellement au lit ou dans un fauteuil. Lorsqu'il fait de grands efforts pour mettre en action les muscles de ces parties, devenues complétement impuissantes, on observe seulement, comme indice de contractilité, une agitation dans les muscles de la fesse et de la hanche.

Les parties malades s'atrophient avec une rapidité étonnante et à un degré extrême. Au bout d'un mois, par exemple, nous avons vu le relief des muscles presque entièrement effacé, la graisse fondue, la peau lâche et flasque.

Le siége et l'étendue de la paralysie peuvent-ils ici s'expliquer par une lésion des nerfs crural, poplité, sciatique, etc., qui se distribuent aux parties privées de mouvement? Dans cette variété de paralysie, pas plus que dans toutes les autres, nous n'avons jamais pu observer des douleurs sourdes le long de la colonne vertébrale, avant l'arrivée de l'abolition de la motilité; nous n'avons point non plus rencontré de paralysie de la vessie ou du rectum concomitante.

2°. *Paralysie de la cuisse.*

La jambe, qui se trouve demi-fléchie sur la cuisse, a perdu son mouvement d'extension. Il y a paralysie des muscles triceps et crural antérieur, et par suite contraction permanente de leurs muscles antagonistes, demi-tendineux, biceps, demi-membraneux, etc. La jambe, quoique pouvant se fléchir davantage, n'arrive pas cependant à la flexion complète, parce que les muscles paralysés ne peuvent s'allonger assez pour obéir au mouvement des muscles fléchisseurs. Le malade, une fois couché, étend mécaniquement sa jambe sur son lit, mais il ne peut la soulever dans l'extension.

La station a encore lieu, mais vacillante ; la marche peut même s'effectuer, mais elle est pénible, difficile, incertaine, chancelante ; le malade traîne son pied par terre, et la moindre inégalité du sol devient une cause d'achoppement pour lui, et le fait tomber avec la plus grande facilité. Il a beaucoup de peine à descendre les escaliers, et moins à les monter. Dans une descente d'escalier, le paralytique plie la jambe sur la cuisse le moins qu'il peut, et rejette subitement la jambe dans l'extension incomplète, par un mouvement de totalité du membre, et en cessant de contracter activement les fléchisseurs. Dans l'action, au contraire, de monter un escalier, la jambe paralysée n'a pas besoin de lutter avec autant de force contre le mouvement de flexion ; par conséquent la chute n'est point aussi imminente. Lorsque le malade est à genoux, il ne peut se relever seul sans appui, puisque le mouvement d'extension de la jambe sur la cuisse, qui contribue tant à l'action de se relever quand on est à genoux, se trouve aboli.

Quand le malade est fatigué d'une longue marche ou d'une station prolongée, le sentiment de lassitude se fait sentir spécialement dans les genoux. La partie antérieure de la cuisse est réduite à un état d'atrophie bien marqué, qui tranche avec les autres parties du membre.

Les muscles paralysés, triceps et crural antérieurs, reçoivent leurs filets nerveux du crural, qui en envoie à beaucoup d'autres muscles à l'état normal.

3°. Paralysie de la cuisse, de la jambe et du pied.

La jambe, constamment demi-fléchie, ne peut accomplir le plus léger mouvement d'extension sur la cuisse. Son mouvement de flexion, quoique conservé, ne s'effectue pas cependant aussi complètement que dans l'état normal. Lorsque la jambe est fléchie autant que possible, aussitôt que la volonté du malade cesse de contracter activement les muscles fléchisseurs, la jambe revient mécaniquement à la demi-flexion. La cuisse elle-même se trouve un peu fléchie sur le bassin; mais cet effet est dû à la position de la jambe.

Le pied est constamment maintenu dans l'extension sur la jambe; il a perdu complètement son mouvement de flexion. Situé dans une position intermédiaire à l'adduction et l'abduction, la volonté du malade ne parvient pas à le diriger alternativement dans ces deux positions.

Les orteils sont fortement fléchis sur la plante du pied; leur mouvement d'extension et d'écartement, dans ce dernier sens, se trouve totalement aboli.

On observe une saillie osseuse à la partie moyenne de la région tarso-métatarsienne.

Evidemment, dans cette variété, on trouve réunie la paralysie des muscles triceps et crural antérieur, jambier antérieur et petit péronier, et extenseur des orteils. La rupture de l'équilibre musculaire qui en résulte, détermine une prédominance habituelle de contraction des muscles sains et antagonistes, demi-tendineux, biceps, demi-membraneux, soléaires, jumeaux, jambier postérieur, moyen péronier et fléchisseurs des orteils.

La station est impossible; quand on veut forcer le malade à se tenir debout, la cuisse se fléchit sur la jambe, la jambe sur le pied, et il tombe par terre; à plus forte raison, la progression est-elle de toute impossibilité.

Mais, lorsqu'il est couché, il peut encore exécuter des mouvements variés à gauche, à droite, et dans le sens de la flexion, avec la totalité de son membre; du reste, il lui est impossible de le maintenir suspendu au-dessus du lit, puisque tous les muscles extenseurs, qui concourent à ce mouvement général, sont privés de contractilité.

A peine quelques semaines se sont-elles écoulées depuis l'arrivée de la paralysie, qu'on s'aperçoit déjà que la région antérieure de la cuisse est aplatie, affaissée, comme collée au fémur. La région jambière antérieure participe aussi à cet amaigrissement, mais d'une manière moins sensible.

Des filets nerveux du crural, la branche antérieure du nerf poplité externe, des rameaux particuliers du poplité interne, se distribuent aux muscles paralysés; mais tous ces nerfs envoient aussi d'autres filets et rameaux nerveux à des muscles du membre qui ne sont point paralysés. Il est donc difficile de se rendre compte ici de l'étendue de l'atonie musculaire, par une lésion circonscrite des troncs nerveux.

4°. *Paralysie du pied.*

Les orteils sont fortement fléchis sur la plante du pied, par suite de la paralysie des muscles extenseurs des orteils, et de la contraction permanente de leurs antagonistes, les fléchisseurs. Les orteils ne peuvent s'écarter ni se rapprocher les uns des autres. Le pied ne peut être fléchi sur la jambe; il ne peut non plus être amené dans l'adduction ou l'abduction, dans le sens de la flexion. Ainsi, outre la paralysie des muscles extenseur commun des orteils et extenseur propre du gros orteil, les interosseux, le jambier antérieur et le petit péronier sont encore paralysés. Tous les autres mouvements du pied et de la jambe sont libres. La pointe du pied est dirigée en bas et en avant; sa face plantaire est concave : cette disposition vicieuse est un très-grand obstacle à la station et à la progression.

Lorsque le malade marche, il soulève et jette ses pieds maintenus dans l'extension comme des masses inertes sur le pavé qu'il foule ; c'est la pression du sol qui met d'une manière mécanique les pieds dans la flexion , lorsqu'il se tient debout ou lorsqu'il marche.

J'ai vu un exemple dans lequel la paralysie se bornait à l'extenseur propre du gros orteil.

Dans l'observation (xxi), on voit un exemple de paralysie des orteils et du muscle petit péronier ; aussi le pied est-il porté dans l'adduction , et le malade marche sur le bord externe du pied , qui est devenu postérieur, tandis que son bord interne est devenu antérieur.

Quelquefois les orteils seuls sont paralysés. Les muscles paralysés reçoivent leurs nerfs du crural, ainsi que les muscles de la région péronière, etc.

Toutes les différentes variétés de paralysie des membres que nous venons de passer en revue peuvent se combiner deux à deux, trois à trois, et même quatre à quatre chez un même individu. Il est rare de rencontrer sur un malade la même variété ou le même degré de paralysie, soit aux deux membres supérieurs, soit aux deux membres inférieurs.

HÉMIPLÉGIE.

Stoll et M. Andral ont vu des hémiplégies saturnines. Si l'on comprend sous ce nom la paralysie partielle ou générale d'un membre supérieur, accompagnée de la paralysie partielle ou générale du membre inférieur correspondant, nous dirons aussi que nous avons vu une hémiplégie produite par le plomb : notre observation xi en fait foi. Chez cet homme il y avait une paralysie du poignet et des doigts du côté gauche, avec une paralysie de la cuisse du même côté.

PARALYSIE DU TRONG.

Déjà nous avons indiqué la paralysie des muscles pectoraux et grand dorsal. Le malade qui fait le sujet de l'observation II ne pouvait imprimer à sa tête de rotation latérale gauche; elle était toujours dirigée à droite; il y avait évidemment chez cet homme une paralysie du muscle sterno-cléido-mastoïdien du côté gauche.

Paralysie de la poitrine ou *paralysie des muscles intercostaux.*

Cette paralysie saturnine, non plus que celle du tronc, n'a point été indiquée par les auteurs. Elle est en effet fort rare, puisqu'elle ne s'est présentée que deux fois à notre observation. Voici les signes au moyen desquels on peut la reconnaître.

Tout-à-coup, sans lésion physique préalable des organes intérieurs de la poitrine, il arrive que chez un individu affecté de colique ou de paralysie saturnine des membres, la respiration costale vient à s'exécuter avec la plus grande difficulté; les côtes paraissent presque entièrement immobiles. Lorsqu'on commande au malade de faire un grand effort d'inspiration, les clavicules sont soulevées manifestement; le reste des parois thoraciques suit ce mouvement de totalité, mais les côtes ne se soulèvent ni ne s'écartent séparément. Les parois thoraciques sont considérablement affaissées. L'action du diaphragme, au contraire, est exagérée, et dans ses contractions alternatives, il bombe le ventre d'une manière extraordinaire. La respiration devient bruyante, et l'expectoration difficile; en effet, les liquides sécrétés s'accumulent dans les bronches; la sérosité devenue écumeuse met obstacle à l'entrée de l'air; le sang ne s'hématose plus, le poumon se congestionne et la mort survient. C'est une mort par asphyxie, analogue à celle qui arrive chez les animaux auxquels on a pratiqué la section des nerfs pneumo-gastriques, lorsqu'ils survivent quelques jours à l'opération, et qu'ils succombent à l'engouement du poumon. Pendant toute cette scène, le pouls irrégulier acquiert une fréquence et une petitesse extrêmes; la peau est fraîche et la face anxieuse; les yeux sont largement ouverts et les narines écartées. Du reste, l'intelligence est nette, la parole est brève, précipitée, et il y a aphonie; les autres fonctions n'éprouvent pas de changement remarquable.

Il serait facile d'expliquer le siége de cette paralysie par la lésion bornée aux nerfs intercostaux, ou à la portion dorsale de la moelle correspondant aux muscles intercostaux.

PARALYSIE DES MUSCLES QUI CONCOURENT A LA PRODUCTION DE LA PAROLE ET DE LA VOIX.

Baglivi, Citois, Dehaen, Bonté, Desbois de Rochefort, etc., parlent d'une manière générale de l'aphonie qui peut survenir pendant le cours de la colique de plomb. Nous avons cru remarquer que les émanations saturnines pouvaient porter leur influence délétère : 1° sur les muscles qui concourent à la production de la parole, et donner lieu à la difficulté de la prononciation; 2° sur le larynx, et déterminer l'aphonie.

1°. Chez les individus en contact avec les préparations saturnines, et le plus souvent atteints de colique ou de paralysie de plomb des membres, quelquefois les lèvres et la langue sont uniquement affectés de tremblement. Les divers mouvements de ces parties ne sont pas entièrement anéantis; mais ils ne s'exécutent plus avec régularité et facilité; leur étendue se trouve limitée; aussi leurs fonctions principales ne sont plus remplies qu'incomplètement et d'une manière irrégulière. Ainsi, les malades éprouvent la plus grande difficulté à former des sons, les mots sont prononcés incomplètement et avec agitation ; c'est le bégaiement ; ils ne retiennent leur salive dans la bouche qu'avec peine, et le plus souvent ils la laissent couler sur la lèvre inférieure et le menton. Le vase à boire est saisi avec hésitation et une certaine difficulté ; l'action de boire est par cela même irrégulière et incertaine. Nous n'avons jamais rencontré de paralysie saturnine du pharynx et de l'œsophage ; les boissons, une fois arrivées au gosier, nous ont toujours paru facilement chassées vers l'estomac.

Il ne nous a pas été donné d'observer une paralysie complète des lèvres et de la langue ; par conséquent la perte totale de la parole, etc.

2°. D'autres fois, c'est sur l'organe de la voix spécialement que le plomb fait sentir son influence délétère ; alors a lieu l'aphonie, qui ne peut être attribuée qu'à la paralysie des muscles intrinsèques du larynx.

3°. Enfin, on a vu coïncider la paralysie saturnine des muscles de la parole et de la voix.

Il est impossible de dire si tel muscle du larynx, de la langue ou des lèvres est plutôt paralysé que tel autre. On ne peut se servir de l'analyse, en un mot, décomposer les divers mouvements de l'appareil vocal, pour indiquer précisément quel est le muscle lésé ; on est donc obligé d'admettre que tous les muscles de ces organes sont aussi faibles les uns que les autres. Le nerf hypoglosse, qui est le nerf moteur de la langue, les récurrents et les rameaux laryngés supérieur et inférieur du pneumo-gastrique, qui se distribuent aux muscles du larynx, peuvent-ils, par leur lésion directe, expliquer la difficulté de la prononciation et l'aphonie causées par le plomb?

MARCHE, DURÉE ET TERMINAISONS.

La marche de la paralysie saturnine est, en général, lente, graduée et progressive; elle peut mettre depuis quelques heures jusqu'à quinze jours à se bien dessiner. Les symptômes, après avoir augmenté pendant un certain temps, restent plus ou moins long-temps stationnaires, suivant le mode de traitement employé; puis ils diminuent peu à peu, en sorte que le passage de la santé à la maladie, comme celui de la maladie à la santé, est presque insensible : aussi, sous ce rapport, cette paralysie doit être classée parmi les maladies chroniques.

La paralysie peut combiner sa marche de plusieurs manières différentes avec la colique de plomb. Le cas le plus commun est celui où la colique s'en va peu à peu, et la paralysie arrive aussi insensiblement; à mesure qu'une de ces maladies se montre, l'autre disparaît; il semble qu'il se fasse une métastase de la matière morbifique qui, partie de l'abdomen, irait se jeter sur les membres. Dans d'autres circonstances, la colique et la paralysie débutent ensemble, et continuent leur marche comme si elles existaient seules; ou bien les symptômes de l'une augmentent et diminuent avec les symptômes de l'autre. Enfin, ce qui est plus rare, la paralysie peut survenir au milieu d'une forte colique, qui cesse tout-à-coup, ou bien les douleurs intestinales se calment beaucoup et finissent bientôt par disparaître entièrement.

Lorsque des malades qui n'ont pas été guéris complètement d'une paralysie saturnine, et dont les membres servent imparfaitement à leur travail, sont pris de nouvelles coliques de plomb, ils voient le plus ordinairement leur paralysie augmenter à chaque nouvelle attaque de colique.

l'énergie du médicament, sont aussi les premiers avant-coureurs de son action curative, et jamais aucun avantage marqué n'a été obtenu que ces phénomènes ne se fussent fait observer et n'eussent duré quelque temps. M. Serres dit qu'on remarque quelquefois dans le corps, et surtout dans les membres, un sentiment de restriction et de frémissement, ce qui s'observe rarement, suivant ce médecin, et qu'il considère aussi comme indiquant la guérison de la maladie.

Les symptômes que nous venons de rapporter ne traduisent pas toujours les effets produits par la strychnine : quelquefois ce n'est qu'un sentiment d'oppression incommode, un point de côté, un tressaillement soudain et instantané, ou bien encore une sensation de chaleur vive, ou une exaltation considérable de la sensibilité dans les parties malades; d'autres fois ce sont des fourmillements ou des picotements douloureux, des battements, des élancements, des tiraillements, une espèce de déchirure du tissu musculaire, une sorte de crampe ou de bouillonnement, enfin un sentiment de compression, qui annoncent l'action secrète et salutaire de la strychnine. Presque constamment les mâchoires deviennent le siége d'un engourdissement, d'une constriction très-incommodes et souvent très-douloureux; elles viennent quelquefois à se fermer convulsivement : alors on observe des grincements de dents qui alternent avec le claquement des mâchoires; les dents sont elles-mêmes très-douloureuses. Une raideur, qui met obstacle à toute espèce de mouvement, arrive assez souvent à la nuque et à la face postérieure de la partie supérieure du cou. Quelques malades se plaignent de petites coliques, qu'ils comparent à une barre qui irait d'un hypocondre à l'autre; d'autres disent qu'ils éprouvent une espèce de tortillement autour du nombril. Des bâillements très-fréquents et des pandiculations ont presque toujours lieu. Une céphalalgie plus ou moins vive occupe toute la circonférence de la tête, et se fait encore plus particulièrement sentir sur sa partie supérieure. On a observé généralement que la strychnine a, sur un grand nombre d'autres médicaments internes, l'avantage de ne point altérer l'énergie de l'estomac, mais d'exciter, au contraire, l'appétit et de faciliter la digestion ; cependant les évacuations alvines deviennent plus rares habituellement. Une sorte d'ivresse s'empare assez souvent de quelques paralytiques ; elle est accompagnée de somnolence. La transpiration générale, et surtout des parties malades, est ordinairement augmentée. Le pouls s'accelère, la chaleur et la circulation se raniment sensiblement dans les parties paralysées.

Cette substance entraîne des accidents beaucoup plus imposants lorsqu'elle est administrée sans règle ou sans mesure ; on peut être d'autant plus facilement trompé, que lorsqu'on donne cet alcali à l'intérieur, il peut être porté graduellement à des doses énormes sans observer d'effets. Mais on ne saurait trop se défier de cette inaction apparente, car tout-à-coup l'orage peut éclater, et avec une telle intensité qu'il ne soit plus possible d'en prévenir les suites. Alors, de terribles secousses sillonnent le front, l'occiput, la colonne vertébrale, les membres supérieurs et inférieurs, et les mâchoires. Tout le tronc se soulève en prenant un point d'appui sur la tête ; la bouche se ferme convulsivement et se remplit d'écume ; on entend les mâchoires s'entre-choquer avec énergie ; le malade se mord la langue, il s'agite en tout sens, se roule dans son lit et se jette par terre. Les membres se tordent et se raidissent ; le corps fait des bonds au moindre choc, au plus léger contact ; pendant toute la durée de cette convulsion, la respiration est suspendue, la face devient livide, et l'asphyxie est imminente; il y a perte entière de connaissance, et une sueur abondante baigne tout le corps. Un calme, souvent trompeur, succède à ces accès, et le malade manifeste qu'il a toute sa connaissance; sa respiration est accélérée, elle se ralentit peu à peu; puis, de temps en temps, de vives secousses se déclarent encore de toutes parts; enfin tout cesse, et le malade sent ses membres brisés; il y éprouve un sentiment de fatigue douloureux. Aussi il peut arriver lorsqu'on espère que le calme sera continu, qu'il se développe un accès plus violent et plus long que le précédent; toutes les parties de la face et de la bouche deviennent violettes, et sont déformées par des tiraillements convulsifs : les accès se rapprochent, l'asphyxie se prolonge, et la mort en est la suite inévitable. A l'ouverture des cadavres, même lorsque les angoisses ont duré plusieurs heures, on ne trouve point de trace de phlogose dans le canal digestif, mais l'appareil cérébro-spinal paraît le siége d'un afflux séreux.

Ces effets, quels qu'ils soient, peuvent être renouvelés ou soutenus à volonté par de nouvelles doses de strychnine. Ils sont proportionnels à la qualité et à la quantité de cette substance introduite dans le conduit alimentaire, pendant un temps déterminé. Le degré de pureté de l'alcali en fait varier les effets d'une manière prodigieuse, comme on peut le voir dans nos observations. Il est des malades chez lesquels une dose légère reproduit chaque fois les phénomènes indiqués; il en est d'autres qui ne les éprouvent qu'après plusieurs doses successives. Il nous a semblé aussi que la constitution atmosphérique influait sur les effets de la strychnine; ainsi nous nous sommes assez souvent aperçu que, lorsque la température était chaude et sèche et le temps un peu orageux, l'action du médicament était très-énergique, et qu'au contraire, sous l'influence d'une température basse, humide et froide, cette action était moins forte. Les malades

semblent en général d'autant moins susceptibles de spasme
artificiel qu'ils l'ont éprouvé plus souvent ; c'est ce qui oblige
le médecin à élever graduellement la dose de ce médicament.

MM. Lembert et Rayer ont les premiers appliqué la strychnine, suivant la méthode endermique, contre la paralysie saturnine ; leurs efforts ont, presque constamment, été
couronnés de succès. De grandes précautions sont à prendre
pour l'emploi de ce moyen, si on veut arriver à un bon résultat. Voici ce que l'expérience nous a appris à ce sujet : Il
faut commencer par appliquer, sur la portion la plus charnue
des parties paralysées, un vésicatoire saupoudré d'une grande
quantité de cantharides. Le lendemain on a soin d'enlever
bien exactement l'épiderme et les fausses membranes qui
pourraient s'être formées ; puis sur la surface vésicante bien
dénudée, très-claire et très-nette, on laisse tomber depuis
un quart de grain jusqu'à un ou deux grains de strychnine
bien pulvérisée. On recouvre le vésicatoire avec du papier
brouillard, enduit d'une très-légère couche de pommade
épispastique. A chaque pansement, on doit nettoyer avec
beaucoup de soin la surface du vésicatoire, de manière à ce
qu'aucune fausse membrane ne puisse s'opposer à l'absorption et par suite à l'action du médicament.

La strychnine, bien pulvérisée, stimule vivement les exutoires ; elle provoque une abondante suppuration et de nombreuses fausses membranes, mollasses, jaunâtres, formées
par une lymphe plastique et coagulable. Un vésicatoire, en-
tretenu comme nous l'avons indiqué, peut durer de six à
huit jours ; l'action de l'alcali est en général plus forte dans
les premières que dans les dernières applications ; cela se
conçoit bien. L'application de la strychnine sur un vésicatoire en bon état détermine immédiatement une sensation
de brûlure fort douloureuse ; une ou deux heures après,
d'autres effets se manifestent. Alors arrivent des spasmes

légers, des tressaillements, des mouvements de projection
et de rétraction des membres, des soubresauts, des contractions partielles involontaires, des commotions brusques et
passagères, souvent précédées d'engourdissements, de douleurs, d'élancements, de picotements et de mouvements
vermiculaires dans les membres ou siége le vésicatoire, et
principalement sur les parties paralysées du membre. Nous
avons voulu nous assurer d'une manière positive si la strychnine, employée par la méthode endermique, allait de
préférence faire sentir son action sur le membre ou la partie du membre la plus paralysée : à cet effet, nous avons
appliqué de la strychnine sur des vésicatoires placés tantôt
sur le membre le plus paralysé, tantôt sur le membre qui
était le moins malade : toujours il est arrivé que l'alcali végétal faisait sentir son influence avec plus d'énergie dans le
membre sur lequel il était déposé que dans celui où il n'y avait
point de vésicatoire, quand bien même ce dernier était plus
affecté que le premier. Les effets du médicament se bornent
ici d'une manière presque absolue à exciter les parties paralysées; cependant il n'est pas rare qu'ils se fassent sentir
dans des portions saines du corps. Souvent les malades traités par cette méthode se plaignent de crampes dans les membres sains et malades. Du reste, toutes les autres considérations dans lesquelles nous sommes entré, au sujet de la
strychnine prise à l'intérieur, s'appliquent parfaitement bien
à l'administration de ce remède par la méthode endermique.

De quelque manière que la strychnine ait été introduite
dans l'économie, les mouvements qu'elle produit sont plus
ou moins durables; tantôt ils cessent au bout de quelques
heures, tantôt ils subsistent encore le lendemain. J'ai vu
des paralytiques éprouver des effets de la strychnine, et surtout des secousses, quoique l'usage du remède fût suspendu
depuis plusieurs jours. Lorsqu'on parvient à renouveler pen-

dant un certain temps les phénomènes que nous venons d'indiquer, le malade s'aperçoit que la volonté reprend de l'empire sur les parties paralysées; la sensibilité et la chaleur augmentent en même temps que les mouvements redeviennent moins pénibles, moins bornés, moins incertains. Mais ces heureux résultats se font quelquefois attendre longtemps. Si l'excitation est trop faible, ce traitement n'a pas de succès.

La médecine doit s'exercer avec avantage chez les malades attaqués de paralysie saturnine, paralysie dans laquelle le système nerveux n'a perdu que son activité, ou n'a subi qu'un ébranlement qui l'a frappé de stupeur. Ces paralytiques peuvent guérir par l'usage des stimulants : c'est donc ici que la strychnine agit de la manière la plus prompte et la plus heureuse. Si l'on considère à présent combien est indirecte, lente et incertaine l'action des autres remèdes employés ou proposés contre la paralysie de plomb, on conviendra que la strychine est incomparablement le plus énergique et le plus sûr de tous.

Sans parler des moyens généraux qu'on propose communément contre cette paralysie, je demanderai s'il est bien certain que le gayac, la salsepareille, le camphre, la valériane, les huiles volatiles, etc., aient la propriété d'augmenter le mouvement. Avec des vertus plus réelles, l'électricité mériterait une confiance qu'elle n'obtiendra jamais : on peut en accuser les médecins eux-mêmes, qui ont abandonné l'administration de ce remède à des charlatans ou à des physiciens, dépourvus de connaissances médicales. Ensuite, est-il possible de rendre vulgaire l'emploi thérapeutique de ce stimulant, qui exige l'emploi de plusieurs instruments, tant de précautions et de soins pour agir avec sûreté? cependant ce traitement doit être préféré à l'emploi de la strychnine dans quelques cas de paralysie de plomb.

Par exemple, si le malade vient d'être affecté d'encéphalopathie saturnine, il vaut mieux avoir recours à l'électricité, dans la crainte d'occasionner des accidents graves en excitant de nouveau les centres nerveux avec l'alcali végétal. De plus, l'emploi de l'électricité inspire au médecin beaucoup moins de crainte; car dans ses plus grands accidents elle ne produit pas de phénomènes aussi formidables que la strychnine.

Les bains sulfureux, d'un usage plus facile et plus agréable que les précédents, doivent presque toute la faveur dont ils jouissent à des circonstances qui leur sont étrangères, quoiqu'on leur ait attribué, peut-être fort gratuitement, des vertus toutes particulières contre cette paralysie.

La strychnine a sur tous ces médicaments l'avantage de son mode facile d'administration; son action est en outre plus sûre, plus prompte et plus puissante. C'est un médicament que nous n'avons jamais vu échouer complétement contre la paralysie saturnine, à moins que les muscles malades, réduits au dernier état d'atrophie, ne fussent transformés en tissu cellulaire.

Lorsqu'on n'observe pas, dans l'emploi de ce médicament, toutes les règles que nous venons de prescrire, on n'obtient pas de succès aussi prononcés que ceux que nous allons faire connaître; c'est ce qui explique les insuccès fréquents d'un grand nombre de praticiens.

Quant à l'administration de ce médicament, nous croyons que les deux modes dont nous avons parlé avec détails sont bons et qu'ils doivent être combinés ou se remplacer alternativement. Si cependant le malade était d'une débile constitution, et que son estomac fût un peu irrité, il vaudrait mieux recourir à la méthode endermique, qui semble aussi avoir plus spécialement une influence salutaire sur les paralysies partielles, tandis que la strychnine, prise à l'intérieur, paraît agir avec plus d'efficacité dans les paralysies étendues, par exemple celle de tout un membre. Nous avons vu ces deux moyens d'administration de la strychnine couronnés des plus brillants succès. Quarante de nos malades ont été soumis à l'emploi de la strychnine. Presque tous ont guéri complètement; tous, du moins, ont été soulagés d'une manière extraordinaire. La guérison a duré terme moyen deux mois. Dans dix-huit cas, la paralysie était bornée au poignet et aux doigts; dans seize cas elle s'étendait à l'avant-bras et autres parties du membre supérieur; enfin chez six malades il y avait en même temps paralysie des membres inférieurs. Quatre de ces malades seulement n'ont éprouvé aucune amélioration de l'emploi de la strychnine; ou du moins le mieux qui a suivi son administration a été peu marqué.

M. Andral rapporte, dans sa clinique, neuf observations de paralysie saturnine, dont cinq furent traitées par la strychnine prise à l'intérieur; trois furent guéries ou du moins diminuées. M. Lembert, dans son Mémoire sur la méthode endermique, cite trois exemples de paralysie saturnine du poignet et des doigts, dont les malades furent entièrement guéris par la strychnine administrée à l'aide de ce moyen.

La brucine a encore été proposée par M. Andral contre cette paralysie : sur quatre malades soumis à l'usage de cet alcali, trois ont été notablement soulagés; un seul n'a éprouvé aucune amélioration.

L'extrait alcoolique de noix vomique a quelquefois parfaitement réussi, dans les mains de M. Fouquier, contre la paralysie de plomb. Les effets de ce médicament sont à peu près les mêmes que ceux de la strychnine; seulement ils sont moins énergiques, et moins sûrs à cause de son degré variable de concentration.

Quel que soit le traitement employé, il faut avoir soin de maintenir souvent étendus les membres dont le mouvement d'extension est aboli, pour éviter les contractions continues, qui finiraient par produire un raccourcissement des muscles fléchisseurs, quoique non paralysés.

Pimberton, et la plupart des médecins anglais, conseillent pendant l'administration des médicaments, d'appliquer une atelle à la face interne de l'avant-bras et de la main, de manière à contrebalancer la prépondérance des fléchisseurs. L'atelle est fixée à l'aide d'une bande de flanelle, et le membre porté en écharpe. On a pour but, à l'aide de ce moyen, d'établir une sorte d'équilibre entre les muscles antagonistes, et de mettre les extenseurs dans les conditions favorables pour agir à l'époque où le traitement commence à produire de l'amélioration. On conseille, si la paralysie affecte les deux bras à la fois, de mettre l'appareil un jour à un bras, un jour à l'autre, et de continuer ainsi jusqu'à la fin de la cure. Nous avons essayé ce moyen sur cinq malades; nous n'avons pas observé que cet appareil remplit le but que s'en étaient proposé les auteurs anglais; nous avons remarqué au contraire que l'immobilité du membre occasionnait de l'engourdissement, un gonflement des parties, qui retardaient la guérison. Nous préférons à ce moyen l'exercice ou le mouvement communiqué au muscle malade, de manière à ramener successivement l'extension.

Pour nous résumer sur le traitement de la paralysie saturnine, nous dirons que l'électricité, les bains sulfureux et les diverses préparations de noix vomique sont les seuls remèdes dont les observateurs consciencieux aient obtenu de véritables succès contre cette affection; et que le traitement suivi avec le plus d'avantages est celui qui consiste à employer tantôt l'électropuncture concurremment avec les bains sulfureux, tantôt la strychnine; dans ce dernier cas, il faut commencer d'abord par soumettre le malade à l'usage de la strychnine administrée à l'intérieur, puis par la méthode endermique; et enfin terminer par l'usage des bains sulfureux, qu'on

emploie journellement pendant l'administration de la strychnine à l'intérieur.

Régime.

Dans tous les cas de paralysie saturnine, le régime des
malades doit être considéré comme un des plus puissants
moyens sur lesquels le médecin puisse compter pour la guérison. Ainsi la première condition de réussite est la cessation
de tout travail saturnin, et l'éloignement des ateliers où le
métal peut être travaillé. La saison de l'été, un climat
chaud, une constitution sèche de l'air, sont extrêmement
salutaires à ces paralytiques : c'est pour cette raison qu'on
leur fera habiter autant que possible des lieux secs et élevés,
des contrées méridionales, des appartements exposés au soleil, à l'abri du froid et de l'humidité. Ces malades feront
usage de vêtements de laine, propres à les préserver des vicissitudes atmosphériques, et à solliciter doucement l'action
de la peau. Les aliments très-nourrissants et faciles à digé-
rer, tels que les viandes blanches, noires ou rouges, des
quadrupèdes et des oiseaux adultes, associées aux végétaux
frais et abondants en fécule, en mucilage et en matière
sucrée, sont ceux qui leur conviennent le mieux. Ils pourront y ajouter l'usage modéré du vin, de la bière, du café,
pour perfectionner la digestion et faciliter la nutrition. Tous
les exercices des parties paralysées, et en général du corps,
soit spontanés, soit communiqués, sont d'un très-grand
avantage. Il est important dans cette affection d'entretenir
la liberté du ventre par l'usage de légers laxatifs.

Tous ces moyens ont aussi pour but de s'opposer aux rechutes, en faisant disparaître les phénomènes de l'intoxication saturnine primitive, signes de la présence du plomb dans
l'économie.

OBSERVATIONS.

OBSERVATION I.

*Paralysie générale des membres supérieurs, précédée et accompagnée
d'arthralgie; aphonie, bégaiement. — Strychnine et bains sulfureux. — Guérison presque complète.*

François Gavel, âgé de quarante ans, d'un tempérament nerveux, d'une faible constitution, est charpentier depuis trois ans
dans une fabrique de blanc de céruse établie au Pecq, près
Saint-Germain-en-Laye ; quand il n'a pas assez d'ouvrage, on
l'emploie à empoter de la céruse. Cet homme faisait des excès
de boisson avant son entrée dans cet établissement ; depuis ce
temps il nous a assuré avoir mené une vie très-réglée, sachant
bien quelles devaient en être les conséquences avantageuses.
Gavel est habituellement bien portant ; depuis son enfance, il
est très-sujet aux crampes et aux épistaxis ; il a déjà eu cinq coliques de plomb : la première arriva six semaines après son entrée à la manufacture de blanc de céruse ; la deuxième survint
quatre mois après la première : elles furent toutes les deux parfaitement bien guéries à la Charité par M. Lerminier. Une troisième colique se déclara il y a environ dix mois ; elle fut traitée
et guérie à la Charité par M. Dalmas, qui faisait alors le service
de M. Rullier. Enfin, dans les premiers jours d'avril et dans les

derniers de mai 1832, notre malade fut pris, pour la quatrième et cinquième fois, de coliques de plomb ; ces deux dernières attaques furent guéries complètement à la Charité par M. Rayer, au moyen de l'huile de croton tiglium, de lavements purgatifs des peintres et de tisanes rafraîchissantes légèrement laxatives. Dans l'intervalle de la deuxième et de la troisième colique, il y a un an à peu près, Gavel ressentit tout-à-coup des douleurs légères, contusives, dans les membres abdominaux, et en même temps des picotements et des fourmillements à la plante des pieds, qui se faisaient sentir surtout pendant la marche, au point de la rendre difficile et douloureuse. Cette exaltation de la sensibilité des membres était plus appréciable la nuit ; elle disparaissait très-facilement le jour, lorsque le malade était échauffé par son travail ; il ne s'apercevait point encore que ses membres devinssent faibles. Ces phénomènes diminuèrent beaucoup pendant la dernière colique de plomb ; les autres coliques n'entravèrent aucunement leur marche. La dernière colique était guérie depuis un mois, lorsque les douleurs des membres supérieurs, les picotements et les fourmillements des pieds redevinrent aussi marqués qu'auparavant. Cet état douloureux dura environ quinze jours. Enfin, le charpentier s'aperçoit que ses membres supérieurs perdent de leur force, que les poignets et les doigts se fléchissent un peu, et qu'ils ne jouissent plus de la plénitude de leur mouvement d'extension. Ces derniers phénomènes allèrent en augmentant peu à peu jusque vers le 10 janvier 1833 ; alors survint en deux jours l'impossibilité d'imprimer le plus léger mouvement aux membres supérieurs, qui devinrent le siége de douleurs extrêmement vives ; cet état se prolongea jusqu'au 25 janvier, époque à laquelle le malade entra à la Charité, salle Saint-Michel, n. 30.

Etat du malade à son entrée à l'hôpital. Les membres supérieurs sont pendants le long du tronc, auquel ils semblent collés ; soulevés, ils retombent comme des masses inertes qui obéissent aux lois de la pesanteur. Après des efforts inouïs, le malade parvient, en contractant ses muscles pectoraux, à diriger la face dorsale des mains l'une vers l'autre, ou, à l'aide de la contraction des mus-

cles grands dorsaux, à les porter en arrière. Dans tous les muscles de l'épaule, du bras, de l'avant-bras et de la main de chaque
côté, il n'existe pas le plus léger frémissement, malgré tous les
efforts du malade pour imprimer à son membre quelque mouvement. Le muscle trapèze fait encore exécuter quelques mouvements d'élévation à l'épaule ; elle paraît déprimée ; le coude, le
poignet et les doigts sont dans une légère flexion. L'avant-bras
et la main sont placés de champ, c'est-à-dire dans une position
intermédiaire à la pronation et à la supination. Les membres obéissent à tous les mouvements que des mains étrangères leur impriment. Les parties privées de la faculté locomotrice sont très-
douloureuses ; le malade compare à une contusion la douleur
qu'il éprouve ; elle est augmentée par le plus léger mouvement ;
elle est continue, plus forte la nuit que le jour, et siége uniquement tout autour de l'épaule, dans le triangle sus-claviculaire,
dans l'aisselle, tout le long du bras, de l'avant-bras et de la
main. Quand on vient à comprimer les chairs contre les os, le
malade s'écrie *qu'on lui ronge la moelle des os.* Le long de la colonne vertébrale, Gavel n'a jamais éprouvé la plus légère douleur. Le tact est parfaitement conservé. Un sentiment de pesanteur affecte les épaules, plus encore les coudes, et, plus que les
uns et les autres, les carpes. Le plus léger froid qui vient à
frapper les parties malades exaspère les douleurs ; une sensation
de froid existe dans tout le membre, et surtout à la face dorsale
de la main : elle est appréciable pour le médecin. Les membres
paralysés sont atrophiés ; les téguments, hâves, jaunâtres, terreux,
ne semblent plus adhérents aux muscles, flasques et mollasses.
Le tissu cellulaire graisseux semble fondu ; le relief des muscles
a disparu. Les mains sont bleuâtres et légèrement infiltrées. La
voix a perdu beaucoup de son timbre, habituellement très-écla-
tant ; elle est maintenant faible, comme féminine ; l'articulation des mots est gênée, quelquefois même incomplète. Le
pouls est à peine sensible à cause de sa faiblesse extrême.
Le corps est en général dans un état de maigreur bien prononcé ;
le visage est décharné, plombé, ridé, et le malade semble vieilli
avant le temps fixé par la nature. Les dents présentent le carac-

tère ordinaire qu'ont toutes celles des ouvriers qui travaillent le plomb ; l'haleine est fétide. Tous les autres appareils et fonctions de l'économie sont dans un état parfaitement normal.

On commença le traitement de cette paralysie saturnine par l'application d'un vésicatoire sur la face palmaire de chaque avant-bras, et dont on saupoudra la surface dénudée de un quart de grain de strychnine; l'alcali produisit beaucoup de suppuration; deux heures après son application, démangeaison et chaleur dans la partie, ainsi que mouvements vermiculaires et petits soubresauts çà et là. Les vésicatoires furent entretenus pendant huit jours ; ce temps expiré sans amélioration, on en replaça un sur la face dorsale de chaque poignet; en même temps des bains ufureux furent administrés. Au bout de quinze jours, suppression des vésicatoires : point encore d'avantages obtenus. Alors on eut recours à l'emploi de la strychnine à l'intérieur, sous forme de pilules, d'abord à la dose de un quart de grain ; on continua l'usage des bains sulfureux. La strychnine donna lieu à d'assez vives secousses dans les membres supérieurs et inférieurs, à la nuque et dans les mâchoires. L'habitude diminuait beaucoup l'énergie des effets de ce médicament. Le malade prenait habituellement la strychnine vers les huit heures du soir : l'action commençait vers onze heures ou minuit, et durait trois à quatre heures. Au bout de huit jours de ce traitement, les douleurs si vives des membres disparurent presque entièrement, en commençant par les épaules, les bras, les avant-bras et les mains. Il fallait soulever les membres et les laisser tomber brusquement pour que le malade ressentît encore de la douleur le long des parties paralysées. On remarquait déjà quelques mouvements dans les épaules. Voyant ces effets heureux, le médecin augmenta graduellement la dose de la strychnine jusqu'à deux tiers de grain ; alors l'action de l'alcali fut très-énergique ; le malade sentait ses membres brisés quand il avait éprouvé de violentes secousses ; mais à cette fatigue succédait bientôt une acquisition d'énergie musculaire, augmentée encore par le bain sulfureux.

Le 12 mars, tous les mouvements de l'épaule sont presque entièrement revenus; l'avant-bras peut même être un peu fléchi sur le bras, mais bientôt il retombe par son propre poids à sa position habituelle de très-légère flexion.

Le 14 mars, application d'un vésicatoire sur la partie moyenne de la face dorsale de chaque avant-bras, qu'on saupoudre de un quart de grain de strychnine pendant huit jours : ces vésicatoires produisent encore une amélioration très-marquée. Peu à peu les muscles paralysés semblent reprendre leur volume; les téguments ne sont plus aussi flasques; en un mot, les membres réparent leur nutrition un moment suspendue.

Le 22 mars, au lieu de donner la strychnine en pilules, on essaie de l'administrer dans une potion gommeuse : son action, sous cette forme, est beaucoup moins énergique.

Le 26, on reprend les pilules de trois quarts de grain.

Le 1er avril, l'état du malade est encore bien amélioré ; la paralysie est arrivée à ce point désigné sous le nom de *paralysie de l'avant-bras et des mains*. Aussi il commence à manger, boire et s'habiller un peu tout seul. L'aphonie et le bégaiement marchent aussi rapidement vers la guérison. On continue toujours l'usage de la strychnine à l'intérieur, ainsi que celui des bains sulfureux.

Le 4 avril, le malade se plaint d'une plus grande faiblesse dansl es poignets et dans les doigts depuis deux jours ; en effet, leurs mouvements de flexion sont plus difficiles ; alors suppression de la strychnine.

Le 11, le froid glacial des avant-bras et des mains est presque entièrement disparu ; les poignets et les doigts sont bien légers depuis deux à trois jours; les doigts commencent à s'étendre sans le secours de la main opposée.

Le 13, on revient à l'emploi de la strychnine à la dose de un quart de grain. Chose étonnante! le malade qui, huit jours auparavant, prenait une pilule de trois quarts de grain, sans éprouver de secousses violentes, est pris, deux à trois heures après l'ingestion du médicament, de secousses extrêmement fortes dans les membres supérieurs, dans presque tout le corps; tout le tronc se raidit; la bouche se ferme avec violence et se remplit d'écume ;le bégaiement augmente et la langue semble paralysée;

la respiration est faible et la face devient livide. Cet état dure quatre à cinq heures. Le matin, le malade ne ressent plus qu'un peu de raideur et de douleur dans tout le corps.

Le 14, le malade ne prend qu'une pilule de un cinquième de grain d'alcali. Les effets sont encore assez énergiques. — Le 15, le 16 et le 17, point d'action.

Le 18 avril, on donne une pilule de un quart de grain qui ne produit presque point d'effet.

Le 20, pilule de un tiers de grain de strychnine : secousses fortes, qui se concentrent spécialement dans les parties paralysées, c'est-à-dire à la face dorsale de l'avant-bras et de la main, résultat qui n'avait point encore été obtenu d'une manière aussi marquée.

Le 27 avril, les mains ne sont presque plus violacées ni pâteuses; les doigts et les poignets vont toujours de mieux en mieux.

Le 28, on ajoute à la strychine et aux bains sulfureux l'emploi de douches d'eau ordinaire, si l'on peut appeler douches le jet d'eau d'une pompe d'hôpital qui vient frapper l'avant-bras et les doigts. Le malade affirme que ce nouveau médicament procure à ses membres une singulière légèreté et facilité de mouvements. Le 4 mai, on prescrit des pilules de demi-grain d'alcali, et le 15 du même mois des pilules de deux tiers de grain.

Enfin, Gavel quitte l'hôpital, le 28 mai, dans l'état suivant. Les mouvements de supination sont libres; les poignets sont encore inclinés à angle obtus sur l'avant-bras; quand le membre est placé de champ, le poignet peut être étendu sur l'avant-bras, être porté dans l'abduction ou l'adduction; les doigts sont demi-fléchis comme dans l'état normal; ils peuvent être étendus presque complètement, s'écarter, se rapprocher les uns des autres, et quand la main est fermée, leur extrémité inférieure vient correspondre à la partie inférieure des régions thénar et hypothénar; les mouvements d'opposition du pouce et du petit doigt sont assez faciles. Les membres thoraciques, quoique encore un peu maigres, ont cependant repris leur embonpoint presque ordinaire. L'aphonie et le bégaiement ont disparu; la face est pleine,

la peau en est même un peu rouge et vermeille ; le pouls est assez fort ; la chaleur générale du corps est normale, ainsi que son
embonpoint. Tout annonce, en un mot, la guérison de la paralysie.

OBSERVATION II.

*Colique ; guérison. — Paralysie générale des membres supérieurs,
des muscles du tronc, grand dorsal, pectoraux et sterno-cléido-
mastoïdien du côté gauche ; aphonie, bégaiement, anesthésie suivie
d'arthralgie ; bains sulfureux et strychnine. — Guérison presque
complète.*

Pierre Fiault, âgé de quarante-huit ans, doué d'une forte constitution, d'un tempérament sanguin et nerveux, est ouvrier
depuis vingt ans dans une affinerie de plomb ; pendant toute sa
vie il a été sujet à des crampes et à des épistaxis très-fréquentes ;
il paraît qu'il a toujours mené une vie fort régulière. Depuis
qu'il travaille au plomb, il éprouve souvent des maux de tête
très-violents, et a eu six fois la colique saturnine. La première
eut lieu en 1826, la seconde en 1827, et la troisième en 1828 ;
toutes ces coliques furent parfaitement bien guéries à la Charité
par M. Lerminier. La quatrième colique survint en 1829 : à la
suite d'un sommeil de quarante-huit heures, une paralysie complète des membres thoraciques se déclara ; la colique fut encore
guérie par M. Lerminier ; la paralysie était combattue sans beaucoup de succès par des frictions de baume de Nerval, et autres
moyens analogues, lorsque des tremblements et des convulsions
épileptiformes qui arrivèrent tout-à-coup, mirent fin à la maladie et disparurent eux-mêmes bien promptement ; cependant le
doigt médius de la main gauche resta toujours incliné sur le
métacarpe. En 1830, Fiault fut attaqué de colique pour la cinquième fois ; elle était accompagnée d'une grande faiblesse dans
tous les membres ; le traitement de la colique par M. Lerminier
fit disparaître la faiblesse des membres inférieurs, mais les doigts
et le poignet restèrent un peu crochus, malgré les frictions et les
bains sulfureux qu'on employa. Cette légère paralysie n'empêcha

pas le malade de retourner à ses travaux accoutumés. Enfin, dans les premiers jours de janvier 1833, Fiault fut pris pour la sixième fois de colique saturnine, et il entra le 7 janvier à la Charité, dans le service de M. Rayer. La colique était forte, et surtout se faisait remarquer par des irradiations extrêmement douloureuses dans tous les membres; les poignets et les doigts étaient légèrement paralysés. Le médecin combattit, suivant sa méthode ordinaire et toujours avec beaucoup de succès, la colique par l'huile de croton tiglium, à la dose de deux gouttes par jour, ainsi que par l'usage de lavements purgatifs et de tisanes légèrement laxatives et rafraîchissantes; la colique fut enlevée dans l'espace de cinq jours; mais, à peine fut-elle guérie qu'il survint tout d'un coup une immobilité complète des membres supérieurs.

Le 15 janvier, le malade était dans l'état suivant:

Les membres sont pendants le long du tronc, auquel ils semblent collés; soulevés, ils retombent comme des masses inertes qui obéissent aux lois de la pesanteur; dans les muscles grand dorsal, pectoraux, dans tous ceux des épaules, du bras, de l'avant-bras et de la main de chaque côté, il n'existe pas le plus léger frémissement, malgré tous les efforts du malade pour imprimer à son membre quelques mouvements; cependant lorsqu'il vient à faire de grands et continuels efforts, on aperçoit encore un mouvement d'élévation obscur qui s'effectue dans les épaules, et qui est dû à la contraction du muscle trapèze. La tête est dirigée à droite; elle ne peut accomplir son mouvement de rotation latérale gauche, par suite de la paralysie du muscle sterno-cléido-mastoïdien de ce côté. L'épaule paraît déprimée; les articulations du coude, du poignet et des doigts sont dans une légère flexion. L'avant-bras et la main sont placés de champ, c'est-à-dire dans une position intermédiaire à la pronation et la supination. Les membres supérieurs obéissent à tous les mouvements que des mains étrangères leur impriment.

Depuis la réunion du tiers supérieur avec le tiers moyen du bras jusqu'au bout des doigts, de chaque côté règne une complète insensibilité du membre; le tact est entièrement anéanti; les pincements les plus forts de la peau , des épingles, des aiguilles enfoncées très-profondément ne sont point sentis; un charbon incandescent mis dans les mains du malade , qu'on lui avait attachées derrière le dos, ne donna lieu à aucune sensation. Dans la partie supérieure des bras et dans les épaules, le tact y est conservé.

Un sentiment de pesanteur affecte les épaules, plus encore les coudes, et, plus que les uns et les autres, les mains.

Les membres paralysés maigrissent avec une rapidité étonnante, et contrastent avec l'embonpoint du reste du corps. Dans l'espace de quelques jours, le moignon de l'épaule est tellement atrophié, qu'on distingue aisément les saillies de l'articulation. Le relief des muscles disparaît. La peau devient jaunâtre, et semble trop étendue pour les parties qu'elle recouvre. Tous les tissus des membres deviennent flasques et mollasses; la face dorsale des mains est bleuâtre, pâteuse et légèrement infiltrée. La voix a perdu de son énergie, de son timbre ordinaire; l'articulation des mots est gênée, souvent même incomplète; quelquefois , lorsque le malade veut parler, il ne pousse que des cris confus plus ou moins compréhensibles. La respiration est un peu pénible : l'auscultation et la percussion ne font rien découvrir d'anormal. Le pouls est à peine sensible et assez lent. Le malade est tourmenté par une insomnie continue. La constitution est en bon état; la malade a encore beaucoup d'embonpoint; tous les autres appareils et fonctions de l'économie sont dans un état parfaitement normal.

M. Rayer commence le traitement de cette paralysie par l'administration de bains sulfureux pendant huit jours, qui ne produisent aucun avantage. Alors un vésicatoire est appliqué sur la partie moyenne de la face dorsale de chaque avant-bras; le lendemain on les saupoudre de un quart de grain de strychnine; on continue l'usage des bains sulfureux. La strychnine produit une abondante suppuration; deux heures environ après l'application , chaleur et démangeaison dans la partie , mouvements vermiculaires, petits soubresauts ou secousses légères, l'action de l'alcali se propage dans tout le membre; ces effets sont suivis d'un peu de raideur, qui se dissipe après le bain. L'insensibilité des parties paralysées disparaît presque complètement ; mais surviennent alors de vives douleurs contusives, plus fortes la nuit que le jour, qui s'exaspèrent par le plus léger mouvement, et surtout par la pression ; dans ce dernier cas, la douleur devient rongeante, et Fiault, dans son langage expressif, dit *que ses os se carient*. Vient-on à soulever les membres, en retombant ils occasionnent de très-vives douleurs, qui se font sentir dans l'aisselle, le triangle sus-claviculaire, le bras, l'avant-bras et le poignet. Les membres sont très-froids, et surtout la main ; le plus léger courant d'air qui vient à les frapper augmente leurs douleurs ; ce froid, qui est glacial, est très-sensible pour le malade et pour le médecin. Ces vésicatoires durent huit jours ; on les remplace par d'autres qu'on applique sur la face antérieure de chaque bras ; on les saupoudre toujours d'un quart de grain de strychnine, en maintenant l'usage des bains sulfureux. Cette nouvelle application d'exutoires occasionne des secousses légères ; elle commence à ranimer la circulation, et le froid des mains diminue un peu.

Le 12 février, on a recours à l'emploi de la strychnine à l'intérieur, combiné avec celui des bains sulfureux. Une pilule d'un huitième de grain d'alcali est d'abord prescrite par jour ; cette dose, trop faible, ne produit aucun effet.

Le 16 février, la dose est élevée à un quart de grain : point encore d'effets.

Le 20, un tiers de grain de strychnine ne donne lieu à aucun phénomène.

Enfin, le 24, une pilule de deux tiers de grain est prise à neuf heures du soir ; vers onze heures, un peu d'engourdissement, de spasme, s'empare de tous les membres et de la mâchoire inférieure, qui bientôt deviennent raides et sont agités par des commotions brusques et passagères ; ces effets durent jusqu'à trois heures après minuit. Cette nouvelle dose est prescrite pendant dix jours.

L'insensibilité a disparu complètement ; l'exaltation de la sensibilité, ainsi que la froideur, ont un peu diminué au bras, et les épaules commencent déjà à exécuter quelques mouvements.

D'après ces heureux résultats, pendant trois semaines on élève graduellement la dose de la strychnine jusqu'à trois quarts de grain. A cette dose, des effets extrêmement énergiques ont lieu; les secousses surtout, très-vives, se déclarent de l'aine au genou, et quelquefois jusqu'au pied, depuis le moignon de l'épaule jusqu'au coude exclusivement; les avant-bras et les mains sont encore insensibles à l'action de l'alcali; la mâchoire, la nuque, la face latérale gauche du cou, sont aussi parcourues par des secousses.

Le 10 mars, on s'aperçoit que sous l'influence de cette médication (bains sulfureux et strychnine) les épaules ont récupéré presque entièrement toute l'étendue de leurs mouvements variés; que le bras peut s'écarter, se rapprocher, du tronc, et qu'enfin l'avant-bras peut déjà être fléchi et même un peu étendu sur le bras; les douleurs des extrémités supérieures ont presque entièrement cessé. La guérison du muscle sterno-cléido-mastoïdien est complète; la tête exécute facilement ses mouvements de rotation latérale droite et gauche. L'habitude ayant rendu nulle ou presque nulle l'action de la strychnine, on prescrit un grain. La pilule est prise à neuf heures du soir; à minuit se déclarent des secousses vives qui s'étendent de la nuque à la mâchoire, aux épaules, aux bras, tout le long de la colonne vertébrale, aux aines, aux cuisses, aux genoux, jusqu'aux chevilles de pied.

Le 15 mars, on applique un vésicatoire sur la face dorsale de chaque poignet; on les saupoudre d'un tiers de grain d'alcali. Ils produisent beaucoup d'amélioration; les avant-bras se fléchissent et s'étendent parfaitement bien sur le bras; les doigts et les poignets commencent à se fléchir d'une manière assez marquée, au point que les mains, en s'aidant mutuellement, parviennent à se fermer, quoique incomplètement.

Le 1er avril, on revient à l'usage des bains sulfureux et de la strychnine à l'intérieur.

Le 2 avril, une pilule d'un grain d'alcali est prise à six heures du matin; vers neuf heures, de violentes secousses sillonnent le front, l'occiput, la colonne vertébrale, les membres supérieurs et inférieurs et les mâchoires; tout le tronc se soulève, en prenant un point d'appui sur la tête; la bouche se ferme convulsivement et se remplit d'écume; on entend le claquement des mâchoires; le malade se mord la langue; les membres se tordent et se raidissent; le corps fait des bonds au moindre choc, au plus léger contact; pendant toute la durée de cette scène, la respiration est suspendue, la face devient livide et l'asphyxie est imminente; il y a perte entière de connaissances. Au bout de deux à trois heures, un calme succède à cet état convulsif, et alors le malade manifeste qu'il a toute sa connaissance. La respiration est accélérée, et elle se ralentit peu à peu. Puis, de temps en temps, de vives secousses se manifestent encore dans les membres, et surtout dans les avant-bras; enfin, tout cesse, le malade sent tous ses membres comme brisés; il est baigné de sueurs. On supprime l'usage de la strychnine, on prescrit toujours les bains sulfureux.

Le 13 avril, on reprend la strychnine; un sixième de grain détermine des secousses vives dans tous les membres supérieurs.

Le 15 avril, un quart grain de strychnine donne lieu à des effets très-énergiques; des secousses assez fortes ont lieu dans les avant-bras et les mains.

La paralysie est maintenant arrivée à ce degré que nous avons désigné sous le nom de paralysie de l'*avant-bras, du poignet et des doigts.* Elle en présente tous les caractères. Les douleurs des membres sont disparues; la main n'est plus violette ni œdématiée, mais elle est toujours très-froide.

Le 1er mai, on associe les douches d'eau ordinaire à l'emploi de la strychnine et des bains sulfureux. Ce médicament semble donner plus de vigueur aux puissances musculaires, et de régularité à leurs mouvements. On élève graduellement la dose de la strychnine jusqu'à quatre neuvièmes de grain.

Le 1er juin, la froideur si prononcée des mains a enfin disparu, le malade n'éprouve plus cette sensation réfrigérente qui lui était si incommode. Le 6 juin, application d'un vésicatoire à la partie supérieure de la face dorsale de chaque avant-bras; la strychnine, à la dose d'un demi-grain sur ces exutoires, a produit peu d'effets.

. Le 18 juin, pour s'opposer à l'état de flexion si prononcée du poignet et des doigts, on met des palettes à pansement de fracture de main sur la face palmaire de chaque main, qu'on lie sur cette planchette, de manière à ce que le poignet et les doigts suspendus ne soient plus dans un état habituel de flexion. On revient aussi à l'usage de la strychnine à l'intérieur.

Le 19, deux tiers de grain d'alcali produisent de vives secousses à la nuque, à la mâchoire, aux épaules, aux bras et dans les membres supérieurs ; céphalalgie.

Le 20 et le 21, les effets sont moins énergiques.

Le 22, la strychnine est nouvelle ; deux tiers de grain donnent lieu à des secousses extrêmement violentes dans tous les membres ; la mâchoire inférieure est engourdie et douloureuse et vivement contractée, au point que le malade ne peut parler; bonds et soubresauts de tout le corps ; la face dorsale de la main, ainsi que les doigts, sont un peu empâtés. Les effets de cette nouvelle strychnine, allant en diminuant, on en élève successivement la dose jusqu'à sept douzièmes de grain ; les effets sont alors très-prononcés, surtout dans les avant-bras et les doigts, chose qui arrive rarement; l'action est si forte, que les doigts sautent sur la palette à laquelle ils sont attachés ; les saillies formées par les deuxième et troisième métacarpiens, au dos de la main, semblent s'effacer un peu sous l'influence du bandage.

Dans les premiers jours de juillet, la strychnine borne ses effets presque uniquement aux avant-bras; pendant son action, les muscles des faces antérieure et postérieure sont fortement contractés. Le bandage engourdissant les mains et produisant quelques excoriations, est supprimé; il n'a pas d'ailleurs procuré d'amélioration bien marquée. Les mains ne sont plus froides, mais en revanche, elles sont couvertes tous les matins d'une sueur très-abondante.

Le 6 juillet, l'action de la strychnine est assez énergique; les membres sont un peu engourdis et contractés; le malade, voulant courir, tombe par terre tout d'une pièce sur le côté droit;

les accidents de celle chute sont combattus par deux saignées; on supprime les pilules de strychnine, ce qui n'empêche pas le malade de ressentir des secousses dans les membres et aux heures où l'action de l'alcali avait coutume de se faire sentir.

Enfin, le malade, las de la vie d'hôpital, sort de la Charité dans l'état suivant : les poignets sont inclinés à angles obtus sur l'avant-bras ; quand le membre est placé de champ, le poignet peut être étendu sur l'avant-bras et porté dans l'abduction ou l'adduction; les doigts sont demi-fléchis; ils peuvent être étendus presque complètement ; quand la main est fermée, leur extrémité inférieure correspond à la partie inférieure des régions thénar et hypothénar; les mouvements d'abduction, d'adduction et d'opposition des doigts sont encore difficiles; tous les autres mouvements du membre supérieur sont aussi étendus et aussi faciles que dans l'état de santé. Les membres thoraciques, quoique maigres encore, ont cependant repris beaucoup d'embonpoint. L'aphonie et la gêne de la prononciation sont disparues. Fiault reprend ses travaux accoutumés.

OBSERVATION III.

Paralysie primitive du deltoïde. Arthralgie des membres inférieurs, après huit jours de travail. — Bains sulfureux. — Guérison.

X....., fortement constitué, âgé de trente-cinq ans, après avoir éprouvé des revers de fortune, est réduit à travailler chez un fabricant de cartes d'Allemagne qui l'occupe à broyer des couleurs. Il a eu plusieurs maladies inflammatoires, et entre autres une gastrite qui est passée depuis long-temps à l'état chronique. Il travaillait depuis huit jours à peine dans ce magasin que, sans cause connue, sans exposition à l'humidité, aux courants d'air, etc., il éprouve un engourdissement marqué dans les épaules. Il n'y avait du côté de la tête et de la colonne vertébrale aucun phénomène morbide. Dans l'espace de deux jours, impossibilité de continuer aucun travail; alors entrée à l'hôpital de la Charité, salle Saint-Michel, n. 8, le 29 juillet 1835.

État actuel.—Les deux épaules sont déprimées et les membres supérieurs se trouvent appliqués contre les parois thoraciques, sans pouvoir être élevés. Le malade éprouve beaucoup de difficulté à se remuer dans son lit; aussi reste-t-il couché sur le dos. Cependant tous les autres mouvements des membres et du tronc ont conservé leur facilité ordinaire. Au milieu des efforts que le malade fait pour mouvoir toute l'étendue du membre thoracique, on voit les fibres du muscle deltoïde seules ne pas entrer en action. La sensibilité est conservée normale dans les membres supérieurs.

Depuis hier, douleurs dilacérantes au jarret, au mollet et à la plante des pieds, exacerbantes, accompagnées de crampes au moment des accès, augmentées par le mouvement, diminuées par la pression. On n'observe ni rougeur ni gonflement des parties endolories.

La gastrite chronique n'a éprouvé aucun changement. Il n'y a ni colique, ni ictère, ni douleurs dans aucun point du ventre, si ce n'est à l'épigastre. Mais cette souffrance, comme nous l'avons dit, existait déjà depuis long-temps, lorsque le malade a été atteint de paralysie.

Les dents sont déjà noirâtres et les gencives teintes en bleu ardoisé. Les autres organes de l'économie paraissent être en bon état.

Bains sulfureux continués pendant un mois. Guérison de la paralysie dans les premiers jours de septembre. L'arthralgie avait cessé six jours après le commencement du traitement. Alors on combat la gastrite à l'aide d'applications réitérées de sangsues, d'un vésicatoire, de frictions avec la pommade stibiée, de sous-nitrate de bismuth, de doux purgatifs; cette affection ne disparaît complètement qu'au bout de six semaines.

OBSERVATION IV.

Colique et arthralgie modérées ; traitement de la Charité ; guéri-
son. — Rechute ; paralysie du deltoïde, de la cuisse, de la jambe
et du pied ; aphonie ; arthralgie ; colique. — Traitement de la Cha-
rité ; frictions toxiques ; bains sulfureux ; strychnine. — Guérison.

Hurel, âgé de trente-trois ans, d'une constitution un peu grêle, quoique habituellement bien portant, travaillait depuis trois ans à une manufacture de blanc de céruse, lorsque dans les premiers jours de juin il fut pris, pour la première fois, des symptômes de la colique de plomb. Cet homme, tourmenté par sa nouvelle maladie qu'il ne put guérir par un traitement émollient que lui conseilla un médecin, vint, le 10 juin 1833, à la Charité, où il fut placé dans la salle Saint-Jean, n. 17. M. Dalmas, chargé du service de M. Rullier, essaya sur ce malade l'emploi de la limonade sulfurique, à laquelle il joignit des potions et des lavements purgatifs. La colique, qui n'était pas très-forte, disparut peu à peu sous l'influence de ce traitement ; les membres inférieurs qui étaient affectés de cruelles douleurs, et les membres supérieurs qui en éprouvaient de très-légères, furent les uns et les autres bientôt délivrés de cette exaltation de la sensibilité.

Le 20, le malade, bien guéri, se disposait à quitter le lendemain l'hôpital, lorsque dans la nuit, il sentit en se réveillant ses bras et ses cuisses tout-à-coup engourdis, pesants et douloureux ; ces symptômes firent de rapides progrès le 21 et le 22. Le 23, la colique est revenue ; un ictère très-prononcé s'est développé sur tout le corps ; le malade est couché sur le dos, immobile dans son lit. Malgré tous les efforts de sa volonté, il ne peut élever les bras, qui restent appliqués contre la poitrine. L'immobilité des fibres musculaires du deltoïde est remarquable au milieu des mouvements en sens divers des parties charnues environnantes. Tous les autres mouvements des membres supérieurs sont lents, faibles et difficiles, mais non impossibles. L'avant-bras, le poignet et les doigts sont situés dans leur position ordinaire. La paralysie est aussi forte à droite qu'à gauche ; de chaque côté la cuisse est légèrement inclinée sur le bassin, par suite de la demi-flexion de la jambe sur la cuisse, déterminée par la paralysie des muscles triceps et crural antérieur et de la contraction permanente de leurs muscles antagonistes. Le pied immobile est maintenu dans l'extension sur la jambe ; il a perdu complètement son mouvement de flexion ; ceux d'adduction et d'abduction ne peuvent non plus s'effectuer. Les muscles jambier antérieur et petit péronier sont paralysés. Les orteils sont fortement fléchis sur la plante du pied, et ne peuvent être étendus sur lui ; leurs muscles extenseurs sont donc paralysés, et leurs fléchisseurs habituellement contractés. Les mouvements d'abduction et d'adduction des orteils sont nuls, par suite de l'impuissance des muscles interosseux. Tous les autres mouvements du membre abdominal sont libres. La station, et à plus forte raison la marche, est impossible. Quand on veut forcer le malade à se tenir debout, la cuisse se fléchit sur la jambe, la jambe sur le pied, et il tombe par terre ; la face plantaire du pied est fortement concave.

Le malade éprouve dans les parties paralysées des douleurs tantôt lancinantes, tantôt contusives, qui augmentent par les mouvements et la pression ; le pouls est faible, lent, un peu irrégulier, et la voix presque éteinte. On prescrit le traitement de la Charité.

Le 24, le 25, le 26 et le 27, on donne successivement les diverses préparations du traitement de la Charité ; la colique cesse, mais la paralysie semble au contraire augmenter. Les parties malades maigrissent à vue d'œil, et surtout le moignon des épaules ; le deltoïde paraît presque entièrement détruit le 2 juillet ; la peau qui le recouvre est flasque, mollasse et trop étendue pour les parties qu'elle revêt. La partie antérieure des cuisses et les mollets s'atrophient bien vite aussi. Le 3 juillet, on reprend le traitement de la Charité ; pendant cette médication, les mouvements des bras, des avant-bras et des mains veulent reprendre leur force et leur assurance accoutumées; mais le moignon des épaules et les membres inférieurs restent toujours dans le même état. Le 9 juillet, on prescrit pour la troisième fois le traitement de la Charité; sous son influence, le pied, la jambe et la cuisse commencent à recouvrer leurs mouvements perdus.

Le 16, un bain sulfureux est ordonné; on y transporte le malade sur un brancard; ce bain a donné lieu à la formation d'une quantité énorme de sulfure de plomb, qui s'est déposée principalement sur les cuisses; au dire du malade, il produit une notable amélioration dans la paralysie des membres abdominaux. En conséquence, on continue l'usage des bains sulfureux.

Le 22 juillet, après trois traitements de la Charité et quatre bains sulfureux, la paralysie des pieds et des jambes est presque complètement dissipée; la station est possible, et le malade marche un peu à jambe raide, en traînant le pied. Continuation des bains sulfureux.

Le 28, la paralysie de la cuisse a beaucoup diminué, et le 1er août, le malade ne ressent plus que de la faiblesse dans les membres abdominaux; mais la paralysie du deltoïde reste toujours la même.

Le 2 août, on associe aux bains sulfureux des frictions avec le liniment cantharidé, qu'on pratique sur les régions deltoïdiennes. Le malade éprouve le lendemain un peu de démangeaison et de fourmillement à la région vésicale; au bout de trois jours, on supprime ce liniment, qui ne produit aucune amélioration, et on le remplace par l'alcool camphré, qu'on donne toujours en frictions.

Le 6 août, le malade put élever le bras au point de porter sa main à sa tête; enfin, la paralysie du deltoïde, traitée par les bains sulfureux et les frictions, ne pouvant se guérir totalement, on eut recours à l'emploi de la strychnine; des vésicatoires furent posés sur chaque deltoïde, et un demi-grain d'alcali fut étendu sur l'un des vésicatoires. Le pansement étant toujours mal fait, et ne produisant point par conséquent les effets désirés, le médecin donna la strychnine à la dose d'un demi-grain en pilules et par jour. Dix jours de ce traitement suffirent pour guérir la paralysie du deltoïde. A sa sortie de l'hôpital, le malade ressentait encore de la faiblesse dans les mouvements de ce muscle, qui étaient un peu lents.

OBSERVATION V.

Paralysie du bras, de l'avant-bras, du poignet et des doigts, après un travail de vingt-six jours dans une fabrique de céruse. — Bégaiement. — Urines alcalines. — Récidive de la paralysie après un court séjour dans les fabriques de plomb. — Traitement par les purgatifs drastiques et les bains sulfureux. — Guérison.

Jeannot, âgé de quarante ans, d'une forte constitution, d'un tempérament sanguin, taille de cinq pieds un pouce, habituellement bien portant, mène une vie fort régulière et travaille depuis vingt-six jours à la manufacture de céruse de Clichy. Ses occupations consistent principalement à nettoyer les pots de carbonate de plomb.

Le 10 décembre 1836, Jeannot ressentit les commencements d'une forte colique accompagnée d'abord de dévoiement, puis de constipation. Cette maladie, traitée par l'huile de ricin et les lavements purgatifs, était en grande partie disparue le quatrième jour, lorsque notre homme s'aperçut de la faiblesse de ses poignets et de ses doigts. Le lendemain la colique avait cessé complétement, et la paralysie continua à faire des progrès. Enfin, le malade, effrayé de son état, consentit à entrer à l'hôpital de la Charité, salle Saint-Michel, le 16 décembre 1837.

État actuel. — A l'état de repos, l'avant-bras se trouve inférieurement dans une forte pronation; il ne peut être mis en supination; fléchi à moitié sur le bras, il n'a plus la faculté de s'étendre. Le mouvement d'élévation de l'épaule s'effectue facilement. La partie supérieure du côté externe de l'avant-bras, ou la crête du radius, n'est plus sur la même ligne que la partie inférieure, qui se trouve contournée en dedans. La face palmaire de la main ne repose pas sur le lit, elle regarde en dehors. Le poignet se trouve considérablement fléchi ; les doigts le sont presque à angle droit sur les os du métacarpe : dans leur plus haut degré de flexion, leur extrémité vient rencontrer les régions thénar et hypothénar. Une fois la main fermée, si le malade veut l'ouvrir, il n'a qu'à ne plus faire d'efforts pour contracter ses muscles fléchisseurs, les doigts retournent à leur état de demi-flexion, sans que les muscles extenseurs aient la moindre part à ce mouvement. Le poignet se fléchit également davantage dans l'action de fermer la main. Les doigts ne peuvent être que légèrement écartés les uns des autres en se fléchissant. Le pouce est porté en dedans, ses mouvements d'opposition et d'abduction sont nuls. La paralysie se trouve un peu plus prononcée à droite qu'à gauche ; tous les autres mouvements des membres supérieurs sont conservés.

Parole bredouillante, incomplète, agitée ; tremblottement de la langue sans paralysie.

Bronchite générale intense ; sueur abondante, visage un peu injecté, peau chaude, pouls développé à soixante-quinze pulsations ; céphalalgie frontale ; langue large, rosée ; absence de faim et de soif ; nul symptôme de colique.

Deux gouttes d'huile de croton le matin ; une selle sans colique ni vomissements. Bain sulfureux. Le soir, lavement purgatif des peintres, un grain d'opium ; dans la nuit, quatre selles ; insomnie occasionnée par une grande agitation, qui cesse à l'arrivée du jour.

Le 18 décembre, même état du côté de la paralysie, si ce n'est un léger tremblement des parties malades ; la bronchite a diminué ainsi que ses symptômes de réaction.

Bain sulfureux ; deux gouttes de croton, dix à douze selles, quelques vomissements. Uurines jaunes, transparentes, alcalines au moment de leur émission ; une ou deux heures après qu'elles ont été abandonnées au repos dans un bocal ouvert, elles deviennent troubles, jumenteuses, et alors elles sont acides ; du reste, il n'y a en apparence aucune lésion du côté de l'appareil urinaire.

Le 19, moins d'agitation de la partie inférieure des membres thoraciques. Les mouvements sont un peu plus assurés et plus étendus qu'hier. La douleur a également diminué. La peau n'est pas aussi sudorale ni aussi chaude qu'hier ; le pouls souple est descendu à soixante-cinq pulsations. La bronchite a presque entièrement disparu.

Bain sulfureux.

Le 20, le malade semble redresser encore un peu plus facilement qu'hier les poignets et les doigts, quoique ces parties soient aujourd'hui plus tremblottantes. On remarque surtout que c'est le mouvement de supination qui fait des progrès vers la guérison. L'amélioration paraît aussi plus marquée à droite qu'à gauche.

Le malade se plaint toujours, dans les parties paralysées, d'une sensation glaciale que la chaleur du lit diminue beaucoup. Les sueurs persistent toujours à un tel point que le malade a mouillé complétement une chemise la nuit dernière. Absence de bronchite. Un peu d'appétit. Pouls normal.

Bain sulfureux.

Le 21, les urines évacuées devant nous sont toujours citrines, transparentes et alcalines ; abandonnées à elles-mêmes, au bout d'une heure elles deviennent jumenteuses et acides.

Bain sulfureux continué les jours suivants.

Le 24, mouvement de supination complet ; le poignet se relève complètement ; les doigts ne peuvent encore se redresser entièrement. Les mouvements d'opposition et d'abduction sont revenus en grande partie. La torsion en dedans de la face dorsale de la main, ainsi que celle du poignet, n'existe plus ; la crête du radius est sur la même ligne. — Bain sulfureux.

Le 26, l'amélioration de la paralysie continue. Un léger frémissement musculaire subsiste toujour. La sensation glaciale a complétement disparu depuis deux jours.— Bain sulfureux.

Le 29, urines du moment transparentes, alcalines ; celles de cinq heures du matin, jumenteuses et acides. — Bain sulfureux.

Le 31, retour complet des mouvements ; seulement ils sont moins énergiques que dans l'état de santé. La parole a repris son calme et son assurance accoutumés. — *Exeat.*

Ce malade est retourné à la fabrique de céruse quelques jours après sa sortie de l'hôpital ; au bout de deux mois de travail, il a été atteint d'une paralysie sans colique, en tout semblable à la première. Enfin, pour la troisième fois, rentrant au mois de mai à Clichy, il a été encore, après six semaines de travail, affecté de paralysie. Ces deux dernières attaques de paralysie ont été également traitées et guéries à l'hôpital de la Charité ; mais elles n'ont plus été accompagnées de l'alcalinité de l'urine.

OBSERVATION VI.

Paralysie du bras, de l'avant-bras et de la main. — Récidives nombreuses.

Le nommé Raphaël Baudrier, peintre à l'hôpital de la Charité, âgé de soixante-trois ans, d'un tempérament nerveux, dont le corps est usé par des excès en tout genre, est maintenant attaqué de cette paralysie saturnine, ce qui ne l'empêche pas de travailler à son état. Cet homme est peintre en bâtiments depuis l'âge de onze ans. Pour la première fois, il fut attaqué de colique de plomb, il y a environ douze ans : elle fut traitée et guérie à la Charité par M. Fouquier ; le bras, l'avant-bras, le poignet et les doigts du côté droit, le poignet et les doigts du côté gauche commencèrent à se paralyser pendant le traitement ; bientôt après les jambes furent aussi affectées de paralysie, mais principalement la droite. Cette paralysie fut entièrement guérie par M. Fouquier, au moyen de l'extrait alcoolique, de noix vomique, dont l'usage fut continué pendant quatorze mois consécutifs. Raphaël, à peine guéri, retourna travailler à son état : au bout de huit mois, il fut pris d'une nouvelle colique que M. Chomel combattit avec succès, à la Charité, par le traitement ordinaire. Durant le cours de cette seconde colique, il survint encore une paralysie des poignets et des doigts, qui fut tout-à-fait guérie par la strychnine. Enfin, pour la troisième fois, ce peintre fut repris de colique de plomb en 1826. M. Rayer, qui faisait par intérim le service confié à M. Chomel, soumit le malade au traitement de la Charité, qui réussit parfaitement bien. Cependant, pour la troisième fois, pendant le traitement, survint une paralysie du bras, de l'avant-bras, du poignet et de la main du côté droit; le poignet et les doigts du côté gauche furent aussi paralysés. M. Rayer traita cette paralysie par la strychnine administrée à l'intérieur, et à l'extérieur au moyen de la méthode endermique. Raphaël fut considérablement soulagé, mais non complètement guéri. Depuis ce temps il continue toujours son travail, en faisant souvent des excès : ils augmentent tout-à-coup sa maladie, qui diminue ensuite pour revenir à son état primitif.

Voici l'état dans lequel il se trouve aujourd'hui (15 mars 1837).

Côté gauche. — Le mouvement d'élévation des bras est facile et complet; le coude est un peu écarté du tronc; l'articulation huméro-cubitale est dans une demi-flexion : elle ne peut pas être redressée complètement; quand on vient à étendre entièrement et de force l'avant-bras sur le bras, aussitôt il retombe dans une demi-flexion. L'avant-bras est dans la pronation; le mouvement de supination ne peut avoir lieu. Le poignet est fléchi légèrement sur l'avant-bras; son mouvement d'extension est devenu impossible, à moins que la main ne soit placée de champ; il n'est porté que difficilement dans l'abduction ou l'adduction, en même temps qu'on lui fait éprouver son mouvement d'extension ou de flexion. Les doigts sont à demi fléchis sur le métacarpe; ils accomplissent quelques mouvements d'extension, d'adduction, d'abduction et d'opposition; la main ne peut se fermer complètement, car l'extrémité des doigts ne peut arriver que sur la partie inférieure des régions thénar et hypothénar. On remarque à la face dorsale de la région carpo-métacarpienne une petite tumeur osseuse, formée par la saillie des têtes des deuxième et troisième os métacarpiens. Tous les mouvements un peu forcés du membre sont douloureux.

Côté droit. — Le côté droit est affecté de la même manière que le côté gauche, mais à un degré un peu moindre.

Les membres sont émaciés, très-sensibles au froid; les coudes, les poignets et les doigts sont le siége d'un sentiment de pesanteur fort incommode. Lorsque le malade fait quelques excès, aussitôt la faiblesse augmente, et même quelquefois les membres paralysés sont agités d'un léger tremblement. Cette paralysie ne l'empêche pas de continuer ses travaux de peintre, mais ils sont bien imparfaits; les autres organes de l'économie ne souffrent point; seulement Raphaël est bien veilli, son corps est maigre, et même un peu décharné : il faut autant attribuer la détérioration de sa constitution à ses débauches, assez souvent répétées, qu'à sa maladie.

OBSERVATION VII.

Colique.—Paralysie de l'avant-bras, du poignet et des doigts, de la cuisse, des muscles intercostaux ; arthralgie; anesthesie cutanée. — Strychnine, etc.—Mort et autopsie.

Jacques Prosper Dufour, âgé de quarante-huit ans, d'un tempérament nerveux, vieilli et usé avant le temps fixé par la nature, a toujours été adonné aux plaisirs vénériens, et a fait beaucoup d'excès dans ce genre; il a mené une vie extrêmement malheureuse ; souvent il a manqué des moyens nécessaires à son existence. Depuis deux ans il travaillait les préparations de plomb, tantôt à la manufacture de blanc de céruse de Clichy, tantôt dans une fabrique de produits chimiques. Au bout de deux mois de ce travail, cet homme fut attaqué de la colique, qui fut guérie radicalement à la Charité. La deuxième colique survint environ huit ou dix mois après la première; elle fut traitée et guérie à Beaujon par la méthode antiphlogistique. Après dix-huit mois de travail, une troisième colique arriva, qui fut traitée et guérie à la Charité. Enfin, dans les premiers jours d'octobre 1852, Dufour fut pris pour la quatrième fois de colique de plomb. Le malade fut conduit à l'hôpital Beaujon, le 7 novembre, pour la guérison de cette colique, que l'on combattit d'abord par une saignée de six palettes, puis par l'application de cent sangsues à l'épigastre et au bas-ventre. A la suite de ce traitement énergique, la colique était bien diminuée, lorsque trois jours après, et pendant la nuit, de violentes convulsions se déclarèrent tout-à-coup dans les membres supérieurs et inférieurs. Pendant les deux ou trois jours qui suivirent ces attaques de convulsions saturnines, il s'écoula des yeux une grande quantité de liquide blanc, sans traces d'inflammation ni d'aucune autre affection de ces organes; bientôt ce liquide vint à s'épaissir et à coller les paupières l'une avec l'autre, au point que le matin il fallait les humecter pour pouvoir les ouvrir. Le lendemain de cette nuit terrible, une résolution presque complète des membres advint; une saignée abondante le matin et une autre le soir furent pratiquées. Le surlendemain, une résolution complète des membres, accompagnée d'insensibilité, arriva. Le malade, couché sur le dos, ne pouvait exécuter le plus léger mouvement; les membres inférieurs et supérieurs obéissaient aux mouvements qu'on leur imprimait. Le tact était entièrement perdu. Le quatrième jour de cette attaque de paralysie, M. Renauldin prescrivit à l'intérieur un grain d'extrait alcoolique de noix vomique. On continua ce médicament les jours suivants, et on en porta graduellement la dose à onze grains par jour. Ce moyen produisit un peu d'amélioration; ce qui n'empêcha pas les membres de maigrir avec une extrême rapidité. Dufour, impatienté de ne pas voir la maladie marcher rapidement vers la guérison, se fit transporter de Beaujon à l'Hôtel-Dieu, le 6 novembre 1832. M. Caillard, médecin de la salle du malade, lui fit donner beaucoup de bains aromatiques. Pendant leur emploi, une grande et prompte amélioration survint. La guérison commença par les pieds, les jambes et les cuisses, puis les épaules, les bras, les avant-bras et les mains; elle s'annonça par la disparition complète de l'insensibilité, et par l'arrivée de fourmillements dans les pieds et les autres parties affectées. Bientôt le malade parvint à avoir assez de force dans ses membres inférieurs pour se tenir debout, et même pour marcher un peu à l'aide de béquilles. Mais les membres, qui avaient été si long-temps insensibles, devinrent très-douloureux, surtout lorsqu'on venait à exercer sur eux quelque pression. Le malade resta deux mois et demi à l'Hô-tel-Dieu; il en sortit le 15 janvier 1833. Les mouvements des épaules et des bras, et ceux des membres inférieurs, étaient revenus presque à l'état normal; quelques mouvements de flexion de l'avant-bras, du poignet et des doigts commençaient aussi à s'accomplir; mais les autres mouvements étaient encore impossibles. Dufour passa quinze jours chez lui sans travailler; il n'en vit pas moins sa paralysie des membres thoraciques augmenter; elle le força d'entrer à l'hôpital de la Pitié, salle Saint-Raphaël, service de M. Clément. La paralysie fut traitée au moyen de bains sulfureux, de Barréges, et de potions opiacées; ce traitement fut couronné de quelques succès, car le malade sortit de cet hôpital le 28 février, en état de pouvoir retourner à son travail de blanc de céruse; il s'en fallait beaucoup cependant que la paralysie fût entièrement guérie. Les poignets et les doigts étaient toujours inclinés, et ne s'étendaient que très-faiblement et avec la plus grande difficulté. Au bout de quatre jours de travail, Dufour fut pris des premiers symptômes de la colique de plomb, qu'il dissipa au moyen de quelques gros de rhubarbe en poudre; il survint en même temps dans les membres inférieurs et supérieurs une grande faiblesse, accompagnée de quelques douleurs et d'une sensation de froid extrême. Enfin, au bout de trois ou quatre jours, les membres refusèrent leur service, et la douleur devint lancinante. Le malade fut donc encore obligé d'entrer à un hôpital; le 7 mars 1833, il fut admis à la Charité, salle Saint-Michel.

État actuel. — Chaque avant-bras est situé dans la pronation; le plus léger mouvement de supination est impossible. Le poignet est incliné assez fortement sur l'avant-bras; il est susceptible de l'être encore un peu davantage par l'effet de la volonté; mais il ne peut être étendu sur l'avant-bras, ni porté dans l'abduction ou l'adduction. Les doigts et les phalanges sont plus qu'à demi fléchis; lorsque le malade veut fermer la main, l'extrémité inférieure des doigts arrive sur les régions thénar et hypothénar, les doigts sont incapables de s'écarter et de se rapprocher les uns des autres, si ce n'est dans le sens de la flexion.

Les mouvements d'opposition du pouce et du petit doigt sont
nuls. La face dorsale de la main présente une singulière difformité : les os métacarpiens forment une surface concave, dont
les extrémités, qui s'articulent avec les phalanges, sont très-
grosses ; à la région carpo-métacarpienne se voit une petite tumeur osseuse, formée par la saillie des deuxième et troisième
métacarpiens. La jambe est demi-fléchie sur la cuisse ; le malade
éprouve beaucoup de difficulté à l'étendre un peu. La station
prolongée est impossible, la marche est pénible et chancelante ;
le malade traîne son pied par terre, aussi la moindre inégalité
du sol le fait tomber ; il a plus de peine à descendre les escaliers
qu'à les monter. Lorsqu'il est fatigué, le sentiment de lassitude
se fait spécialement sentir dans les genoux. Le côté droit est
aussi affecté que le côté gauche. Tous les autres mouvements
des membres supérieurs et inférieurs sont conservés. Les parties
malades sont tourmentées par des douleurs contondantes et parfois rongeantes. La douleur est continue, et s'exaspère par le
plus léger froid, par les mouvements forcés, ainsi que par la
pression. Les membres paralysés sont atrophiés ; ils ne conservent presque plus que la peau, qui est jaunâtre, terreuse, flasque et comme accolée contre les os ; le pouls est petit, faible et
lent ; les fonctions digestives se font bien ; la respiration est naturelle et l'haleine fétide ; la figure est pâle et légèrement jaunâtre, décharnée, plombée ; tout le corps est réduit à un état de
maigreur extrême ; aussi tous les mouvements sont lents et faibles ; ce malade est continuellement assoupi ; les autres organes
acccomplissent normalement leurs fonctions.

On commence le traitement de cette paralysie par l'emploi
des bains sulfureux ; au bout de quelques jours, on s'aperçoit
que les douleurs ont diminué et que les mouvements, surtout
ceux d'extension de la jambe, deviennent plus faciles ; mais il
survient de la constipation et des maux de reins qui fatiguent
beaucoup le malade ; pendant trois jours consécutifs on donne
1° trente-six grains de teinture d'ellébore noir ; 2° quarante-huit
grains ; 3° soixante grains ; la dernière dose seule procure cinq
selles ; les maux de reins disparaissent avec la constipation.

Le 15 mars, on reprend l'usage des bains sulfureux, auxquels on ajoute la strychnine en pilules d'abord à la dose de un quart de grain ; cette pilule, prise à sept heures et demie du soir, produit vers onze heures des secousses dans les épaules et dans les bras, et des crampes dans les mollets ; le sommeil est très-agité.

Le 16, on prescrit la même dose de strychnine : l'agitation est moins grande, cependant les mâchoires éprouvent un sentiment de constriction et de raideur, et même quelques mouvements convulsifs.

Le 17, l'action de l'alcali est peu marquée.

Le 18, la même dose de strychnine occasionne une agitation plus prononcée que la veille ; les secousses se font sentir dans tous les membres supérieurs et inférieurs, mais spécialement dans les bras ; elles durent, comme les jours précédents, trois à quatre heures.

Le 19 et le 20, l'action du médicament va toujours en diminuant ; on s'aperçoit déjà de l'effet curatif du remède : la station et la marche sont plus assurées ; quelques légers mouvements de supination de l'avant-bras, d'extension du poignet et des doigts, se font déjà remarquer.

Le 21, pilules de un tiers de grain de strychnine ; le malade ressent ce jour-là des secousses dans la langue.

Le 22, point d'effets ; alors on élève la dose à un demi-grain, qui produit des secousses assez fortes dans tous les membres.

Le 24, le malade s'expose, à diverses reprises, à plusieurs courants d'air ; le lendemain 25, il est pris d'une pneumonie bien caractérisée ; elle est traitée par les saignées locales et générales, les révulsifs, et la méthode contro-stimulante.

Le 5 et le 6 avril, le malade se plaint d'un grand trouble de la vue, que l'on attribue à cinq saignées de deux à trois palettes chacune, et à l'application de cinquante sangsues sur la poitrine, qui ont été prescrites pour combattre la pneumonie.

Le 7, la pneumonie n'existe plus, et, à notre grand étonnement, la paralysie saturnine a disparu avec la fluxion de poitrine ; mais la vue est toujours faible et troublée ; alors on applique un vésicatoire à la nuque, qui parvient à rendre à la vision un peu de sa force et de sa netteté ordinaires. Le malade reste la fin du mois à l'hôpital, pour donner le temps à son corps de reprendre un peu ses forces et pour réparer sa constitution si altérée.

Le 30 avril, il sort parfaitement guéri de sa paralysie; la vue est encore un peu faible et trouble; le malade a déjà repris un certain embonpoint; son état général est sensiblement amélioré.

Dufour passa un mois à la maison de santé d'Enghien, pour rétablir entièrement sa santé. Je le vis pendant ce temps-là, et lui conseillai bien vivement de ne pas retourner travailler dans une fabrique de plomb, s'il ne voulait voir sa vie en danger. Nonobstant nos recommandations, faute de moyens d'existence, il retourna à Clichy les premiers jours de juillet. Ce malheureux fut repris des symptômes de la colique, et entra le 12 août à la Charité, salle Saint-Michel, n° 15.

État actuel. — La colique est assez forte, le malade est tombé dans un abattement complet, et sur sa figure règne la plus vive anxiété. On prescrit huile de riccin deux onces, de l'orge miellée et un bain.

Le 17, deux selles : soulagement notable des douleurs abdominales; repos la nuit.

Le 20, nouvelle administration de l'huile de riccin; trois selles, presque plus de coliques; mais les deux doigts médius et annulaire restent inclinés sur le métacarpe; les autres doigts exécutent difficilement leur mouvement d'extension, d'abduction et d'adduction; la paralysie est aussi prononcée à droite qu'à gauche. Insomnie depuis deux jours; l'abattement et l'anxiété sont encore plus prononcés. Opium un grain.

Le 21, la paralysie fait des progrès; et le 22, il y a encore, comme au mois de mars, paralysie des muscles supinateurs, radiaux, cubital postérieur, extenseurs commun et propres, abducteurs, adducteurs et opposants des doigts. Des douleurs extrêmement vives sillonnent en tous sens les membres inférieurs. Application de deux vésicatoires volants sur les avant-bras.

A la visite du 23, le malade assure que depuis la veille au soir la peau du ventre a perdu sa sensibilité; en effet, le tact est anéanti dans tout l'espace compris entre l'ombilic et le pubis, et circonscrit latéralement par deux lignes, dont la droite s'élèverait de l'épine iliaque antérieure et supérieure, la gauche de la réunion du tiers antérieur avec les deux tiers postérieurs de l'iléon aux fausses côtes; dans toute cette étendue on peut impunément pincer le malade ou lui tordre la peau, lui enfoncer des aiguilles, sans qu'il témoigne aucune perception douloureuse. La région où règne l'anesthesie est parfaitement circonscrite. Au-delà des limites indiquées, la peau conserve toute sa sensibilité. Le malade n'offre aucun autre phénomène remarquable. Point d'irradiation douloureuse, progression facile, état normal de l'émission des urines. Il y a encore un peu de constipation; du reste, tous les autres symptômes de la colique ont complétement disparu. Rien de notable dans l'appareil respiratoire; le pouls est lent et faible; la physionomie exprime la souffrance, le regard est parfois fixe et inquiet, cependant conservation parfaite de l'intelligence.

Le 24, l'anesthesie n'est point aussi nettement circonscrite, ni aussi complète que la veille.

Le 25, la perte de la sensibilité s'est étendue à la peau de la partie supérieure et antérieure des cuisses; elle a diminué à l'abdomen. Mais un groupe de phénomènes fort remarquables se manifeste le 25 au soir; le malade sent de l'oppression; l'examen de la poitrine, au cylindre, n'y fait reconnaître qu'un peu de râle muqueux; le pouls reste toujours dans le même état; l'oppression augmente pendant la nuit, et le malade ne repose point.

Le 26 au matin, la respiration costale s'exécute avec beaucoup de difficultés, la presque immobilité des côtes est évidente. L'action du diaphragme, au contraire, est exagérée, et, dans ses contractions alternatives, il bombe le ventre d'une manière fort remarquable. Un ronchus considérable s'entend de l'un à l'autre côté; l'expectoration est extrêmement difficile, le pouls irrégulier, la peau fraîche, la face anxieuse, les yeux largement ouverts et les narines écartées. On prescrit un large vésicatoire sur la poitrine.

Les deux jours suivants, l'état du malade ne s'améliore pas, et l'oppression ne fait pas de progrès. L'anesthesie reste stationnaire ; il n'y a de paralysie musculaire que celle des avant-bras, des poignets, des doigts et des muscles intercostaux. L'intelligence n'offre aucun trouble ; l'émission des urines se fait comme à l'ordinaire, et la constipation a été vaincue, soit par des lavements purgatifs, soit par l'administration du jalap et du calomel combinés ensemble à la dose de douze et vingt-quatre grains.

Le 29 août, l'oppression augmente, le râle trachéal s'établit, et le malade succombe assez brusquement, comme s'il était suffoqué.

Autopsie vingt-quatre heures après la mort. Cadavre considérablement émacié, sans infiltration ; peu de rigidité.

Crâne et colonne vertébrale. Sinus cérébraux gorgés d'un sang noir et fluide. La grande cavité de l'arachnoïde est remplie de sérosité. Celle-ci, à l'ouverture du canal vertébral, fait saillir les membranes à la partie inférieure ; elle est incolore. Le feuillet viscéral de l'arachnoïde, non plus que le pariétal, n'offrent rien d'anormal ; le tissu sous-arachnoïdien est pénétré d'une petite quantité de sérosité albumineuse. La surface extérieure du cerveau, blanche, ferme, n'offre absolument rien de notable. La section de ses différentes parties n'y fait reconnaître ni mollesse, ni consistance extraordinaires ; il n'y a point de piqueté de sang. Les ventricules latéraux offrent une petite quantité de sérosité incolore ; les couches optiques, les corps striés sont sains ; la base du cerveau n'offre rien de remarquable. Le cervelet est sain. L'examen de l'origine des nerfs, notamment de la huitième paire, de la neuvième, celle des nerfs vertébraux, ne présentent aucune altération appréciable. La moelle épinière, ouverte dans toute sa longueur, est ferme, sans injection, d'un blanc grisâtre.

Poitrine. — La muqueuse du larynx est d'un bleu grisâtre, d'une bonne consistance ; elle est d'un rouge foncé dans la trachée-artère et dans les premières divisions des bronches ; les divisions secondaires sont violettes ; il y a dans chacune d'elles une qu antiténotable de sérosité spumeuse. Les poumons, qui offrent l'un et l'autre des adhérences peu serrées vers leur partie moyenne, sont d'un rouge foncé à leur partie postérieure, d'une consistance à peu près normale, et gorgés de sérosité spumeuse; le tissu pulmonaire de la partie antérieure n'en est point autant imprégné. Les plèvres contiennent quelques cuillerées de sérosité sanguinolente. Le péricarde renferme une cuillerée de sérosité; le cœur est petit et flasque; les cavités droites sont remplies de sang noir coagulé. L'aorte, à son origine, est obstruée par des concrétions polypeuses assez fermes; sa membrane interne est blanche dans toute son étendue. Les artères des membres supérieurs sont vides de sang, et leur calibre ne semble avoir éprouvé aucune diminution; il en est de même des veines.

Tube digestif. — Teinte rosée de la muqueuse œsophagienne. L'estomac et les intestins grêles ont un petit diamètre; ils sont affaissés. Le gros intestin est distendu par des gaz. La muqueuse de l'estomac, blanche, plissée, consistante, s'enlève par lambeaux de près d'un demi-pouce; le duodénum est jauni par la bile, ce qui se remarque dans plusieurs points du jéjunum et de l'iléum, dont la muqueuse offre dans quelques endroits des arborisations et des plaques rouges, hypostatiques. La consistance de la muqueuse est normale, ainsi que son épaisseur; les glandes et les follicules sont très-peu apparents; le gros intestin, dans toute sa longueur, a une teinte uniforme grise bleuâtre. Des matières fécales existent dans le rectum.

Le foie, pâle à l'extérieur, n'a pas beaucoup de consistance; son intérieur est moins pâle, et n'offre rien autre chose qui mérite d'être signalé. La rate est volumineuse et consistante; les reins sont dans l'état le plus sain; il en est de même des uretères et de la vessie.

La huitième paire de nerfs, disséquée depuis la séparation du laryngé supérieur jusqu'à l'estomac, ne présente absolument rien de remarquable; le névrilème est blanc-jaunâtre, et le tissu nerveux, blanc et ferme, du moins dans ses troncs principaux. L'examen de la portion cervicale du grand sympathique fait voir le ganglion cervical moyen plus développé que le supérieur et peut-être plus consistant (à gauche). Les ganglions thoraciques, le grand et le petit splanchnique n'ont rien d'anormal sous le rapport de leur forme, de leur aspect et de leur consistance; les nerfs intercostaux, examinés à diverses hauteurs, ne présentent rien qui soit digne d'être noté; le ganglion solaire a son volume et sa consistance ordinaires; les nerfs du plexus brachial, disséqués depuis leur origine jusqu'à leur terminaison, ne présentent rien d'anormal dans la couleur du névrilème, qui est blanc-jaunâtre, ni dans les fibres du tissu nerveux lui-même; le nerf radial est surtout examiné avec le plus grand soin, sans qu'on puisse découvrir dans son tissu, ni dans les parties qui l'entourent dans son trajet, les moindres altérations appréciables.

Les muscles de l'avant-bras sont grêles et flasques; sous ce rapport il n'y a aucune différence entre les extenseurs et les fléchisseurs. Les radiaux, disséqués jusqu'à leur terminaison, présentent un léger renflement à leur insertion métacarpienne; le tissu tendineux est blanc, resplendissant comme on le trouve ordinairement.

Les ligaments de l'articulation radio-carpienne ont un aspect blanc-jaunâtre, et ils se déchirent plus facilement que les ligaments antérieurs, qui ont le même aspect. Une très-petite quantité de synovie humecte les surfaces articulaires; les articulations des os du carpe entre eux présentent le même phénomène : elles ont perdu cet aspect poli et brillant qu'on y remarque ordinairement; les ligaments de la partie postérieure, et surtout de la région carpo-métacarpienne, semblent s'être allongés et amincis; ils permettent aux surfaces articulaires des deuxième et troisième métacarpiens de glisser sur les surfaces articulaires des os trapèze et trapézoïde, ce qui forme une saillie dont nous avons déjà parlé.

OBSERVATION VIII.

Colique violente. — Paralysie partielle, puis générale des membres supérieurs; paralysie des muscles intercostaux; aphonie, défaut de prononciation. — Anesthesie du cot et des parois thoraciques; hyperesthesie des parois abdominales. — Purgatifs drastiques, opiacées. — Mort.

François Jacques, peintre en bâtiments, âgé de trente-huit ans, d'une constitution déjà usée par la débauche, et cependant encore assez forte, avait embrassé dès l'enfance la profession de peintre, et avait été plusieurs fois atteint de colique de plomb, lorsqu'il s'enrôla dans un régiment d'infanterie. Depuis dix-huit mois seulement retiré du service, il avait repris son ancienne profession, et faisait beaucoup d'excès, surtout en boisson. Au bout d'un an de travail, arrivée d'une colique saturnine forte, avec paralysie des membres supérieurs; cette dernière affection ne fut guérie qu'incomplétement. Le 24 juillet 1837, François commence à ressentir les premiers symptômes de la colique, qui le fit entrer le 28 à l'hôpital de la Charité, salle Saint-Michel, n° 35.

Etat actuel le 29 juillet 1837. — Paralysie dans le sens de l'extension du poignet et des doigts. Ces derniers s'étendent encore un peu. Conservation des autres mouvements et de la sensibilité. Ventre tendu, contracté, excessivement déprimé. Douleurs dilacérantes, très-vives dans tout le ventre, mais plus encore à l'épigastre et l'ombilic, augmentées légèrement par la pression. Vomissements fréquents d'une matière verdâtre; constipation. Lorsque la douleur de colique vient à s'exaspérer, le malade s'agite, se roule dans son lit, pleure, se lamente; sa figure, fortement grippée, exprime la souffrance la plus vive. Dans ce moment, il est tellement absorbé par l'acuité du mal, qu'il ne peut prêter la moindre attention à tout ce qui se passe autour de lui, et aux questions qu'on lui fait.

Pouls tendu, dur, à soixante-douze. Chaleur de la peau bonne; langue un peu blanchâtre, humide. Les urines acides et jaunâtres sont facilement excrétées; la face offre une très-légère teinte d'un jaune cendré. La conjonctive est plus légèrement jaune. Le reste du corps ne présente pas de coloration ictérique sensible.

Bon état de l'intelligence et de la respiration.

Blénorrhagie accompagnée de plusiéurs chancres autour du prépuce.

Deux gouttes d'huile de croton, lavement des peintres. Vomissements fréquents, pas de selles.

Le 30 juillet, même état; deux gouttes de croton, deux lavements des peintres. Quelques vomissements et selles, dont les matières ont conservé leur aspect foncé.

Le 31, la colique semble un tant soit peu diminuée; la parole n'est plus nette, ni la voix sonore; le malade commence à bégayer à demi-voix, et une légère agitation se remarque du côté des lèvres et de la face. Lavement des peintres.

Le 1er août, la colique est plus violente que jamais; la paralysie des bras fait des progrès; le bégaiement se prononce davantage.

Lavement des peintres, une bouteille d'eau de Sedlitz. Quelques selles.

Le 2, la colique paraît un peu moins violente.

La voix est tellement faible, qu'il faut approcher l'oreille très-près du malade pour pouvoir l'entendre. La parole est brève, et la prononciation incomplète; aussi répond-il souvent par signes aux questions qu'on lui adresse. Les lèvres sont tremblottantes, et peu libres dans leur mouvement, et quand on veut le faire boire, il ne peut saisir avec assez de sûreté le verre; on est obligé alors de lui entonner, pour ainsi dire, la boisson, à moins qu'on ne lui présente un gobelet avec tuyau; dans ce dernier cas, il boit tout seul, et n'avale pas d'un trait, quoique cet acte se fasse encore d'une manière irrégulière et incertaine. La langue tremblottante a conservé cependant toute l'étendue de ses divers mouvements, ainsi que sa sensibilité. Tous les muscles de la face et du cou sont agités continuellement. Aussi les mouvements qu'ils exécutent sont incomplets, mal assurés, sans être pour cela impossibles. La salive n'est avalée qu'avec peine; accumulée dans la bouche, elle tombe le plus ordinairement sur les lèvres et le menton.

Les membres supérieurs dans toute leur étendue ont perdu leur motilité; ils sont appliqués au tronc dans la plus grande immobilité, quelque effort que fasse le malade pour leur imprimer le plus lég ermouvement.

Lorsqu'on pince fortement la peau de la partie antérieure du col et de la poitrine, le malade sent à peine; des épingles sont enfoncées profondément dans les tissus sous-jacents presque à son insu; il en est de même de la pression et des tiraillements qu'on peut exercer impunément dans ces régions, tandis que le moindre attouchement de la peau du ventre fait sauter le malade dans son lit, en même temps que sa figure exprime une vive souffrance. Dans tous les autres points du corps, la sensibilité se trouve conservée.

Chaleur de la peau bonne. Pouls fréquent, un peu résistant, cent à cent vingt pulsations.

La conjonctive est recouverte d'un mucus épais, jaunâtre, surtout au bord externe de l'œil. Les yeux ont une expression morne; les traits du visage sont allongés et parfois grippés. Il n'y a rien d'anormal du côté du cœur et de la respiration. Langue un peu blanche et humide. Absence de tout phénomène morbide du côté de la tête et du rachis.

Lavement des peintres, julep gommeux; le malade va cinq à six fois à la garde-robe dans la journée.

Le 3, la respiration est bruyante, embarrassée. Un gros râle muqueux, qu'on entend à distance, indique un engorgement pulmonaire; l'auscultation fait reconnaître à la base de la poitrine un roncus muqueux très-gros. Le malade ne peut cracher; aussi la salive coule de tous côtés sur les lèvres et le menton. Lorsqu'on lui dit de faire un grand effort d'inspiration, les clavicules sont soulevés manifestement; le reste des parois thoraciques suit ce mouvement de totalité; mais les côtés ne se soulèvent ni ne s'écartent séparément. Les parois thoraciques paraissent

considérablement affaissées; les parois abdominales, au contraire,
se soulèvent considérablement dans ce mouvement d'inspiration;
par leurs fréquentes et énergiques contractions, elles tâchent de
suppléer à l'impuissance du thorax. La figure du malade exprime
l'anxiété la plus vive. Absorbé par son état si effrayant, et privé
de la faculté de parler avec facilité, il ne répond pas, à moins
qu'on ne fixe vivement son attention. Dans ce dernier cas, lorsqu'on le poursuit de questions, il répond en partie par des gestes
et en partie par quelques mots incomplètement articulés à voix
basse, qui marquent son impatience, et qui indiquent en même
temps qu'il a toute son intelligence.

Le pouls déprimé est à cent vingt; la peau devient sudorale.
La colique conserve toujours son acuité; le ventre est dur, plutôt déprimé que bombé, malgré les contractions fréquentes dont
ses parois sont le siége. La langue se recouvre de fausses membranes, épaisses, jaunâtrés; la déglutition a lieu avec facilité,
une fois les boissons introduites dans le pharynx. Les urines sont
excrétées avec facilité.

Vers quatre heures de l'après-midi, la respiration devient de
plus en plus difficile; le malade fait tous ses efforts pour exécuter de larges mouvements précipités d'inspiration; mais en vain
il s'épuise; tout est inutile; alors survient un affaissement rapide, au milieu duquel il succombe tout-à-coup en faisant signe
à l'infirmier de lui donner à boire.

Autopsie, le 5 août, trente-six heures après la mort, par une
température élevée.

Raideur cadavérique peu prononcée; commencement de putréfaction. Les avant-bras contrastent par leur maigreur avec le
reste du corps. Les poignets sont si fortement fléchis, qu'on ne
peut parvenir à les redresser complètement; les dernières phalanges des doigts ne peuvent également s'allonger. Cet état est
produit par le raccourcissement des fibres qui composent les
muscles de la région antérieure de l'avant-bras; raccourcissement qui lui-même est dû à la contraction continue de ces muscles pendant la vie. Si on fait la section de tous les fléchisseurs,
alors on peut étendre le poignet et les doigts. Les muscles ex-

tenseurs, radiaux, pronateurs et cubital postérieur sont pâles, atrophiés, mous; ils contrastent avec les autres muscles du bras, rouges, épais, etc.

Les muscles du pouce de la région thénar sont également atrophiés et pâles. Les nerfs radial et cubital participent à cette atrophie, sans que nous puissions trouver le moindre ramollissement dans toute leur étendue. Les os des articulations, soudés, pour ainsi dire, les uns aux autres, ont perdu ce poli que leur donnait autrefois la sérosité, qui ne les lubrifiait plus depuis longtemps.

Les plexus cervico-brachial, sacré, etc., sont examinés avec le plus grand soin, sans qu'on puisse leur trouver la moindre altération. Un examen aussi attentif des nerfs intercostaux, du pneumo-gastrique, de l'hypoglosse, du glosso-pharyngien, ne nous donne pas d'autres résultats.

Cerveau un peu mou, surtout vers la partie centrale.

Absence d'injection et de toute autre altération. Volume ordinaire. Liquide sous-arachnoïdien assez abondant; quelques petites granulations çà et là. Les ventricules contiennent une cuillerée environ de sérosité transparente.

Moelle un peu molle, sans changement de coloration.

Membrane muqueuse du larynx blanche, parsemée de quelques points roses. Point d'épaississement ni d'ulcération ou de ramollissement. Les muscles ont conservé leur rougeur et leur consistance habituelles.

On observe, à la base des poumons, un engorgement sanguin très-prononcé, avec un grand nombre de points emphysémateux. Au sommet de chaque poumon, il existe un grand nombre de granulations avec engouement du tissu pulmonaire environnant, ainsi que quelques taches noirâtres, indices d'un commencement de putréfaction. Des bulles d'emphysème se remarquent sur toute la surface pulmonaire, mais principalement vis-à-vis des points congestionnés. Les bronches sont remplies de mucosités; la membrane muqueuse a une teinte vermeille, sans épaississement ni ramollissement.

Le grand sympathique, et surtout ses ganglions, examinés avec le plus grand soin, n'offrent aucune lésion appréciable.

La partie inférieure de l'intestin grêle a des dimensions beaucoup moins considérables que les portions moyennes et supérieures. Insuflé, l'intestin prend un volume égal, proportionnel dans toute son étendue. Dans le grand cul-de-sac de l'estomac, existe une injection arborescente de la largeur de la main, sans ramollissement ni épaississement; le reste de la muqueuse est blanc. Çà et là on voit un développement nombreux de follicules isolés tout le long de la muqueuse intestinale. On observe quelques endroits piquetés au-dessous de la valvule iléo-cœcale dans le colon; les matières fécales, jaunes et en petite quantité, sont fort adhérentes à la muqueuse; le lavage ne peut les détacher complètement.

Les reins, la vessie, la rate et le sang n'offrent rien de particulier qui mérite d'être noté.

Le cœur est pâle et un peu mou; les valvules sont d'un rouge foncé.

OBSERVATION IX.

Colique. — Arthralgie. — Paralysie de l'avant-bras, du poignet et des doigts. — Arthralgie des membres inférieurs. — Encéphalopathie. — Mort et autopsie.

Foissard, âgé de quarante-neuf ans, peintre en bâtiments, d'un tempérament nerveux et d'une constitution profondément altérée par les excès, les coliques et la misère, est peintre depuis vingt ans; aujourd'hui il est attaqué pour la huitième fois de la colique de plomb. Outre ces maladies, il est habituellement mal portant : en 1828, il fut frappé d'une apoplexie pour la guérison de laquelle il fut transporté à l'Hôtel-Dieu. La première colique apparut en 1816, la deuxième en 1817 et la troisième en 1818; elles furent toutes parfaitement bien guéries par M. Lerminier. La quatrième colique arriva en 1819; pendant le traitement prescrit par M. Lerminier, il se déclara une légère paralysie des doigts médius et annulaire de la main droite, qui étaient habituellement fléchis et ne pouvaient s'étendre ; Foissard retourna néanmoins à son travail. En 1820, la cinquième colique advint ; elle fut encore guérie par M. Lerminier. Durant le traitement, le malade s'aperçut que ses poignets et ses doigts s'étaient fléchis, et avaient perdu, en partie, leurs mouvements. Au sortir de l'hôpital, il fut quelque temps incapable de travailler, puis il parvint enfi n à reprendre son état ; mais il ne pouvait plus faire des ouvrages fins et délicats. En 1828, M. Fouquier traita et guérit la sixième colique de cet homme, dont la paralysie augmenta encore par l'influence de cette colique. Ce médecin combattit la paralysie par des vésicatoires et l'extrait alcoolique de noix vomique, mais, à ce qu'il paraît, assez infructueusement ; car Foissard sortit de l'hôpital presque entièrement impotent de ses mains et de ses poignets : il fut obligé de renoncer à sa profession, et devint marchand forain. Il y a environ deux mois, la paralysie ayant beaucoup diminué, uniquement par les soins de la nature, il voulut reprendre son état de peintre ; sept semaines s'étaient à peine écoulées, qu'il fut pris pour la septième fois de la colique de plomb, qui aggrava encore la paralysie des parties malades. Foissard vint, huit jours après l'invasion de la colique, réclamer les secours de l'art à l'hôpital de la Charité ; il fut placé dans la salle Saint-Charles, n. 5, le 21 juin 1833.

Etat actuel. — De chaque côté, l'avant-bras est situé dans la pronation ; après bien des efforts, il peut être ramené presque à une position intermédiaire à la pronation et la supination ; la main ne suit point ce mouvement. Le poignet est incliné assez fortement sur l'avant-bras ; il est susceptible de l'être encore un peu plus par l'effet de la volonté, mais il ne peut être étendu sur l'avant-bras, ni être porté dans l'abduction ou l'adduction. Les doigts sont plus que demi-fléchis, ainsi que les deuxièmes phalanges ; lorsque le malade veut fermer la main, l'extrémité inférieure des doigts arrive sur les régions thénar et hypothénar. La main étant suspendue, les doigts peuvent à peine s'écarter tant soit peu les uns des autres. Les mouvements d'opposition du pouce et du petit doigt sont nuls. La face dorsale de la main est convexe; à la région carpo-métacarpienne, du côté droit, se voit une petite tumeur osseuse formée par la saillie des deuxième et troisième os métacarpiens; à gauche, elle est formée par les saillies des os trapèzes et trapézoïde. Les côtés droit et gauche sont également affectés; le tact est conservé. Le malade se plaint tantôt de douleurs contusives, sourdes et presque continues, tantôt de picotements et de fourmillements suivis d'engourdissement, qui assiégent les parties paralysées; elles sont aussi très-sensibles au froid, qui exaspère les douleurs; les membres supérieurs sont extrêmement amaigris, émaciés; la peau est jaunâtre, terreuse, flasque, et son épiderme tombe en écailles; les muscles ne forment plus de relief. Le pouls est très-faible, lent et facile à déprimer. Le malade éprouve un peu d'oppression depuis trois à quatre ans; sa poitrine, examinée au cylindre, ne présente rien de remarquable. La colique existe à un degré modéré; le ventre est rétracté; il y a quelques vomissements, beaucoup de vents et d'éructations; la constipation subsiste depuis huit jours; les douleurs de coliques sont assez fortes. Les cuisses, les genoux, les mollets et la plante des pieds sont tourmentés par des douleurs lancinantes et par des crampes extrêmement fréquentes. La face est jaunâtre, plombée et un peu décharnée. Un état de maigreur remarquable affecte tout le corps; le malade est triste; il est désespéré de son état, et son caractère est devenu très-irascible. M. Fouquier commence le traitement de la colique au moyen de la limonade sulfurique et de l'alun; puis il essaie de la combattre par les purgatifs et les opiacés; ces moyens sont insuffisants pour détruire cette maladie; enfin, le médecin emploie tous les remèdes possibles pour la vaincre; tout est inutile; les coliques et la constipation existent toujours avec quelques légères rémissions, et font que le malade passe presque tous les jours dans des douleurs et des souffrances continuelles.

La prolongation de la maladie altère bien promptement la constitution du malade, déjà en si mauvais état. Ainsi, le 30 juillet, on remarque un grand abattement dans les traits du visage; les yeux sont ternes, jaunes, languissants; le nez est effilé, les joues sont caves. Il y a une grande langueur dans l'attitude et les divers mouvements du corps, qui ressemble à un véritable squelette : les parties paralysées sont tellement atrophiées, que la peau paraît collée sur les os. Le malade se plaint d'un sentiment de suffocation qu'il rapporte à la difficulté extrême de la respiration ; aussi on est obligé de l'asseoir dans son lit.

Le 31, les douleurs des membres inférieurs se font sentir avec une nouvelle énergie ; les membres supérieurs commencent à devenir inhabiles à toute espèce de mouvement ; la main gauche est infiltrée, la colique a un peu diminué.

Le 2 août, le timbre de la voix a faibli, la parole est saccadée ; la main droite est infiltrée, ainsi que les chevilles des pieds ; ce malheureux peut à peine se remuer dans son lit ; ses membres inférieurs sont extrêmement douloureux. Il ressent encore quelques tranchées, et la constipation persiste toujours.

Le 8, les douleurs des membres ont un peu diminué ; et le malade, trompé sans doute par ses sensations, demande des aliments. Les jours suivants, le marasme continue à augmenter, quoiqu'il semble parvenu à ses dernières limites ; on est obligé de tenir continuellement le malade sur son séant, au moyen d'oreillers, et cela parce qu'il est menacé de suffocation.

Le 15 août, le malade a eu dans la journée plusieurs selles, qui l'ont soulagé un peu.

Le 18, toujours état aussi désespéré, les jambes et les pieds son infiltrés.

Le 19, il semble qu'il n'y a plus de coliques ; le malade laisse aller involontairement ses urines et ses excréments sous lui. Son regard est fixe, inquiet ; sa physionomie approche de la stupidité et de l'idiotisme.

Le 22, état d'angoisse inexprimable ; les souffrances semblent exaspérées. Les membres supérieurs sont infiltrés dans presque toute leur longueur ; il y a eu de la constipation depuis deux jours, et un peu de colique.

Le 23, céphalalgie avec une sorte d'étonnement, accompagnée d'incohérence dans les idées, suivie de délire loquace.

Le 24, intelligence nette ; les coudes sont le siége de vastes escharres, qui se perdent dans une énorme infiltration des membres supérieurs ; les cuisses s'œdématient.

Le 25, délire loquace, yeux hagards ; la voix du malade est extrêmement faible ; menace prochaine de suffocation.

Le 26, l'intelligence semble assez nette, le regard plus assuré ; l'infiltration des membres a un peu diminué.

Le 27, délire complet, agitation, puis assoupissement jusque vers six à sept heures du soir : alors tout-à-coup le malade semble se réveiller un peu, il fait de vains efforts pour dilater sa poitrine, et il meurt subitement comme suffoqué.

Autopsie vingt-sept heures après la mort. Peu de rigidité cadavérique ; infiltration notable des membres abdominaux et thoraciques ; escharres de la largeur de la main au coude et à la face postérieure des bras et des avant-bras ; escharre de demipouce de diamètre dans la région sacrée ; teinte jaunâtre de la peau ; émaciation extrême du cadavre.

Crâne et colonne vertébrale. Petite quantité d'un sang en partie coagulé dans le sinus longitudinal supérieur. À la partie inférieure de la région vertébrale, les membranes d'enveloppe forment une éminence assez considérable : c'est de la sérosité transparente qu'elles renferment, et qui peut être évaluée à six onces. L'arachnoïde cérébrale et spinale est lisse, polie, demitransparente ; à la partie postérieure et inférieure de la moelle, un lacis de petites veines tranche par sa couleur avec les parties environnantes. La pie-mère contient un peu de sérosité albumineuse, surtout sur l'hémisphère cérébral gauche. La surface extérieure du cerveau est d'un blanc grisâtre ; l'aspect des tranches que l'on enlève est luisant et humide. Les deux ventricules latéraux renferment une très-petite quantité de sérosité limpide. La couche optique, le corps strié du côté droit, le septum lucidum sont sains et d'une bonne consistance ; il en est de même de la couche optique gauche ; mais, dans le corps strié du même côté, on découvre une cavité de quatre à cinq lignes de diamètre, à parois rapprochées, jaunâtres, humides, un peu inégales, molles, entourées de substance cérébrale saine, sans injection et de consistance normale. Cette caverne apoplectique est la seule altération cérébrale rencontrée ; le cervelet est sain. La protubérance avec ses pédoncules, blancs, d'une bonne consistance, paraissent être dans l'état normal. La moelle allongée, les nerfs qui en partent, présentent en tout leurs caractères physiologiques. La moelle épinière, examinée avec le plus grand soin dans toute son étendue, n'offre, sous le rapport de la consistance, de la couleur et du développement, absolument rien d'anormal appréciable par les sens.

La huitième paire de nerfs, disséquée depuis sa sortie du crâne jusqu'à l'œsophage, n'offre rien de notable. La couleur du névrilème est blanche, jaunâtre ; la pulpe nerveuse est assez ferme. Les ganglions supérieurs du grand sympathique sont grisâtres, mous et peu volumineux. Les nerfs du plexus brachial sont entourés d'une graisse jaunâtre, fort adhérente, qui forme de l'un et de l'autre côté de petites pelotes d'une assez grande fermeté ; disséqués dans toute leur longueur, dans leurs principales ramifications, et le nerf radial dans ses plus déliées, on n'a trouvé de remarquable que cette graisse, qui accompagne fort loin même les filets de ces nerfs. Point de nodus ni d'induration dans toute l'étendue des nerfs. Les plexus sciatiques et les principaux nerfs qui en émanent sont aussi visités, et on n'y trouve rien d'anormal.

Les muscles auxquels se rendent les nerfs du plexus brachial sont pâles, amaigris, flasques, disposition que présente du reste tout le système musculaire. Les ligaments articulaires, tant de l'articulation radio-carpienne que des articulations carpiennes et carpo-métacarpiennes elles-mêmes, sont d'un blanc nacré, et ne présentent aucune altération dans leur tissu. La synoviale de de la première articulation est un peu sèche, et le liquide qui l'humecte a une teinte jaunâtre, qui s'étend aux surfaces articulaires elles-mêmes. Les articulations carpiennes de la deuxième rangée sur la première semblent, au moins pour celles du trapèze et trapézoïde, avoir glissé de telle sorte, que la partie supérieure de ces os est placée sur un plan un peu postérieur à celui du scaphoïde et du semi-lunaire (main droite). A gauche, cette disposition de la main n'existe pas; mais en revanche la tête ou partie supérieure des deuxième et troisième métacarpiens a légèrement glissé sur les os du carpe, avec lesquels ils s'articulent et forment par cela même une saillie légère que renforce la terminaison des radiaux.

Les artères des membres supérieurs, vides de sang, ne paraissent pas avoir subi de diminution dans leur calibre; leurs parois ont la consistance et la couleur normales. Les veines sont dans leur état naturel, le sang qu'elles contiennent est en partie coagulé.

Poitrine. La trachée-artère et les bronches sont saines, la muqueuse est rosée et ferme; les poumons sont libres d'adhérences : leur tissu crépite dans toute son étendue; il y a de l'engouement cadavérique à leur partie postérieure, d'où il s'écoule, quand on l'incise, une quantité notable de sérosité spumeuse et sanguinolente; quelques cuillerées de sérosité dans l'une et l'autre plèvre. Le cœur, plus volumineux que le poing du sujet, a son tissu flasque et décoloré. Ses cavités droites sont remplies de sang coagulé; celles du côté gauche sont vides; la cavité ventriculaire de ce côté paraît plus large que dans l'état normal; ses parois ne sont pas sensiblement amincies. L'aorte, d'un calibre en rapport avec le cœur, est parsemée de plaques jaunâtres, semi-cartilagineuses, revêtues par la membrane interne, mince, demi-transparente et blanche; les veines caves supérieures et inférieures contiennent une assez grande quantité de sang en partie coagulé; leur tissu n'offre rien de remarquable.

La cavité du petit bassin renferme de six à huit onces de sérosité citrine.

Canal digestif. L'aspect général de l'intestin est blanchâtre; il est légèrement distendu par des gaz.

Pharynx et œsophage sains, muqueuse pâle. La muqueuse de l'estomac présente un peu de rougeur à son grand cul-de-sac, sa consistance est cependant normale; elle est blanche, ferme et mamelonnée dans le reste de son étendue; le duodénum a un aspect gris, verdâtre; le tubercule d'orifice des voies biliaires est extrêmement développé; le jéjunum et l'iléon offrent, à des distances variables, plusieurs plaques, larges comme trois doigts, d'un rose foncé, sous lesquelles la muqueuse paraît plus molle que dans les autres parties ; les follicules et les glandes de Peyer s'aperçoivent à peine. Le cœcum n'offre rien de notable, non plus que la partie ascendante du colon, dont la muqueuse est blanche et consistante ; la muqueuse du colon transverse présente un assez grand nombre de follicules, remarquables à leur centre par un point noirâtre ; dans cette portion du colon la muqueuse est plus épaisse, et paraît plus molle, à en juger par la longueur des lambeaux qu'on en extrait. La portion descendante du colon, l'S iliaque et le rectum, n'offrent rien de notable, si ce n'est çà et là quelques taches rosées, peu étendues ; la muqueuse est normale.

Le foie, peu volumineux, grisâtre, est très-dur ; son tissu a un aspect gris pâle, et la structure granulaire y est très-développée ; la vésicule présente à sa face interne une couche épaisse de mucus verdâtre ; elle contient une très-petite quantité de bile. La rate, peu volumineuse, se déchire facilement ; son tissu est d'un rouge vineux. Les ganglions mésentériques, médiocrement développés, sont fermes et d'un gris blanchâtre. Les reins n'offrent rien de notable dans leur tissu : les uretères et la vessie sont parfaitement sains.

OBSERVATION X.

Paralysie du poignet, des doigts et de la cuisse ; bégaiement et aphonie. — Comparaison entre les effets curatifs de la strychnine, employée suivant la méthode endermique, et ceux des vésicatoires simples. — Guérison.

Laurent Huguet, âgé de trente-six ans, Suisse et ancien garde royal, d'une forte constitution, d'un tempérament sanguin, habituellement bien portant, a fait quelques excès, pendant douze ans qu'il a été militaire : il a eu deux à trois maladies vénériennes et un ictère. Au mois de novembre 1827, il fut travailler, étant en parfaite santé, à la manufacture de blanc de céruse du Pecq, près Saint-Germain-en-Laye. Six semaines s'étaient à

peine écoulées, que Huguet fut pris de la colique de plomb ; il
entra à l'hospice de Versailles, où il fut traité au moyen de ventouses scarifiées, de saignées locales et générales et de doux
laxatifs, comme huile de riccin, etc.; la guérison était complète
au bout de trois semaines : alors le malade passa quinze jours
chez lui, sans travailler ; ce temps expiré, il fut repris de colique et rentra à l'hospice de Versailles. On voulut encore traiter cette maladie la seconde fois comme la première. Mais la
colique résista au traitement, et insensiblement il survint une
paralysie des quatre membres. Trois mois furent employés à
combattre la paralysie et la colique; on parvint à guérir presque
complètement la colique, mais la paralysie n'éprouva aucun
amendement. Huguet sortit de l'hospice, resta chez lui huit
jours, puis il se fit apporter à Paris, à l'hôpital de la Charité,
dans la salle Saint-Charles, service de M. Fouquier, avril 1828.
Le médecin essaya d'abord de guérir la colique, et pour cela il
employa le traitement de la Charité, un peu modifié ; il fit faire
aussi plusieurs applications de sangsues, de ventouses scarifiées
sur l'abdomen, et même quelques saignées générales. La colique
fut entièrement guérie au bout de trois semaines; mais la paralysie, au lieu de diminuer, augmenta tellement que le malade
fut dans l'impossibilité d'exercer le plus léger mouvement dans
son lit ; en même temps il survint de l'aphonie. M. Fouquier essaya encore pendant quelque temps et à plusieurs reprises le
traitement de la Charité modifié ; enfin il donna en pilules l'extrait alcoolique de noix vomique. Huguet resta trois mois à la
Charité; il en sortit un peu soulagé de sa paralysie. Les premiers jours du mois d'août, il se fit transporter chez lui à Versailles, et quelques jours après il rentra encore à l'hospice de cette
ville. Quatre moxas furent appliqués le long de la colonne vertébrale, deux au cou et deux sur les régions lombaires. Des
frictions furent aussi pratiquées tout le long de l'épine. Pendant
l'action de ce traitement, il survint une amélioration marquée
dans la paralysie, au point que le malade parvint à marcher à
l'aide de béquilles, et à s'aider tant soit peu de ses membres supérieurs pour manger, boire, etc. Le mouvement revint d'abord

dans les pieds, puis dans les jambes, les cuisses, les bras, les avant-bras et les mains. Huguet, fatigué de la vie d'hôpital, en sortit deux mois après son entrée, dans l'état que nous venons d'indiquer. Sa paralysie ne lui permettait aucun travail; il resta chez lui pendant trois ans. Au mois d'avril 1831, dans l'espace de trois mois, la maladie disparut complètement et sans remède. La guérison suivit le même ordre que nous avons mentionné plus haut. La face dorsale de la main demeura un peu convexe, et le poignet et les doigts étaient encore légèrement inclinés. Huguet fut alors travailler à la campagne pendant dix-huit mois; puis il revint à Versailles, et se fit charretier; au mois de juillet 1833, forcé d'abandonner sa nouvelle profession , il alla travailler à la manufacture de blanc de céruse du Pecq. Au bout de trois semaines il fut pris de colique, qu'il essaya de guérir par des lavements émollients, des tisanes rafraîchissantes, traitement qui lui avait été prescrit par un médecin de Versailles. La colique ne disparaissant point, il alla trouver un pharmacien, qui lui donna une potion purgative ordinaire. Le jour que la médecine fut prise, notre malade s'enivra d'une manière complète; le lendemain il éprouva de très-fortes coliques, et de la faiblesse dans les membres , qui se transforma bientôt en une véritable paralysie. Cette dernière colique fut guérie à l'hospice de Versailles, mais cette fois par le traitement de la Charité et dans l'espace de huit jours. Enfin Huguet revint à la Charité dans le service de M. Rayer, le 1er septembre 1833. On traita sa paralysie par la strychnine à l'intérieur et à l'extérieur, et par des bains sulfureux. Malgré les instances du médecin, ce malade voulut sortir à demi guéri les premiers jours d'octobre; mais la paralysie augmenta bientôt, quoiqu'il ne s'exposât point à l'influence des émanations saturnines, et il fut reçu de nouveau à la Charité, salle Saint-Michel, n. 14, le 24 octobre 1833.

Côté droit, membre supérieur. — Le poignet reste habituellement incliné de manière à former un angle presque droit avec l'avant-bras; il y a possibilité de le fléchir davantage; ses mouvements d'extension, d'abduction et d'adduction ne peuvent plus s'accomplir : il est un peu tourné en dedans, de sorte que l'extrémité inférieure du radius forme une saillie très-prononcée à son côté externe. Les doigts sont inclinés sur le métacarpe, à angle obtus qui se rapproche beaucoup de l'angle droit ; ils peuvent encore s'étendre et s'écarter tant soit peu ; les dernières phalanges ne sont que légèrement fléchies sur les secondes ; la main ne se ferme qu'incomplétement ; dans ce mouvement, l'extrémité inférieure des doigts vient correspondre presque à la partie moyenne des régions thénar et hypothénar ; les mouvements d'opposition du pouce et du petit doigt sont nuls ; tous les autres mouvements du membre supérieur sont conservés, mais ils sont tous un peu lents et faibles. La face dorsale de la main est convexe ; elle présente deux saillies prononcées, que forme la tête des deuxième et troisième os métacarpiens ; la face postérieure de l'avant-bras est singulièrement amaigrie, flasque, mollasse et émaciée ; tandis que l'antérieure semble encore avoir conservé quelque chose de son volume normal ; la peau est jaunâtre et terreuse.

Membre inférieur. — Le malade éprouve beaucoup de difficulté à étendre la jambe sur la cuisse ; ce mouvement ne peut s'accomplir dans ses dernières limites. La jambe est demi-fléchie sur la cuisse, elle peut l'être encore davantage, mais non complétement ; la station prolongée est impossible ; la marche est pénible et chancelante, le malade traîne son pied par terre, aussi la moindre inégalité du sol le fait tomber facilement ; il éprouve beaucoup de difficulté à descendre les escaliers, il en éprouve moins à les monter ; quand il est fatigué, le sentiment de lassitude se fait sentir spécialement dans les genoux ; tous les autres mouvements du membre abdominal sont libres ; la partie antérieure de la cuisse est réduite à un état d'atrophie bien marqué, qui tranche avec les autres parties du membre.

Le *côté gauche* est presque aussi paralysé que le côté droit.

La voix du malade est affaiblie, il bégaie un peu.

Les parties malades ont conservé leur sensibilité normale. Le pouls est faible, lent, mou et facile à déprimer ; il existe un sentiment de pesanteur dans les articulations des parties paralysées. Dents noirâtres, gencives bleuâtres ; l'haleine est fétide,) ı reste, toutes les fonctions de l'économie s'exercent parfaitement bien; la constitution semble encore en bon état; le tronc a conservé un médiocre embonpoint qui contraste avec la maigreur des membres et surtout des parties malades.

Traitement. — Le 26 octobre, une pilule de strychnine de un quart de grain.

Le malade éprouve quelques secousses vers les moignons des épaules et dans les mollets.

Le 27, même dose et même effet.

Le 28, un peu de raideur à la mâchoire inférieure; crampes dans les mollets.

Le 29, point d'effets.

Les 30 et 31, picotements et secousses dans les bras. La strychnine a été donnée à la dose de un quart de grain. L'action a commencé une ou deux heures après l'ingestion du médicament, et a duré de deux à trois heures.

Le 1er novembre, application d'un vésicatoire à la partie moyenne de la face dorsale de chaque avant-bras.

Le 2, application de un quart de grain de strychnine sur le vésicatoire du membre droit; trois quarts d'heure après, démangeaison, mouvements vermiculaires qui alternent avec des mouvements de projection et de rétraction des avant-bras, et surtout du droit; ces effets durent une demi-heure. Déjà une amélioration notable se fait sentir dans le poignet et les doigts du côté droit, qui ne sont pas maintenant plus fléchis que ceux du côté gauche.

Le 3, abondante suppuration du vésicatoire droit; celle du vésicatoire gauche l'est moins; un quart de grain d'alcali sur le vésicatoire droit; pansement à neuf heures un quart; à onze heures un quart, fourmillements dans les doigts et le poignet; puis, mouvements de projection et de rétraction depuis le bout des doigts jusqu'au coude, accompagnés de secousses un peu fortes; frissonnement glacial depuis les doigts jusqu'à l'épaule, coïncidant avec une douleur rongeante dans tout le membre; sentiment de brûlure à la place du vésicatoire. Ces phénomènes durent jusqu'à cinq heures du soir, et s'enchaînent de diverses manières; ils ont lieu avec beaucoup plus d'énergie du côté droit que du côté gauche. Le lendemain matin, le malade ressent encore des mouvements de projection et de rétraction; les mains et les doigts sont raides et engourdis.

Le 4, dose, heure et mode de pansement *idem*; à onze heures et demie, secousses depuis le coude jusqu'à l'extrémité des doigts, d'abord du côté droit, puis du côté gauche, et qui bientôt se font sentir depuis les genoux jusqu'aux orteils; froideur générale de tous les membres et du tronc, suivie, au bout de demi-heure, d'une moiteur générale; puis froideur, moiteur, et ainsi de suite presque toute la journée; crampes très-fortes dans les membres; sentiment de brûlure dans l'avant-bras droit; vive céphalalgie frontale, engourdissement dans les mâchoires; sentiment d'une barre qui va d'un hypocondre à l'autre; bâillements très-fréquents, surtout pendant l'action de la strychnine. Une grande amélioration a déjà eu lieu; ainsi, en mettant la main et l'avant-bras de champ, les poignets et les doigts peuvent être fléchis et étendus alternativement d'une manière presque complète. Cet heureux résultat est plus marqué à droite qu'à gauche.

Le 5, dose, heure et mode de pansement *idem*; à onze heures trois quarts, douleur tantôt déchirante, tantôt lancinante dans l'avant-bras droit seulement; secousses dans tous les membres supérieurs et inférieurs; le malade se plaint, dans les avant-bras, d'une sensation semblable à celle produite par l'introduction d'une sonde dans les chairs; quelques coliques; céphalalgie frontale et épicrânienne; frissonnement qui n'est point suivi de moiteur; le membre supérieur droit est recouvert d'une sueur abondante; les dents sont douloureuses, et les mâchoires éprouvent de la raideur; bâillements et pandiculations toute cette journée.

Le 6, la surface des vésicatoires étant en grande partie sèche et recouverte de fausses membranes, l'action de la strychnine a été peu marquée : elle s'est bornée à un sentiment de déchirure dans tout l'avant-bras droit et à quelques bâillements; le tout a commencé vers midi et fini à une heure; l'amélioration se soutient.

Le 7, application d'un vésicatoire sur la face dorsale du poignet droit et dans la partie supérieure de la face postérieure de l'avant-bras gauche.

Le 8, les vésicatoires n'ayant pas bien pris, on les charge de nouvelle poudre cantharide.

Le 9, application de un demi-grain de strychnine sur le vésicatoire du côté droit; deux heures après, engourdissement et picotements semblables à des piqûres d'épingles dans l'avant-bras droit; une secousse dans les lombes; crampes très-fortes dans les doigts, les mains, les avant-bras, les cuisses et les jambes; les mâchoires se ferment un peu convulsivement; elles sont très-douloureuses; il semble au malade que ses dents branlent et qu'elles sortent de leurs alvéoles. La paralysie de la cuisse est presque entièrement guérie; pour descendre et monter les escaliers, le malade n'a plus besoin de s'accrocher avec les mains à la rampe, il ne traîne presque plus le pied, et la marche ainsi que la station sont assurées.

Le 9, dose, heure et mode de pansement *idem*. A midi, secousses et engourdissement, picotements et raideur dans tout l'avant-bras droit; dans le gauche quelques picotements; crampes dans tous les membres, mais plus fortes dans l'avant-bras droit que partout ailleurs; frissonnement général suivi de moiteur; serrement spasmodique des mâchoires; les dents tremblent dans leurs alvéoles, les gencives sont saignantes; céphalalgie. Le sentiment de pesanteur des coudes, des poignets, des doigts et des genoux est presque totalement disparu; l'abduction et l'adduction des doigts commencent à s'effectuer. La surface du vésicatoire du côté droit est couverte d'une grande quantité de pus; celle du côté gauche est déjà recouverte de fausses membranes.

Le 10, dose, heure et mode de pansement *idem*; à onze heures, douleur dilacérante, secousses très-vives dans l'avant-bras droit; fourmillements dans les doigts et les mains; sentiment de projection et de rétraction des membres supérieurs; douleurs et contractions spasmodiques dans les mâchoires; céphalalgie générale; fortes crampes dans les jambes et les mains :

ces effets ont continué jusqu'au lendemain matin. L'appétit est augmenté depuis l'emploi de la strychnine ; le malade est souvent pris de somnolence pendant l'action de l'alcali.

Le 11, dose, heure et mode de pansement *idem*; à midi, fourmillements dans les poignets et les doigts; sentiment d'arrachement dans les avant-bras ; cuisson et brûlure dans les mains et les poignets; puis secousses dans les avant-bras, les cuisses et surtout les mollets ; raideur très-prononcée dans l'avant-bras, le poignet et les doigts du côté droit, au point que le malade ne peut exécuter aucun mouvement de flexion et d'extension ; céphalalgie, maux de dents, bâillements et assoupissement ; ces effets durent jusqu'à cinq heures du soir.

Le 12, la surface du vésicatoire droit est recouverte de pus et de petites membranes jaunâtres, tomenteuses, formées par le pus concrété; le vésicatoire gauche est sec.

Le 13, dose, heure et mode de pansement *idem*. A deux heures après midi, sentiment d'arrachement dans les avant-bras et les mains, secousses et crampes dans tous les membres.

Le 14, point d'effet; la surface du vésicatoire est recouverte en grande partie de fausses membranes.

Le 15, quelques secousses, picotements et fourmillements çà et là dans les membres et surtout dans les cuisses. La paralysie de la cuisse est entièrement guérie ; les mouvements d'abduction et d'adduction des poignets peuvent être un peu exercés dans le sens de l'extension. Le poignet gauche est toujours moins bien que le droit. Le malade parvient à redresser ses poignets en leur imprimant une légère secousse au moyen des bras et des avant-bras.

Le 16, application de deux nouveaux vésicatoires, dont l'un sur la face dorsale du poignet gauche, et l'autre sur la partie supérieure de la face dorsale de l'avant-bras droit.

Le 17, à neuf heures, application de un tiers de grain de strychnine sur le vésicatoire dénudé du poignet gauche. A dix heures un quart, picotements dans les extrémités des doigts, puis secousses continues pendant une demi-heure dans les avant-bras et les mains, suivies de douleurs dilacérantes et de raideur qui s'opposent à tous les mouvements de flexions et d'extension. Tous ces effets arrivent dans cet ordre de demi-heure en demi-heure pendant cinq à six heures. Céphalalgie générale très-forte ; il semble au malade qu'on lui enlève la partie supérieure du crâne ; les muscles du col se contractent tellement que tous les mouvements de rotation latérale de la tête ne peuvent plus avoir lieu ; quelques coliques passagères ; crampes très-fortes et très-fréquentes dans les membres inférieurs, et picotements si énergiques à la plante des pieds, que la station et la marche sont impossibles. Vers trois heures après-midi, tout-à-coup défaillance, quelques envies de vomir suivies de frissonnements tout le long de la colonne vertébrale ; l'action de la strychnine se fait sentir avec plus de force dans le côté gauche que dans le côté droit, elle dure jusqu'au lendemain matin.

Le 18, le malade affirme éprouver une plus grande légèreté que la veille dans les doigts et les poignets ; et en effet, il les remue avec beaucoup plus de facilité. Dose, heure et mode de pansement *idem*. Brûlure, secousses, sensation de mouches qui piquent, sentiment d'arrachement dans les avant-bras, secousses dans la cuisse droite jusqu'aux genoux ; point de côté à gauche ; céphalalgie ; le vésicatoire gauche est en bon état de suppuration ; le droit est presque entièrement sec.

Le 19, dose, heure et mode de pansement *idem*. Vers onze heures, fourmillements dans les doigts, secousses vives dans les poignets, et douleurs dilacérantes dans les avant-bras : ces effets sont plus marqués à gauche qu'à droite. A trois heures après midi, secousses depuis les épaules jusqu'au bout des doigts ; crampes très-fréquentes dans les membres inférieurs ; un peu de colique et de raideur à la nuque ; céphalalgie.

Le 20, dose, heure et mode de pansement *idem*. Vers onze heures, élancements, picotements, douleurs dilacérantes, sentiment de projection et de rétraction fort et énergique dans les avant-bras et les mains ; puis élancements dans les genoux et fourmillements à la plante des pieds. A trois heures, secousses dans les avant-bras et les mains, crampes dans les jambes et les cuisses, à la nuque et à la plante des pieds ; enfin céphalalgie et quelques légères coliques ; le poignet s'étend, va facilement dans l'abduction et l'adduction, et surtout dans ce dernier sens, lorsque le membre est placé de champ ; les doigts indicateurs, auriculaire et le pouce s'étendent preque complétement ; les doigts médius et annulaire n'accomplissent encore ce mouvement qu'avec difficulté ; l'abduction et l'adduction des doigts commencent à s'effectuer, ainsi que les mouvements d'opposition du pouce et du petit doigt. Le bord cubital du poignet et de la main est moins concave, et leur bord radial moins convexe. La guérison du côté gauche est aussi avancée que celle du côté droit. Le vésicatoire est déjà bien sec.

Les 21, 22, 23, point d'effets de la strychnine.

Le 24, application d'un vésicatoire sur la face dorsale de l'avant-bras gauche, à la jonction de son tiers moyen avec son tiers inférieur. La surface de ce vésicatoire n'a jamais été assez irritée pour déterminer les effets de la strychnine, toujours donnée à la dose de un tiers de grain, et cela à cause du mauvais mode de pansement.

Cependant, le 28, quelques picotements, fourmillements, secousses, élancements dans l'avant-bras gauche.

Le 30, application d'un vésicatoire à la partie inférieure de la face dorsale de l'avant-bras droit.

Le 1ᵉʳ décembre, application de un demi-grain de strychnine sur le vésicatoire, dont la surface est bien nette et assez irritée ; douleurs contusives, secousses et élancements depuis l'épaule jusqu'au bout des doigts ; le côté gauche n'a ressenti que quelques picotements et fourmillements.

Le 2 décembre, dose et mode de pansement *idem*. Picotements, fourmillements, secousses, élancements dans les avant-bras ; dans les cuisses et les jambes, mouvements convulsifs, contractions spasmodiques dans les sens les plus variés ; point de côté, qui occasionne une telle dyspnée que le malade est obligé de s'assoir sur son séant ; quelques coliques et bâillements.

Le 3, à neuf heures, un demi-grain de strychnine sur le vésicatoire. A onze heures, picotements, fourmillements, élancements et secousses dans les doigts et les avant-bras, mais plus forts à

droite qu'à gauche ; crampes dans tous les membres ; le vésicatoire commence déjà à se sécher et à se couvrir de fausses membranes.

Le 4, point d'effets ; application d'un vésicatoire à la partie
supérieure de la face postérieure de l'avant-bras gauche. La guérison marche toujours assez promptement.

Le 5, application de un demi-grain d'alcali sur la surface dénudée du nouveau vésicatoire ; deux heures après, picotements
et élancements dans les avant-bras, suivis de secousses vives qui
se propagent dans les membres abdominaux, où déjà se sont
déclarées de fortes et fréquentes crampes.

Le 6, dose et mode de pansement *idem*. Picotements, fourmillements, douleurs dilacérantes et secousses, plus particulièrement dans l'avant-bras droit; crampes dans les membres inférieurs; quelques coliques et céphalalgie.

Le 7, dose et mode de pansement *idem*. Trois heures après,
fourmillements, picotements avec secousses dans les avant-bras;
crampes dans les cuisses et les jambes; céphalalgie, bâillements.

Le 8, dose et mode de pansement *idem*. Picotements, secousses
et crampes dans les avant-bras; crampes dans les membres abdominaux, point de côté.

Le 9, dose et mode de pansement *idem*. Le vésicatoire se recouvre déjà de fausses membranes; fourmillements et quelques
secousses dans les doigts, surtout du côté droit.

Le 10, dose et mode de pansement *idem*. Crampes dans les
membres; quelques coliques et bâillements.

Les avant-bras du malade, ainsi que les poignets, étant tout
cicatrisés par l'application des vésicatoires, on se prépare à donner la strychnine à l'intérieur et les bains sulfureux, lorsque le
malade veut s'en aller. Voici dans quel état il se trouve : le poignet est légèrement fléchi sur l'avant-bras; il peut être étendu
avec assez de facilité, surtout lorsque les doigts sont préalablement demi-fléchis; ses mouvements d'abduction et d'adduction
sont libres. Les doigts se fléchissent et s'étendent à volonté ; le
malade peut fermer complétement la main, qui serre assez fortement les objets qu'elle saisit ; les doigts peuvent s'écarter et se

rapprocher avec assez de facilité. Tous ces mouvements sont encore un peu faibles et lents. La face dorsale de la main n'est plus aussi convexe; les bords radiaux et cubitaux ont repris presque entièrement leur forme ordinaire. Les membres inférieurs sont revenus complètement à l'état de santé.

Huguet est retourné prendre son état de charretier; nous l'avons vu il y a peu de temps; la guérison se soutient toujours parfaitement bien.

OBSERVATION XI.

Paralysie primitive du poignet et des doigts chez une femme, côté droit; paralysie des doigts, de leur muscle extenseur commun, côté gauche. — Insuccès des bains sulfureux; amélioration à l'aide de la strychnine; guérison pendant le cours d'une variole; discrète.

Hortense Bienville, âgée de vingt-un ans, d'un tempérament nerveux et d'une constitution grêle, travaille à l'état de polisseuse en caractères depuis l'âge de neuf ans. Cette jeune fille assure que pendant tout ce laps de temps, elle n'a point été atteinte de colique, de paralysie ou de douleurs des membres, d'encéphalopathie. Jamais elle n'a été malade. Au commencement de janvier 1835, à la suite d'un surcroît de travail, elle fut prise de douleurs et de paralysie de l'épaule droite; le tout disparut dans l'espace de quinze jours, pendant l'application successive de trois vésicatoires sur cette région. Mais un tremblement léger, suivi de paralysie, s'empara aussitôt des doigts de chaque côté, et gagna en dernier lieu les poignets. Cette paralysie fut combattue à l'hospice clinique de l'Ecole, par des bains sulfureux, des frictions camphrées, et l'électro-puncture; ce dernier moyen devenant insupportable à la malade, elle sortit de l'hospice incomplétement guérie. Elle entra un mois après à la Charité, salle Saint-Jean de Dieu, service de M. Bouillaud, dans l'état suivant.

Côté droit. — Le poignet se trouve fortement fléchi sur l'avant-bras, il ne peut être porté dans l'extension, l'abduction ou l'adduction. Les doigts sont considérablement fléchis sur le métacarpe, ils peuvent être un tant soit peu étendus, surtout l'indicateur ; une fois la main fermée, leurs extrémités inférieures viennent se placer un peu au-dessous des régions thénar et hypothénar. Enfin ils ne peuvent s'écarter sensiblement que dans le sens de la flexion. Le mouvement d'adduction du pouce est libre, celui d'opposition et d'abduction ne peut avoir lieu. Les autres mouvements du membre s'exécutent comme dans l'état de santé. La sensibilité est conservée; la malade se plaint seulement d'une sensation de pesanteur au poignet et aux doigts.

Côté gauche. — Le poignet, lorsque la main est fermée préalablement, s'étend et se fléchit facilement. Les deux doigts du milieu sont à demi fléchis sur le métacarpe, et ne peuvent s'étendre; lors de l'occlusion de la main, leur extrémité correspond à la partie médiane des régions thénar et hypothénar : les doigts indicateur et auriculaire sont recourbés, un peu fléchis, incomplètement extensibles, situés au-dessus des doigts médians ; si la malade ferme les mains, leur extrémité inférieure vient se placer fort au-dessous des régions thénar et hypothénar, mais ne peut arriver à l'extrémité inférieure de la région métacarpienne. Les mouvements d'opposition et d'adduction du pouce et de l'auriculaire s'exécutent facilement ; il n'en est pas de même de celui d'abduction du premier, qui ne peut avoir lieu. Les doigts du milieu s'écartent et se rapprochent moins facilement que l'indicateur et l'auriculaire. Le sentiment de pesanteur des doigts est moins prononcé qu'à droite. Sensibilité également conservée.

Sous l'influence d'une émotion quelconque, les poignets et les mains s'agitent et tremblottent avec la plus grande facilité.

Bon état de la langue et des voies digestives. Selle tous les jours. Respiration et circulation normales. Intelligence intacte; absence de tout phénomène morbide vers la tête et le long du rachis. La malade affirme ne s'être pas couchée dans un lieu humide, sur l'herbe; jamais elle n'a eu de maladies vénériennes, ni de douleurs ostéocopes.

Bains sulfureux pendant huit jours; aucun changement dans

l'état de la paralysie. Vésicatoire sur chaque bras; amélioration dès le premier jour, qui se continue lentement et durant l'application journalière de la strychnine, qu'on administre pendant un mois à la dose de un quart de grain.

Le 8 juin, une variole discrète se déclare, quoique la malade assure, d'après le ouï-dire de ses parents, qu'elle a été atteinte de la petite vérole à l'âge de quinze mois. L'éruption, quoique non confluente, envahit tout l'extérieur du corps, et détermine un léger mouvement fébrile; les pustules sont assez grosses. Dès ce moment on sèche les vésicatoires, et on supprime la strychnine. Et cependant, chose étonnante, la paralysie, à partir de cette époque, fait des progrès vers la guérison, beaucoup plus rapides qu'avant l'arrivée de l'exanthème. Enfin la malade sort parfaitement guérie les premiers jours de juillet.

OBSERVATION XII.

1°. *Paralysie incomplète des doigts et du poignet, côté droit. Paralysie de l'extenseur propre du gros orteil droit. — 2°. Colique et arthralgie légères. — Bains sulfureux et frictions ; strychnine. — Guérison.*

Le nommé François Mullet, peintre en bâtiments, âgé de vingt ans, d'une faible constitution, présentant tous les caractères assignés au tempérament lymphatique, entra, le 10 mai 1833, à l'hôpital de la Charité, dans le service de M. Lerminier, pour s'y faire traiter de la colique de plomb. Ce jeune homme a toujours eu une très-mauvaise santé jusqu'à l'âge de douze ans; il a toujours été et est encore très-sujet aux épistaxis, ainsi qu'aux affections abdominales, même avant son apprentissage de peintre. Mullet n'avait que quatorze ans quand il commença à apprendre l'état de peintre en bâtiments; depuis ce temps il éprouve presque continuellement des maux de tête et de petites coliques qui durent plus ou moins long-temps, et qui cependant ne l'empêchent pas de continuer son travail; à chaque retour de coliques, il ressent toujours de la douleur vers la région inférieure de la colonne vertébrale, mais sur les parties moyennes et latérales de la région lombaire. Ce malade nous a encore assuré avoir eu, à l'âge de quinze ans, une fièvre cérébrale. Quoi qu'il en soit, Mullet travaillait à son état depuis quatre ans, lorsqu'il fut attaqué de la première colique de plomb bien caractérisée, qui fut guérie radicalement à la Charité, dans le service de M. Lerminier. Cette colique ne fut accompagnée ni suivie d'aucun symptôme de paralysie.

Le 20 avril 1833, un tremblement survint tout-à-coup dans la main droite du malade, pendant qu'il travaillait; huit jours s'écoulèrent sans qu'il s'aperçût de faiblesse, de flexion ni de douleur dans la main, où il n'existait qu'un tremblement continu, énergique, et qui le gênait beaucoup dans son travail. Au bout de ce temps, les doigts médius et annulaire de cette main se sont fléchis graduellement, au point que le malade ne s'apercevait presque point de cette faiblesse progressive.

Le 8 mai, des coliques commencèrent à se faire sentir; et dans l'intervalle de deux jours, une colique saturnine bien manifeste se déclara. Mullet vint à l'hôpital de la Charité; on guérit la colique qui était modérée, par le traitement ordinaire de la Charité dans l'espace de quatre à cinq jours. Pendant le traitement, les doigts auriculaire, indicateur, et le pouce se fléchirent et arrivèrent au même degré de flexion forcée que les deux autres doigts; le poignet fut bientôt lui-même incliné d'une manière permanente sur l'avant-bras; le gros orteil du pied droit se fléchit sur la face plantaire; enfin un tremblement léger accompagné de faiblesse s'empara de la main gauche. En même temps que la contractilité animale disparaissait dans les membres supérieurs, l'exaltation de la sensibilité abdominale envahissait les membres abdominaux. Des douleurs contusives se faisaient sentir vivement à la partie antérieure des cuisses, dans les genoux, dans les mollets et à la plante des pieds; quelques douleurs répondaient aussi à la région lombaire. Toutes ces douleurs disparurent entièrement avec la colique; la paralysie seule resta.

Voici l'état des parties malades, le 17 mai :

Côté droit. Le poignet est habituellement fléchi à angle obtus sur l'avant-bras. La concavité qui existe dans l'état normal au bord cubital du poignet est effacée ; elle est remplacée par une légère convexité ; la convexité du bord radial du poignet s'est, au contraire, transformée en concavité : ce qui fait que le poignet et la main en totalité sont déviés en dehors. Le poignet peut encore être redressé sur l'avant-bras, mais dans ce mouvement il est porté, avec la main, dans l'abduction, et jamais dans l'adduction ; on voit facilement, dans ce mouvement d'extension, la contraction énergique des muscles radiaux, tandis que dans le cubital postérieur on n'aperçoit ni on ne sent le plus léger frémissement musculaire. Les doigts sont fléchis presque à angle droit sur le métacarpe, les deux doigts du milieu semblent encore un peu plus inclinés que les autres; et, malgré tous les efforts de la volonté, ils n'éprouvent aucun mouvement bien marqué d'extension; ils peuvent aussi s'écarter tant soit peu les uns des autres, mais dans le sens de la flexion. Le pouce n'est plus susceptible d'être porté complétement dans l'abduction ; son muscle grand abducteur reste toujours immobile. Le poignet peut être fléchi normalement sur l'avant-bras; il est impossible de fermer la main entièrement; dans ce mouvement, l'extrémité des doigts vient correspondre aux régions thénar et hypothénar; les dernières phalanges sont à peine fléchies sur les secondes. Les mouvements d'opposition et d'adduction du pouce, ceux d'opposition du doigt auriculaire, s'exécutent naturellement. Tous les autres mouvements de l'avant-bras s'accomplissent avec leur facilité ordinaire. Le gros orteil droit est fléchi fortement sur la face plantaire du pied ; il ne peut être étendu sur le dos du pied ni être mis de niveau avec les autres orteils. Tous les autres mouvements du pied et des orteils sont conservés. La main et l'avant-bras sont encore affectés d'un léger tremblement, qui n'est point continu. Cette paralysie s'est déclarée sans être précédée de douleur dans les parties affectées et le long de la colonne vertébrale ; car les douleurs des lombes que le malade a éprouvées se rattachent évidemment à l'arthralgie et non à la paralysie de plomb. La sensibilité n'a jamais été perdue ni diminuée; elle s'est toujours conservée intacte. La pression et les mouvements forcés des parties paralysées n'excitent point de douleur; le froid non plus n'exerce aucune influence sur les organes malades. Un sentiment de pesanteur affecte les coudes et surtout les poignets. Les mouvements d'extension du poignet, des doigts du côté gauche, sont un peu faibles et lents. Le volume des avant-bras, des poignets et des mains a été mesuré à toutes les distances possibles; l'avant-bras, le poignet et la main, du côté droit, ont été trouvés moins volumineux de quatre à cinq lignes environ que du côté gauche.

Le pouls est lent, faible et mou. L'haleine est fétide; dents, gencives, caractère ordinaire : toutes les autres fonctions de l'économie ont été trouvées intactes. Mullet ne peut attribuer à aucune cause sa maladie; il n'a point eu de surcroît de travail ni d'excès de fatigue qui pût rendre compte de son état; seulement nous avons appris que depuis trois à quatre ans il se livrait, même avec une certaine fureur, à la masturbation. Pour combattre la paralysie, M. Lerminier prescrit des frictions avec le liniment volatil cantharidé, des bains sulfureux, de la tisane de salsepareille et de gayac. Ce traitement ne produit aucun résultat avantageux. Le médecin, ne voyant point d'amendement dans la maladie, renvoie Mullet le 1er juin. Ce jeune homme est de nouveau reçu à la Charité, le 9 juin, dans le service de M. Rayer, salle Saint-Michel, n° 14. Il était toujours dans le même état où nous l'avions vu dans la salle Saint-Louis.

On prescrit des bains sulfureux pendant trois jours. On commence en même temps l'administration de la strychnine à l'intérieur, d'abord à la dose d'un huitième de grain, qui est élevée successivement jusqu'à deux tiers de grain, sans produire le plus léger phénomène.

Le 11 juin, à six heures du matin, le malade prend une pilule de strychnine qui contient deux tiers de grain de cet alcali; à neuf heures, tout-à-coup, sentiment de constriction à la mâchoire inférieure, qui est bientôt agitée de secousses convulsives; les secousses se portent à l'épigastre, et un grand engour dissement survient aux cuisses et aux jambes; cet état ne dure qu'une heure.

Le 16, demi-grain de strychnine; point d'effet.

Le 17, on revient à une pilule de deux tiers de grain; alors sentiment de constriction dans la mâchoire et de raideur à la nuque, secousses à l'épigastre, engourdissement dans les jambes et les épaules. Les effets commencent vers neuf heures et cessent à dix heures et demie.

Le 18, deux tiers de grain de strychnine ne produisent point d'effet.

Le 19, la même dose donne lieu à des secousses à la mâchoire inférieure et à la nuque, à de la céphalalgie, ainsi qu'à des secousses à l'épigastre et à un engourdissement des membres abdominaux et des épaules. Ces effets durent presque toute la journée. Le médicament est pris à six heures du matin; dès neuf heures il commence à agir.

Le 20 juin, même dose de strychnine; engourdissement dans les membres inférieurs, qui dure une demi-heure.

Le 21, le médicament, toujours à la dose de deux tiers de grain, occasionne des secousses dans les membres inférieurs, à l'épigastre, aux épaules, et enfin dans les bras, les avant-bras et les poignets, aussi énergiques à gauche qu'à droite.

Le 22, légères secousses dans les membres inférieurs et supérieurs; le malade prend le soir une nouvelle pilule de strychnine de deux tiers de grain, sans l'avis du médecin; c'est de la nouvelle strychnine qu'on n'a point encore employée. Le médicament est pris à sept heures et demie du soir; à huit heures, les membres inférieurs deviennent d'abord le siége d'engourdissement, de fourmillements et de picotements, suivis bientôt de vives douleurs et de secousses énergiques, qui gagnent l'épigastre, la nuque, les épaules, les bras, les avant-bras, les poignets et les doigts; les mâchoires sont fortement contractées l'une sur l'autre; le malade ne peut parler; tous les membres se contractent vivement et se raidissent, puis ils éprouvent des mouvements de projection et de rétraction instantanés; le pouls est accéléré, la chaleur du corps est plus grande qu'à l'ordinaire;

le malade ressent une vive céphalalgie et est baigné de sueur. Cette crise dure jusque vers deux heures après minuit. Alors un sentiment très-sensible de brisure et de raideur lui succède. On laisse le malade se reposer.

Le 23, le 24, on fait prendre une pilule contenant un tiers de grain de strychnine; les secousses sont encore extrêmement fortes.

Le 25, le malade est si fatigué, qu'il ne peut se remuer dans son lit; alors on supprime la strychnine. La paralysie du muscle cubital postérieur est beaucoup diminuée; ainsi le poignet peut être étendu sur le bras, en même temps que la main est portée un peu dans l'adduction; la concavité du bord cubital du poignet commence à reparaître. La main et le poignet gauches ont repris toute leur force ordinaire. Le gros orteil n'est presque plus fléchi sur la plante du pied; le malade peut maintenant marcher assez bien, sans éprouver les vives douleurs occasionnées par le frottement du gros orteil. Les autres parties paralysées n'ont pas fait de progrès sensibles vers la guérison.

Le 28, on reprend la strychnine à la dose de un tiers de grain. Le malade prend le médicament à six heures du matin, et à sept heures des secousses très-fortes ont lieu à la face, aux mâchoires, à la nuque, dans toute la longueur des membres inférieurs et supérieurs, à l'épigastre et dans tout l'abdomen; elles finissent de se faire sentir à neuf heures. Une raideur générale, accompagnée d'étourdissement et de torpeur, succède à ces secousses.

Le 29, les secousses sont moins fortes que la veille et durent moins long-temps.

Le 30, les secousses sont encore très-énergiques; mais elles ont été cette fois plus vives dans le membre paralysé que dans celui qui est sain; cet effet n'avait point encore été obtenu.

Le 1er juillet, le 2, le 3, point d'effets à la dose de un tiers de grain.

Le 4, un demi-grain de strychnine produit des secousses dans toute la longueur des membres supérieurs, accompagnées d'une forte sensation de chaleur; dans l'intervalle des secousses, les membres sont froids; douleur et serrement des mâchoires, au point que le malade ne peut ouvrir la bouche ni parler ; raideur des muscles du col, qui met obstacle à la flexion de la tête sur la poitrine; les paupières se contractent fortement; Mullet ne voit plus. L'épigastre est douloureux : les membres inférieurs sont raides; le médicament est pris à sept heures du matin; les effets commencent à neuf heures un quart et cessent à midi et demi.

Le 5, les douleurs et les secousses sont fortes dans les avant-bras; la contraction déterminée dans les muscles de la face postérieure et antérieure est si énergique, qu'un gonflement énorme formé par les muscles apparaît à la partie supérieure de l'avant-bras ; cet effet est beaucoup plus sensible dans le membre malade que dans le membre sain.

Le 6, mêmes effets que la veille.

Le 7, changement subit de l'état hygrométrique de l'atmosphère, temps froid et humide : douleurs, picotements dans tous les membres et à l'épigastre. Depuis deux jours, perte d'appétit, douleur presque continue à la région épigastrique ; langue belle et nette.

Le 8, secousses assez fortes dans les membres abdominaux, douleur à la mâchoire inférieure, à la tête, à l'estomac, dans le ventre et à la nuque; la température, ce jour-là, s'élève; elle est aussi beaucoup plus sèche que la veille.

Le 9, température froide et humide ; picotements, fourmillements dans tout le corps, mais principalement dans les membres supérieurs.

Le 10, température chaude, temps orageux; secousses extrêmement violentes dans tous les membres et à l'épigastre ; constriction douloureuse de la mâchoire inférieure.

Le 11, atmosphère humide, temps pluvieux; engourdissement dans les membres pelviens, à l'épigastre et à la mâchoire inférieure.

Le 12, température assez sèche et chaude ; sensation de chaleur picotante dans les parties paralysées; engourdissement des membres inférieurs et de la mâchoire.

Le 13, température humide, temps pluvieux : point d'effets, si ce n'est une grande propension au sommeil.

Le 14, temps orageux : vives secousses dans les membres inférieurs, sensation de compression aux poignets et aux doigts.

Le 15, temps noir, atmosphère humide : point d'effets.

Le 16, température sèche : secousses assez vives dans les membres, et surtout dans les parties paralysées.

Le 17, température sèche et chaude : secousses fortes, principalement dans les parties paralysées; contraction permanente des muscles de la face postérieure de l'avant-bras, qui forment une masse énorme à la partie supérieure.

Le 18, beau temps : secousses dans les membres supérieurs et inférieurs, à la nuque et tout le long de la colonne vertébrale, accompagnées d'engourdissement; sentiment de resserrement à l'épigastre, céphalalgie; les doigts commencent à s'étendre, et ils peuvent se fléchir comme dans l'état normal, c'est-à-dire que lorsque la main est fermée, leurs extrémités correspondent à sa paume; le poignet va toujours de mieux en mieux; une sensation de chaleur très-incommode se fait sentir dans les premières et secondes phalanges; cet accident ne dure que deux jours.

Depuis le 19 jusqu'au 25 juillet, rien de nouveau.

Le 25, on applique un vésicatoire à la partie supérieure de la face postérieure de l'avant-bras droit; on continue toujours la strychnine à l'intérieur à la dose de un demi-grain, comme on a toujours fait depuis le 4 juillet. Le vésicatoire produit une vive excitation. Le lendemain de son application, il semble que le poignet tombe moins qu'à l'ordinaire; des secousses à un degré modéré se font toujours sentir dans presque tous les membres, à l'épigastre et aux mâchoires, mais principalement dans les parties malades.

Le 9 août, application d'un nouveau vésicatoire au-dessous du précédent, qui n'imprime point à la maladie de progrès sensibles.

Le 10, le pouce commence à s'étendre assez bien; il peut se placer à la face palmaire des doigts; alors il leur fournit un point d'appui à l'aide duquel ils parviennent à s'étendre d'une manière très-marquée. Ce vésicatoire est vivement irrité; il suppure beaucoup. L'emploi de la strychnine ne présente rien de notable. Le malade étant un peu fatigué par la strychnine, on prescrit les bains sulfureux le 22 août. Pendant l'administration de ces bains, Mullet ne s'aperçoit pas d'une grande amélioration dans son état; cependant, le 15 septembre, les doigts s'étendent avec beaucoup plus de facilité que le 22 août, et le tremblement, qui auparavant revenait encore de temps en temps dans l'avant-bras, est entièrement dissipé.

On reprend encore la strychnine, à la dose d'abord de un quart de grain, puis d'un tiers, qui ne produit pas grand effet; un demi-grain, donné le 25 septembre, détermine des secousses extrêmement fortes dans tous les membres, dans les mâchoires, à la nuque et à l'épigastre, avec une violente céphalalgie. Les jours suivants, on diminue la dose; des pilules de un tiers de grain seulement sont ordonnées. Cette quantité détermine toujours des effets assez forts. Enfin, Mullet se sentant très-fatigué, on est encore obligé de suspendre l'emploi de la strychnine le 31 septembre. Quelques jours après la suspension de la strychnine, le malade se plaint d'une augmentation de faiblesse dans tout le corps et principalement dans les parties paralysées. La face est bouffie et plus pâle qu'à l'ordinaire; de l'œdème se manifeste aux parties inférieures. L'exploration des cavités pectorale et abdominale ne fait reconnaître aucune altération à laquelle l'hydropisie puisse être rationnellement attachée. Raifort en décoction, une pinte toutes les vingt-quatre heures. Au bout de huit jours, l'œdème a disparu, et le malade a recouvré ses forces.

Pendant tout le traitement par la strychnine, Mullet a éprouvé des bâillements fréquents, des pandiculations et de la somnolence, pendant et après l'action du médicament.

Il sort de l'hôpital le 25 octobre 1833, dans l'état suivant : les divers mouvements du poignet et des doigts s'exécutent aussi bien que ceux du côté sain, peut-être cependant avec un peu moins de force. On remarque encore que le poignet éprouve de la difficulté à s'étendre sur l'avant-bras, quand les doigts sont préliminairement étendus : au contraire, ce mouvement d'extension s'opère parfaitement bien quand les doigts sont légèrement fléchis. Dans le premier cas, les muscles extenseurs des doigts, étant contractés d'avance, ne peuvent aider le poignet à exécuter son mouvement d'extension, qui n'a lieu alors que par l'ation des muscles radiaux et cubital postérieur encore faibles ; dans le second cas, au contraire, les muscles extenseurs des doigts, en se contractant en même temps que les muscles extenseurs propres du poignet, parviennent facilement à produire ce mouvement. J'ai revu depuis ce malade ; la guérison se soutient parfaitement bien ; il semble que le poignet et les doigts du côté droit n'ont jamais été paralysés.

OBSERVATION XIII.

Paralysie du poignet et du pied. — Extrait alcoolique de noix vomique. — Guérison.

Une femme, nommée Casting, d'une assez forte constitution, et d'un tempérament nerveux, âgée de trente-six ans, entra, le 1ᵉʳ août 1833, à l'Hôtel-Dieu, salle Saint-Paul, n° 57, pour s'y faire guérir d'une paralysie saturnine. Cette femme, depuis quatorze mois, était employée, par son mari, marchand papetier, à étendre avec une spatule de la pâte de céruse sur le papier, qu'elle polissait ensuite pour lui donner le vernis nécessaire. Quatre à cinq mois s'étaient à peine écoulés depuis le commencement de ce travail, lorsqu'elle fut attaquée de colique de plomb. Elle fit appeler son médecin, qui prit la maladie pour une gastro-entérite, et la traita en conséquence à force d'antiphlogistiques, pendant quatorze mois, temps que dura la colique, avec des rémissions et des exacerbations plus ou moins fortes et plus ou moins fréquentes. Au mois de novembre 1832, au milieu d'une forte colique, cette femme fut prise de paralysie des doigts de la main droite, puis du poignet ; elle se rendit alors à l'hôpital Beaujon, dans le service de M. Renauldin, où elle fut traitée par les antiphlogistiques. Ce traitement fit disparaître la colique, mais augmenta la paralysie. A la suite surtout d'une saignée du bras, les poignets restèrent comme morts. Le 24 décembre, veille de Noël, Casting sortit de Beaujon, peu ou point guérie de la paralysie des doigts et des poignets ; elle retourna chez elle, où elle habita la seule et unique pièce qu'elle occupe et qui sert à la préparation du papier qu'on apprête avec le blanc de céruse. Au bout de huit jours, la colique revint, et la paralysie augmenta beaucoup. Elle entra à l'hôpital Saint-Louis, le 31 décembre ; elle sortit au bout de cinq jours ; la colique se passa d'elle-même, car on ne la combattit par aucun moyen. La malade retourna encore chez elle, où elle resta jusqu'au 4 février 1833. Pendant tout ce temps il survint encore des coliques et surtout de vives douleurs avec de la faiblesse aux chevilles et à la plante des pieds, ce qui rendait la marche difficile et même impossible. Le 4 février, elle vint à l'Hôtel-Dieu, dans le service de M. Husson ; la colique fut guérie au moyen de boissons et de lavements purgatifs ; puis la strychnine fut enfin administrée à l'intérieur pour combattre la paralysie ; elle produisit quelque amélioration : la faiblesse et les douleurs des chevilles disparurent. Au bout de trois semaines, cette femme, impatientée de la longueur de sa maladie, sortit de l'Hôtel-Dieu. Jusqu'au mois de juin, temps qu'elle passa chez elle, elle se porta bien, à cela près de la paralysie des poignets et des doigts. Au commencement de juin, Casting fut reçue quelques jours à l'hôpital Saint-Louis, service de M. Emery, pour y prendre des douches et des fumigations aromatiques, à l'effet de guérir sa paralysie. Cette médication ne fit que déterminer des crampes dans les mollets et à la plante des pieds ; enfin, en désespoir de cause, d'après l'avis de commères, elle se rendit cinq fois aux abattoirs, et plongea ses membres paralysés dans des seaux de sang de bœuf tout chaud ; elle y restait cinq quarts d'heure. Ce nouveau genre de médication occasionna une amélioration des plus notables. Les saillies formées par l'extrémité supérieure des deuxième et troisième métacarpiens disparurent ; les mouvements d'extension, d'abduction et d'adduction du poignet et des doigts revinrent presque à l'état normal. Casting retravailla aussitôt à l'état de son mari, et au bout de huit jours, elle fut reprise de légères coliques et de paralysie, pour la guérison desquelles elle entra à l'Hôtel-Dieu le 1ᵉʳ août 1832, dans le service de M. Récamier.

Voici l'état de la malade à cette époque : les poignets sont fléchis fortement sur l'avant-bras, le gauche l'est beaucoup plus que le droit. Les mouvements d'extension sur l'avant-bras, ceux d'abduction et d'adduction sont nuls. Les doigts se fléchissent et s'étendent à volonté sur le métacarpe; leurs mouvements d'opposition, d'abduction et d'adduction sont libres. Tous les autres mouvements de l'avant-bras et de la main sont conservés intacts. Les avant-bras sont extrêmement maigres : ils ont leur sensibilité normale; cependant ils sont parcourus de temps en temps par des crampes assez fortes. De chaque côté les orteils sont fléchis outre-mesure sur la plante du pied; ils ne peuvent s'écarter, ni se rapprocher les uns des autres. Le pied est étendu sur la jambe, et ne peut être fléchi sur elle, ni être amené dans l'adduction ou l'abduction, en même temps qu'on lui imprime un mouvement de flexion; tous les autres mouvements des membres abdominaux sont libres. La pointe du pied est dirigée en bas; sa face plantaire est concave; aussi la malade a de la peine à se tenir debout et encore plus à marcher; les membres inférieurs et surtout les mollets sont le siége de crampes énergiques; l'appétit est perdu; la malade éprouve fréquemment des hoquets et des éructations; il y a encore un peu de constipation et des vents en grande quantité; le pouls est naturel; l'haleine est fétide, et il existe une insomnie continuelle. Toutes les autres fonctions sont en bon état.

Traitement. — Le jour de l'entrée de la malade à l'hôpital, on lui administre un lavement purgatif qui la fait aller à la garderobe; elle n'y avait point été depuis trois jours. Le 3 août, M. Récamier prescrit deux onces d'alun dans une potion gommeuse, et un lavement purgatif.

Le 4, trois onces d'alun sont prescrits, ainsi qu'un lavement purgatif.

Le 5, même prescription que la veille.

Le 6, tous les symptômes de la colique ont disparu ; mais la paralysie, au lieu de diminuer, augmente un peu. On continue cependant l'usage de l'alun jusqu'au 10 août. Alors on commence l'emploi de l'extrait alcoolique de noix vomique, d'abord à la dose de trois grains , qu'on élève progressivement jusqu'à six grains.

Le 20 août, déjà amélioration très-marquée : ainsi les mouvements d'extension des orteils, de flexion du pied sont revenus; seulement ils sont encore faibles. Le poignet peut être étendu sur l'avant-bras, mais pour cela il faut que la malade fléchisse préalablement les doigts. Enfin, Casting sort de l'hôpital parfaitement guérie de sa paralysie le 31 septembre 1853.

OBSERVATION XIV.

Paralysie primitive du poignet et des doigts du côté droit.

Denis Cherancey, âgé de trente-deux ans, d'une constitution forte, quoique un peu sèche, à tempérament nerveux, exerce sa profession de compositeur en caractères d'imprimerie depuis quinze ans. Quoique de temps en temps il commette des excès de boisson, il n'a pas souvenance d'avoir jamais été malade. Il y a quelques jours, sans avoir de surcroît de travail, il commença à s'apercevoir que le poignet et les doigts du côté droit perdaient de leur agilité, et qu'ils se portaient toujours dans la flexion. Du reste, il ne ressentit à cette époque ni colique ni douleur de tête; il n'éprouva non plus aucune souffrance sur les parties devenues faibles; il ne se coucha pas sur l'herbe ni ne s'exposa à l'humidité. Le 18 octobre 1857, il se présenta à la consultation à l'hôpital de la Charité, où nous constatâmes l'état suivant :

Le poignet et les doigts de la main droite sont à moitié fléchis; ils peuvent l'être encore davantage; l'extremité des doigts dans le plus haut degré de flexion, vient toucher la partie moyenne des régions thénar et hypothénar. L'extension de ces parties à moitié fléchies est impossible. Quand le malade a la main fermée, si on lui commande de l'ouvrir, il cesse de contracter ses fléchisseurs ; dans ce mouvement, les muscles extenseurs n'agissent pas. L'avant-bras et la main sont facilement portées dans la pronation et la supination ; dans cette dernière position, les fléchisseurs du poignet et des doigts n'étant point en action, ces parties s'en vont dans l'extension, sens dans lequel elles sont abandonnées à leur propre poids. Le malade ne peut écarter les doigts qu'en les fléchissant un peu. Cet écartement est d'ailleurs incomplet. Le pouce, fortement porté dans l'adduction, est privé de ses mouvements d'opposition et d'abduction.

La sensibilité des parties paralysées se trouve conservée ; le malade y perçoit un sentiment de froid prononcé, joint à une sensation d'un poids lourd qui serait suspendu au poignet et à l'extrémité des doigts.

Le côté gauche a conservé tous ses mouvements. Toutes les fonctions de l'économie s'exécutent dans l'ordre normal ; il n'y a pas la plus légère modification morbide du côté de la tête et du ventre.

OBSERVATION XV.

Début simultané de la colique et de la paralysie du poignet et des doigts ; guérison de la colique au bout de quelques jours. — Persistance et progrès de la paralysie. — Emploi des bains sulfureux et de l'électro-puncture. — Guérison.

Sandrin Clair, âgé de quarante ans, bien constitué, d'un tempérament sanguin, taille de cinq pieds, peintre en bâtiments depuis vingt-cinq ans, a eu précédemment deux fois la colique. La première colique dont il fut atteint, il y a cinq ans, était accompagnée, dès le début, de délire et de paralysie ; il en fut de même pour la seconde attaque, qui advint trois ans plus tard. Depuis cinq ans, sans être affecté de maladies saturnines, il continuait son état, lorsqu'il entra à l'hôpital de la Charité,

salle Saint-Michel, n. 9, le 1ᵉʳ juillet 1836, pour se faire traiter
d'une troisième colique et d'une attaque nouvelle de paralysie
qui avaient encore débuté ensemble, il y avait six jours.

Etat actuel, 2 juillet. — Douleur vive, brûlante, beaucoup
plus prononcée à l'épigastre qu'à l'ombilic et à l'hypogastre, exacerbante, et diminuée par une pression graduée. Les côtés du
ventre ne sont point endoloris. Vomissements assez fréquents
jusqu'à avant-hier. Nausées; constipation; langue rosée. Inappétence, absence de soif. Teinte jaune terreuse de la face et du
tronc. Pouls à soixante-cinq pulsations.

Le poignet et les doigts sont presque demi-fléchis; ils ne peuvent être étendus que légèrement. L'avant-bras peut être porté
dans la supination et la pronation. Les mouvements d'abduction
et d'adduction du poignet et des doigts ne peuvent se faire que
dans le sens de la flexion; le pouce n'exécute presque plus ses
mouvements d'opposition et d'abduction. Cet état de paralysie
se trouve beaucoup plus prononcé du côté gauche; le poignet
droit est à peine paralysé. Toutes ces parties ont conservé leur
sensibilité normale. Le malade se plaint d'une sensation de pesanteur dans les poignets et les doigts.

Huile de croton tiglium, deux gouttes; bain sulfureux. Sous
l'influence de ce traitement, la guérison de la colique a bientôt
lieu; mais la paralysie, loin de diminuer, augmente. Alors le
19 juillet, on commence l'électro-puncture. Tous les jours, on
électrisait le malade; cependant, à plusieurs reprises, on fut
obligé de cesser pendant quelques jours l'administration de cette
médication, parce qu'elle fatiguait trop le malade; après vingt-
quatre heures ou quarante-huit heures de repos, on recom-
mençait l'électro-puncture. Enfin, le 2 août, le malade sortit parfaitement guéri de sa paralysie.

OBSERVATION XVI.

Paralysie inégale des doigts. — Emploi de la strychnine. —
Guérison.

Guillaume Gabriel, peintre en bâtiments, âgé de trente-deux
ans, dont la constitution est déjà usée par des excès en tous
genres, exerce sa profession à Paris depuis l'âge de quatorze à
quinze ans. Il est habituellement bien portant ; cependant il a
été attaqué six fois de la colique de plomb. La première colique
advint il y a quatre ans, et la seconde un mois après ; toutes les
deux furent guéries, au bout de quinze jours, à l'hospice Cochin, dans le service de M. Jadioux, au moyen d'un traitement
antiphlogistique et purgatif. Dix-huit mois plus tard, ce malade
fut pris d'une troisième colique, qui fut traitée à l'hôpital de la
Charité par M. Fouquier et guérie au bout de dix jours. Il y a
dix-huit mois que Gabriel fut atteint d'une quatrième colique,
pour la guérison de laquelle il fut reçu à l'hôpital de la Charité,
dans le service de M. Bouillaud : le malade en sortit parfaitement guéri vingt-un jours après son entrée ; il y fut soumis à
l'emploi des antiphlogistiques, purgatifs et vomitifs. Au printemps dernier, la cinquième colique arriva ; elle fut guérie dans
le service de M. Rayer, par l'huile de croton tiglium et des lavements purgatifs ; huit jours suffirent au malade pour recouvrer
sa santé première. Enfin, quinze jours après, arriva la sixième
colique, qui fut guérie par le traitement de la Charité, à l'hospice Cochin, dans le service de M. Jadioux. Dans toutes ces coliques, le malade n'a jamais éprouvé le plus léger symptôme
de paralysie. Depuis la guérison de sa dernière colique, Gabriel,
bien portant, travaillait toujours à son état de peintre, lorsque,
le 24 octobre 1833, étant occupé à peindre un devant de bou-
tique, l'échelle sur laquelle il était monté vint à glisser, et il
tomba sur les mains fermées. La chute occasionna une vive douleur dans les poignets : elle ne fut point cependant compliquée

de luxation ni de fracture ; des contusions et des plaies qu'il
s'était faites dans sa chute le forcèrent d'entrer à l'hospice Cochin. Il éprouva bientôt un sentiment de lassitude dans les poignets, et surtout dans le gauche, accompagné de frissonnement,
de froid et d'engourdissement ; les douleurs de la chute disparurent, puis il survint un tremblement dans les avant-bras et les
mains. Gabriel sortit de l'hôpital bien guéri de ses blessures,
mais avec les mains et les avant-bras dans l'état que nous venons
d'indiquer. Peu après, quoiqu'il ne travaillât point, de la faiblesse se joignit au tremblement, et la paralysie arriva au point
où nous l'avons vue à son entrée à l'hôpital de la Charité, dix-
huit jours après la chute.

Côté gauche. Les doigts médius et annulaire sont fléchis à
angle droit sur le métacarpe ; ils ne peuvent exécuter le plus
léger mouvement d'extension ; les doigts auriculaire, indicateur
et le pouce s'étendent assez bien, mais non complètement ; dans
l'état d'extension leur face dorsale décrit une légère courbure ;
alors l'extrémité supérieure des doigts indicateur et auriculaire
forme un angle assez ouvert avec l'extrémité supérieure des
doigts médius et annulaire. Dans le mouvement d'extension du
poignet et des doigts, et dans celui de supination de l'avant-
bras, on voit très-distinctement, à la partie supérieure de la
face postérieure de l'avant-bras, les contractions énergiques des
muscles supinateurs, radiaux et cubital postérieur ; et au milieu des deux masses charnues que forment alors ces muscles,
se présente une portion musculaire bien circonscrite, qui est
privée de mouvement : c'est l'extenseur commun ; à la face dorsale du poignet, les tendons des extenseurs propres des doigts
montrent leur énergie de contraction ordinaire ; l'abduction et
l'adduction des doigts médius et annulaire ne peut plus s'effectuer ; celle des doigts indicateur et auriculaire se fait encore,
quoique d'une manière obscure et incertaine ; le pouce peut être
facilement porté dans l'abduction et l'adduction ; son mouvement d'opposition est libre aussi. Le petit doigt a également
conservé son mouvement d'opposition ; les doigts peuvent incliner leurs phalanges les unes sur les autres, de telle sorte

que l'extrémité inférieure de l'annulaire et du médius vient correspondre à la partie moyenne des régions thénar et hypo-thénar, et celle des autres doigts peut arriver jusque dans le creux de la main. Tous les autres mouvements du membre supérieur gauche sont parfaitement conservés.

Les doigts de la main droite sont affectés de la même manière, mais à un degré bien inférieur ; les avant-bras et les mains sont le siège d'un tremblement assez fort ; celui du côté gauche est plus marqué que celui du côté droit.

Les parties paralysées ont conservé leur sensibilité et leur chaleur normales. Le malade n'a éprouvé de douleur ni le long de la colonne vertébrale ni ailleurs. Un sentiment de pesanteur affecte les coudes et les poignets, et, plus que les uns et les autres, les doigts ; il se fait davantage sentir à gauche. Le pouls est un peu lent et faible, il marque de cinquante à soixante pulsations par minute ; du reste, toutes les fonctions de l'économie sont en bon état.

Traitement. Le 21 novembre 1853, application d'un vésica-toire à la région supérieure de la face postérieure de l'avant-bras gauche, sur la partie occupée par les extenseurs des doigts.

Le 22, à neuf heures, application de un tiers de grain de strychnine sur le vésicatoire, bien dénudé et bien irrité, qui est suivie d'une sensation de brûlure fort douloureuse ; à une heure après midi, fourmillements suivis de picotements et de quelques secousses, depuis le coude jusqu'à l'extrémité des doigts, du côté gauche seulement. Les secousses se font plus spécialement sentir dans le muscle extenseur commun.

Le 23, à neuf heures, la surface du vésicatoire est couverte de pus et d'une fausse membrane qui se détache avec la plus grande facilité ; application de un tiers de grain d'alcali, suivie immédiatement d'un sentiment très-vif de brûlure depuis le poi-gnet jusqu'au coude. A onze heures, l'avant-bras est le siège de four-millements, dont le vésicatoire semble être le centre d'irradia-tion ; ils cessent et reviennent par intervalles ; durant ce temps, le malade éprouve quelques picotements çà et là. Enfin il se plaint encore d'un sentiment de tiraillement, qu'il compare à la douleur que feraient éprouver des épingles enfoncées dans les chairs, et qu'on voudrait arracher avec violence ; quelques secousses se font aussi sentir : tous ces effets sont beaucoup plus marqués à la face postérieure qu'à la face antérieure du bras gauche. Quelques fourmillements se déclarent depuis la face dorsale de l'avant-bras jusque sur la partie moyenne du bras du côté droit. Enfin le malade est pris, dans le cours de la journée, de fréquents bâillements et de pandiculations.

Le 24, la main et l'avant-bras sont gonflés et légèrement érythémateux, sans être douloureux ; cet effet est dû à la vive irritation que détermine sur le vésicatoire la strychnine ; on recouvre tout l'avant-bras d'un large cataplasme émollient. Abondante suppuration de l'exutoire : sa fausse membrane est épaisse et très-adhérente. A neuf heures et demie, pansement avec un tiers de grain d'alcali ; brûlure immédiatement après ; à dix heures, fourmillements qui durent jusqu'à une heure après midi ; à trois heures, picotements, puis élancements, et enfin quelques secousses au moignon de l'épaule et dans les doigts du côté gauche. Le côté droit ressent aussi quelques effets.

Le 25, les fausses membranes du vésicatoire sont épaisses, adhérentes et difficiles à enlever ; le membre est encore plus gonflé que la veille ; on le recouvre d'un cataplasme émollient. Pansement et effets les mêmes que le 24, excepté que vers huit heures du soir, le malade éprouve un serrement très-énergique aux deux poignets, et un peu de raideur au col et à la nuque.

Le 26, l'avant-bras est moins volumineux que la veille ; la surface du vésicatoire est presque entièrement recouverte de fausses membranes qu'on ne peut enlever ; aussi ce jour-là les effets de la strychnine sont-ils imperceptibles. Le tremblement a déjà disparu en partie ; le malade sent ses membres paralysés beaucoup moins lourds, et ses doigts plus agiles ; l'amélioration semble plus marquée à gauche qu'à droite.

Le 27, le gonflement de l'avant-bras et de la main est presque entièrement disparu ; le vésicatoire est tout-à-fait sec ; l'alcali ne produit plus aucun effet.

Le 28, application d'un nouveau vésicatoire à la partie inférieure et moyenne de la face postérieure de l'avant-bras gauche.

Le 29, sur la surface bien nette du vésicatoire, application de un demi-grain de strychnine, suivie d'une vive cuisson qui a duré toute la journée. Le malade éprouve une compression extrêmement énergique de la poitrine, de tout l'avant-bras et surtout du poignet, ainsi que des élancements avec de l'engourdissement; le côté droit ressent quelques fourmillements et tiraillements.

Le 30, la surface du vésicatoire est couverte de pus et animée. Application de un demi-grain à neuf heures; brûlure jusqu'à dix heures, puis fourmillements précipités dans toute la longueur des avant-bras et des mains, un engourdissement plus marqué du côté gauche que du côté droit; le soir des secousses extrêmement fortes se font sentir dans le pouce et le bord radial du côté gauche. Dans les deux fesses, sentiment d'application d'eau froide qui coule le long des cuisses et des jambes. Enfin, une colique, qui consiste dans un tortillement des parois de l'abdomen, survient en même temps que quelques tressaillements dans toutes les parties du corps.

Le 1er décembre, une fausse membrane de la largeur du pouce recouvre la surface vésicante; la strychnine détermine un engourdissement, depuis le poignet jusqu'au coude, des fourmillements, à droite comme à gauche, et un resserrement de la région épigastrique qui dure une demi-heure, et coïncide avec une forte douleur sous les omoplates.

Le 2, le vésicatoire est presque sec, la strychnine est restée en grande partie sur l'exutoire sans être absorbée; aussi l'avant-bras n'éprouve-t-il qu'un peu d'engourdissement et deux ou trois secousses sur le trajet du muscle extenseur commun; le malade est incommodé par des bâillements extrêmement fréquents et par une pesanteur singulière des paupières, ce qui le fait dormir une grande partie de la journée; les doigts médius et annulaire exécutent maintenant quelques mouvements d'extension, encore très-bornés, il est vrai, mais qui cependant sont déjà moins obscurs et plus réguliers. Le côté droit est toujours à peu près dans le même état.

Le 5 décembre, application d'un vésicatoire à la partie moyenne de la face postérieure de l'avant-bras droit.

Le 4, application de un demi-grain de strychnine sur la surface du vésicatoire bien irritée; aussitôt après, forte cuisson avec fourmillements, élancements et secousses dans l'avant-bras droit seulement, qui durent presque toute la journée; dans les doigts du milieu, picotements et fourmillements très-précipités; l'avant-bras gauche éprouve quelques fourmillements; bâillements et pandiculations.

Le 5, le vésicatoire est couvert d'une énorme quantité de pus, sans fausse membrane; une demi-heure après le pansement, tout-à-coup élancements douloureux, tiraillements très-pénibles dans l'avant-bras et la main du côté droit, suivis de quelques secousses; dans l'avant-bras gauche, fourmillements, picotements, avec un engourdissement, mais à un degré très-modéré; puis, tressaillements dans tout le corps, qui se répètent cinq à six fois; de la céphalalgie se déclare : elle consiste en élancements douloureux qui se font sentir à la partie supérieure de la tête; le malade éprouve trois secousses dans le ventre, deux dans les aines et une dans le flanc droit; enfin, une espèce de brisure dans les membres, d'accablement de tout le corps, et une fatigue des yeux suivie de somnolence, terminent les effets énergiques de cette journée.

Le 6, brûlure très-forte suivie de l'application de la strychnine, toujours à la dose de un demi-grain; des secousses, des élancements, des fourmillements et des picotements se succèdent toute la journée dans l'avant-bras droit; des battements très-forts ont lieu dans le pouce du même côté; ces effets durent trois heures; immédiatement après, céphalalgie dans l'hémisphère droit; peu ou point d'effets dans l'avant-bras gauche.

Le 7, quelques fausses membranes commencent déjà à paraître sur la surface du vésicatoire; aussi les effets de la strychnine sont-ils peu énergiques.

Le 8, le 9 et le 10, le vésicatoire se sèche de plus en plus, et le médicament n'agit point; le tremblement a disparu dans l'avant-bras et la main du côté droit; les deux doigts du milieu sont presque entièrement redressés et suivent maintenant les mouvements des autres doigts, qui ont recouvré leur force ordinaire ; point ou peu de changement du côté gauche.

Le 11, application d'un vésicatoire à la face dorsale du poignet et de l'avant-bras gauche.

Le 12, application de un demi-grain d'alcali sur la surface dénudée du vésicatoire ; immédiatement, cuisson qui fait pousser des cris au malade ; une heure après, sentiment de constriction énergique dans le poignet et les doigts du côté gauche, suivi de formications et de secousses très-fortes dans tout l'avant-bras.

Le 13, mêmes effets que la veille, et de plus quelques petites secousses à la région épigastrique.

Le 14, engourdissement des avant-bras, avec des picotements très-douloureux de la main.

Le 15, la surface du vésicatoire se sèche déjà : application de deux tiers de grain de strychnine ; une heure après, spasmes légers, projection et rétraction alternatives de l'avant-bras gauche, mouvements vermiculaires ; point de côté, bâillements et pandiculations. Ces effets vont en diminuant jusqu'au 20 décembre. A cette époque, les doigts médius et annulaire de la main gauche se redressent presque complètement et suivent les mouvements des autres doigts ; cependant, dans l'extension, ils restent toujours un peu en arrière ; la main se ferme complètement, et les doigts s'écartent et se rapprochent les uns des autres avec assez de facilité ; la force revient journellement dans les parties malades ; le tremblement a disparu entièrement ; le malade sort complètement guéri de sa paralysie le 20 du même mois.

OBSERVATION XVII.

Colique modérée. — Paralysie récente de l'extension des doigts du côté droit ; paralysie incomplète du même mouvement, du côté gauche. — Extrait alcoolique de noix vomique. — Guérison.

Bernard, âgé de vingt ans, d'une constitution délicate et d'un tempérament nerveux, exerce sa profession de peintre en bâtiments depuis quatre ans. Il n'a pas le plus léger souvenir d'avoir été alité pour cause de maladie, si ce n'est il y a un mois, époque à laquelle il fut, pour la première fois, atteint de colique de plomb. A peine cette affection fut-elle guérie, que Bernard retourna à son travail. Quoique menant, comme à l'ordinaire, une vie fort sobre, il fut de nouveau atteint de colique au bout de quinze jours. Alors il entra, le 7 octobre 1837, à l'hôpital de la Charité, salle Saint-Charles, n° 22.

La colique modérée fut traitée par l'alun et les lavements purgatifs; elle était en grande partie guérie, lorsque le malade se plaignit d'un peu d'engourdissement vers les doigts. Deux jours plus tard la maladie de ventre avait disparu; mais Bernard était affecté d'une paralysie de plomb.

État actuel. — *Côté droit*; les doigts sont fléchis presque à angle droit sur le métacarpe; lorsque le malade ferme la main, leur extrémité ne vient atteindre que la partie supérieure des régions thénar et hypothénar. La main étant ouverte, les fléchisseurs n'agissent plus activement, les doigts retournent à la demi-flexion, sans que les muscles extenseurs aient la moindre part à ce mouvement tout mécanique. Les doigts ne peuvent s'écarter qu'incomplétement et dans le sens de la flexion. Les mouvements d'opposition et d'abduction du pouce sont impossibles, celui d'adduction est conservé. Le poignet se trouve un peu fléchi, il ne peut se redresser complétement que lorsque la main est préalablement fermée; alors il peut être porté dans l'adduction ou l'abduction. Les autres mouvements du membre ont conservé toute leur énergie.

Côté gauche. — Les deux doigts du milieu sont fléchis fortement sur le métacarpe, les deux autres le sont beaucoup moins et peuvent s'étendre en grande partie, ce qui est impossible aux deux premiers. Si la main est fermée, les deux doigts du milieu arrivent seulement à la partie supérieure des régions thénar et hypothénar, les deux autres descendent dans la paume de la main, mais ne peuvent toucher la partie inférieure du métacarpe. L'écartement des doigts du milieu ne peut s'effectuer que dans le sens de la flexion. Le pouce a conservé son mouvement d'opposition, d'abduction et d'adduction. Le poignet à l'état de repos est encore moins fléchi que celui du côté droit, et il peut se relever complétement, même sans l'occlusion préalable de la main. Tous les autres mouvements s'exécutent facilement.

La sensibilité des parties paralysées est conservée intacte; le malade accuse seulement une sensation de poids à l'extrémité des doigts.

Les autres fonctions de l'économie ne nous offrent rien de spécial à noter.

Sous l'influence de l'administration de l'extrait de noix vomique, d'abord à la dose de un quart de grain en pilules, la paralysie diminue assez promptement. Les secousses spasmodiques et autres phénomènes physiologiques produits par le médicament, se déclarent d'abord en tous sens, puis insensiblement ils se concentrent sur les parties paralysées. La guérison marche plus vite du côté gauche. Enfin, le malade sort complétement guéri de l'hôpital, le 1ᵉʳ novembre 1837.

OBSERVATION XVIII.

Paralysie des deltoïdes, des deux doigts du milieu de la main gauche et de l'annulaire de la main droite. — Arthralgie des membres privés de mouvement.

Millet, âgé de quarante-huit ans, d'une constitution usée, est peintre en bâtiments depuis dix ans. Avant cette époque il était soldat. Quoiqu'il ait fait beaucoup d'excès, il ne se rappelle jamais avoir été malade. La première colique de plomb dont il fut atteint arriva il y a deux ans; la deuxième, également simple et modérée, advint le mois précédent. La semaine dernière, quoique guéri de son affection abdominale, il s'aperçut tout-à-coup, au milieu de son travail, que sa main droite tremblait; cette légère agitation des doigts fut bientôt suivie de paralysie. Aussi, il lui fut impossible de peindre avec la main droite. Quatre jours plus tard, tremblement et paralysie du membre supérieur gauche ; alors cessation de tout travail, et entrée, le 10 novembre 1837, à la Charité, salle Saint-Ferdinand, n° 12.

État actuel. — *Côté gauche ;* l'épaule ne peut opérer son mouvement d'élévation ; le bras est appliqué sur le thorax, mais ses autres mouvements sont conservés. Les deux doigts du milieu se trouvent fortement fléchis à angle obtus, et le plus léger mouvement d'extension leur est impossible ; ils ne s'écartent un peu que dans le sens de la flexion. L'indicateur et l'auriculaire s'étendent complétement, mais ils ne peuvent long-temps se maintenir dans l'extension complète, entraînés qu'ils sont dans le sens de la flexion par le poids des doigts médians situés au-dessous d'eux, et par la contraction des fléchisseurs communs ; leurs mouvements d'abduction et d'adduction sont conservés. Pour fermer la main, le malade peut faire arriver l'extrémité inférieure des doigts indicateur et auriculaire jusqu'à la partie inférieure du métacarpe, tandis que les doigts du milieu atteignent tout au plus la partie inférieure des régions thénar et hypothénar. Les mouvements du pouce ont conservé toute leur liberté, il en est de même de ceux du poignet et de l'avant-bras.

Côté droit. — Mouvement d'élévation de l'épaule aboli. Le doigt annulaire seul se trouve fléchi à angle obtus ; son mouvement d'extension est complétement aboli, et cependant, il ne paraît pas aussi tombé que les doigts médians de la main gauche ; cette position provient de ce que les autres faisceaux du muscle extenseur commun le retiennent un peu dans l'extension. Lorsque le malade fléchit les doigts, l'annulaire ne peut descendre aussi loin que les autres ; ses mouvements d'abduction et d'adduction sont également incomplets. Intégrité des autres mouvements de tout le membre.

Le malade accuse un sentiment de poids, d'impuissance à la face postérieure de la partie moyenne du bras et de l'avant-bras.

Douleurs dilacérantes, accompagnées parfois de crampes occupant toute l'étendue du membre thoracique depuis l'épaule jusqu'au poignet. Cette hyperesthesie n'est augmentée ni diminuée par la pression ou le mouvement ; d'un moment à l'autre elle devient plus vive, pour devenir obtuse, et ainsi de suite. Il n'y a ni rougeur ni gonflement. Le siége de la souffrance est rapporté aux parties profondes. Conservation de la sensibilité de la peau. Les membres malades sont constamment agités d'un léger tremblement.

Teinte d'un gris sale de la peau de la face, qui semble fatiguée.

Absence de douleurs dans le ventre ; selle tous les jours, bon appétit. Intelligence intacte ; il n'y a ni céphalalgie, ni bourdonnements d'oreille. Pouls régulier, d'une force ordinaire, à soixante-dix pulsations. Rien d'anormal du côté du cœur, des poumons et de l'appareil urinaire.

Bain simple, vésicatoire à la nuque. Aucune amélioration ; loin de là, augmentation de la paralysie. Alors bain sulfureux chaque matin. Au bout de huit jours de ce dernier traitement, le tremblement disparaît complétement, et un commencement de mouvement du deltoïde apparaît. Le malade sort de l'hôpital incomplétement guéri.

OBSERVATION XIX.

Hémiplégie formée par la paralysie du poignet, des doigts, et de la cuisse du côté gauche.

Antoine Chatard, âgé de trente-six ans, d'une stature élevée, d'un tempérament nerveux et d'une constitution usée par les excès en tout genre, entra à l'hôpital de la Charité, salle Saint-Michel, n° 21, le 2 juin 1833, pour se faire guérir d'une hémiplégie saturnine. Ce malade travaille depuis sept à huit ans dans les fabriques de blanc de céruse ; au mois de juillet 1830, il fut attaqué pour la première fois d'une colique de plomb, que M. Rullier, médecin de la Charité, guérit radicalement. Vers le mois de juin 1832, il fut pris d'une seconde colique, pour la guérison de laquelle il entra à l'Hôtel-Dieu, salle Sainte-Jeanne. Pendant dix-huit jours, quarante à soixante sangsues, des cataplasmes et des lavements de graine de lin furent inutilement employés pour combattre la maladie. Alors Chatard vint à la Cha-

rité, où M. Lerminier le guérit parfaitement bien dans l'espace
de neuf jours; enfin une troisième colique advint au mois d'avril
1835, qui fut encore combattue avec beaucoup de succès par
M. Lerminier; elle ne dura que huit jours. Du 15 au 20 mai de
la même année, mal de tête, vomissements fréquents suivis d'un
tremblement, d'abord dans le membre abdominal, puis dans le
membre thoracique du côté gauche. Ce tremblement fut d'abord
accompagné de douleurs et de difficultés de mouvements qui
forcèrent cet homme à discontinuer son travail et à venir réclamer les secours de l'art.

Côté gauche. Le poignet est fléchi à angle obtus sur l'avant-
bras; il peut l'être encore davantage par l'effet de la volonté; ses
mouvements d'extension, d'abduction et d'adduction sont nuls
ou presque nuls; les doigts sont habituellement inclinés à angle
obtus sur le métacarpe, ainsi que les phalanges les unes sur les
autres; leurs mouvements d'extension, d'abduction et d'adduction sont bien incomplets. La main éprouve beaucoup de difficulté à se fermer complétement; les mouvements de l'avant-bras
sont parfaitement bien conservés. La jambe est presque demi-
fléchie sur la cuisse; le malade ne peut l'étendre que fort incomplétement; sa flexion complète est un peu difficile; tous les autres
mouvements du membre abdominal sont libres. La station long-
temps prolongée est impossible; la marche est pénible et chancelante; le malade traîne son pied par terre, aussi la moindre
inégalité du sol le fait tomber; lorsqu'il est fatigué, le sentiment
de lassitude se fait spécialement éprouver dans les genoux; des
douleurs assez vives parcourent les membres paralysés, elles sont
augmentées par la pression et le mouvement. Chatard affirme
qu'il souffre dans les os; la sensibilité de tout l'avant-bras, de la
cuisse, et principalement de leur face antérieure, est notamment
diminuée; un tremblement assez fort existe dans l'avant-bras et la
cuisse. Le *côté droit* n'éprouve pas la plus petite douleur ni le plus
léger degré de faiblesse.

Les membres et tout le tronc sont dans un état de maigreur
bien prononcé; la physionomie du malade se rapproche beaucoup
de la stupidité et a un caractère tout particulier; son regard est

ordinairement fixe; il fuit la société des malades; ses réponses se font attendre quelque temps et sont brèves ; il y a beaucoup de céphalalgie frontale; le pouls est faible et mou; toutes les autres fonctions de l'économie sont en bon état.

On commence le traitement de la paralysie par l'emploi de bains sulfureux, à la suite desquels la partie antérieure des cuisses se recouvre d'une substance noire très-abondante , sulfure de plomb.

Le 15 juin, on se disposait à donner la strychnine à l'intérieur, lorsque les parents du malade le firent sortir de l'hôpital, fort incomplétement guéri.

OBSERVATION XX.

Paralysie complète du mouvement d'extension des doigts, partielle du poignet. — Colique. — Arthralgie. — Augmentation de la paralysie. — Paralysie de l'épaule.

Rondeau, âgé de trente-trois ans, d'une constitution assez faible, travaille depuis sept ans dans une fonderie de caractères d'imprimerie. D'abord employé à fondre des caractères, il n'y travailla que trois ans avant d'éprouver une paralysie du mouvement du poignet et des doigts, non accompagnée de colique, et qui fut guérie à l'aide de l'électricité. Rondeau retourna, après sa guérison, à la fabrique ; mais alors on lui confia les fonctions d'apprêteur; au bout de quatre ans il fut atteint de colique saturnine ; cette dernière affection touchait à son terme, lorsqu'une légère paralysie de l'extension du poignet et des doigts se manifesta encore. Après avoir été traité à la Charité de cette dernière affection, à l'aide de bains sulfureux, de la strychnine administrée à l'intérieur, ou suivant la méthode endermique, il sortit de cet hôpital incomplétement guéri, pour retourner à ses occupations d'apprêteur de caractères d'imprimerie. Cependant la paralysie disparut d'elle-même au bout de cinq mois, quoique cet ouvrier eût repris son travail.

Ce malade n'avait jamais éprouvé le plus léger phénomène morbide du côté de la tête et du rachis.

Rondeau était complètement débarrassé de la paralysie et n'éprouvait aucun autre accident saturnin, lorsqu'il s'aperçut, les premiers jours d'octobre 1838, d'une légère faiblesse dans les doigts et les poignets. Les jours suivants la difficulté des mouvements allant en augmentant, il entra à l'hôpital de la Charité, le 7 du même mois, salle Saint-Louis.

État actuel.—Côté droit. Le poignet se trouve devié en dedans, son bord radial décrit une courbure prononcée ; il ne peut être porté dans l'abduction, seulement le malade a encore la possibilité de le porter un peu plus dans l'adduction qu'il ne l'est à l'état de repos. Du reste il porte le poignet dans l'extension, mais sans pouvoir le renverser sur l'avant-bras ; dans ce mouvement la main en totalité se trouve dirigée dans l'adduction.

Les doigts sont fortement fléchis sur le métacarpe ; lorsque le malade veut fermer la main, leur extrémité vient se placer à la partie inférieure des régions thénar et hypothénar. L'écartement des doigts ne s'effectue qu'incomplètement et dans le sens de la flexion ; lorsque le malade ne contracte plus ses doigts, ils se rapprochent les uns des autres ; du reste, malgré tous les efforts du malade, il ne peut les étendre.

Le pouce, fortement fléchi, se trouve dirigé en dedans ; il peut encore être porté davantage dans l'adduction, mais ses mouvements d'abduction, d'extension et d'opposition sont complètement anéantis.

Tous les autres mouvements sont conservés. La sensibilité des parties paralysées est intacte.

Côté gauche. Le poignet est porté dans l'abduction ; son bord cubital est devenu convexe. Il peut aussi être redressé parallèlement au bras ; en un mot il y a paralysie du muscle cubital postérieur. La paralysie des doigts est la même.

Le malade n'accuse pas de douleur le long de la colonne vertébrale et dans la tête.

Les voies digestives et urinaires se trouvent dans le meilleur état possible.

II.

Le pouls, souple et régulier, donne soixante-cinq pulsations par minute. La respiration s'effectue avec aisance.

Teinte jaune terreuse de la face; dents et gencives saturnines; amaigrissement prononcé.

· On prescrit chaque jour un quart de grain de strychnine en pilule.

Le 14, à la visite, nous trouvons le malade dans l'état suivant : Douleur tortillante et exacerbante à l'épigastre, à l'ombilic, mais plus vive dans ce dernier point; le ventre est déprimé; dur et contracté; lorsqu'on vient à le comprimer fortement, la douleur devient un peu moins aiguë, tandis que des frictions légères l'augmentent. Au moment des exacerbations le malade se roule dans son lit, se couche à plat ventre, se met sur son séant, se ploie en deux, pousse des cris plaintifs, etc. Nausées, vomissements fréquents d'une matière épaisse d'un vert foncé; éructations, borborygmes.

Le malade va tous les jours à la garde-robe; les urines sont excrétées facilement et en aussi grande abondance que dans l'état de santé. Langue large, un peu blanche; ni faim ni soif; absence de céphalalgie. Pouls à quarante-cinq pulsations, lentes, mais régulières. La respiration s'accélère au moment des exacerbations; on compte vingt-cinq inspirations par minute.

La face palmaire de la main, de l'avant-bras et du bras est le siége de douleurs aiguës, qui, par accès, deviennent lancinantes et s'accompagnent de crampes, tandis que dans les rémissions elles ne consistent que dans une sensation de fourmillements ou de picotements. La pression pratiquée pendant les exacerbations diminue l'intensité de ces douleurs, tandis qu'elle les augmente au moment de la rémission. On ne constate ni rougeur ni tuméfaction des parties endolories. L'arthralgie est plus intense à la main que partout ailleurs.

On administre l'huile de riccin, l'eau de Sedlitz, les bains sulfureux, et on supprime la strychnine; après cinq jours de traitement, la colique et l'arthralgie cessent.

Mais, pendant la durée de ces maladies saturnines, le mouvement d'extension du poignet se perd complètement; et un

tremblement assez marqué envahit toute l'étendue des membres
supérieurs.

Le 17, paralysie du deltoïde, mais incomplète.

L'emploi journalier des bains sulfureux ramène la paralysie
à l'état où elle se trouvait lorsque le malade est entré à la Charité; fatigué du séjour à l'hôpital, Rondeau demande sa sortie.

OBSERVATION XXI.

*Paralysie du poignet, des doigts et du pied. — Diversité des va-
riétés de paralysie des membres supérieurs et des membres inférieurs.*

Jacquet (voir pour antécédents l'*Encéphalopathie saturnine*,
obs. xii) est dans l'état suivant le 11 septembre 1838.

1°. *Membres supérieurs. — Côté droit*. Le poignet est fléchi à
angle droit sur l'avant-bras, il peut l'être encore un peu plus à
l'aide de la volonté du malade; mais son mouvement d'extension
se trouve complètement aboli. L'avant-bras a conservé ses mouvements de pronation et de supination.

Les doigts sont fléchis à angle obtus sur l'avant-bras; le malade peut les étendre aux trois quarts, et les écarter de même.
Lorsque la main se ferme un peu, leur extrémité inférieure vient
se placer au-dessous des régions thénar et hypothénar. Le pouce
a conservé ses mouvements d'adduction et d'opposition; celui
d'abduction est perdu en grande partie; il en est de même de
celui d'extension. Le mouvement d'opposition du petit doigt
s'effectue facilement.

La face postérieure de l'avant-bras se trouve sensiblement
atrophiée; et on observe une saillie osseuse des régions carpo-
métacarpiennes; la peau est flétrie, flasque.

Côté gauche. — Les doigts indicateurs, médius et annulaire
étendent et s'écartent complètement, et se fléchissent également
ment avec facilité; leur extrémité inférieure, lors de l'occlusion

de la main, peut arriver à la partie inférieure de la région métacarpienne. Le petit doigt, au contraire, fortement fléchi sur le
métacarpe, a perdu complètement son mouvement d'extension,
et ne peut s'écarter, aller dans l'adduction; son mouvement
d'opposition est également nul.

Le pouce est crochu, fléchi à angle droit; la seconde phalange
ne se trouve pas aussi fléchie que la première. Ses mouvements d'extension, d'abduction et d'opposition sont anéantis;
celui d'adduction, au contraire, s'effectue encore.

Du reste, le poignet a perdu aussi son mouvement d'extension. La face postérieure de l'avant-bras est aussi atrophiée
que celle du côté droit, mais de plus la région thénar est aplatie; ses muscles semblent avoir disparu.

La sensibilité est intacte dans les parties paralysées; seulement elles sont très-sensibles au froid, et le malade perçoit un
sentiment de pesanteur à l'extrémité des poignets et des doigts.

2°. *Membres inférieurs.* — *Côté droit.* — Les orteils sont fortement tendus sur le métatarse; le malade peut les étendre encore davantage; mais il lui est impossible de les fléchir sur le
pied, et de les écarter dans ce sens. Le pied est fortement tendu
sur la jambe; son mouvement de flexion se trouve anéanti; ses
mouvements d'abduction et d'adduction n'ont lieu que dans le
sens de l'extension, et cela au moyen d'un mouvement de totalité imprimé par la jambe au pied. Les autres mouvements du
membre abdominal sont conservés.

Côté gauche. — On constate la même paralysie qu'à droite, à
cela près que le pied se trouve contourné en dedans par la contraction continue des muscles adducteurs fléchisseurs du pied
sur la jambe, qui ont conservé leur contractilité, tandis que leurs
antagonistes, les abducteurs, sont paralysés.

On constate une atrophie complète de la région tibiale et une
saillie des os de la région tarso-métatarsienne. Toutes ces parties jouissent intégralement de leur sensibilité.

La face dorsale du pied est voûtée, et la face plantaire fortement concave. Lorsque le malade marche, il soulève les pieds
comme des masses inertes, et les rejette brusquement dans

l'extension sur le pavé ; c'est la pression du sol qui les porte dans la flexion sur la jambe. Il semble marcher par bonds et par sauts.

Le reste du corps forme contraste, par son embonpoint, avec les membres atrophiés.

Les plans musculaires des fléchisseurs ont eux-mêmes perdu un peu de leur volume, quoique ces muscles ne soient pas paralysés. L'ancienneté du mal a fini par amener cette atrophie.

Le pouls est excessivement faible ; c'est un fil qu'on ne sent pas toujours vibrer. Les autres fonctions de l'économie sont en bon état.

OBSERVATION XXII.

Colique et arthralgie violentes.—Traitement antiphlogistique, puis purgatif.—Guérison.—Paralysie de la cuisse.

Défrance, âgé de dix-neuf ans, d'une constitution assez forte, exerce la profession de peintre en bâtiments depuis l'âge de sept ans. Ce jeune homme a déjà eu cinq fois la colique ; la première advint il y a trois ans, la deuxième deux ans plus tard, puis les trois dernières sont survenues pendant le cours de la dernière année. Défrance ne fait point d'excès de boissons ; il se livre modérément aux plaisirs vénériens. Entré à l'hôpital de la Charité, salle Saint-Louis, n. 8, le 4 novembre 1838, nous constatâmes l'état suivant :

Douleur vive à l'ombilic et à l'hypogastre, devenant atroce par accès ; dans ces moments, le malade pousse des cris lugubres, se couche sur le ventre, se pelotonne, etc. ; sa figure, excessivement grippée, exprime la plus grande angoisse. Le ventre se trouve rétracté et dur, surtout vers l'ombilic. La douleur consiste, lors des crises, en une sensation de tortillement, qui se transforme en un simple sentiment de constriction pendant la rémission. La compression augmente un peu les douleurs de colique. Il n'y a ni nausées, ni vomissements, mais des éructations fréquentes. Constipation depuis trois jours. Emission des urines difficile et même douloureuse par moment.

Chaleur de la peau plus prononcée que celle de l'état normal. Le pouls est fréquent, déprimé, irrégulier. On compte cent vingt inspirations par minute.

Le malade n'a ni faim ni soif. Douleurs lancinantes tout le long des membres supérieurs et inférieurs à leur surface interne, dans le sens de la flexion ; quelquefois crampes.

Par moment ces douleurs névralgiques font souffrir aussi cruellement le malade que ses accès de colique. On n'observe ni rougeur ni gonflement des parties endolories.

Absence de céphalalgie. Insomnie complète.

Saignée de quatre palettes. Le caillot ne se recouvre pas de couenne.

Le 5, le malade est inondé de sueur. La colique et l'arthralgie sont encore plus violentes.

Ce jour et les suivants on administre l'huile de croton ou l'huile de riccin. Sous l'influence de ce traitement la colique et l'arthralgie avaient cessé le 11. Mais à cette époque les membres inférieurs furent agités d'un léger tremblement, auquel se joignit bientôt un sentiment de faiblesse suivi lui-même de paralysie.

État actuel, le 19. — La jambe se trouve demi-fléchie sur la cuisse, et elle a perdu son mouvement d'extension. Le malade une fois couché étend mécaniquement sa jambe sur son lit, mais il ne peut la soulever dans l'extension.

La station est vacillante ; le malade marche difficilement, à jambe raide, et en traînant son pied par terre ; la moindre inégalité du sol devient une cause d'achoppement pour lui, et le fait tomber avec la plus grande facilité ; il éprouve beaucoup de difficulté à descendre les escaliers et moins à les monter. Lorsque le malade est à genoux il ne peut se relever seul sans appui ; il rapporte le sentiment de faiblesse aux genoux.

La paralysie du mouvement d'extension de la jambe sur la cuisse est un peu moins complète à gauche qu'à droite.

La sensibilité des parties paralysées est intacte. Le malade ne se plaint d'aucune douleur le long du rachis. Les urines coulent maintenant avec aisance, et les matières fécales sont évacuées comme dans l'état normal. Toutes les autres fonctions de l'économie sont en bon état.

Sous l'influence des bains sulfureux la paralysie commençait à diminuer, lorsque le malade voulut sortir de l'hôpital incomplétement guéri.

ANESTHESIE SATURNINE.

Nous l'avons déjà dit en parlant de la paralysie saturnine du mouvement, le plomb peut porter uniquement son influence stupéfiante sur le principe de la sensibilité des organes de la vie de relation, sans que pour cela ils cessent d'entrer en action d'après des déterminations volontaires. Cette espèce de paralysie, que nous appelons *anesthesie saturnine*, peut être bornée à la peau, ou s'étendre aux parties sous-jacentes; d'autres fois, ce sont les organes des sens, comme la vue, qui perdent la faculté de transmettre au *moi* les impressions qu'ils éprouvent de la part des agents extérieurs.

Nous allons passer successivement en revue chacune de ces variétés de paralysie du sentiment.

Nous avons indiqué, à l'article *historique* de la paralysie saturnine, le petit nombre d'observations d'anesthesie superficielle ou profonde, qui ont été rapportées par les auteurs. Quelques-uns, comme nous le verrons plus tard, ont seulement indiqué et non décrit l'amaurose saturnine.

Nous ne reviendrons pas sur l'*étiologie*; tout ce que nous avons dit des causes de la paralysie du mouvement se rapporte parfaitement à l'anesthesie.

Seulement nous dirons ici, sans entrer dans aucune discussion à cet égard, que dans vingt-trois cas d'anesthesie saturnine qui se sont présentés à notre observation, neuf malades étaient doués d'une forte constitution, six d'une faible constitution, et huit d'une constitution moyenne. Tous, à l'exception d'un seul, étaient des hommes. Dix malades étaient âgés de trente à quarante ans, six de quarante à cinquante, deux de cinquante à soixante-dix, trois de vingt à trente, et deux de quinze à vingt. Neuf de ces individus se sont trouvés affectés d'anesthesie en été, six au printemps, quatre en automne et quatre en hiver. Neuf de ces malades travaillaient à la fabrication de la céruse, trois à celle du minium ; six exerçaient la profession de peintre en bâtiments, deux étaient lapidaires, un fabriquait des cartes d'Allemagne, un travaillait au plomb de chasse, un était fondeur. Quant au temps que chacun de ces hommes a travaillé aux préparations saturnines, avant de contracter l'anesthesie, il a varié suivant les professions. Ainsi les cérusiers et les ouvriers de minium ont travaillé beaucoup moins de temps que les peintres en bâtiments, et surtout que le fabricant de cartes, l'ouvrier au plomb de chasse et le fondeur.

L'anesthesie apparaît moins fréquemment que la paralysie; car nous n'avons observé que vingt-trois cas de la première, tandis qu'il nous a été donné de rencontrer cent deux fois la dernière.

Sur vingt-trois cas d'anesthesie saturnine : 1° la maladie occupait quatre fois la profondeur des organes où elle siégeait ; 2° sept fois la perte de la sensibilité se trouvait bornée à la peau ; 3° enfin douze fois l'œil était le siége de l'affection; il avait perdu la faculté de percevoir les rayons visuels.

Dans nos onze cas d'anesthesie superficielle et profonde, trois fois il y eut paralysie du mouvement des muscles correspondants à l'anesthesie; quatre fois l'abolition de la motilité et de la sensibilité occupait des points différents ; enfin quatre fois la perte de la sensibilité existait seule.

Nous n'avons rencontré qu'un seul malade qui offrît la coïncidence de l'amaurose et de l'anesthesie de la peau d'un membre.

1°. ANESTHESIE DES MEMBRES ET DU TRONC.

A. *Anesthesie profonde.* C'est celle qui occupe toute ou presque toute l'épaisseur de la partie où elle siége. Ainsi, si un membre se trouve atteint de cette maladie, la peau, le tissu cellulaire et les muscles ne ressentent plus les excitations du dehors.

Il est bien difficile de pouvoir s'assurer si les parties situées au dessous de la peau ont perdu leur sensibilité. Cependant, si l'on enfonce des corps très-fins dans les tissus, comme des aiguilles, des épingles, ils déterminent de la douleur là seulement où il y a encore conservation du sentiment L'électro-puncture, la pression, le froissement, des tiraillements, enfin la position forcée des membres dans des situations gênantes, déterminent de la douleur à l'état normal dans les muscles, laquelle douleur est différente de celle, qu'on détermine vers la peau, à l'aide des mêmes moyens. Si donc il arrive que le malade n'ait pas conscience de ces manœuvres, exercées immédiatement sur les parties situées sous la peau, on pourra croire alors que les muscles ont perdu leur sensibilité.

Les vaisseaux, les cartilages et les os n'étant point en apparence sensibles à l'état normal, ne peuvent nous fairecomprendre par la négation de phénomènes physiologiques s'ils sont affectés dans cette maladie.

L'anesthesie des membres et du tronc, considérée en général, abstraction faite de la cause, n'a point été étudiée avec autant de soin que la paralysie. Aussi les auteurs, quand ils parlent de l'abolition de la sensibilité dans une maladie quelconque, se bornent-ils à dire sans entrer dans aucun détail que la peau pincée, excitée de toutes les manières, n'a donné aucun signe de sentiment, sans mentionner l'état de la sensibilité des parties sous-jacentes et les moyens de le constater. C'est cette obscurité qui nous a engagé à entrer dans quelques détails relatifs au siége de l'anesthesie saturnine.

Dans deux cas de cette variété d'anesthesie produite par le plomb, il y avait intégrité du mouvement des parties devenues insensibles. Les malades se plaignaient seulement d'un engourdissement dans les points privés de sentiment. Chez l'un d'eux la perte de la sensibilité occupait une partie de la région deltoïdienne (obs. 1). Le second malade se trouvait affecté de paralysie du mouvement de la cuisse, et il y avait anesthesie de la jambe (obs. II).

Les deux autres individus atteints d'anesthesie profonde avaient perdu le mouvement des muscles correspondant aux points devenus insensibles. Chez l'un de ces malades, l'abolition de la motilité occupait toute l'étendue du membre supérieur; l'insensibilité commençait aux doigts et allait se terminer à la réunion du tiers moyen avec le tiers supérieur du bras. Chez l'autre malade, il y avait paralysie des muscles intercostaux et de l'appareil vocal, en même temps qu'anesthesie du col et des parois thoraciques, jusqu'à l'appendice xyphoïde; à partir de ce point jusqu'au bas-ventre, la peau et les tissus sous-jacents avaient acquis une exagération de sensibilité, accompagnée de contractions spasmodiques (voy. obs. VIII *de la paralysie.*)

B. *Anesthesie superficielle ou cutanée.* La peau se trouve seule avoir perdu la sensibilité. On peut s'en assurer en mettant en usage les moyens que nous avons conseillés pour découvrir si la sensibilité des parties sous-cutanées est abolie; ces manœuvres prouvent bientôt que les muscles, etc., répondent facilement aux impressions extérieures.

Les muscles situés au-dessous de la peau privée de sentiment, ont tantôt conservé leurs mouvements, et tantôt ils les ont perdus.

Une fois nous avons rencontré l'anesthesie cutanée de la moitié de la main; les muscles des doigts avaient conservé leurs mouvements (obs. iii.).

Deux fois nous avons observé l'anesthesie à la peau du ventre; il y avait persistance du mouvement des muscles abdominaux, et chez l'un des malades une colique violente. (Voy. obs. vii *de la paralysie*, et iv *d'anesthesie*.)

Dans un quatrième cas d'anesthesie superficielle, on observait la paralysie du mouvement du muscle triceps brachial, et la perte de la sensibilité cutanée de la face dorsale des doigts auriculaire et médius, ainsi que des parties correspondantes du métacarpe et du carpe; cette anesthesie se terminait à la moitié interne du doigt médius, au delà de laquelle le sentiment subsistait normal (obs. v).

Chez un cinquième malade, chose curieuse! il existait une paralysie du mouvement d'extension du poignet et des doigts, avec conservation du sentiment à la face dorsale de la main et des doigts; tandis que le mouvement de flexion du poignet et des doigts était conservé, et la face palmaire de la main privée complètement de sensibilité (obs. vi).

Une fois nous avons vu l'anesthesie superficielle marcher avec une arthralgie profonde. Cette double maladie saturnine occupait le col et la face antérieure du bras (obs. vii).

Enfin, chez un septième malade, l'anesthesie cutanée était accompagnée d'hyperesthesie des parties sous-jacentes et de paralysie du mouvement des muscles correspondants. Ces trois affections saturnines siégeaient aux membres inférieurs (obs. viii).

Description de l'anesthesie des membres et du tronc. — Le plus ordinairement cette anesthesie débute tout-à-coup, sans être annoncée par des prodrômes. Quelquefois cependant un léger engourdissement la précède.

Tantôt elle survient au milieu d'une colique de plomb; plus souvent elle apparaît quelque temps après l'arrivée de la paralysie du mouvement; enfin, elle peut être précédée d'arthralgie, c'est-à-dire d'une maladie saturnine tout-à-fait opposée.

L'anesthesie saturnine, de même que la paralysie du mouvement, est toujours partielle, c'est-à-dire bornée à une étendue plus ou moins limitée du tronc et des membres. L'anesthesie envahit tantôt quelques points du ventre, de la poitrine et du col; tantôt ce sont les membres que cette affection frappe. Nous avons vu six fois sur dix l'anesthesie siéger simultanément à gauche et à droite de la ligne médiane.

Cette maladie a plusieurs degrés; elle est incomplète ou complète. Un de ses caractères pathognomoniques, surtout lorsqu'elle est bornée à la peau, c'est de se déclarer à son plus haut degré très-promptement, dans l'espace de quelques heures, d'un jour; d'être très-mobile, de changer de place et d'étendue d'un moment à l'autre, et enfin d'avoir une durée qui rarement dépasse huit à quinze jours. Elle est continue, et cependant quelquefois elle disparaît subitement pour reparaître bientôt après. L'anesthesie profonde est moins mobile que celle qui se trouve bornée à la peau. Lorsque l'anesthesie profonde marche vers la guérison, la peau et les tissus sous-cutanés paraissent recouvrer en même temps leur sensibilité. Quelquefois cependant la peau est encore privée de la faculté de sentir, lorsque les muscles ont déjà conscience des excitations qu'on dirige sur eux.

Lorsque la paralysie et l'anesthesie existent en même temps, elles peuvent siéger dans les mêmes parties, ou bien occuper des points différents dans un même membre. Dans quelques cas même ces deux maladies envahissent deux régions opposées, par exemple, l'une la face palmaire, l'autre la face dorsale des membres supérieurs. L'anesthesie disparaît habituellement avant la paralysie.

Dans le cas de complication d'arthralgie saturnine, l'anesthesie ne peut être que superficielle, et l'exagération de la sensibilité doit siéger dans les parties sous-cutanées; ou bien ces deux affections occupent des points différents du corps.

Enfin, on peut voir réunies dans une même région l'anesthesie de la peau, l'abolition du mouvement des muscles, et l'hyperesthesie des masses musculaires, des os, etc.

L'anesthesie des membres et du tronc ne survenant habituellement qu'après que le malade s'est trouvé assez long-temps en contact avec les préparations saturnines, on rencontre ordinairement avec cette affection les signes de l'action primitive du plomb sur l'économie, tels que la teinte jaune de la peau, de la conjonctive et des urines, l'amaigrissement, la coloration brunâtre des dents et la teinte ardoisée des gencives. Dans toutes nos observations d'anesthesie, nous avons remarqué cette coïncidence de phénomènes d'infection générale et primitive produite par le plomb.

Dans l'anesthesie saturnine, on n'observe du côté du centre nerveux cérébro-spinal aucun phénomène morbide immédiat, appréciable à nos sens, à moins qu'il n'y ait concomitance d'encéphalopathie saturnine. Il n'y a point non plus de réaction fébrile.

L'anesthesie superficielle ou profonde, de même que la paralysie, est sujette à des récidives et à des rechutes.

Le *diagnostic* de cette affection présente rarement de l'incertitude.

L'anesthesie apparaissant chez un ouvrier qui manie le

plomb, avec d'autres maladies saturnines, circonscrite à une petite étendue de la peau ou des parties sous-jacentes des membres et du tronc, sans lésion matérielle des nerfs ou des centres nerveux, n'offre aucune ressemblance avec la perte de la sensibilité symptomatique de quelque lésion matérielle de l'appareil de l'innervation; ensuite sa marche, sa disparition prompte, etc., tout concourt à lever les incertitudes du diagnostic.

Caractères anatomiques. — Deux fois nous avons eu l'occasion de faire des autopsies d'individus morts avec une anesthesie saturnine; nous n'avons rencontré aucune altération dans le système nerveux, capable de rendre compte des phénomènes qui avaient signalé cette maladie.

Siège et nature. — Les travaux des physiologistes modernes sur les fonctions de la moelle épinière doivent nous éclairer, en l'absence de l'anatomie pathologique, sur le siége du travail morbide, qui détermine çà et là une diminution ou une abolition de la sensibilité. Puisque, au dire de tous les savants qui se sont occupés d'expériences pour constater les propriétés du cordon rachidien, ce centre nerveux renferme en lui, dans des points distincts, la puissance de la sensibilité et de la mobilité, la partie qui préside au sentiment doit être supposée atteinte par le poison dans le cas d'anesthesie saturnine. Que ce soient les cordons postérieurs, la substance grise ou blanche de la moelle, qui président à la sensibilité de nos organes, toujours est-il que cette partie de ce centre nerveux, placée dans tel ou tel endroit, et qui est distincte de celle qui donne le mouvement, se trouve lésée.

Mais puisque nous ignorons la nature intime de ce centre nerveux, supposé altéré, et que son action dans ses opérations échappe à notre intelligence, à plus forte raison ne pouvons-nous pas connaître l'altération immédiate que le plomb exerce sur le système nerveux de la sensibilité, lorsqu'il produit l'anesthesie. En vain voudrions-nous soulever le voile qui cache à nos yeux ce travail de combinaison hétérogène, pour en pénétrer les mystères; nous n'en pouvons juger que les effets.

Traitement. — L'anesthesie saturnine disparaît quelquefois par les seuls efforts de la nature; dans d'autres cas, les parties devenues insensibles ont besoin d'éprouver une excitation capable de leur rendre la faculté d'être impressionnées par les corps extérieurs. Pour arriver à ce résultat, on peut employer plusieurs médications.

Les bains sulfureux suffisent pour guérir l'anesthesie dans certains cas; car le sulfure de potasse, employé dans les bains, est un excitant de la peau, ainsi que des parties sous-jacentes. .

Si cette médication ne réussit pas, on peut employer les frictions, les épispastiques, les irritants de diverses espèces, l'urtication même, les sudorifiques, les révulsifs cutanés, les vésicatoires, les cautères, les moxas, promenés à la périphérie du corps, ou le long de la colonne vertébrale.

Enfin, lorsque le mal résiste à tous ces essais, ce qui est très-rare, on doit avoir recours à des moyens plus efficaces, tels que l'électro-puncture et la strychnine.

Pendant l'administration de ces médicaments, il est bon d'opérer une action révulsive sur le canal intestinal, au moyen de purgatifs drastiques, quand bien même il n'y aurait ni colique saturnine, ni constipation à combattre.

2°. ANESTHESIE DES ORGANES DES SENS.

Amaurose saturnine.

La paralysie de la rétine, c'est-à-dire de la sensibilité spéciale de l'œil, qui reconnaît pour cause l'action du plomb, n'a pas été étudiée avec plus de soin que les autres espèces de paralysies saturnines. Et cependant les ophthalmologistes allemands, ayant établi et décrit longuement un grand nombre d'amauroses de différentes espèces, uniquement d'après la considération des causes, aussi variées que nombreuses, qui peuvent leur donner naissance, ne devaient pas, ce semble, passer légèrement sur celle produite par les préparations de plomb. Cette cause leur a offert sans doute moins d'intérêt que les autres, dont ils ont fait la base de leurs divisions.

D'un autre côté, les auteurs qui ont écrit sur la colique de plomb ont mentionné l'amaurose saturnine, sans entrer dans aucun détail à ce sujet, se bornant la plupart du temps à énoncer le fait sans le décrire : peut-être aussi que ces derniers n'ont pas décrit cette espèce d'anesthesie de la rétine, parce que cet accident a passé inaperçu pour eux au milieu d'autres symptômes encéphaliques, produits également par le plomb. Aussi n'ont-ils noté en général l'existence de l'amaurose que lorsqu'elle existait seule, ou lorsqu'elle avait précédé l'arrivée de l'encéphalopathie saturnine.

Nous allons d'abord indiquer les faits d'amauroses saturnines qu'on trouve épars çà et là dans les auteurs et les recueils périodiques.

Henry Smet ou Smétius, savant médecin du seizième siècle, a vu quatre amauroses survenir à la suite de coliques, probablement saturnines ; il ne fait que les rappeler. « Chez » la femme de l'apothicaire Wippelius Paul, dit-il, de violentes » douleurs de coliques autour et au-dessous de l'ombilic » causèrent, durant trois jours, un tel affaiblissement de la » vue, qu'elle ne pouvait pas même distinguer les lumières » d'avec les ténèbres. » Il nous apprend ensuite, et cette circonstance mérite d'être remarquée, « qu'après d'autres ac- » cès de colique, la même malade eut les jambes et les bras » paralysés. Le même accident (*idem cœcitatis ex simili iliaco*

» *affectu*) arriva à deux autres individus, à Jean Daunius,
» vitrier et peintre, et à Jacques Kreuninger, garçon apo-
» thicaire ; mais l'amaurose dura moins long-temps. » Smet
revient un peu plus loin sur ce dernier malade ; il dit : « La
» violence de la colique détermina la perte complète de la
» vue ; le malade eut bientôt une attaque d'épilepsie ; dès
» qu'il en fut revenu, il prit des pilules qui le purgèrent,
» et il recouvra la vue par la grâce de Dieu. » (*Miscellanea
medica cum th. Erasto Bruneo, etc., communicata*, Francfort, 1611, in-8°.)

M. Montanceix a publié un mémoire sur l'emploi du sulfate d'alumine dans la colique métallique, où il a consigné
un fait d'amaurose survenue au commencement d'une encé-
phalopatie saturnine, pendant le cours d'une colique violente. Mais l'auteur passe assez légèrement sur la maladie
qui nous occupe en ce moment. (*Arch. génér. de Méd.*
t. XVII.)

Un auteur anonyme a publié, dans le Journal général des
Hospices civils et militaires, n° 20, un cas de colique métallique compliquée d'amaurose et de surdité, qu'il avait observé dans le service de M. Chomel. Ce fait est rapporté avec
des détails suffisants pour servir à la description de l'amaurose.

M. Andral, dans sa *Clinique*, cite un cas de colique de
plomb dans lequel on observa, comme trouble de la vision,
une diplopie qui disparut avec les symptômes abdominaux.

M. Roguetta, dans un mémoire intitulé : *Recherches sur
les causes et le siége de l'amaurose, Revue méd.*, t. IV, p. 32,
cite ce passage d'une thèse d'un auteur allemand : « Un
» jeune peintre, très-colérique, grand buveur, très-constipé,
» contracte dans ses ateliers la colique métallique. Depuis cet
» accident, il ne voyait pendant long-temps que la moitié de
» chaque objet qu'il regardait : ces symptômes d'hémiopie se
» dissipèrent avec la guérison de la colique de plomb. »

Postérieurement à la première édition de l'article *Amaurose saturnine* de notre thèse sur la paralysie de plomb, M. Duplay a publié un cas d'amaurose saturnine dont l'observation a été recueillie avec beaucoup de soin. (*Arch. gén. de Méd.*, t. v, année 1834.)

M. Grisolle, dans sa thèse sur la colique de plomb, imprimée en 1835, dit qu'il a observé trois cas d'amaurose saturnine double; mais il n'en rapporte pas les observations.

Nous avons eu l'occasion d'observer douze fois cette maladie. Dans dix cas, l'amaurose est survenue avec une attaque d'encéphalopathie saturnine; dans deux cas seulement, elle s'est montrée sans être accompagnée d'accidents cérébraux.

L'amaurose saturnine peut être l'unique expression symptomatique de l'empoisonnement par les préparations saturnines; dans d'autres cas, ce qui est le plus ordinaire, elle apparaît avant, en même temps, ou après le développement des autres maladies de plomb, ou même plus ou moins long-temps après leur entière guérison. Toutes nos observations d'amaurose saturnine prouvent cette proposition générale.

M. Trousseau nous a dit avoir vu à l'hôpital de Tours un malade affecté d'amaurose saturnine, qui n'avait jamais eu de colique de plomb. Cependant il travaillait depuis dix ans dans la fabrique de blanc de céruse et de minium de M. Pécard-Tachereau. Le traitement de la Charité parvint à enlever cette anesthesie de la rétine.

Le docteur Marende, dans sa dissertation inaugurale sur la colique de plomb, parle d'une surdité et d'une amaurose qui avaient précédé l'apparition de la colique.

La colique, et surtout l'encéphalopathie, sont les maladies de plomb avec lesquelles s'associe le plus souvent l'amaurose. Mais la fréquence et la violence de ces affections, lorsqu'elles se déclarent les premières, ne semblent pas avoir d'influence sur le développement de la paralysie de la rétine.

En réunissant nos douze observations avec celles des auteurs au nombre de sept, en tout dix-neuf, on trouve que l'amaurose a été primitive à tout autre forme de l'empoisonnement saturnin, cinq fois, et quatorze fois consécutive. Dans ces derniers cas, la colique, l'arthralgie ou l'encéphalopathie étaient violentes six fois, et modérées ou légères huit fois.

Dans huit cas, la colique et la maladie cérébrale saturnines apparaissaient pour la première fois. Dans six cas, il y avait eu plusieurs attaques de ces maladies antécédentes. Enfin dans cinq cas, il n'y a eu aucune autre maladie saturnine primitive ou consécutive.

Description. — Le plus ordinairement, quatorze fois sur dix-neuf l'amaurose saturnine apparaît brusquement, sans être annoncée par aucun phénomène spécial. Dans quatre cas elle a été précédée de céphalalgie frontale. Enfin dans une autre circonstance elle est survenue lentement, sans que le malade fût averti de l'invasion de cette affection par autre chose que par l'affaiblissement croissant de la vue.

Dans quelques heures, l'anesthesie saturnine de la rétine acquiert le plus communément son summum d'intensité; dans un espace de temps très-court, le malade ne peut plus distinguer le jour d'avec la nuit. Une seule fois nous avons vu cette affection mettre huit jours à se développer complètement.

On ne connaît pas d'exemple d'amaurose d'un seul œil. Elle peut être complète ou incomplète. Dans le premier cas, celui de cécité complète, si l'on examine l'œil, on rencontre une dilatation considérable de la pupille et une immobilité absolue de l'iris, que ne peuvent vaincre toutes les excitations de lumière dirigées vers l'organe de la vue. Le fond de l'œil est noir; les membranes et les humeurs ont conservé leur transparence. Nous n'avons jamais pu constater cet état particulier signalé par Weller, et qu'il donne comme le caractère de l'amaurose succédant à un empoisonnement par les préparations de plomb, c'est-à-dire une turgescence des vaisseaux sanguins, de la conjonctive et de la sclérotique, avec sentiment de plénitude dans l'œil (Weller, t. ii, p. 26). Ce prétendu caractère pathognomonique de l'amaurose saturnine ne se trouve pas non plus indiqué dans les autres faits que nous avons rapportés. MM. Duplay et Grisolle ont recherché ce symptôme, sans pouvoir le rencontrer.

Lorsque la maladie est incomplète, ce qui est le cas le plus rare, les malades distinguent la lumière des ténèbres; ils croient apercevoir les objets à travers un nuage épais. Chez quelques-uns, tous les objets qu'ils fixent semblent prendre une coloration blanche. La pupille, médiocrement dilatée, conserve encore de la mobilité; en un mot, l'iris est encore un peu contractile.

Assez souvent les yeux sont affectés d'amaurose à des degrés divers. Ainsi, tantôt sur l'un de ces organes on voit la pupille si élargie que l'on n'aperçoit plus de traces de l'iris; tandis que la pupille de l'autre œil paraît seulement le tiers, la moitié, plus dilatée que dans l'état normal. Nous avons même observé des cas où la pupille du même œil était inégalement dilatée dans sa circonférence, de sorte qu'elle n'avait plus sa forme circulaire. Du reste, la forme irrégulière de l'opercule oculaire varie d'un moment à l'autre. Dans le cas d'amaurose double à des degrés différents, il est assez commun d'observer un léger strabisme.

Dans deux cas d'amaurose complète, la pupille se trouvait fortement resserrée et immobile. Une fois cette ouverture était inégalement dilatée; l'iris se contractait un peu à l'approche d'une bougie, et cependant le malade ne paraissait pas apercevoir cette lumière.

Nous n'avons jamais vu abolis les mouvements de l'œil dans cette maladie. Le regard est insignifiant ; les yeux restent fixes le plus souvent, sans se diriger vers aucun objet.

Nous n'avons point non plus avec l'amaurose saturnine observé de paralysie des mouvements de la face, ni d'anesthesie de la peau de cette région, ainsi que des membranes muqueuses oculaire, olfactive, ou bucco-pharyngienne.

Si l'amaurose n'est point accompagnée d'encéphalopathie saturnine, alors le malade tout effrayé, ayant conscience de sa position, à laquelle il était loin de s'attendre, se lamente, pleure, etc. ; du reste, il n'éprouve habituellement aucune souffrance vers l'œil ni dans la tête.

La marche de l'amaurose saturnine est en général rapide, comme son invasion. Elle dure quelques heures, quelques jours, puis disparaît tout-à-coup. Dans quelques cas rares, elle s'en va lentement, dans l'espace d'un mois ; une seule fois on l'a vue, dit-on, subsister des années entières. Le terme moyen de la durée semble être quatre à six jours.

Lorsque l'anesthesie de la rétine se déclare au milieu d'une colique de plomb, celle-ci disparaît assez souvent, quelquefois brusquement, ou progressivement, pendant que l'amaurose continue sa marche comme si elle était seule. On a vu des coliques violentes se calmer tout-à-coup au moment de l'arrivée d'une cécité amaurotique.

Ce que nous venons de dire de la colique, relativement à la marche simultanée de cette affection et de l'amaurose, s'applique parfaitement bien à l'arthralgie saturnine.

Quant à la paralysie et à l'anesthesie du tronc et des membres, produites par le plomb, ces deux affections survivent presque constamment à l'amaurose.

L'amaurose se développe indistinctement pendant le cours de toutes les variétés de l'encéphalopathie saturnine, auxquelles elle survit, mais à un degré beaucoup moindre, pour cesser enfin complètement un ou deux jours, et même un mois après : ce dernier cas est fort rare.

Il est des cas où l'amaurose, après être arrivée subitement à son summum d'intensité, semble disparaître tout-à-coup, et cependant le malade n'est qu'incomplétement guéri ; la guérison marche dès lors lentement, et se fait long-temps attendre avant d'être complète.

Lorsque le retour de la vue commence à succéder à l'amaurose, ou que celle-ci est partielle dès son début, l'iris offre des expansions inégales, variables d'un jour à l'autre ; le malade distingue les objets comme coupés en deux parties, dont une seule lui apparaît, ou dont il ne peut distinguer tantôt que le centre, et tantôt que la circonférence ; aussi son coup d'œil se prolonge bien au delà de l'objet, de peur que ne l'embrassant pas dans toute son étendue, il ne lui échappe ; ce qui fait qu'à une certaine distance il ne distingue pas bien ce même objet. Quand il regarde sur un livre, il ne voit que les lettres qui commencent ou finissent un mot, mais point celles qui se trouvent au milieu.

Lorsque l'amaurose se déclare seule, isolée de tout accident cérébral saturnin, deux fois sur douze, elle se développe moins rapidement, et met plus de temps à disparaître complètement.

Une fois nous avons vu un malade, à peine guéri d'amaurose saturnine, en être de nouveau frappé sans s'être exposé depuis la guérison au contact du plomb. Un autre de nos malades depuis plusieurs années n'était plus en contact avec le plomb, et cependant il fut de nouveau atteint d'amaurose, de paralysie des membres supérieurs, de colique et d'encéphalopathie saturnines (voy. *obs. de l'Encéphalopathie saturnine*). Cette maladie saturnine est également sujette aux récidives.

Nous n'avons jamais vu d'amaurose saturnine ne pas guérir complètement : un seul cas consigné dans la science prouverait que cette maladie pourrait subsister toute la vie; mais ce fait n'est pas probant, car dans cette circonstance on a dirigé dès le commencement contre l'anesthesie saturnine, le traitement employé ordinairement dans le cas d'amaurose vulgaire, et on n'a pas mis en usage les médications qui réussissent si bien habituellement à enlever cette affection spécifique. (*Lancette Française*, t. 1, p. 331, 12 mai 1829) (1). Cependant nous n'osons admettre comme tout-à-fait démontrée cette interprétation, car nous avons vu, très-rarement il est vrai, les maladies saturnines les plus facilement curables, la colique et l'arthralgie, subsister indéfiniment des mois, des années entières, sans qu'aucun traitement pût les anéantir. La paralysie de la rétine offre d'autant plus de chances de guérison prompte, que la maladie a débuté brusquement et que la marche a été rapide. Quant au contraire l'affection s'est développée lentement, on constate que la vue met beaucoup plus de temps à se rétablir. Nous n'avons pas observé que l'amaurose incomplète guérît plus rapidement que celle qui est complète. Celle qui s'accompagne d'accidents cérébraux guérit en général plus promptement que l'autre.

Le *diagnostic* de l'amaurose saturnine peut présenter des difficultés que nous n'essaierons pas d'atténuer, pour rendre notre tâche plus facile. Si un individu qui travaille aux préparations de plomb est attaqué d'une ou plusieurs maladies saturnines, et surtout d'encéphalopathie; si en même temps avant, pendant, ou après l'arrivée de ces affections diverses,

____

(1) Les commémoratifs de cette observation nous semblent indiqués avec trop peu d'exactitude pour affirmer même qu'il s'agit d'une amaurose saturnine. La coïncidence de la suppression des règles et de la cécité laisse beaucoup de doutes dans notre esprit sur la nature de cette amaurose.

il vient à perdre tout-à-coup la vue, alors on pourra croire que l'amaurose a été produite sous l'influence de l'intoxication saturnine. Cette croyance se fortifiera par la marche ultérieure de la maladie, qui disparaîtra brusquement un, deux, cinq jours après son apparition. D'autres considérations fortifieront encore cette certitude du diagnostic; par exemple le malade, avant de se trouver en contact avec le plomb, n'avait jamais été atteint d'amaurose, ni lui ni ses parents, etc. L'amaurotique, aussitôt que le retour de l'intelligence a lieu, désespéré d'avoir perdu tout-à-coup la vue, sans que rien antécédemment pût lui faire craindre cet accident, se lamente, pleure, etc. Toutes ces données suffiront amplement pour affirmer que l'on a affaire ici à une amaurose succédant à un empoisonnement par les préparations de plomb.

Mais s'il arrive qu'une ou plusieurs de ces circonstances manquent, alors, dans l'absence de renseignements précieux, le clinicien pourra se trouver embarrassé. Supposons par exemple que, chez un ouvrier plombier, une amaurose se déclare avant toute autre maladie saturnine, et qu'elle n'en soit point non plus suivie; on n'aura pour établir le diagnostic que la profession du malade, l'instantanéité de l'invasion, et la terminaison heureuse et rapide de la maladie à l'aide du traitement habituellement usité contre la colique de plomb, qu'on emploiera peut-être ici empiriquement, comme un remède efficace contre toutes les autres affections saturnines. Le praticien aura mis en usage ce traitement dans l'intention de rechercher la nature de l'amaurose, se fondant sur cet antique adage : *morborum naturam ostendit curatio.*

Pour compléter ce diagnostic, et pour être certain qu'on a affaire à une amaurose produite par le plomb, il suffit d'apprendre que le malade n'a point été soumis à d'autres causes capables de produire la cécité, et que précédemment à sa profession de plombier il n'a point été privé accidentellement de la vue.

Enfin il peut se faire que, chez un homme employé à manier le plomb, une amaurose se développe lentement, et qu'elle dure un ou plusieurs mois sans arriver à parfaite guérison, quoique traitée par des purgatifs, des vomitifs, etc., en un mot par tous les médicaments qui font la base du fameux traitement dit de la Charité. Ici la profession seule peut nous servir comme antécédent, pour qualifier l'espèce d'amaurose. Mais les individus qui travaillent le plomb sont soumis à toutes les autres influences extérieures qui peuvent occasionner la goutte sereine. Par conséquent, ici on peut bien avoir affaire à *une amaurose vulgaire*. Pour trancher la difficulté, il faudrait pouvoir, à l'aide de la physionomie seule de l'amaurose, dire si elle est de nature saturnine.

Ainsi donc, la question se réduit à savoir si l'anesthésie de la rétine, produite par le plomb, a une expression symptomatique, spéciale comme la cause qui lui a donné naissance.

Nous n'avons jamais vu d'amaurose saturnine avec conservation entière des mouvements de l'iris, sans dilatation ou resserrement de la pupille. Cette particularité a été observée dans certaines autres amauroses. Dans le cas d'amaurose saturnine presque toujours la pupille se trouve considérablement et inégalement dilatée dans toute sa circonférence, et cette dilatation singulière varie avec une rapidité étonnante. La forme de l'opercule oculaire est sujet à moins d'aspects instantanés dans les autres amauroses. On observe des rechutes, aussitôt la guérison obtenue, dans la cécité amaurotique saturnine; ce qui n'a pas lieu pour celle dite *vulgaire*.

Dans le cas de paralysie de la rétine produite par le plomb, le fond de l'œil est noir, et il y a une transparence parfaite des milieux que les rayons lumineux doivent traverser pour arriver à la rétine; tandis que souvent, dans l'amaurose non toxique, la couleur du fond de l'œil est verdâtre, grisâtre, jaunâtre, nébuleuse, rougeâtre, brillante, blanchâtre, etc. ; ces changements paraissent être le résultat d'une altération de la rétine. (*Marjolin, Langenbeck, Kieser, Beer*, etc.)

On n'a point observé de douleur tensive, siccative, etc., dans le globe oculaire, augmentée par le mouvement et l'exposition aux rayons lumineux, dans le cas d'amaurose saturnine; ces circonstances, au contraire, se présentent assez fréquemment dans celle qui dépend de toute autre cause. L'ophthalmie interne et chronique, l'iritis, le glaucôme, l'hydrophthalmie et la cataracte compliquent assez fréquemment l'amaurose vulgaire; rien de tout cela n'a été observé dans l'anesthesie de la rétine due au plomb. Enfin, jamais on n'a observé d'amaurose saturnine d'un seul œil, et ordinairement cette maladie est curable : on sait que le contraire arrive souvent dans celle dite *vulgaire*.

Cet exposé rapide du diagnostic comparatif de l'amaurose saturnine et de l'amaurose vulgaire nous prouve que, dans un petit nombre de cas, où l'on est obligé de juger de la nature de la paralysie de la rétine uniquement par sa physionomie, il est possible même de distinguer si elle est due aux émanations saturnines, ou si on doit rapporter son origine à toute autre cause. Mais, pour vaincre dans ces circonstances rares toutes les difficultés, il ne faut négliger aucun point de l'expression symptomatique de la maladie, quelque peu important qu'il puisse paraître d'abord; car, associé à d'autres d'un plus grand poids, il servira à les fortifier.

Pour terminer ce qui a rapport au diagnostic de l'amaurose saturnine, nous sommes encore obligé de parler de ces coliques, à cause mystérieuse, dont les anciens ont fait de si nombreuses descriptions, et qui se compliquaient parfois d'amaurose.

Félix Plater, médecin du seizième siècle, cite le fait sui-

vant : « Au milieu de violentes coliques, qui sont suivies de
» vomissements, une femme fut prise tout-à-coup de convul-
» sions et d'une amaurose si complète, qu'elle ne pouvait pas
» même apercevoir la flamme d'une lumière placée devant ses
» yeux ouverts. Au bout de trois jours, elle recouvra la vue.
» Quelques années après, un nouvel accès de colique causa de
» nouveau des convulsions et une cécité complète; la vue se
» rétablit encore. Depuis lors, les mêmes accidents se répétè-
» rent presque tous les ans, et finirent par entraîner la ma-
» lade au tombeau. » (*Felicis Plateri observat.*, Bâle, 1680,
in-8.)

Le même auteur a été témoin d'un autre fait de ce genre;
mais dans ce cas la malade resta complètement aveugle. « J'ai
» vu, dit-il, une autre dame de distinction qui devint aveugle
» à la suite de coliques et de convulsions. Aucun moyen ne
» put la guérir de cette affection, et elle resta aveugle jusqu'à
» sa mort ».

J.-F. Hildeſius, cité par Schenck (*Observationum medica-
rum rariarum*, etc., Francfort, 1 vol. in-folio), a vu aussi
une femme devenue aveugle dans un violent accès de colique, qui recouvra la vue au bout de trois jours, après avoir
été purgée.

Lucas Schroeck le fils a inséré dans les *Éphémérides des
curieux de la nature*, l'observation suivante : « Un homme
» d'Augsbourg, d'environ trente ans, éprouva, en 1683, après
» de nombreux écarts de régime, commis durant un assez long
» voyage, de violentes coliques, avec constipation opiniâtre
» et perte de la vue. Un pharmacien lui administra, sans au-
» cun avantage, deux lavements et d'autres remèdes à l'inté-
» rieur et à l'extérieur. Après quelque jours de tourments, le
» malade me fit appeler le 15 octobre, me conjurant de lui
» donner quelque remède qui pût lui relâcher le ventre. Je pres-
» crivis la potion suivante : résine jalap, six grains; pulv. cor-

» nach. douze grains ; inf. laxat. de manne un once. Je fis appli-
» quer en même temps sur le ventre le cataplasme émollient.
» Deux heures après, il y eut une évacuation très-abondante
» de matières extrêmement fétides. Elle fut suivie d'une lypo-
» thymie, et, quelques heures après, d'un violent accès d'épi-
» lepsie, qui cessa bientôt pour ne plus revenir. La cécité
» était toujours complète, quoique les yeux ne présentassent
» d'autre lésion apparente qu'une couleur plus foncée, et une
» largeur plus considérable des pupilles. Ce malade était fa-
» tigué par des flatuosités. Le lendemain, j'eus de nouveau re-
» cours aux évacuants. Ce ne fut pas sans succès, car le 17 oc-
» tobre au soir le malade commençait à apercevoir la lu-
» mière, et le 19 il eut entièrement recouvré la vue et la
» santé. »

« Un sergent, dit Nebilius (*Miscell. nat. curios.* decur. III,
» ann. II, obs. LXXXII), que son intempérance rendait
» fort sujet à des douleurs d'entrailles, étant en quartier d'hi-
» ver, fut pris de violentes coliques avec une constipation
» opiniâtre. Un chirurgien lui administra un purgatif drasti-
» que, qui ne procura pas la moindre évacuation, et qui aug-
» menta les douleurs. Quelques grains d'opium, donnés vers
» le soir, calmèrent un peu les souffrances ; mais elles repri-
» rent toute leur intensité à l'approche du jour. Je prescrivis
» aussitôt un lavement émollient et carminatif, mêlé avec
» quelques onces d'huile de lin, qui fut sans résultat et qu'on
» répéta le soir. Le malade avait pris dans l'intervalle une
» décoction de raisin, dans laquelle on avait fait infuser des
» follicules de séné. Le soir, en arrivant près du malade,
» j'apprends qu'il avait perdu la vue à tel point, qu'il n'a-
» percevait même pas une chandelle qu'il approchait de ses
» yeux. Je les examine et n'y vois rien de remarquable que
» la dilatation des pupilles.... Je fis à l'instant préparer deux
» autres lavements émollients, avec addition d'une grande

» quantité d'huile. Ils furent administrés à une heure d'in-
» tervalle, et amenèrent d'abondantes évacuations ; dès lors
» le malade commença peu à peu à revoir la lumière,
» et la colique et l'amaurose cessèrent complètement à la
» fois. »

On trouve une observation analogue de D. D. Trew, dans
le *Commercium litterarium ad rei medicæ incrementum*, etc.,
Nuremberg, 1757, t. VII.

Tous ces faits de colique accompagnés de troubles de l'innervation et d'amaurose, nous paraissent devoir être attribués au plomb, dont on n'aura pas su découvrir l'influence
étiologique dans ces cas. En effet, maintenant on n'observe
plus de ces cécités ; et les auteurs qui les ont observés ne
connaissaient pas celles qui sont produites par les émanations saturnines. Ensuite, en lisant toutes les observations
que nous venons de rapporter, on est frappé de l'absence de
tous renseignements étiologiques. Dans le silence des auteurs
sur ce point important, et puisque ces modifications particulières du système nerveux, qui se produisent sous l'influence des émanations de plomb, telles que colique, paralysie, encéphalopathie et amauroses saturnines, ne s'observent pas aujourd'hui spontanément, et indépendamment de
cette cause, il faut convenir qu'ici nous n'avons pas de diagnostic différentiel à établir entre des amauroses qui semblent reconnaître la même origine.

Quant à l'amaurose qui se déclare, dit-on, pendant le
cours de quelques coliques végétales, l'absence absolue de
renseignements positifs fournis sur cette espèce d'anesthesie
de la rétine, nous empêche de dire en quoi elle peut ressem-
bler à l'amaurose saturnine et en quoi elle en diffère. Ni les
ouvrages publiés sur cette maladie, ni les renseignements
qui m'ont été fournis par les médecins habitants des contrées
où règne la colique végétale, n'ont pu me donner les élé-

ments de l'expression symptomatique de l'amaurose qui, dit-on, se déclare à la suite de ces coliques.

Peut-on confondre l'amaurose saturnine avec celle occasionnée par les émanations des fosses d'aisance, ou bien avec cette espèce de goutte sereine que Beer, Scarpa, Schmucker et Richter signalent sous le nom d'*amaurose gastrique sympathique?* Indépendamment des circonstances diagnostiques fort importantes, puisées dans les causes de ces différentes amauroses, nous répéterons que l'anesthesie de la rétine due au plomb apparaît quelquefois sans colique, le plus souvent accompagnée d'accidents cérébraux spéciaux, et qu'enfin il n'existe point chez elle de larmoiement fréquent et involontaire, particularité qu'on observe fréquemment dans les deux autres espèces d'amaurose.

Tout ce qui précède nous porte à conclure que l'amaurose saturnine doit être classée à part dans une des divisions des amauroses. En effet, la cause spécifique, toxique, imprime ici un caractère vraiment particulier à la maladie.

Caractères anatomiques. — A l'autopsie des individus qui sont morts avec une amaurose toxique, on n'a trouvé aucune altération anatomique, ni dans la rétine, ni dans le nerf optique, ni dans le cerveau. Cette proposition est basée sur trois autopsies que nous avons faites avec le plus grand soin, sans pouvoir découvrir la plus légère lésion. C'est donc une maladie dépendante de l'action stupéfiante du plomb sur la rétine, qui se traduit par une pure et simple altération de fonctions, sans lésion matérielle d'organes.

Traitement. — L'indication principale dans le traitement de l'amaurose saturnine consiste à exciter la sensibilité de la rétine. Pour obtenir ce résultat, il faut avoir recours à des excitants et à des dérivatifs énergiques.

Ainsi on peut commencer par appliquer des vésicatoires à a nuque, derrière les oreilles, sur les tempes, les régions sourcilières, dont on multiplie les applications. Les frictions avec la pommade stibiée, les sétons, les cautères, les moxas et les vésicatoires, sont des moyens également mis en usage dans ces différentes régions. On conseille aussi de cautériser le sinciput avec la pommade ammoniacale.

L'amaurose saturnine, lorsqu'elle disparaît promptement pendant qu'on administre toutes ces médications, ne leur doit point habituellement sa guérison; car, livrée aux seuls efforts de la nature, elle disparaît souvent également. Tel est du moins le résultat de nos propres observations. Mais, lorsque l'anesthesie de la rétine dure depuis quelque temps, ces médicaments sont infructueux; alors il faut avoir recours à d'autres moyens plus énergiques, qui, agissant immédiatement sur l'œil, contribueront d'une manière directe au rétablissement de la vue. La strychnine, par exemple, a été employée par nous avec avantage, suivant la méthode endermique. On donne cet alcali végétal d'abord à la dose d'un sixième ou d'un huitième de grain, et l'on augmente successivement la dose, suivant les phénomènes qu'on observe, jusqu'à un grain et demi à deux grains. L'application de la strychnine se fait à l'aide de deux petits vésicatoires placés aux tempes, au front, à la région sourcilière, et même derrière les oreilles.

L'électricité et le galvanisme doivent encore être rangés parmi les moyens qu'on peut appliquer presque immédiatement sur le système nerveux de l'œil pour y réveiller la sensibilité spéciale éteinte : c'est ordinairement l'électro-puncture qui réussit le mieux. Pour cela on implante les aiguilles sur le nerf frontal, à la sortie du trou sourcilier, et dans le nerf sous-orbitaire, à sa sortie du trou de ce nom; on met ensuite ces aiguilles en contact répété avec les deux pôles d'une pile voltaïque peu énergique. Ces premiers essais méritent d'être renouvelés fréquemment et d'une manière con tinue, d'autant plus que les piqûres de ces nerfs n'entraînent en général aucun accident.

Stoll recommande, dans le cas d'amaurose survenant dans la colique de plomb, l'opium et le camphre : *Amaurosin in colicâ pictorum*, dit-il, *opium et camphora tollit*. Nous avons employé deux fois ce moyen sans succès sensible.

Nous proscrivons en général le traitement anti-phlogistique dans l'amaurose toxique : ce moyen, loin de ramener la sensibilité de la rétine, nous a semblé augmenter la cécité et éloigner le temps de la guérison.

En même temps que l'on emploie ces divers moyens, il est bon de faire usage de purgatifs drastiques, tels que ceux du traitement de la Charité, l'huile de croton tiglium, etc. ; les bons effets qu'ils semblent procurer résultent-ils de l'excitation qu'ils occasionnent sympatiquement sur le système nerveux de l'œil ?

Il faut avant tout, pour assurer le succès du traitement qu'on met en usage, éloigner le malade des émanations qui ont déterminé l'amaurose et guérir les autres maladies saturnines concomitantes.

Comme il arrive que les individus qui ont été attaqués une première fois d'amaurose saturnine se trouvent dans les conditions les plus favorables pour contracter de nouveau cette maladie, il serait bon, après la guérison, que les ouvriers renonçassent pour toujours aux occupations qui les ont privés d'un des organes les plus importants aux besoins de la vie.

Surdité saturnine.

Les auteurs ont parlé d'une manière vague de la surdité produite par le plomb, sans en rapporter une seule observation authentique. Nous n'avons rencontré cet accident qu'à la suite de l'otalgie saturnine; mais alors la surdité n'était qu'un symptôme de cette dernière maladie. (Voyez *Arthralgie saturnine*, t. I, p. 538.)

OBSERVATIONS.

OBSERVATION I.

Colique modérée. — Anesthesie profonde de la région deltoïdienne du côté gauche. — Electro-puncture. — Guérison.

Louis, âgé de vingt-un ans, d'une faible constitution, d'un tempérament nerveux, exerce la profession de peintre en bâtiments depuis l'âge de huit ans. Il avait été bien portant jusqu'en 1829, époque à laquelle il fut atteint pour la première fois de colique de plomb. Cette attaque fut légère, il n'en fut pas de même de celles qui survinrent en 1830 et 1833. Celle de 1833 fut accompagnée de convulsions, mais sans paralysie. Enfin les premiers jours d'août 1834, Louis commença à éprouver les accidents d'une colique de plomb bien caractérisée, dont il vint se faire traiter à l'hôpital de la Charité, salle Saint-Michel, n° 33.

Etat actuel le 7 août. — Douleurs dilacérantes à l'ombilic et à l'épigastre, un peu exacerbantes, diminuées légèrement par la pression.

Au moment des accès, le malade se tourne et se retourne sans cesse dans son lit, sa figure se grippe, et il se lamente. Le ventre est dur, mais il a conservé sa forme à peu près normale. Nausées, vomissements, éructations, borborygmes ; constipation depuis quatre jours. Anorexie, soif ; langue blanchâtre ; émission des urines facile; pouls à soixante-cinq pulsations, souple et régulier; la respiration s'exécute avec aisance; les dents sont noirâtres, et les gencives sont teintes en bleu. On constate une teinte jaune terreuse très-prononcée.

Cette colique était combattue avec succès à l'aide de l'huile de croton et de lavements purgatifs, lorsque le 12 août nous nous aperçûmes que la région deltoïdienne gauche perdait de sa sensibilité.

Le malade était dans l'état suivant, le 14 : tous les tissus qui recouvrent la face externe et antérieure de la région deltoïdienne gauche ont perdu leur sensibilité. Quelques lignes au-delà de cette région, ou à sa face interne, il n'y a plus d'anesthesie. Des épingles, des aiguilles, l'électro-puncture, le froissement en tout sens, la contractilité forcée, exagérée du muscle deltoïde, ne réveillent pas la sensibilité. Le malade se plaint d'une sensation d'engourdissement; du reste, il porte son bras dans l'élévation avec la plus grande aisance; le muscle deltoïde a conservé la faculté de se contracter.

La région deltoïdienne droite a conservé toute sa sensibilité et a mobilité.

On ne constate aucune douleur le long de la colonne vertébrale, ou à la tête. La respiration s'exécute avec la plus grande aisance.

La colique continue toujours à diminuer. Le 15, elle a cessé complétement.

On introduit deux aiguilles à électro-puncture, l'une dans la partie inférieure de la région deltoïdienne, et l'autre à la partie supérieure de cette même région, qu'on fait communiquer avec une pile voltaïque de trente plaques. Pendant douze minutes on imprime au muscle de très-vives secousses, dont le malade n'a pas conscience.

Les jours suivants on recommence la même opération.

Dès les premières applications, l'anesthesie commence à diminuer un peu. Mais il fallut continuer jusqu'au 7 septembre cette médication pour ramener complétement l'anesthesie dans la région deltoïdienne. La guérison commença par les parties profondes; depuis uue huitaine de jours, les aiguilles introduites dans le muscle deltoïde et les secousses électriques faisaient déjà éprouver de la douleur au malade, que la peau était encore insensible.

OBSERVATION II.

Anesthesie profonde de la partie postérieure de la jambe. — Paralysie du mouvement des muscles de la partie antérieure de la cuisse. — Bains sulfureux. — Guérison.

Avise, âgé de trente-un ans, fortement constitué et habituellement bien portant, est occupé depuis dix ans à broyer des couleurs. Il a eu sept fois la colique saturnine. La première attaque survint en 1827; la deuxième et la troisième en 1828; la quatrième en 1829; la cinquième et la sixième en 1830, et la septième au mois d'août 1836. Ces coliques, modérées, ne furent accompagnées d'aucune autre maladie de plomb. Depuis le 20 novembre 1836, il était entré dans une fabrique de blanc de céruse; au bout de onze jours de ce nouveau genre de travail et éprouva tout-à-coup, sans douleur préalable de la difficulté à remonter son escalier. Pendant la nuit il ressentit des crampes dans le mollet de la jambe droite. Le lendemain il s'aperçut qu'il ne pouvait plus étendre le genou, alors il se fit transporter à l'hôpital de la Charité, salle Saint-Michel, n° 20.

Etat actuel. — Le 2 décembre 1836, absence de tout signe de colique, de céphalalgie, d'étourdissements, etc. Conservation de l'intelligence; nulle douleur le long du rachis; émission facile des urines; selle tous les jours. Le malade n'a fait aucune chute, ne s'est point trouvé exposé à l'humidité, et n'a jamais été atteint de rhumatismes. Toutes les fonctions des organes de la vie intérieure s'exécutent normalement.

A partir de un à deux pouces au-dessous du genou droit, jusqu'à la cheville du pied, il y a insensibilité de la partie postérieure de la jambe. On enfonce des épingles, des aiguilles à acupuncture dans ces parties, et le malade n'en a pas conscience. Toute espèce d'excitation ne peut réveiller la sensibilité de cette région, ni les pincements de la peau, ni les coups, ni la pression, ni les mouvements forcés qu'on fait exécuter à ce membre. Au-dessus et au-dessous de ces limites, la sensibilité du membre se trouve parfaitement conservée; il en est de même pour les régions tibiales et péronières. Le malade se plaint d'un peu d'engourdissement dans les points privés de sensibilité.

La jambe droite se trouve demi-fléchie sur la cuisse, lorsque le malade se tient debout; il peut la fléchir davantage, mais non complétement. Quant au mouvement d'extension il est nul, le genou ne peut être tendu. La cuisse se trouve un peu fléchie sur le bassin. Tous les autres mouvements de ce membre se font normalement. La station, à l'aide de ce membre seulement, ne peut avoir lieu. Le malade, quand il marche, opération qu'il ne parvient à exécuter, même pendant quelques minutes, que difficilement et avec un tuteur, traîne le pied sur la pointe duquel il appuie uniquement. Il éprouve alors un sentiment de pesanteur dans le genou.

Le côté gauche a conservé toutes ses propriétés sensoriales et locomotrices. Il en est de même des deux membres thoraciques.

Face et conjonctive légèrement jaunes; urines orangées, acides; amaigrissement sensible; gencives bleuâtres, dents noirâtres; pouls régulier d'une force moyenne, à soixante-dix pulsations. Bains sulfureux, orge miellée; trois quarts d'alimentation.

Le 10, l'anesthesie a disparu complétement au mollet; elle occupe encore le bas de la jambe. La paralysie du mouvement n'a pas fait de progrès sensibles, malgré l'assertion contraire du malade. — Même traitement.

Le 12, guérison complète de l'anesthesie. Le genou commence à s'étendre un peu. — Même traitement.

Le 15, continuation de l'amélioration de la paralysie de la cuisse, qui se trouve complétement guérie le 20 du même mois.

OBSERVATION III.

Colique modérée. — Anesthésie partielle de la peau des doigts sans paralysie du mouvement. — Bains sulfureux. — Guérison.

Maloin, âgé de quarante-six ans, assez fortement constitué, quoique déjà usé par les excès en tout genre, peintre en bâtiments depuis vingt-deux ans, n'a jamais eu aucune maladie saturnine. Le 18 novembre 1836, faute d'ouvrage, il fut travailler à la fabrication de la céruse; le 20 décembre de la même année il commença à ressentir de légères douleurs de ventre, qui, les jours suivants, augmentèrent à tel point que Maloin fut obligé de cesser tout travail et d'entrer à l'hôpital de la Charité, salle Saint-Jean, n° 7, le 22 décembre.

La colique, assez forte, fut combattue par le traitement dit de la Charité. Cette affection touchait à sa fin, lorsque le malade s'aperçut qu'une partie de la peau des mains était devenue insensible; cette insensibilité était arrivée au degré suivant, le 29 décembre.

Côté gauche. — La face dorsale et palmaire des doigts auriculaire et annulaire est complétement insensible à toute espèce d'excitation; l'anesthésie se continue à toute la peau des quatrième et cinquième os métacarpiens, jusqu'à l'apophyse styloïde du cubitus. La moitié interne de la peau du doigt médius et du troisième os métacarpien a acquis également une insensibilité complète; le reste de la main a conservé son impressionnabilité normale. Lorsqu'on vient à enfoncer profondément des épingles dans la portion de la région métacarpienne, privée de sensibilité, le malade en a conscience, ce qui n'a pas lieu si le corps lacérant n'atteint que la peau. Si l'on vient à tordre ou à forcer dans leurs divers mouvements les doigts dont la peau se trouve privée de sensibilité, le malade accuse encore de la douleur. Les mouvements des doigts sont faciles, mais cependant moins agiles qu'auparavant, comme engourdis ; il n'y a aucun muscle de paralysé.

Côté droit. — Même modification de la sensibilité.

Le malade n'offre aucun phénomène morbide du côté de la tête et de la colonne vertébrale. L'émission des urines est facile. Il n'y a aucune tumeur ni cicatrice sur toute l'étendue du bras. Maloin affirme qu'il n'est point tombé, que jamais il n'a eu de rhumatisme, et qu'il ne s'est couché jamais dans un lieu bas et humide.

La colique est tout-à-fait à son déclin ; seulement, de temps en temps, de petites douleurs à l'ombilic passagères. Huile de croton.

Le 2 janvier 1837, guérison complète de la colique. Même état de l'anesthesie. Bains sulfureux, qu'on continue tous les jours.

Le 9, guérison complète ; elle a commencé par le doigt médius.

Le 11, réapparition de l'anesthesie, mais incomplète doigt. Bain sulfureux.

Le 13, guérison.

OBSERVATION IV.

Colique. — Encéphalopathie. — Anesthesie de la peau, du ventre et des cuisses. — Paralysie du mouvement d'extension des extrémités supérieures et inférieures. — Usage de purgatifs drastiques, de vomitifs, de bains sulfureux, de vésicatoires.

Tonnère (Victor), âgé de vingt-deux ans, d'un tempérament lymphatique et d'une assez forte constitution, quoique un peu molle, n'est jamais bien portant. Il a eu autrefois des accès de fièvre intermittente, des maladies de gorge, plusieurs rhumes.

Ce jeune homme travaille depuis sept ans à l'état de peintre en bâtiments. La première colique, qui survint au bout de quelques mois d'apprentissage, était modérée; la deuxième colique, qui se déclara en 1834, était plus forte et se compliqua de délire. Enfin, le 9 juillet 1837, une troisième colique se manifesta, précédée d'une pneumonie. Le malade entra alors à la Charité dans le service de M. Rayer.

Cette dernière colique se montra d'abord modérée. La pneumonie, quoique parvenue au deuxième degré, ne produisait pas de réaction générale très-marquée. Ces deux affections avaient presque entièrement cessé, grâce à un traitement convenable qu'on leur avait opposé, lorsque le malade fut pris subitement de la forme délirante de l'encéphalopathie saturnine, le 12 juillet.

Les jours suivants il y eut des coïncidences et des alternatives de colique et délire, malgré l'administration de l'huile de croton, de vomitifs, d'opium et de lavements purgatifs.

Le 30 du même mois, dans un moment où le malade était agité par le retour de coliques assez vives, et qu'il possédait toute l'étendue de son intelligence, il s'aperçut tout-à-coup qu'il ne sentait plus sa main appliquée sur son ventre. Voici l'état dans lequel nous le trouvâmes à la visite du matin.

Douleur de compression et de fraîcheur à l'hypogastre, augmentée légèrement par la pression, et revenant par moment plus forte. Constipation. Abdomen rétracté. Perte absolue de la sensibilité cutanée de l'hypogastre et des régions iliaques; la peau de la verge, des testicules et des deux tiers supérieurs des cuisses a perdu également sa sensibilité. La région de l'hypogastre comprimée détermine de la douleur; ce phénomène morbide ne se développe pas dans les autres points devenus insensibles. La peau des parties où siége l'anesthesie reste insensible aux excitations qu'on dirige sur elle à l'aide d'épingles, d'aiguilles, de pincements, etc. Mais si l'on vient à enfoncer profondément des épingles, ou à comprimer les muscles, alors le malade accuse de la douleur. Du reste, les mouvements des parois abdominales et des membres inférieurs ont conservé toute leur étendue. Au moment des accès de colique, la figure du malade exprime une vive souffrance; il s'agite, se roule dans son lit, pousse des cris, etc., etc. Le pouls régulier donne soixante-cinq à soixante-dix pulsations. La chaleur de la peau est naturelle. Bon état de l'intelligence.

Deux onces d'huile de ricin; une selle.

Le 31 juillet, même état de l'anesthésie; diminution de la colique. Délire la nuit.

Le 1er août, la paralysie du mouvement d'extension des poignets et des doigts se déclare. Vésicatoire à la nuque; eau de Sedlitz; cinq à six selles.

Les jours suivants il y a des alternatives de violents et de faibles accès de colique; de temps en temps même, cette dernière forme d'empoisonnement est remplacée par du délire. L'anesthésie varie aussi d'étendue, de siége et d'intensité d'un jour à l'autre. Aujourd'hui elle occupe toute la partie inférieure du ventre, les parties génitales et les deux tiers des cuisses; demain elle ne s'étendra plus qu'à l'hypogastre, la verge ou les cuisses. Ainsi, par exemple, le 10 août, elle se trouvait bornée à la peau des faces antérieure et interne du tiers supérieur des cuisses.

Le 12, c'était seulement la face externe qui était privée de sensibilité; mais la verge, les testicules et l'hypogastre étaient redevenus presque insensibles aux instruments excitants.

Le 15, l'hypogastre seul est privé de sensibilité cutanée.

Enfin, le 18, à la suite de l'application d'un vésicatoire énorme, qui recouvrait toute la peau des parois abdominales envahies par l'anesthésie, cette région, la verge, les bourses et les cuisses recouvrent enfin complétement leur sensibilité.

À peine l'anesthésie avait-elle disparu que le mouvement d'extension de la jambe sur la cuisse devint impossible à gauche comme à droite. La colique et le délire cessèrent aussi totalement à cette époque. Enfin, ce malheureux ne fut délivré de sa paralysie du mouvement que dans les premiers jours d'octobre.

OBSERVATION V.

Rechute d'anesthesie partielle de la peau de la main. — Paralysie du mouvement d'extension du bras, de l'épaule, du pied et des orteils. —Arthralgie des membres inférieurs. — Bains sulfureux. — Guérison.

Maloin, qui fait déjà le sujet de notre observation III, étant sorti de l'hôpital parfaitement guéri de sa colique et de sa paralysie saturnines, resta chez lui quinze jours sans travailler pour refaire sa santé. Pendant ce temps consacré au repos, il s'occupait à chercher du travail pour plus tard, lorsque, sans être exposé au contact des préparations de plomb dans sa chambre (il n'y avait aucune préparation saturnine), il fut atteint tout-à-coup d'anesthesie, à laquelle se joignit bientôt une paralysie du bras et de l'épaule, du pied, et orteils.

Entré à l'hôpital de la Charité le 18 janvier 1837, salle Saint-Michel, n° 3o, il présentait l'état suivant :

Côté gauche.—Le mouvement d'élévation de l'épaule est presque impossible ; l'avant-bras est à moitié fléchi sur le bras ; il peut l'être presque complètement par la volonté du malade ; mais l'extension est impossible. L'insensibilité de la peau de la main a les limites indiquées dans l'observation III ; les doigts ont aussi conservé leurs mouvements faciles. La pointe du pied se trouve tournée en bas ; les orteils sont fléchis fortement ; le coude-pied est tendu, de manière que le talon se trouve fortement élevé. Il y a impossibilité d'étendre les orteils et de fléchir le pied sur la jambe. Les mouvements de latéralité du pied sont également perdus. Quand le malade veut marcher, ce ne peut être qu'à l'aide d'un bâton en traînant le pied tout d'une pièce, dont il ne peut appliquer sur le pavé toute la surface plantaire. Tous les autres mouvements du membre abdominal sont conservés. La face plantaire est le siége de picotements très-douloureux ; des crampes occupent souvent le mollet.

Le côté droit ne participe nullement à la paralysie et à l'anesthésie.

Il n'y a pas le plus léger signe de colique de plomb. Le moindre phénomène morbide n'existe pas du côté de la tête. Les autres fonctions de l'économie s'exécutent normalement.

L'usage continu des bains sulfureux pendant un mois fait disparaître complètement la paralysie. La guérison commence par l'épaule, puis le pied et les doigts.

OBSERVATION VI.

Colique ; paralysie du muscle deltoïde et du mouvement d'extension des doigts.—Anesthésie cutanée de la face palmaire de la main.— Usage des purgatifs drastiques, de vésicatoires et de bains simples. —Guérison de la colique, persistance de l'anesthésie.

Péron, âgé de trente-quatre ans, d'une constitution sèche et d'un tempérament nerveux, fait souvent des excès. Dans son enfance, il a eu plusieurs rétentions d'urine. A dix-sept ans, il embrassa la profession de peintre en équipages; au bout de deux ans de travail, il fut atteint d'une colique de plomb simple, mais très-forte, qui récidiva quinze jours après la guérison. Alors il entra au service militaire; envoyé en garnison à Cayenne, il fut trois mois malade de la dyssenterie. Pendant un congé de sept à huit mois qu'il obtint, ayant travaillé à l'état de peintre, une colique de plomb violente, quoique simple, se déclara. Rentré au régiment, il n'en sortit qu'en 1832, pour reprendre sa profession de peintre. En 1833, la colique advint pour la quatrième fois; elle fut également simple et bien guérie comme toutes les autres. Au mois de janvier 1834, au milieu de son travail, il fut pris d'un tremblement aux mains et aux bras; deux jours après se déclara la paralysie des deltoïdes, des poignets et des doigts sans colique. Après un traitement de deux mois par les bains sulfureux, la paralysie diminua assez pour que Péron pût travailler.

un peu. Il y a quinze jours, pendant une cinquième attaque de colique, la paralysie fit des progrès, ce qui le détermina à entrer à la Charité, salle Saint-Ferdinand, n° 1, le 4 novembre 1837.

Etat actuel. — *Côté gauche.* — La peau de la face palmaire de la main se trouve complètement insensible aux pincements et autres excitations; une épingle éraille en vain cette membrane, il faut qu'elle pénètre dans les tissus sous-cutanés pour que le malade en éprouve de la douleur. Une pression forte, exercée sur toute cette région, ou un mouvement d'extension forcé communiqué aux doigts, détermine de la douleur. La face dorsale de la main et les faces latérales des doigts ont conservé toute leur sensibilité. Le malade ne s'est aperçu de son anesthesie que depuis l'arrivée de la dernière colique.

Le bras est appliqué contre la poitrine. Son mouvement d'élévation, au moyen du deltoïde, ne peut avoir lieu. Les autres mouvements du bras ont conservé leur intégrité. Les doigts, excepté le pouce et l'indicateur, sont fortement fléchis, presque à angle droit. Leur mouvement d'extension est impossible; ils ne peuvent s'écarter que légèrement dans le sens de la flexion. L'indicateur se trouve un peu recourbé et situé beaucoup au-dessus des trois autres doigts. Son mouvement d'extension ne peut s'accomplir complètement. Si le malade veut fléchir les dernières phalanges le plus possible, l'extrémité inférieure du doigt indicateur vient se placer à la partie moyenne du métacarpe, tandis que les autres doigts ne peuvent s'allonger au-delà des régions thénar et hypothénar. Le pouce n'a perdu aucun de ses mouvements. Le poignet, une fois la main fermée, se porte facilement dans l'extension, l'abduction ou l'adduction.

Côté droit. — Il n'y a que la paume de la main qui soit privée de sensibilité cutanée. Les deux doigts du milieu se trouvent fléchis à angle obtus à un degré moindre que ceux de la main gauche, et cependant leur mouvement d'extension et d'écartement est aussi complètement aboli. L'indicateur et l'annulaire, au contraire, sont situés au-dessus des doigts médians, et ils peuvent s'étendre et s'écarter complètement; mais ces positions ne doivent pas être long-temps gardées; car ils sont entraînés dans une très-légère flexion par le poids des doigts paralysés et par la contraction permanente des muscles fléchisseurs communs. Lorsque le malade veut serrer un objet d'un petit volume, les deux doigts du milieu ne s'appliquent pas aussi exactement sur lui que l'indicateur et l'annulaire. Le pouce a conservé ses divers mouvements. Intégrité des autres mouvements du membre.

Le malade accuse un sentiment de pesanteur à l'épaule et à l'extrémité des doigts.

Douleurs modérées à l'épigastre et à l'ombilic, diminuées légèrement par la pression, exacerbantes, tortillantes. Ventre un peu contracté au moment des exacerbations. Constipation. Langue blanchâtre, humide : ni faim, ni soif, Pouls naturel; teinte d'un jaune grisâtre de la face. Conjonctive un peu jaune. Amaigrissement. Teinte bleuâtre des gencives; les dents se trouvent en grande partie détruites.

A l'aide d'un traitement composé d'huile de croton tiglium, de lavements purgatifs, la colique disparaît insensiblement dans l'espace de quatre jours. Mais l'anesthesie et la paralysie restent les mêmes. Application d'un vésicatoire à la nuque. Bains simples. Aucune amélioration.

Le 16, on abandonne l'affection des bras aux seuls efforts de la nature.

Le 18, l'anesthesie du côté droit, sans le secours d'aucun traitement, abandonne complètement la paume de la main, envahit la face palmaire des deux doigts du milieu.

Le 24, l'anesthesie du côté gauche se trouve bornée à la face palmaire des doigts, excepté le pouce. La main droite a entièrement recouvré sa sensibilité. La paralysie du mouvement ne fait aucun progrès.

Péron, ennuyé du séjour de l'hôpital, demande sa sortie.

OBSERVATION VII.

Paralysie récente et primitive du deltoïde. — Douleurs du col et des membres supérieurs du côté droit, accompagnées d'anesthesie de la peau de ces parties. — Bains sulfureux. — Frictions aromatiques. — Guérison.

Beausi, âgé de soixante ans, d'une forte constitution, peintre en voitures depuis 1817, ne fait jamais d'excès ; cependant, il boit chaque jour un litre et demi de vin, mais il ne fait point usage d'eau-de-vie. Il avait à peine travaillé un mois à l'état de peintre, qu'il ressentit une attaque de maladie saturnine semblable à celle d'aujourd'hui ; du reste, jamais il n'a eu ni colique, ni paralysie, ni encéphalopathie. Cet homme affirme à plusieurs reprises que jamais il n'a été malade ; il ne se rappelle pas avoir une seule fois gardé le lit. Sa maladie, pour laquelle il est entré dans le service de M. Bouillaud, commença à se déclarer au milieu de son travail, lorsqu'il était occupé à poncer une voiture.

État actuel, le 8 août 1837. — Côté droit. Impossibilité d'élever le bras, qui se trouve appliqué contre la poitrine ; conservation des autres mouvements. Douleurs occupant la partie latérale du col, l'épaule, la partie interne du bras, le pli du coude, la face palmaire de l'avant-bras et du poignet, augmentées par le mouvement sans changement à la pression, exacerbantes, comparées, au moment des accès, à un trait de feu et dans l'intervalle elles sont contusives. Abolition de la sensibilité de la peau de ces parties avec conservation de la contractilité.

L'émission des urines est facile ; selle quotidienne. Le malade n'accuse aucun phénomène morbide du côté de la colonne vertébrale et de la tête. Jamais Beausi n'a été affecté de rhumatisme ni de névralgie. Il se rappelle avoir eu deux blénorrhagies étant fort jeune, qui furent guéries à l'aide du mercure ; du reste, aucun phénomène constitutionnel de syphilis n'a apparu depuis.

Les autres fonctions de l'économie se font normalement. Bains sulfureux; frictions avec un liniment volatil camphré. Sous l'influence de ce traitement la guérison de l'anesthesie et de l'arthralgie était complète le 24 août; les douleurs cessèrent les premières; puis l'anesthesie disparut très-promptement.

Pour anéantir la paralysie du deltoïde, on a fait usage de vésicatoires et de strychnine.

OBSERVATION VIII.

Anesthesie de la peau du membre abdominal droit; hyperesthesie des tissus sous-cutanés; paralysie du mouvement d'extension de la cuisse, de la jambe et du pied du même côté. — Traitement par les bains sulfureux et les sudorifiques. — Guérison.

Montreuil, d'une forte constitution, d'un tempérament un peu phlegmatique, âgé de trente-neuf ans, a exercé la profession d'imprimeur en caractères dès l'année 1822. En mars 1836, faute d'ouvrage, il fut travailler le minium à la fabrique de Clichy : au bout d'un mois, il fut pris de douleurs très-vives dans le bas des jambes, les mollets et les jarrets, en même temps il était fatigué par des pertes séminales abondantes, fréquemment renouvelées. Il ne se rappelle pas avoir été jamais malade avant cette époque. Il entra alors à l'hôpital de la Pitié, où il fut guéri en l'espace de dix-huit jours à l'aide de calmants et de bains. A peine sorti de l'hospice il retourna au minium; un mois et demi après sa rentrée, arriva une paralysie du poignet et des doigts, accompagnée de tremblement prononcé, quand il faisait des efforts pour remuer ces parties; la paralysie disparut au bout de quinze à vingt jours de l'usage de bains sulfureux, précédé d'une saignée générale. Pour la troisième fois il rentra à Clichy; toujours occupé à la fabrication du minium, il y resta jusqu'au 18 octobre 1836. A cette époque, il s'aperçut que les jambes commençaient à faiblir; alors, obligé de cesser son travail, il entra

quelques jours après à l'hôpital de la Charité, salle Saint-Michel,
n° 23.

Etat actuel le 24 octobre 1836. Teinte d'un jaune terreux de
la face, qui s'étend à tout le reste du corps; conjonctive un peu
ictérique; urines jaunâtres, transparentes, facilement excrétées
et en quantité convenable; selles quotidiennes; bon appétit; absence de céphalalgie et de douleur le long du rachis; pertes séminales involontaires, au nombre de trois à quatre par semaine;
elles affaiblissent beaucoup le malade, qui affirme n'avoir point
fait de chute, et n'avoir jamais été affecté de rhumatisme.

Côté droit. Toute la peau du membre abdominal droit est
privée de sensibilité. Les excitants les plus énergiques dirigés
contre elle n'y déterminent pas la plus faible impression. Une
pression forte, le tiraillement des muscles, l'électro-puncture,
déterminent dans les tissus sous-cutanés de la douleur.

Le malade éprouve tous les quarts d'heure à peu près, sous la
forme d'accès, des crampes accompagnées d'une douleur vive,
caractérisée par une sensation glaciale, qui passe avec la rapidité
de l'éclair, depuis l'aîne jusqu'à la jambe, sans gagner la partie
postérieure de la cuisse. Si dans ce moment il se trouve debout,
appuyé sur un bâton, il tombe par terre. Du reste, cette douleur,
quoique profonde, semble diminuée par une forte pression;
le malade croit qu'elle siége dans les os. Dans les intervalles
de cette sensation il y a un sentiment de constriction dans le
membre.

La jambe droite, abandonnée au repos dans la position assise
ou verticale, est à demi fléchie sur la cuisse, et peut l'être davantage, mais incomplétement; lorsque le malade est couché, elle se
trouve étendue d'une manière toute mécanique, mais par elle-
même elle ne peut accomplir le plus léger mouvement d'extension
sur la cuisse. Cette dernière portion de membre abdominal se
trouve un peu fléchie sur le bassin. Le pied est étendu fortement
sur la jambe; il ne peut être fléchi ni porté en même temps dans
l'abduction ou l'adduction; la pointe du pied regarde en bas,
tandis que le talon remonte en haut. Les orteils sont fléchis d'une
manière très-marquée sur la plante du pied, ils ne peuvent être

écartés que faiblement dans le sens de la flexion , leur mouvement d'extension est nul.

Le *côté gauche* est exempt de paralysie, d'anesthesie et d'hyperesthesie.

La station n'est possible qu'à l'aide du membre sain ; la progression peut à peine avoir lieu d'un lit à un autre, à l'aide d'une béquille ou d'un bâton.

Tous les autres organes de l'économie exercent normalement leurs fonctions.

Bains sulfureux. Tisane de salsepareille. Trois quarts d'alimentation.

Le 26 octobre, les bains sulfureux ont déterminé l'apparition d'une certaine quantité de sulfure de plomb , plus considérable du côté paralysé. Le malade n'est pas soulagé. — Continuation des bains sulfureux et de la tisane de salsepareille.

Le 1ᵉʳ décembre, l'insensibilité de la peau de la cuisse a cessé presque complétement. L'anesthesie du reste du membre abdominal n'a pas diminué. La paralysie du mouvement subsiste au même degré. Les accès de douleur sont moins aigus et reviennent plus rarement. — Même traitement.

Le 4 décembre , la moitié supérieure de la cuisse a recouvré sa sensibilité , tandis que le tiers inférieur est devenu aussi insensible qu'au moment de l'entrée du malade à l'hôpital. La douleur de la cuisse , qui revêt le caractère lancinant, a acquis un degré d'intensité extrême; presque sans cesse elle tourmente le malade, qui, au moment des accès, pousse des cris, se lamente, se roule dans son lit, etc.; du reste il n'y a ni rougeur, ni chaleur anormales dans toute l'étendue de la cuisse. La paralysie du mouvement reste stationnaire. — Même traitement.

Le 3 , disparition complète de l'anesthesie. Persistance de l'hyperesthesie, mais à un degré beaucoup moindre. Perte séminale abondante pendant la nuit; il n'y en avait pas eu depuis six jours. — Même traitement.

Le 5 , cessation de l'hyperesthesie. Le malade commence à étendre un peu le genou. — Bains sulfureux chaque jour et salsepareille.

Le 8, le retour du mouvement d'extension de la cuisse fait des progrès; il en est de même de celui du pied, et cependant les pertes séminales ont reparu plus fréquentes et plus abondantes que jamais. — Même traitement.

Le 18 enfin, la paralysie du mouvement d'extension de la cuisse et du pied n'existe plus. Le malade peut se soutenir facilement sur son membre, marcher, etc.

Les pertes séminales devenant toujours de plus en plus fréquentes, on avait supprimé pendant quelques jours les bains sulfureux, qui, d'après le dire du malade, contribuaient beaucoup à la production de ses pollutions nocturnes.

OBSERVATION IX.

Amaurose. — Arthralgie des membres supérieurs et inférieurs. — Colique. — Traitement de la Charité. — Guérison.

Dauboin, âgé de trente-huit ans, d'une constitution assez délicate, travaille depuis cinq à six ans chez un fabricant de cartes d'Allemagne. Pendant tout ce temps il ne se rappelle pas avoir eu aucune maladie saturnine. Depuis quelque temps il se plaint de palpitations et d'un peu de dyspnée. Il éprouve souvent de légères maladies, surtout des rhumes. Jamais il n'a eu de maladie du cerveau ni d'yeux. Le 12 janvier, tout-à-coup au milieu de son travail, il se plaint de ne presque plus y voir; on le ramène chez lui. A cet état se joignit bientôt des douleurs des membres, et la colique; alors il se décida à entrer à l'hôpital de la Charité, salle Saint-Louis, n° 1.

Etat actuel, le 22 janvier 1837.—*Côté droit.*—Dilatation considérable de la pupille; immobilité absolue de l'iris. Fond de l'œil très-noir. Du reste, la transparence est parfaitement conservée; vue complètement détruite.

Côté gauche.—Dilatation moins considérable de la pupille de ce côté, et inégale dans toute sa circonférence; aussi a-t-elle perdu sa forme circulaire. Transparence parfaite de l'œil; l'iris se contracte un peu à l'approche d'une bougie allumée. Le malade voit avec cet œil des teintes jaunes, de petites taches qui couvrent l'objet qu'il fixe; il ne discerne pas mieux de près que de loin; cependant, à une certaine distance, les objets semblent saute. Strabisme.

Céphalalgie au front, exacerbante, avec sentiment de dislocation. Quelquefois il y a des éblouissements sans bourdonnement d'oreille. L'audition se trouve intacte.

Douleurs lancinantes depuis le coude jusqu'au bout des doigts, sans gonflement et sans paralysie apparente d'aucun muscle. La même sensation existe également dans les membres inférieurs, depuis le genou jusqu'à la plante des pieds; dans cette dernière partie de l'extrémité pelvienne, le malade ressent cinq à six fois par jour comme des espèces de feu, dont la sensation, qui dure dix minutes, n'est augmentée ni diminuée, soit par le mouvement, soit par la pression. Par moment, les mollets sont en proie à des crampes excessivement douloureuses qui empêchent d'étendre la jambe sur la cuisse; pour les faire disparaître, il saute de son lit, et appuie fortement les pieds sur le pavé. Les lombes sont tourmentées par des douleurs contusives. L'arthralgie acquiert plus d'énergie la nuit que le jour.

Douleurs modérées dans tout le ventre, plus fortes à l'épigastre, continues, mais par moment plus aiguës, augmentées légèrement par la pression. Cette souffrance donne la sensation de torsion ou de compression. Ventre contracté, surtout au moment des exacerbations. Constipation depuis cinq jours; fréquentes nausées sans vomissements; anorexie, absence de soif. Langue rosée sur les côtés, blanchâtre dans le milieu. Après l'ingestion d'un liquide quelconque dans l'estomac, le malade éprouve une espèce de tournoiement à l'épigastre, non suivie de vomissement, mais qui augmente les douleurs de tout le ventre.

Pouls irrégulier quant à sa force, tantôt faible, tantôt vibrant; cinquante pulsations par minute. Région précordiale saillante; matité sensible dans une étendue de trois pouces carrés. Frémissement cataire à la pointe du cœur. Bruit de souffle au premier temps, plus marqué vers la pointe qu'à la base. Palpitations qui deviennent plus incommodes quand le malade monte un escalier, ou fait une course un peu longue.

Bon état des voies respiratoires. Émission des urines facile.

La peau de tout le corps, et surtout celle de la face, offre une légère teinte de jaune plombé.

Le malade est très-effrayé de son amaurose; il se lamente, pleure son malheureux sort.

Premier jour du traitement de la Charité, quatre selles, dix à quinze vomissements.

Le 23, disparition complète des autres douleurs des membres et des lombes. Diminution considérable de la colique et de la céphalalgie. Un peu de sommeil. La pupille droite paraît moins inégalement dilatée; du reste, même état de la vue.

Deuxième jour de traitement de la Charité, dix à douze vomissements, pas de selle.

Le 24, toujours diminution de la colique et de la céphalalgie. Même état des yeux. Le contour de l'iris droite est redevenu très-inégal.

Troisième jour du traitement de la Charité.

Le 25, disparition de la colique et de la céphalalgie. La vue est un peu moins obscure. La pupille gauche semble se resserrer un peu à l'approche d'une lumière.

Le 26, nous trouvons le malade se livrant à une grande gaîté.

Le voile qui obscurcissait la vue est tombé presque complètement. L'iris de chaque côté se meut avec facilité. La pupille droite est circulaire et resserrée convenablement; celle du côté gauche est encore un peu dilatée.

Enfin, le 31 janvier, les pupilles sont dilatées convenablement; leur forme est celle de l'état normal. La vue est beaucoup plus étendue; il n'y a plus de nuages devant les yeux. Seulement le malade ne peut pas fixer long-temps le même objet, à cause de la fatigue qu'éprouve de cet exercice l'organe de la vision. Le 2 février, la vue était aussi solide et aussi étendue que dans l'état de santé habituel. *Exeat.*

OBSERVATION X.

Colique et arthralgie; amaurose inégale des deux côtés. — Traitement par les purgatifs drastiques. —Guérison.

Louis Prill est occupé à la fabrication du plomb de chasse depuis dix ans. Pendant tout cet espace, il a été attaqué de colique quatre fois. Il y a huit mois, une amaurose se déclara en même temps que la colique; ces deux maladies saturnines disparurent promptement sous l'influence du traitement de la Charité. Enfin, le 13 octobre 1834, Prill commença à éprouver des douleurs névralgiques dans les cuisses et les genoux. Bientôt après, les symptômes de la colique apparurent en même temps qu'une diminution notable de la vue; alors cessation de tout travail, et entrée, le 14 octobre, à la Charité, salle Saint-Michel, service de M. Rayer.

Etat actuel.—La colique se trouve très-forte; au moment des exacerbations, qui sont fréquentes, le malade s'agite beaucoup. Il n'y a pas de nausées ni de vomissements. Le ventre est rétracté, il y a de la constipation.

Le pupille gauche a éprouvé une telle dilatation, qu'à peine aperçoit-on quelques traces de l'iris; elle ne se rétrécit pas à l'approche d'une bougie. Le fond de l'œil est noir; le malade distingue à peine la lumière de l'obscurité avec cet œil, qui n'offre aucune lésion apparente. La pupille de l'œil droit, au contraire, se rétrécit et se dilate un peu plus, suivant qu'on approche ou qu'on éloigne une bougie allumée, et la vision s'exerce légèrement de ce côté.

Des douleurs sans rougeur ni tuméfaction dilacérantes, se font sentir à la partie antérieure des cuisses et des genoux; elles s'exaspèrent d'un moment à l'autre, sont augmentées par le mouvement d'une manière sensible, et à peine diminuées par la pression.

Prill ne souffre ni n'a jamais souffert de la tête, et avant d'embrasser sa profession de plombier, il n'avait pas éprouvé la plus légère altération du côté de la vue.

Le pouls, lent et dur, ne donne que quarante-cinq pulsations par minute. La respiration et les sécrétions diverses semblent bien fonctionner. La face offre l'empreinte de la douleur, est d'une teinte d'un jaune grisâtre. Il y a une insomnie continuelle. Le malade est alarmé de son état ; il exprime par des plaintes continuelles ses craintes.

Huile de croton tiglium, deux gouttes ; lavement purgatif des peintres. A peine une ou deux selles liquides et quelques vomissements.

Le 16 octobre, pas de changement. Deux gouttes de croton, un lavement des peintres, trois à quatre selles solides, soulagement du côté du ventre et des membres. L'iris gauche commence à paraître d'une manière sensible ; quelques signes de resserrement de la pupille s'observent à l'approche d'une bougie.

Le 17, deux gouttes de croton, lavement des peintres ; huit à dix garde-robes, les premières solides, les autres liquides. L'amélioration de l'amaurose du côté gauche ne se maintient pas.

Le 18, la diminution de la colique et de l'amaurose marche à grands pas. Le malade peut apercevoir un gros objet à une petite distance, mais confusément. Pour parvenir à ce résultat, il ne regarde pas l'objet en face, mais il dirige l'œil en haut ou de côté. La pupille gauche se trouve beaucoup moins dilatée ; l'iris s'aperçoit à peu près à moitié. L'hyperesthesie des membres inférieurs n'existe plus.

Les jours suivants on prescrit des lavements des peintres.

Le 20 octobre, l'affection douloureuse du ventre a entièrement disparu ; la vue semble encore un peu confuse et la pupille n'est pas tout-à-fait aussi resserrée que celle du côté droit. Enfin, quoiqu'on cesse, à partir de ce moment, toute espèce de traitement, le premier novembre, le malade sort parfaitement guéri de son amaurose.

On trouvera, parmi nos observations d'encéphalopathie saturnine, plusieurs cas d'amaurose.

ENCÉPHALOPATHIE SATURNINE.

DÉFINITION.

Lorsque les préparations saturnines ont été introduites et absorbées dans l'économie, elles peuvent porter directement leur influence délétère sur l'encéphale. L'empoisonnement qui en résulte se traduit par divers phénomènes morbides; ce sont du délire, du coma, des convulsions, accompagnés ou non de la perte d'un ou plusieurs sens. Cette affection saturnine se trouve donc caractérisée par une exaltation ou une abolition de la sensibilité générale et spéciale, ainsi que des mouvements volontaires, ou de la motilité générale. Ces lésions fonctionnelles, on peut, il est vrai, les trouver dans une infinité de maladies du cerveau; mais lorsqu'elles sont produites par le plomb, elles ont une physionomie toute particulière, qui peut servir à les caractériser, c'est-à-dire à les définir.

Chacune de ces lésions fonctionnelles, que nous venons d'indiquer, peut traduire isolément l'encéphalopathie saturnine. Toutes peuvent aussi se montrer réunies comme expression de cette affection. Il est difficile de pouvoir embrasser dans une seule définition la diversité des formes sous lesquelles se révèle l'influence morbide du plomb sur l'encéphale. Il faudrait, pour ainsi dire, définir séparément chacune des formes de cette maladie cérébrale; la description que nous en ferons par la suite sera la meilleure définition que nous puissions en donner.

Nous dirons cependant ici d'une manière générale, que l'encéphalopathie saturnine est une névrose de l'encéphale apyrétique, à physionomie si mobile, que du matin au soir, du jour au lendemain, les symptômes qui décèlent son existence changent complètement d'aspect ou de forme. Son apparition et sa disparition brusques, instantannées, doivent aussi être signalées comme un de ses caractères principaux.

Ainsi, de même qu'on désigne par les expressions d'*aliénation mentale* toutes les formes de la folie, telles que la manie, la monomanie et la démence, de même aussi nous comprenons sous le nom collectif d'*encéphalopathie saturnine* (1) la réunion de tous les désordres fonctionnels qui nous révèlent l'action délétère des particules de plomb sur le cerveau, lesquels désordres se présentent constamment sous une ou plusieurs formes déterminées.

SYNONYMIE

Les expressions de *insania, alienatio, stultitia saturnina, démence, délire, convulsions, épilepsie, coma de plomb*, ont été employées jusqu'ici pour indiquer une ou plusieurs parties de l'ensemble des phénomènes morbides saturnins que nous

---

(1) Nous prenons ici le mot encéphale, ἐγκεφαλή, dans sa véritable signification; par cette expression, nous désignons toutes les portions du système nerveux contenues dans la tête.

proposons de désiguer par les mots d'*encéphalopathie saturnine.*

C'est ici le lieu de justifier les expressions d'encéphalopathie saturnine.

Dans un Mémoire publié par le Journal hebdomadaire,
octobre 1836, nous avons fait valoir des raisons qui ont contribué déjà à faire adopter ces dénominations. Nous sommes
persuadé autant que qui ce soit, de la difficulté de natura-
liser des expressions pathologiques, pour rendre l'idée de
maladies qui ne sont point encore classées dans le cadre nosologique. Cependant, la crainte de la nouveauté ne doit pas
faire repousser des mots scientifiques qui sont nécessaires
pour exprimer un état morbide particulier, non encore étudié
suffisamment jusqu'ici. De même que pour indiquer les accidents saturnins qui se passent du côté du ventre ou de la
moelle épinière, les premiers auteurs qui ont écrit sur ces
maladies ont été obligés de se servir des expressions de *colique, paralysie,* etc.; de même aussi il faut, pour s'entendre,
donner un nom à cette forme toute particulière de l'empoisonnement par le plomb. Ceci, du reste, s'applique à toutes
les maladies; on les désigne en général par un nom quelconque, et non par une périphrase indiquant plusieurs symptômes. Si le mot *encéphalopathie* est un peu long, il a l'avantage d'être euphonique, et de fixer dans l'esprit l'idée de la
maladie sans opinion préconçue; par conséquent, il n'aura
point à redouter les révolutions médicales opérées par les
systèmes. Ensuite, l'adjectif *saturnine* indique la cause de la
maladie. Nous trouvons donc réunies dans ces deux expressions les préceptes d'une bonne nomenclature pathologique
qui veut que le nom ou les noms de la maladie rappellent à
la fois l'organe affecté, sa nature ou sa cause spécifique.

Depuis que nous avons proposé les expressions d'*encéphalopathie saturnine* pour désigner l'ensemble des accidents

encéphaliques produits par le plomb, des observateurs du plus grand mérite s'en sont servis pour désigner la même affection; je puis, entre autres, citer les médecins de la Charité, MM. Rayer, Andral, Bally; parmi les médecins des autres hôpitaux, MM. Piorry (*Traité du Diagnostic*), Hourman, etc.

HISTORIQUE.

Nous allons passer en revue tout ce qui a été écrit sur la maladie cérébrale saturnine, depuis les temps les plus reculés jusqu'à nos jours. Nos efforts, dans cet article, tendront surtout à réunir tous les faits un peu importants qui peuvent, par l'exactitude et l'étendue de leur énoncé, servir de matériaux à l'histoire de l'*encéphalopathie saturnine*.

Dioscoride, le premier, a fait mention du délire produit par les préparations de plomb (*De mentis alienatione*).

Aretée, dans la description qu'il nous donne d'une colique toute particulière, et qui, par ses symptômes, a la plus grande analogie avec la colique de plomb; Aretée, dis-je, déclare que si la maladie prend de nouvelles forces, l'épilepsie ne tarde pas à se déclarer (*Aret.*, lib. I et II).

Paul d'Ægine met l'épilepsie au nombre des accidents produits par l'usage interne des préparations saturnines. Il répète plusieurs fois que cette épilepsie, espèce de crise de la colique, est souvent mortelle.

Aëtius, qui paraît avoir écrit après Paul d'Ægine, reconnaît que la céruse produit un tremblement convulsif des extrémités, accompagné de délire et d'absence d'esprit (lib. IV, serm. IV).

Avicenne signale l'épilepsie. qui était toujours mortelle dans la colique saturnine qu'il observait (*in loco citato*).

Paracelse observe que les maladies métalliques peuvent naître dans trois régions du corps, le cerveau, les poumons et le ventre ; puis il ajoute : « Si le cerveau ressent la maladie minérale, tout le corps est sûr de souffrir avec lui, et il se manifeste plusieurs symptômes, comme ceux de la manie, de la frénésie ; d'autres maladies peuvent naître, dont on n'a point encore *inventé les noms*. » Lorsque Paracelse nomme les corps capables de produire la maladie métallique, il cite particulièrement la litharge (*De Morbis metallicis*).

Le peintre dont Fernel trace l'histoire fut d'abord atteint de douleurs très-aiguës dans le ventre, qu'aucune espèce de remède ne put détruire. Ce malheureux mourut trois ans après, au milieu de convulsions (*De lue venerea*, cap. VII).

Jacobus Ætheus rapporte qu'une colique spasmodique se manifesta en 1550 dans la Franconie ; il l'attribuait à la mauvaise qualité des vins de cette année-là. Les symptômes de cette maladie étaient les mêmes que ceux de la colique de plomb. Il survenait des crampes, qui se terminaient par des convulsions, ou par des tremblements continuels. Fréquemment aussi il se déclarait une catalepsie suivie d'une apoplexie mortelle (Ozanam, *Traité des Épidémies*, t. V).

Charles Lepois raconte que quelques religieux, attaqués d'une colique toute particulière, tombaient en convulsions ou en léthargie ; d'autres se trouvaient dans une espèce d'assoupissement, d'où ils ne pouvaient revenir. Enfin, cet auteur judicieux, qui remarqua plus tard cette maladie parmi le peuple, donne l'observation d'un conseiller qui, ayant souffert de grands maux de tête pendant un mois, eut le suivant la colique ; à ces accidents succédèrent l'épilepsie, le délire et des insomnies, qui se terminèrent par un tremblement des bras, puis par une paralysie ; trois mois après le début de cette maladie, il survint une sueur qui mit fin à la paralysie : mais vers le commencement du dernier mois, on vit revenir de nouveau des insomnies, du délire, des convulsions violentes qui emportèrent le malade (lib. ii, *Obs.* lxxxii). L'autre observation, consignée dans l'ouvrage de Lepois, a rapport à un jeune homme atteint de colique, qui devint paralytique des bras, et qui eut sept jours après une attaque d'épilepsie, qui dura tout un jour, et qui, l'ayant repris plus tard, lui donna enfin la mort (*Obs.* lxxxiii).

On trouve le passage suivant dans Rivière : « L'humeur, qui cause la colique spasmodique lorsqu'elle remonte vers le cerveau, cause des convulsions épileptiques qui donnent ordinairement la mort aux malades » (*Praxis Medica*, lib. x, cap. 1).

Droët, dans son Nouveau Conseil de la pestilence, imprimé en 1572, fait mention d'une colique épidémique qui régna en Picardie, et qui dégénérait en épilepsie. Plusieurs malades moururent de cette dernière affection dans un couvent de filles, nommé la *Maison-Dieu*.

Daniel Sennert parle d'une colique fort extraordinaire qui se terminait quelquefois par des convulsions ou par l'apoplexie (*Tractatus de Scorbuto*, cap. v).

Math. Martin nous a laissé les remarques suivantes sur une colique qu'il attribuait au vice scorbutique; suivant l'opinion de son temps, il faisait dériver la plupart des maladies d'un vice des humeurs, et principalement du sang. « Des douleurs du ventre attaquent quelquefois certains individus, et se terminent en convulsions » (*Commentaria de Scorbuto*).

Jusqu'à présent, tous les auteurs sont surpris de rencontrer une certaine colique qui dégénérait parfois en délire, convulsion ou épilepsie; puisqu'ils ne connaissaient qu'imparfaitement la cause de la maladie que nous appelons colique saturnine, ils ne pouvaient signaler l'existence du plomb, comme agent provocateur de ces accidents cérébraux.

Dans les siècles suivants, aussitôt que par suite d'une étude plus exacte, l'on put attribuer la production de certaines coliques à la présence du plomb dans l'économie, dès lors on soupçonna également ce poison d'être la cause des accidents cérébraux observés pendant la maladie du ventre.

Citois, dans sa fameuse diatribe sur la colique de Poitou, s'exprime ainsi : « L'épilepsie et des convulsions, parfois mor-
» telles, accompagnaient les accidents de la colique de Poi-
» tou, surtout dans les premiers temps où cette maladie
» parut, c'est-à-dire en 1572; mais, dans la suite, elles
» furent moins fréquentes, et aujourd'hui elles sont devenues
» des crises aussi favorables et même plus heureuses que la
» paralysie. A cette époque de 1572, durant les paroxysmes,
» les malades éprouvaient une amaurose de plusieurs heures,
» qui même subsistait souvent seule pendant une semaine et
» sans aucune lésion des autres sens; alors les douleurs étaient
» nulles ou légères, et elles cédaient peu à peu à un traitement
» approprié. D'autres fois ces douleurs s'exaspéraient et dégé-
» néraient en épilepsie. Lorsque l'épilepsie, l'apoplexie ou
» une forte lypothymie survenait, la mort était prompte »
(*De novo et populari apud pictones, etc.*).

Stockhusen, et son annotateur Gardane, ont dans plusieurs passages signalé quelques accidents cérébraux survenant à la suite de la colique de plomb : « Les chats, disent-ils,
» attaqués de colique métallique, écument de rage et meurent.
» La violence des douleurs de la colique va quelquefois jusqu'à
» jeter les malades dans l'inquiétude convulsive, dans laquelle
» ils semblent avoir perdu l'esprit; d'autres fois, tombant en
» syncope, les malades paraissent à demi morts; si le mal
» empire, ces symptômes (ceux de la colique) changent de
» face : alors surviennent des hémorrhagies, des délires, le
» météorisme, et le patient, accablé, succombe enfin sous le
» poids de tant de douleurs. Aucun pronostic n'est plus si-

» nistre que celui qu'on tire des syncopes et des sueurs syn-
» copales. La mort, pour lors, loin d'être attribuée à l'in-
» flammation, est plutôt la suite d'un volvulus spasmodique,
» ou de la résolution des organes particulièrement destinés à
» la conservation de la vie. Les tempéraments pituiteux, qui,
» par conséquent, sont plus sujets aux vents, sont aussi plutôt
» attaqués de convulsions. Les convulsions se guérissent aussi
» au moyen des purgatifs, des émollients, des carminatifs, tant
» externes qu'internes » (1656).

Boucher Beauval a remarqué l'esprit inquiet de ceux qui
ont la colique du Poitou, « puis il avance que la paraly-
» sie est très-souvent précédée de convulsions épileptiques
» qui emportaient autrefois beaucoup de malades. Ces con-
» vulsions ôtent rarement le jugement au malade ; elles lui
» laissent même souvent l'usage de tous ses sens ; les douleurs
» deviennent aussi plus légères. Si les remèdes n'arrêtent pas
» le mal, les attaques d'épilepsie mettent le malade en grand
» danger de vie. Lorsque l'humeur, cause de la colique, se
» porte au cerveau, elle y occasionne l'épilepsie » (*Traité de la
populaire colique de Poitou*, La Rochelle, 1673).

Schwaler observa en 1696, à Bâle, une colique causée par
des vins nouveaux et mauvais, qui était en tout semblable à
la colique de plomb. Il y avait des veilles obstinées qui ame-
naient parfois le délire, l'inquiétude ou les convulsions.

Boërhave, en parlant de la colique de Poitou, affirme qu'elle
peut dégénérer en tremblement et en convulsions (*Aph. de
cognoscendis et curandis morbis*, § III).

Gockel, en 1696, décrivit plusieurs cas de colique, suivis
de délire et de convulsions, qui se terminaient presque tous
par la mort. Cet auteur a bien constaté que l'épidémie de
colique, qu'il observait, était le résultat de l'usage des vins
falsifiés par de la litharge.

Huxham, dans son Traité de la colique du Devonshire,

avait remarqué « qu'avant que les membres ne fussent
» compromis, le pouls vibrait plus fortement; il survenait du
» délire annoncé par l'écoulement involontaire d'urines pâles
» et limpides. Quelquefois ces urines étaient abondantes
» dans le cours de la maladie, le tétanos ne tardait pas à ar-
» river. Lorsque quelque attaque épileptique survenait, c'était
» un signe mortel. »

Le nom de *jenki* est donné au Japon à une colique qui,
outre une douleur très-aiguë, cause en même temps des convulsions dans les membres. (*Histoire du Japon*, tom. 2. La
Haye, 1729.)

Zeller, dans sa thèse sur une colique causée par des vins
falsifiés avec de la litharge, assure que cette maladie était
accompagnée de douleurs de tête, de délire et de convulsions avant la mort (1757).

Heidenreich dit avoir observé une colique spasmodique
accompagnée de vertiges, de délire, de léthargie et de convulsions épileptiques mortelles, chez des individus qui avaient
pris du plomb pour arrêter une gonorrhée (1742, *Collections
des Thèses de Haller*).

Tauvry nous dit « que les peintres, les orfévres, etc., sont
» fort sujets à des coliques, dans le cours desquelles il sur-
» vient des épilepsies et autres affections du genre nerveux;
» car les parties métalliques donnent naissance à la maladie,
» en attaquant les nerfs auxquelles elles sont contraintes. »

L'auteur de l'article *Colique de Poitou* de la *Bibliothèque
raisonnée de l'Europe* prétend « que les convulsions dans cette
» maladie doivent être attribuées à la faiblesse du patient,
» que les remèdes et la longue durée du mal avaient atténue.
» Les maux de tête, les vertiges, les assoupissements, la lé-
» thargie, la mort subite, la manie, les délires, le tremble-
» ment, les convulsions et l'apoplexie sont ordinairement les

» suites de cette fâcheuse métastase du ventre au cerveau. »
Ce médecin cite un cas de colique de plomb chez un peintre
qui mourut de convulsions après être devenu paralytique
des deux bras ; plus loin il raconte deux faits analogues.

Wilson a publié dans les Mémoires de la Société d'Edim-
bourg un travail sur la maladie dont étaient affectés les ouvriers des mines de plomb de Lead-Hils. « Au deuxième degré de la maladie, la tête est attaquée de vertiges et de
» douleurs très-fortes, auxquelles succèdent une insensibilité
» et un délire semblable à la rage de la plus cruelle espèce,
» qui va jusqu'à porter les malades à se déchirer eux-mêmes
» la peau et à se mordre les doigts. Les extrémités sont atta-
» quées de tremblements et de convulsions. Enfin ces mal-
» heureux tombent dans un état de faiblesse. Le pouls devient
» intermittent à chaque troisième ou quatrième pulsation,
» et ils meurent dans un coma ou une apoplexie. Cet auteur
» affirme qu'on a vu des oiseaux, dans un temps calme et
» humide, tomber morts en voulant passer à travers la fumée
» de ces cheminées. Les bestiaux qui paissent près des mou-
» lins en sont quelquefois tués. Les symptômes dans les ani-
» maux sont les mêmes que dans les hommes. Les chiens,
» parvenus au dernier période de la maladie, restent éten-
» dus dans un état d'insensibilité, ou mordent et déchirent
» tout animal vivant qui les approche ; ils mordent même la
» terre, sur laquelle ils sont couchés, quand ils sont hors
» d'état de se tenir sur les jambes. » Wilson remarque qu'avant
le deuxième degré, la maladie devient presque toujours funeste ; cependant il conseille, d'après ses propres succès,
des pilules de myrrhe avec un peu de camphre.

Dubois, dans sa fameuse thèse sur la colique de Poitou, ne
nous donne que des détails insignifiants sur la maladie cérébrale ; ses réflexions se bornent à dire qu'il y a quelquefois du délire et des lipothymies, et surtout de féroces con-

vulsions. Son antagoniste Astruc ne nous a rien laissé de plus satisfaisant à ce sujet.

Dehaën, toujours observateur exact, note avec soin les convulsions, le délire et la manie, comme pouvant accompagner la colique des peintres. Il rapporte trois observations de cette affection cérébrale, mais fort incomplètes.

Tronchin était tellement frappé des accidents cérébraux, observés dans le cours de la colique de plomb, qu'il la définit une colique pouvant se terminer en épilepsie ou en paralysie.

Bonté, l'un des médecins de province les plus célèbres, signale dans ses articles sur la colique de Poitou, tantôt minérale, tantôt végétale, un grand nombre de phénomènes cérébraux, en tout semblables à ceux que nous voyons se déclarer avec la colique de plomb. « Quand la tête se prend, » dit-il, on remarque alors des délires sourds; quelquefois » des mouvements épileptiques arrivent, ou des affections » comateuses. » Il regarde l'hystérie comme liée à la colique de Poitou. Enfin on lit dans le travail du médecin de Coutances quelques bonnes réflexions sur le traitement de ces accidents cérébraux.

Gardane dans son Traité de la colique des peintres, s'exprime ainsi : « Si le mal empire, les symptômes de la coli» que changent de face; alors surviennent des délires, et le » patient accablé succombe enfin sous le poids de tant de » souffrances. Il faut craindre aussi et encore plus des épi» lepsies et des gouttes sereines.... Les épilepsies, les gouttes » sereines, les convulsions ne sauraient dépendre que d'une » affection primitive du cerveau. »

Stoll, le grand clinicien de Vienne, fut frappé par quelques-uns des accidents cérébraux si extraordinaires, qui arrivent chez les individus travaillant le plomb. « Presque » tous les genres de convulsions, dit-il, ont lieu dans la co-

» lique des peintres ; mais principalement le plus grave de
» tous, et qui attaque tout le corps, l'épilepsie qui saisit et
» quitte, reprend les malades dans tous les temps, et lors-
» qu'ils y pensent le moins. Quelques-uns tombent des con-
» vulsions en apoplexie, qui le plus ordinairement se dissipe.
» J'en ai vu périr deux seulement, qui étaient entrés tout
» récemment à l'hôpital, et n'avaient encore fait aucun re-
» mède. » Enfin cet illustre médecin a surtout préconisé avec
force l'opium contre ces phénomènes cérébaux.

Cullen affirme que la colique de Surinam dégénère souvent en accès épileptiques.

Bordeu, dans l'analyse qu'il donne des thèses de Dubois
et d'Astruc, relate trois cas de colique où l'on observa du
délire et des convulsions. Deux de ces faits sont empruntés
au travail d'Astruc.

Desbois de Rochefort, le premier, a regardé les accidents
cérébraux comme indépendants de la colique de plomb.
Ainsi il affirme qu'on observe quelquefois des attaques d'é-
pilepsie, des convulsions, des douleurs excessives de tête
sans colique. Dans un autre endroit, il avance qu'il n'est
pas aisé de savoir si le délire a lieu par sympathie ou par
l'introduction des particules métalliques à l'intérieur du cerveau (*Traité de Matière médicale*, t. 2).

Luzuriaga a signalé le délire, l'épilepsie et les convulsions dans la colique de Madrid, qu'il a décrite avec tant de
soin. D'après cet auteur, lorsque la colique est poussée jusqu'aux convulsions, les médecins espagnols l'appellent alors
entripado.

Thierry, auteur d'un mémoire sur la colique de Madrid,
indique l'épilepsie, la surdité, la cécité et d'autres maladies
semblables, comme compagnes de la colique à métastase.
Il fait observer que l'épilepsie était quelquefois suivie de
paralysie.

Ainsi, nous le voyons, divers symptômes de l'encéphalopathie saturnine n'étaient point inconnus aux auteurs des siècles précédents. On en entrevoit çà et là des traces dans leurs écrits; mais ils ne fournissent aucune observation un peu détaillée, et par conséquent satisfaisante. Arrivons maintenant à notre siècle. Examinons les faits que l'histoire médicale contemporaine possède sur cette maladie.

M. Mérat considère l'épilepsie, les convulsions et le délire, comme des complications étrangères à la maladie saturnine. Aussi les observations consignées dans l'ouvrage de cet auteur estimable, qui ont rapport à notre sujet, sont-elles classées dans la section des complications. (Voy. les *Observations* XI, XX, XXI, XXIV, XXV, XXVI, XVII, XVIII, XXIX.)

Chez plusieurs individus affectés de colique de Madrid, M. Larrey observa que cette maladie était suivie de fièvres putrides nerveuses, ou de fièvres métalliques plus ou moins graves. Cependant ce célèbre chirurgien n'aperçut aucune trace d'inflammation à l'ouverture des personnes mortes de cette double affection. Mais ces symptômes ataxiques, ou adynamiques, d'après quatre observations rapportées par cet auteur, ne nous semblent que la série des accidents cérébraux que l'on remarque dans quelques cas de colique de plomb. M. Larrey fait suivre son mémoire de la colique de Madrid, d'un travail fort intéressant intitulé : *Fièvre maligne particulière*, ou *ataxie soporeuse*. Cette maladie, d'après l'opinion du chirurgien en chef de l'armée d'Espagne, semblait être causée par les vins sophistiqués, mais il n'ose faire de conjectures sur la nature présumable de la fraude. C'est ici surtout que nous retrouvons dans la plupart des observations de ce mémoire, un tableau souvent fidèle de l'encéphalopathie saturnine.

M. Jourdain, chirurgien-major des armées, a inséré dans le tome 53 du *Journal général de Médecine*, un mémoire sur

la colique de Madrid, qui ne manque pas d'intérêt : « Il y a,
» dit-il, du délire furieux accompagné de convulsions cloni-
» ques de tous les membres chez les uns; chez les autres il
» y a une langueur extrême, ou un assoupissement profond;
» ils sont seulement réveillés de temps en temps par quelques
» mouvements convulsifs. Des syncopes fréquentes survien-
» nent, des sueurs froides se manifestent; enfin les malades
» meurent au milieu d'un état comateux, ou de convulsions
» effroyables de tout le corps. » L'auteur fait suivre son travail de six observations où l'on trouve tous ces accidents cérébraux.

Plus tard d'autres médecins militaires français, après un
séjour à Madrid, ont publié des mémoires sur la colique en-
démique aux habitants de cette ville, et ont également fait
mention d'accidents cérébraux qui surviennent dans le cours
de cette maladie. MM. Coste et Pascal, entre autres, ont
insisté sur ce point dans leurs travaux.

M. Pariset a très-bien indiqué l'influence pernicieuse du
plomb sur le cerveau, (*Dict. des Scien. Méd.*, art. Colique
de plomb, t. 6.) « Si ce poison vient à agir sur l'encéphale,
» l'épilepsie, les convulsions, le trouble des fonctions intel-
» lectuelles, la stupeur générale, l'apoplexie trouveront une
» explication facile; on se rendra compte également des lé-
» sions des sens. » Ainsi cet auteur s'est efforcé de séparer
de la colique tout ce cortége de symptômes cérébraux; seulement il se contente d'un simple énoncé, au lieu d'approfondir la matière et de faire pour le cerveau ce que d'autres
avaient fait pour l'affection saturnine du ventre.

Le célèbre Laënnec appela plusieurs fois l'attention des
élèves de la clinique de la Charité sur l'épilepsie saturnine.
Son cousin, et chef de clinique, M. Meriadec Laënnec,
a réuni dans un mémoire (*Revue médicale*, 1828), cinq
observations de cette affection, coïncidant avec une hyper-

trophie du cerveau. M. Meriadec Laënnec, en publiant son travail, a eu seulement pour but d'attirer l'attention des médecins sur l'hypertrophie cérébrale; aussi son mémoire contient d'autres cas d'épilepsie que ceux survenus chez des individus soumis aux émanations saturnines.

M. Miquel, également chef de clinique de la Charité, a encore appelé, mais d'une manière plus spéciale, l'attention des médecins sur l'épilepsie saturnine. Dans un article inséré dans le tome VI du *Bulletin Thérapeutique*, il insiste beaucoup sur la mortalité constante de cette affection, et sur la rapidité de sa marche. A l'appui de son dire, il rappelle cinq faits recueillis par lui dans le service de Laënnec. Cet observateur distingué a signalé aussi la coïncidence de l'hypertrophie du cerveau avec l'épilepsie saturnine.

MM. Renauldin, Thomas, De Bouteville, ont remarqué que sur deux cent soixante-quinze individus atteints de maladies saturnines, quatre-vingt-douze n'avaient pas de colique. Ces derniers présentaient des signes d'une affection cérébrale; tantôt c'était du délire; dans d'autres cas, on observait des attaques d'épilepsie, et enfin quelques-uns étaient seulement affectés de convulsions. (*Journal complémentaire des Sciences Médicales*, t. 25 et 40.)

La thèse de M. Canuet renferme sept cas de colique de plomb, où il survint du délire, du coma ou de l'épilepsie.

M. Montauceix (*Archives médicales*, t. xviii), qui a publié un mémoire sur le traitement de la colique de plomb par l'alun, rapporte dans son travail l'histoire d'un grand nombre de cas d'encéphalopathie saturnine (*Obs.* ii, iii, iv, vi, vii, viii). Tous ces faits malheureusement sont incomplets sous le rapport de la description.

M. Anquetin, dans un mémoire sur la colique de plomb, publié sous les auspices de la Société de Médecine de Paris, dit avoir observé plusieurs sujets affectés d'accidents cérébraux saturnins, tels que la perte de connaissance, le délire, les convulsions. Cet auteur, dans ses remarques fort judicieuses, sépare la maladie cérébrale de la colique, pour ne les considérer que comme des affections qui n'ont de commun que la cause.

Le beau travail de Dance, sur l'hypertrophie du cerveau, renferme un cas d'épilepsie saturnine, et une observation de coma, produits par l'influence des émanations de plomb.

Le mémoire de M. Louis sur les morts subites contient une observation d'épilepsie saturnine.

M. Corbin a publié en 1830, dans la *Gazette médicale*, trois belles observations de maladie cérébrale saturnine. Nous reviendrons souvent sur ces faits; ce qui nous dispense d'en faire ici l'analyse.

La *Gazette médicale* a encore inséré dans ses colonnes un cas d'épilepsie saturnine recueilli par M. Constant, ainsi qu'une autre observation de coma d'un auteur anonyme.

M. Duplay, dans un article sur l'amaurose saturnine, inséré dans les Archives en 1834, rapporte un cas d'encéphalopathie saturnine.

M. Rufz, dans son compte rendu de la clinique de Rullier, rapporte un cas de colique de plomb accompagné de délire.

La plupart des thèses des diverses facultés ne nous offrent rien d'intéressant relativement à l'encéphalopathie. Quelques-unes, comme celles de MM. Martin, Bouchet, Lapommeraie, contiennent quelques cas de colique accompagnés d'accidents cérébraux.

M. Andral n'hésite pas à considérer les accidents qui constituent l'encéphalopathie, comme des effets primitifs produits par l'introduction du plomb dans l'économie. La clinique médicale de ce savant professeur renferme douze observations relatives à la maladie cérébrale saturnine.

MM. Chomel, Bouillaud, Blache et Monneret ont dit quelques mots des accidents encéphaliques aux articles *Colique de plomb* des *Dictionnaires de Médecine* et du *Compendium de Médecine pratique.*

Notre thèse sur la paralysie de plomb, publiée en 1834, ne faisait que signaler d'une manière générale les accidents cérébraux qui peuvent caractériser l'encéphalopathie. On y trouve une observation d'épilepsie saturnine et une autre dont le délire fut le symptôme prédominant.

Au mois d'octobre 1836, nous avons publié dans le *Journal hebdomadaire*, un article sur l'encéphalopathie saturnine, dans lequel nous annoncions le travail que nous produisons aujourd'hui et que nous avons adressé au commencement de 1837 à l'Institut. Depuis cette publication, M. le docteur Grisolle, et M. Nivet, interne des hôpitaux, ont inséré l'un dans le *Journal hebdomadaire*, l'autre dans la *Gazette médicale*, plusieurs articles sur les phénomènes cérébraux produits par le plomb. Ils ont accompagné leur travail d'observations sur lesquelles nous reviendrons plus tard.

Ainsi, les auteurs qui nous ont précédé ne nous ont légué pour ainsi dire que quelques observations relatives à cette affection, et encore la plupart de ces faits, qui sont au nombre de quatre-vingt-neuf, ne se trouvent point accompagnés de détails suffisants pour décrire cette maladie. Le plus souvent ce sont des observations incomplètes, tronquées, recueillies par des médecins qui, ne voyant pas toujours de rapports directs de causes à effets, entre le plomb et les accidents cérébraux qu'ils constataient, s'imaginaient qu'ils étaient les mêmes que ceux des maladies ordinaires du cerveau. Les modernes ont surtout rapporté des observations d'épilepsie; assez rarement, le délire ou le coma saturnins sont le sujet des faits qu'ils ont publiés. Nulle part, du reste, on ne trouve de description de l'encéphalopathie saturnine; pour décrire l'ensemble des symptômes de cette affection, nos prédécesseurs se contentaient le plus ordinairement d'indiquer le nom des accidents qu'ils observaient, *délire, épilepsie, coma*; mais ils n'ont pas essayé de tracer l'histoire de cette affection.

CAUSES.

L'encéphalopathie saturnine est de toutes les maladies produites à la suite de l'absorption du plomb dans l'économie, la plus rare. Nous avons eu occasion de l'observer soixante-douze fois.

Personne, je pense, ne sera tenté de nier l'influence directe du plomb et de ses composés sur la production des divers phénomènes morbides qui constituent l'encéphalopathie saturnine. Ainsi, des individus avant d'être soumis aux émanations de plomb, n'ont jamais éprouvé le plus léger dérangement fonctionnel du côté du cerveau. Pendant cette exposition à l'action du plomb, ils sont atteints d'une maladie cérébrale, qui a une physionomie toute particulière, spécifique, et qui est le plus souvent accompagnée des autres maladies produites par ce poison. Ces mêmes individus viennent-ils à se soustraire aux émanations saturnines, ne voient jamais ces accidents se reproduire, pourvu que l'on fasse disparaître le plomb de leur économie, c'est-à-dire les caractères distinctifs de l'intoxication saturnine primitive. Dans ces circonstances, on est obligé de voir un rapport de cause à effet entre le poison et les phénomènes toxiques.

La science ne possède pas un seul cas où la maladie cérébrale saturnine ait été directement produite par les applications de plomb sur le système dermoïde ayant conservé son épiderme. Percival rapporte quelques cas de convulsions occasionnées par l'application de l'eau de Goulard ou d'onguents saturnins, sur des parties dépourvues de leur épiderme.

De nombreux faits prouvent l'absorption des molécules saturnines par la muqueuse digestive dans le cas de production de l'encéphalopathie saturnine. Ainsi, on a vu des accidents cérébraux survenir pendant le cours des coliques d'Amsterdam et de Harlem, dont Tronchin et Wanstroostwyk nous ont transmis l'histoire.

Nous avons déjà parlé de plusieurs cas de coliques, avec délire, épilepsie et paralysie, produites par des médicaments saturnins, par la litharge employée à adoucir des vins acides, qu'ont observés Heidenreih, Gokel, Zeller, Weisman, Weffer, Kœnig, Warren.

Les deux individus dont Combalusier rapporte l'histoire, et qui moururent pour avoir mangé du pain cuit dans un four chauffé avec du bois de treillage couvert de céruse; ces deux individus, dis-je, furent pris de délire et de convulsions.

Les expériences de M. Orfila ont démontré que l'acétate de plomb pris à l'état liquide, et séjournant assez long-temps dans l'estomac pour y être absorbé, produit des effets meurtriers dépendant de son action sur le système nerveux.

L'absorption des émanations saturnines à la surface de la muqueuse qui tapisse les voies respiratoires n'est-elle pas évidente dans les cas d'encéphalopathie que l'on voit survenir chez des individus qui couchent dans des appartements nouvellement peints? (*voy.* t. 1 p. 85.)

Les chats et autres animaux qui séjournent quelque temps dans les fabriques de céruse et de minium sont fréquemment affectés de tournis, de convulsions horribles et d'accidents soporeux, au milieu desquels ils succombent promptement. D'après M. Trousseau, les chevaux employés à tourner des moulins destinés à pulvériser le minium, éprouvent des phénomènes semi-convulsifs. On ne peut supposer que très-difficilement la possibilité de l'absorption cutanée et digestive chez ces animaux, car les poils dont ils sont recouverts, et leurs repas pris hors des lieux d'infection doivent éloigner de pareilles suppositions.

Tous les individus qui se trouvent habituellement au milieu d'une atmosphère chargée de particules ou d'émanations du plomb, sont susceptibles de contracter l'encéphalopathie saturnine ; mais ils ne peuvent dans ces circonstances être atteints de cette maladie qu'en respirant de l'air chargé de molécules de plomb, et en avalant une certaine quantité. Ce sont les ouvriers qui manient le plomb, que l'on trouve le plus habituellement attaqués de la maladie cérébrale saturnine, et ils le sont d'autant plus fréquemment et d'autant plus promptement, qu'ils disséminent dans l'atmosphère au milieu de laquelle ils travaillent une plus grande quantité d'émanations toxiques. Le relevé statistique suivant confirme cette proposition.

INDICATION

DES PROFESSIONS DE 72 INDIVIDUS ATTEINTS D'ENCÉPHALO-PATHIE SATURNINE.

PROFESSIONS.	NOMBRE DES MALADES.
Ouvriers des fabriques de céruse.	25
Ouvriers des fabriques de minium.	5
Peintres en bâtiments.	20
Broyeurs de couleurs.	3
Fabricants de cartes et de papiers peints.	3
Potiers de terre.	2
Affineurs.	2
Plombiers.	3
Ferblantiers.	1
Ouvriers des fonderies de caractères.	2
Lapidaires	3
Ouvriers des fabriques de plomb de chasse	2
Imprimeurs	1
TOTAL.	72

Ce relevé statistique nous démontre encore qu'il n'y a en général à contracter la maladie cérébrale saturnine, que les individus dont les organes digestifs et respiratoires se trouvent en contact avec une grande quantité d'émanations de plomb. Aussi n'avons-nous pas rencontré cette affection dans un grand nombre de professions dont les ouvriers ne disséminent pas une grande quantité de particules de plomb dans l'air de l'atmosphère qu'ils respirent et avalent, et cependant ces mêmes ouvriers sont atteints d'autres maladies saturnines, entre autres de la colique. Il semble par cela même prouvé qu'il faut que l'homme absorbe une plus grande quantité de molécules saturnines pour être atteint d'encéphalopathie saturnine que pour contracter les autres maladies de plomb.

Parmi les préparations saturnines, quelques-unes attaquent-elles de préférence le système nerveux cérébral ?

Le relevé des professions de nos malades prouve que le plomb et tous ses composés peuvent donner naissance à l'encéphalopathie saturnine.

Une préparation de plomb occasionne d'autant plus facilement l'encéphalopathie saturnine, qu'elle se répand plus facilement dans l'air sous forme d'émanations. Sous ce rapport, on doit mettre au premier rang la céruse et le minium. Nous n'avons pas remarqué, toute circonstance étant égale d'ailleurs, que quelques préparations saturnines allassent de préférence faire sentir leur influence délétère sur l'encéphale.

L'action si extraordinaire que détermine le plomb vers le cerveau ne se fait pas sentir immédiatement après le contact des émanations saturnines et leur absorption. Il est nécessaire que l'homme soit exposé pendant un certain temps à leur action, pour que cette maladie se manifeste ; ce fait prouve sans réplique la nécessité de l'absorption du plomb.

Le temps que chaque individu affecté d'encéphalopathie a été exposé à l'action du plomb, avant de contracter cette maladie, est extrêmement variable : nous avons vu des ouvriers éprouver des accidents cérébraux au bout de quelques jours, d'autres seulement après vingt et cinquante ans de travail. Le tableau suivant indique le temps que nos soixante-douze ouvriers affectés de maladie cérébrale saturnine ont travaillé le plomb, cause de leur affection.

Nombre des jours de travail.	Nombre des malades.
8 jours.	1
12 jours.	1
16 jours.	1
18 jours.	2
19 jours.	1
20 à 30 jours.	4
TOTAL.	10

Nombre des mois de travail.	Nombre des malades.
1 mois.	2
1 mois 8 jours.	2
1 mois 15 jours.	2
2 mois.	7
3 mois.	6
4 mois.	8
5 mois.	5
6 mois.	4
7 à 8 mois.	1
9 mois.	2
TOTAL.	34

Nombre des années de travail.	Nombre des malades.
1 an.	2
2 ans.	5
3 ans.	3
5 ans.	2
6 ans.	3
TOTAL.	15

REPORT.	15
8 ans.	1
9 ans.	2
10 ans.	4
12 ans.	1
15 ans.	1
20 ans.	3
52 ans.	1
TOTAL.	28
TOTAL GÉNÉRAL.	72

La lecture de ce relevé statistique prouve, entre autres
choses, que le plus grand nombre des malades n'ont été
exposés que peu de temps aux préparations de plomb.

Chez le plus petit nombre l'agent saturnin absorbé, semblable à un germe, a besoin d'un long temps d'incubation,
avant de donner naissance au cortége formidable des accidents de l'encéphalopathie. N'en est-il pas de même pour
plusieurs maladies ? La syphilis ne se développe quelquefois
que trois ou quatre semaines après le coït; les premiers
symptômes de la rage ne se montrent souvent, chez les
adultes, que quarante jours après la morsure; le virus vac-
cin ne commence à agir qu'au bout de trois jours. L'habitude de se trouver au milieu des préparations saturnines ne
met pas entièrement à l'abri de leur action, seulement elle
doit probablement l'affaiblir beaucoup.

L'encéphalopathie peut se développer primitivement, c'est-
à-dire seule et avant toute autre maladie saturnine, telles que
la colique, l'arthralgie et la paralysie. Les observations consignées à la fin de ce volume en font foi. MM. Andral, Anquetin, Canuet, Dance, Harlan, Laennec, Miquel, Renauldin,
Thomas, etc., ont recueilli des faits pareils.

Mais le plus souvent, la maladie cérébrale n'apparaît chez

un individu en contact avec les préparations saturnines que lorsque déjà il y a eu précédemment une ou plusieurs attaques de colique et d'arthralgie. Enfin, le plus communément, la colique, l'arthralgie, et quelquefois la paralysie de plomb, existent en même temps que l'encéphalopathie, qu'elles précèdent ordinairement, ou dont elles sont précédées parfois elles-mêmes. On ne doit pas être étonné de cette coexistence si fréquente de l'encéphalopathie et des autres maladies saturnines, lorsqu'on sait que la première de ces affections exige l'absorption d'une bien plus grande quantité de poison pour être produite.

Parmi nos soixante-douze malades, six ont été atteints d'encéphalopathie saturnine, quoique n'ayant jamais éprouvé antécédemment d'autre maladie de plomb.

Sur nos soixante-six autres malades atteints antécédemment d'une autre maladie saturnine, dix, au moment où ils ont été affectés d'encéphalopathie, ne présentaient aucune trace de colique, d'arthralgie ou de paralysie.

Le nombre des coliques antécédentes et la violence de celle qui existe actuellement, ne semblent pas avoir d'influence positive sur le développement de l'encéphalopathie. Combien de fois, en effet, n'avons-nous pas vu des malades en proie, pour la cinquième, la dixième, et même la vingtième fois, aux accidents saturnins abdominaux, ne point éprouver le plus léger dérangement du côté du cerveau; tandis que d'autres individus souffrant pour la première fois de la colique, étaient pris d'encéphalopathie! Sur cinquante-six cas de maladie cérébrale saturnine, accompagnés de colique, cette dernière était légère ou modérée dans vingt-neuf cas, et violente dans vingt-sept. En outre, j'ai eu occasion de m'assurer plusieurs fois que des individus qui avaient eu précédemment de violentes attaques de colique de plomb ans accidents cérébraux, étaient atteints d'encéphalopathie lorsqu'ils ne souffraient plus du ventre, ou pendant le cours d'une colique légère, modérée, nullement comparable à celles dont ils avaient été frappés à d'autres époques. Des individus ayant été affectés d'encéphalopathie pendant le cours d'une colique modérée, ne sont point atteints de la maladie cérébrale au retour d'une nouvelle attaque de colique, quoique plus violente que la première. Enfin, quelques-uns éprouvent les symptômes de l'encéphalopathie au milieu d'une colique; plus tard la maladie cérébrale apparaît de nouveau sans être accompagnée de l'affection intestinale. Le traitement de la colique de plomb ne paraît pas non plus avoir d'action directe très-puissante sur la manifestation de l'encéphalopathie saturnine. (Voyez *Traitement de la Colique.*) Seulement les médications qui n'ont aucune influence ou une influence douteuse sur la marche de la maladie du ventre, permettant au poison de prendre droit de domicile dans l'économie, il s'en suit qu'elles prédisposent au développement de l'encéphalopathie saturnine; car le poison peut se porter d'un moment à l'autre sur le cerveau, tant qu'il reste associé à l'organisme.

Tous ces faits prouvent d'une manière irréfragable que l'encéphalopathie est une des formes distinctes de l'empoisonnement saturnin, et indépendante de la colique et des autres maladies de plomb.

L'étendue de l'arthralgie et la violence de la paralysie ont aussi peu d'influence que la colique sur le développement de l'encéphalopathie saturnine.

On a eu de fréquentes occasions de reconnaître que non-seulement les hommes, mais aussi les animaux sont susceptibles de contracter cette maladie. Les observations de Wilson, de MM. Trousseau, Canuet, Orfila, et les nôtres, dont nous avons déjà parlé, prouvent ce fait. Des renseignements encore plus positifs pris dans les établissements où l'on travaille le

plomb, nous permettent d'affirmer que les animaux domestiques qui fréquentent les ateliers de céruse et de minium,
tels que les chiens et les chats, meurent presque tous de convulsions ; tantôt ils sont comme foudroyés et succombent
presque instantanément ; tantôt ils courent, et souvent, frappés de cécité, ils vont heurter contre les corps qui se trouvent sur leur passage. Leur course est interrompue de temps
en temps par des mouvements convulsifs, au milieu desquels
ils meurent. Ces accidents nerveux surviennent quelquefois
après plusieurs jours de malaise, pendant lesquels l'animal
est triste, abattu ; chez plusieurs, on a vu les symptômes
cérébraux se déclarer après avoir bu dans les ruisseaux une
eau blanchie par des molécules de céruse tenues en suspension. Enfin, nous ajouterons encore à ces témoignages celui
de Harlan, qui affirme que des symptômes d'affection cérébrale se remarquent sur les oiseaux par l'action délétère du
blanc de plomb ; après quelques instants d'un état comateux,
cataleptique, ces animaux frottent leur tête contre les murs
et contre les corps solides qu'ils rencontrent.

Il résulte de l'analyse de toutes ces circonstances, dans
lesquelles nous venons de placer les individus qui sont affectés d'encéphalopathie, que des sujets soumis aux mêmes
causes déterminantes, les uns sont attaqués par cette maladie, d'autres y sont réfractaires. D'où vient cette différence ?
Est-ce de l'organisme ? est-ce d'une prédisposition plus ou
moins grande qu'a chaque individu à se laisser influencer
d'une certaine manière par le plomb ? Cherchons à découvrir les caractères de cette disposition si marquée et si évidente chez quelques sujets ; mais souvenons-nous que dans
la plupart des maladies les causes prédisposantes sont toujours difficiles à saisir ; souvent elles nous échappent, ou
nous les soupçonnons quand il n'est plus temps d'opposer à
leur action l'efficacité des moyens prophylactiques. Elles

appartiennent, ici comme ailleurs, au sexe, à l'âge, au tempérament et aux habitudes. C'est sous ces divers rapports que nous allons successivement les examiner, en nous guidant uniquement sur l'observation des faits.

Sexe. — Les femmes, par la nature de leurs occupations, étant assez rarement atteintes de la maladie saturnine la plus commune, la colique de plomb, sont à plus forte raison rarement affectées de l'encéphalopathie. Néanmoins, dans nos soixante-douze observations que nous analysons, il se trouve trois personnes du sexe féminin.

Age. — Sur les soixante-douze cas d'encéphalopathie que j'ai observés, la maladie s'est répartie de la manière suivante :

Au-dessous de 20 ans.	4
De 20 à 30 ans.	20
De 30 à 40.	30
De 40 à 50.	12
De 50 à 60.	5
De 60 à 70.	1
Total.	72

Il paraîtrait donc, d'après ces faits, que l'âge de vingt à trente, et surtout l'autre période, de trente à quarante, prédisposent davantage les individus à être atteints d'accidents cérébraux saturnins; mais il faut noter aussi que c'est à cet âge qu'on rencontre le plus d'hommes travaillant les préparations de plomb. (*Voyez* Colique.)

Constitution. — On est porté à croire de prime abord que cet empoisonnement doit se manifester plus fréquemment chez les individus à constitution délicate à tempérament nerveux et irritable. Cependant, cette opinion n'est pas confirmée par les faits. Sur nos soixante-douze malades atteints d'encéphalopathie saturnine, dont la constitution a été notée, trente-six étaient doués d'une constitution robuste et d'un tempérament sanguin ou bilieux, dix-huit présentaient les apparences d'une faible constitution et d'un tempérament nerveux ou lymphatique; enfin, dix-huit offraient une constitution mixte et un tempérament peu décidé.

Régime. — Une mauvaise alimentation, des écarts de régime, la négligence des soins de propreté prédisposent-ils à contracter cette maladie cérébrale? Quinze de nos malades faisaient abus des liqueurs alcooliques. Dans deux cas, j'ai noté une répétition fréquente du coït. Trois malades avaient éprouvé de grandes privations. Vingt-trois négligeaient tout soin depropreté. Chez les vingt-neuf autres, on n'a pu découvrir aucun rapport entre des écarts de régime et le développement de la maladie.

Saisons. — La température ne semble exercer aucune influence manifeste sur le développement de l'encéphalopathie; car sur nos soixante-douze malades, on trouve un nombre à peu près égal de cette maladie à chaque saison.

Récidives et rechutes. — L'encéphalopathie est sujette à récidiver, lorsque les individus s'exposent de nouveau aux émanations saturnines; nos *Observations* XVI et XIX nous en offrent des exemples.

Nous avons même vu un ex-peintre en bâtiments, qui, soustrait depuis huit ans à l'action délétère du plomb, avait eu cependant, chaque année, et la colique et la maladie cérébrale saturnines (obs. III).

Le sujet de notre *Observation* XXI, quoique ayant abandonné depuis dix mois son état de lapidaire, n'en a pas moins été atteint d'encéphalopathie saturnine. Notons aussi que ce malade, lorsqu'il exerçait sa profession de lapidaire, était souvent frappé de colique et d'encéphalopathie saturnines. Le malade de l'*Observation* XXIV de l'encéphalopathie saturnine eut une rechute de colique et d'encéphalopathie saturnines dix-huit mois après sa guérison, sans avoir de nouveau travaillé le plomb.

Nous devons aussi nous garder de croire qu'un convalescent a recouvré la santé dès le moment que les accidents nerveux ont cessé; car le germe, ou, si l'on veut, la cause toxique, mais occulte et insaisissable de la maladie, subsiste peut-être encore; et après avoir sommeillé, pour ainsi dire, quelques jours, elle peut se développer spontanément, La même chose n'arrive-t-elle pas dans la colique de plomb et dans les fièvres intermittentes, causées par les émanations marécageuses? Chez tous les sujets affectés de rechutes d'encéphalopathie saturnine que nous avons observés, il y avait chez eux des indices de la présence du plomb dans l'économie, c'est-à-dire les caractères de l'intoxication saturnine primitive.

Nous devons enfin faire remarquer que des ouvrier s, pendant de longues années, manient le plomb impunément; mais viennent-ils à être affectés une première fois d'encéphalopathie, alors, après leur guérison, ils seront beaucoup plus sujets à contracter de nouveau cette maladie qu'avant d'en avoir été atteints, si toutefois ils retournent à leurs travaux.

Les maladies du système nerveux étrangères au plomb, dont ont été affectés précédemment les ouvriers qui travaillent les préparations de plomb, ne semblent pas les prédisposer à contracter l'encéphalopathie saturnine. Ainsi, j'ai rencontré des individus qui, avant de travailler le plomb, avaient eu des attaques d'épilepsie ordinaire. D'après les faits que nous avons recueillis, au nombre de sept, on ne peut pas dire que l'épilepsie vulgaire prédispose à la forme convulsive de l'encéphalopathie saturnine. En effet, ces ouvriers, depuis qu'ils ont travaillé le plomb, n'ont été ni plus ni moins souvent affectés d'épilepsie vulgaire, et ils

n'ont jamais éprouvé les atteintes de l'épilepsie saturnine.
(Voy. *Diagnostic.*) Nous avons vu des ouvriers qui, maniant
le plomb depuis peu de temps, étaient atteints de colique,
même violente, sans accidents cérébraux, quoique avant de
travailler les préparations saturnines, ils eussent été affectés
de méningite, de congestion encéphalique, etc., etc. Parmi
nos malades, nous en avons rencontré quelques-uns qui
avaient éprouvé de vives émotions morales, des catastrophes
de fortune, etc., quelque temps après le développement de
l'encéphalopathie saturnine ; mais le plus grand nombre n'a
été en butte à aucun accident moral auquel on puisse attribuer un influence sur le développement des accidents cérébraux. Nous avons rencontré des ouvriers dans les grandes
fabriques de plomb qui étaient en proie aux plus violents
chagrins depuis nombre d'années, qui cependant n'ont
point été atteints d'encéphalopathie saturnine, quoiqu'ils
aient été attaqués des autres maladies de plomb. Deux individus, qui avaient été traités à Bicêtre comme fous et
qui avaient été guéris de leur aliénation, furent travailler à
la fabrique de céruse de Clichy; ils éprouvèrent, après un
à deux mois de travail, une attaque de colique qui ne fut
point accompagnée d'accidents cérébraux.

Nous le voyons, les causes qui disposent aux affections
encéphaliques saturnines sont peu connues. Cependant,
malgré l'obscurité que jette encore sur l'étiologie de l'encéphalopathie la multiplicité des circonstances dans lesquelles
on la voit apparaître, il est un fait qu'on ne saurait mettre
en doute, c'est l'existence d'un rapport constant, mais in-
connu, entre la production de cette maladie et les dispositions
actuelles de l'organisme chez les individus soumis à l'influence des préparations de plomb.

Pour expliquer l'action pernicieuse du plomb sur le cerveau, on est obligé d'admettre que les particules saturnines

absorbées par une voie quelconque à l'état de vapeur, de
pulvérisation ou de liquide, sont bientôt prises par les vaisseaux absorbants et transportées dans le torrent de la circulation. La matière morbide une fois mélangée avec le sang,
va se déposer, par l'intermédiaire de ce liquide, sur les organes dont elle doit attaquer le principe de la vie. Quant aux
lésions intellectuelles, sensoriales, locomotrices, qui constituent, par leur diversité, les formes de cette maladie,
nous ne pouvons dire, dans l'état actuel de la science,
quelle est, dans chacun de ces cas, la différence du mode
d'action du poison sur le cerveau, ni les dispositions organiques qui favorisent le développement de telle ou telle forme
de la maladie. Cette diversité d'effets si opposés du plomb
sur l'encéphale ne doit pas nous étonner, puisqu'on sait que
le même poison ou le même médicament produit souvent
des effets dissemblables sur deux individus, et qui plus est,
sur la même personne à des temps différents. Ainsi, l'opium
et l'alcool produisent des phénomènes tout-à-fait opposés
dans une foule de circonstances : coma, délire, convulsions,
troubles de la vue, etc. Bien certainement que dans ces cas
d'empoisonnement à physionomie variée, la cause toxique
doit agir différemment, peut-être même que son action se
porte sur des portions cérébrales distinctes.

PRODROMES.

La maladie cérébrale saturnine peut surprendre brusquement et d'une manière imprévue l'ouvrier au milieu de ses
occupations, ou s'annoncer par quelques troubles fonctionnels du côté du cerveau. D'autres fois enfin divers dérangements ont lieu vers des points plus ou moins éloignés de l'organe qui va être profondément lésé.

Nous avons observé des phénomènes morbides assez variés du côté du système nerveux-cérébro-spinal, qui indiquent plus ou moins prochainement l'arrivée de cette redoutable maladie. Ainsi dans quelques cas on remarque une violente céphalalgie, soit générale, soit partielle, et alors le plus souvent bornée au front. Ces douleurs de tête, variables par leur nature et leur intensité, s'accompagnent le plus ordinairement de vertiges ou de témulence. Parfois il existe des insomnies ou un sommeil agité et fréquemment interrompu par des rêves et des hallucinations bizarres ; on a vu de ces malheureux se réveiller subitement pleins de frayeur, sauter du lit et s'échapper.

Nous avons noté des troubles passagers du côté de la vue et de l'ouïe : par exemple des éblouissements, des tintements d'oreille, de la diplopie, des amauroses, du strabisme, la dilatation ou la contraction des pupilles ; enfin, un regard insolite, étonné, hébété ou pensif, a été assez souvent par nous remarqué comme phénomène précurseur d'une attaque d'encéphalopathie saturnine. Un de nos malades accusait un sentiment de plénitude et de pesanteur, avec douleur atroce dans les orbites.

Chez quelques malades la sensibilité morale est augmentée ou diminuée : les uns semblent pressentir l'arrivée de l'encéphalopathie à une tristesse et une inquiétude extraordinaires et sans sujet ; silencieux, ils deviennent indifférents à tous les objets qui les entourent. D'autres deviennent moroses et pleurent sans motif. Quelques-uns ont l'esprit agité et changent sans cesse de place pour tâcher de se distraire et d'éloigner des craintes, des terreurs soudaines et profondes qui les assiégent.

Enfin de la stupeur, un malaise indéfinissable, de l'embarras et de la lenteur dans les idées et les mouvements peuvent précéder l'arrivée de cette maladie.

Tous ces prodrômes surviennent un jour ou quelques heures seulement avant l'invasion des symptômes délirants, convulsifs ou comateux.

Dans nos soixante-douze observations nous avons vu dix-neuf fois des phénomènes analogues à ceux que nous venons de mentionner. La plupart des auteurs qui nous ont transmis des faits de maladie cérébrale saturnine, n'ont point indiqué s'il y avait eu ou non des prodrômes encéphaliques. Cependant nous avons trouvé encore çà et là, dans les recueils scientifiques, vingt observations où, ayant égard au mode d'invasion de cette affection, on a noté sept cas de phénomènes précurseurs du côté du cerveau. Ainsi, en réunissant tous ces faits, on trouve sur quatre-vingt-douze cas vingt-six fois, un sur trois et demi environ, des phénomènes morbides du côté des centres nerveux qui annoncent le début de l'encéphalopathie. Il résulte aussi de l'examen de tous ces cas qu'un regard insolite, étonné, hébété ou pensif, tout-à-coup survenu, est le phénomène le plus commun qui annonce l'arrivée de cette maladie ; par ce seul signe observé subitement dans le cours d'une colique de plomb, ou chez un ouvrier au milieu de ses travaux, nous avons pu quelquefois juger de la gravité extérieure de l'empoisonnement saturnin, quoiqu'il n'existât encore aucun trouble fonctionnel vers les organes de la tête.

Plusieurs fois on a signalé des lésions fonctionnelles du côté de la partie supérieure du tube digestif, avant l'arrivée immédiate de l'encéphalopathie, par exemple de la dysphagie ou un sentiment de constriction au pharynx.

Les autres maladies de plomb sont souvent les avant-coureurs de l'encéphalopathie ; ainsi, dans certains cas, elle peut s'annoncer par des phénomènes qui indiquent une lésion de la moelle et de ses prolongements. Il n'est pas rare de voir la paralysie de plomb précéder la maladie cérébrale saturnine (une fois sur quatre). Dans ces circonstances, il semble que le poison remonte de bas en haut, des extrémités des membres jusqu'à la tête. L'arthralgie précède encore plus souvent l'encéphalopathie saturnine. (V. t. 1, p. 516.)

L'encéphalopathie est assez souvent précédée de quelques jours par la colique. Nos propres observations prouvent que l'encéphalopathie n'apparaît le plus ordinairement que lorsque déjà l'affection abdominale diminue d'intensité, après un ou plusieurs jours de traitement, lorsque le malade semble guéri complétement de l'empoisonnement saturnin. D'autres fois, mais plus rarement, les accidents cérébraux se déclarent presque immédiatement après la guérison de la colique, ou pendant la convalescence de cette dernière affection.

On doit craindre le développement de l'encéphalopathie lorsque le malade, tourmenté par de violentes coliques, se trouve tout-à-coup débarrassé de ces douleurs, et que les signes précurseurs du côté du cerveau, que nous avons signalés plus haut, viennent à apparaître.

Quelquefois l'empoisonnement cérébral se développe au moment du retour d'un accès de douleur intestinale, plus aigu que tous ceux qui l'avaient précédé. Ce cas est très-rare.

Dans nos soixante douze observations d'encéphalopathie, la colique a précédé la maladie cérébrale quarante-deux fois.

Quelques auteurs, entre autres Huxham, prétendent que les divers symptômes de la maladie cérébrale saturnine sont annoncés par des urines troubles qui, pendant tout le cours de la colique, avaient été pâles et sans sédiment. Nous n'avons jamais rien observé de semblable.

Le malade de notre observation XII nous prévenait qu'il allait avoir une attaque de convulsions partielles, lorsqu'il éprouvait une sensation de fourmillements et de picotements, qui s'étendait des doigts index et pollex de la main droite jusqu'à l'épaule.

Les individus qui sont atteints d'encéphalopathie saturnine, ayant absorbé une grande quantité de molécules de plomb, on doit rencontrer chez eux au plus haut degré les caractères de l'intoxication saturnine primitive. C'est précisément ce qui arrive.

Dans un petit nombre de cas, rien n'annonce le futur développement de l'encéphalopathie saturnine; elle débute brusquement sans prodrômes cérébraux et sans être précédée des autres maladies de plomb.

L'affection cérébrale saturnine débute plutôt la nuit que le jour; ce temps d'invasion est du reste commun à un grand nombre de maladies.

SYMPTOMES.

L'expression fonctionnelle de l'encéphalopathie saturnine varie beaucoup; il peut y avoir tour-à-tour exaltation, abolition ou perversion des fonctions confiées au cerveau. Ainsi, on observe tantôt pour principale expression symptômatique, un délire variable dans sa physionomie; tantôt la maladie cérébrale se révèle par des mouvements brusques, désordonnés, c'est-à-dire des convulsions; tantôt on voit un assoupissement, un affaissement général de toutes les facultés intellectuelles, sensoriales et locomotrices, enfin un coma, qui peut aller jusqu'au carus le plus profond.

Un de ces accidents cérébraux peut se montrer seul pendant toute la durée de la maladie. Dans d'autres cas ils se succèdent les uns aux autres, se groupent de plusieurs manières, et par leurs transitions ou combinaisons variées représentent l'ensemble des divers troubles fonctionnels qui constituent l'encéphalopathie saturnine ou l'empoisonnement de plomb cérébral. Il est donc impossible d'embrasser dans une même description tous les troubles fonctionnels qui décèlent l'action délétère que le plomb exerce sur l'encéphale.

Toutes ces considérations nous engagent à établir les divisions suivantes, non point arbitrairement, mais d'après l'étude complète des nuances variées et constantes de la maladie :

1°. Forme délirante. — 2°. Forme comateuse. — 3°. Forme convulsive. — 4°. Formes délirante, comateuse, convulsive, réunies.

Cette manière de décrire l'encéphalopathie, analogue à celle des auteurs qui ont écrit sur l'aliénation mentale, nous donnera la facilité de n'oublier aucun point dans l'exposé des symptômes, et de faire saisir sans efforts au lecteur toutes les variétés de cette maladie.

Rien jusqu'à présent n'a pu nous faire découvrir la raison de cette diversité de formes de l'encéphalopathie. L'intensité de l'affection, ou l'organisation des malades, la diversité des préparations de plomb, etc., n'ont pu nous éclairer sur ce sujet.

FORME DÉLIRANTE.

L'encéphalopathie se montre fréquemment à nous sous cette forme. Dans nos soixante-douze observations, nous la trouvons dix-huit fois. Le délire dans ces cas est le phénomène dominant de la maladie.

Le délire saturnin est la forme de l'encéphalopathie qui offre le plus souvent des prodrômes du côté du cerveau.

On observe, dans cette forme, un grand nombre de degrés et d'aspects particuliers du délire. Il peut apparaître léger ou profond, partiel ou général, continu ou rémittent, et même intermittent, accompagné ou non de la perte d'un ou plusieurs sens, etc., etc. Tous ces caractères se rencontrent dans deux nuances bien tranchées, sous lesquelles se montre la première forme de l'encéphalopathie saturnine ; le *délire tranquille* et le *délire furieux*.

1re *Variété. — Délire tranquille.*

Dans le délire saturnin tranquille, ce qui frappe d'abord le médecin, c'est l'aspect de la physionomie, qui n'est plus en rapport avec les circonstances au milieu desquelles se trouve le malade. On observe alors les expressions de la face les plus bizarres et les plus diverses. Tantôt le malade présente quelque chose d'étonné, en même temps que tous les traits sont immobiles et les yeux fixes : d'autres fois il semble rouler dans sa tête quelque pensée profonde, physionomie composée. Nous avons vu trois individus, dont les yeux tournés au ciel, la bouche ouverte, et les traits du visage immobiles, semblaient être tombés dans cet état qu'on appelle extase. Quelques-uns éprouvent le rire sardonique ou rient presque sans cesse, et sans nul motif ; d'autres, au contraire, pleurent fréquemment, ont un air de tristesse, de mélancolie empreint sur toute la figure. Chez un certain nombre de ces malheureux, la physionomie est douce et bienveillante, ou dure et mécontente. On en a vu, affectés de délire tranquille, offrir cette physionomie qu'on appelle air de stupeur ; ils ont les traits affaisés et les yeux fixes ou hagards.

Si vous venez à interroger tous ces malades sur les pensées qui doivent être en rapport avec ces aspects variés de la physionomie, ils vous répondront à tort et à travers, et vous verrez que leurs discours, et par suite leurs pensées, sont tout-à-fait étrangers à l'état de leur physionomie. Du reste cet état de la figure varie avec une prodigieuse rapidité, à tel point qu'un seul individu offre dans l'espace de quelques heures toutes ces nuances morbides du faciès que nous venons d'analyser.

Lorsqu'on vient à adresser la parole au malade, il peut vous répondre d'abord comme un homme sensé, à tel point que souvent on est dans le doute si réellement il y a maladie cérébrale. Mais que l'on poursuive la conversation, et que l'on passe rapidement d'une idée à une autre, alors il vient tout-à-coup à divaguer, il enchaîne une infinité de mots et de phrases qui n'ont aucun sens relatif, puis il revient, surtout avec l'aide du médecin, à une suite d'idées raisonnables; enfin le délire revient de nouveau et ainsi de suite. Dans quelques cas, le malade ne divague que par moments assez éloignés, quelques heures, un jour même; et dans l'intervalle du délire il a toute sa raison. Il nous est arrivé, contrairement à l'opinion d'observateurs instruits et exercés, de diagnostiquer l'encéphalopathie saturnine à l'aide de la physionomie si mobile et de ce genre de délire caractérisé par un singulier enchaînement de phrases raisonnables et de divagations. Plus tard notre diagnostic se trouvait confirmé par la réunion d'autres accidents.

On voit des malades qui, interrogés, ne répondent pas de suite, cherchent les expressions, et disent un mot pour un autre; ou bien leur réponse est juste, et cependant leur regard ne se porte pas habituellement vers l'interlocuteur; il offre quelque chose de réfléchi. D'autres fois ils ne paraissent pas comprendre ce qu'on leur dit; il faut alors parler très-haut et les exciter vivement pour fixer leur attention, et quelquefois ils répondent par un ou plusieurs mots, toujours les mêmes, aux questions les plus variées.

Livrés à eux-mêmes, les malades parlent assez souvent seuls, interpellent leurs voisins ou des individus absents;

quelques-uns répondent à toutes les personnes, qui causent
ou qu'ils croient entendre causer autour d'eux. Le sujet
du délire varie beaucoup, et n'a aucun caractère prédominant; cependant on observe souvent que la même idée
revient à plusieurs accès de babil plus ou moins rapprochés;
puis le sujet de la divagation change. La parole est libre assez souvent et la voix éclatante; certains malades marmottent entre leurs dents des mots inintelligibles, ou bien la
voix est tellement affaiblie qu'on ne peut rien saisir de leurs
discours. Au bout d'un certain temps le silence se rétablit,
puis le babil recommence.

Alternativement gais ou tristes, loquaces ou silencieux,
les malades sont en général, pendant quelque temps au moins,
affectés du même caractère de délire.

Ces malheureux agitent leurs bras, se découvrent, veulent partir, méconnaissent l'endroit où ils se trouvent, sortent de leur lit pour aller se coucher dans celui du voisin, se jettent contre les meubles qu'ils rencontrent, uri-
nent au premier endroit venu, et ne reconnaissent qu'imparfaitement les personnes qui les entourent. Cependant, sur
l'observation de leurs gardiens, ils gagnent sans résistance
leur lit. Quelques-uns sont affectés d'un léger tremblottement, qui occupe principalement les bras et la face; alors
ils éprouvent de la difficulté à se servir de leurs membres,
et quelquefois de l'embarras dans la prononciation, bégaiement.

Des hallucinations de la vue et de l'ouïe ont été observées. Des malades croient voir des objets effrayants, qui les
font sortir de leur lit. Le sujet de notre observation IV entend une musique délicieuse qui charme ses ennuis. Un autre de nos malades assure qu'une femme vient tous les matins pour l'agacer se placer tantôt en face de lui, tantôt derrière son lit; il l'entend lui dire les choses les plus mordan-

tes ; un jour entre autres, il saisit d'impatience les traverses qui supportaient ses rideaux, croyant empoigner cette femme. Toute cette histoire était racontée avec un calme, un ton d'assurance et de persuasion incroyables.

Les organes des sens, à cela près de ces sensations fausses, conservent ordinairement toutes leurs facultés sensitives normales.

2e *Variété. — Délire furieux.*

Les yeux, largement ouverts, sont menaçants, furieux ou hagards, les traits du visage contractés. Une exaltation générale se remarque dans tous les actes des malades ; ils crient, vocifèrent, jurent, menacent, tempêtent, mettent en pièces leurs vêtements, rompent les liens qui les retiennent dans leur lit, courent dans les salles, se précipitent sans motif sur les personnes qu'ils trouvent sur leur passage, essaient de les battre, de les déchirer, de les mordre, leur adressent les invectives les plus grossières. Si on ne les contenait alors, ils continueraient à se livrer aux actes les plus violents et qui pourraient avoir les suites les plus graves ; ainsi quelques-uns se précipitent par la fenêtre ou se jettent avec violence contre un meuble et se donnent la mort. Si on oppose une ferme résistance à la manifestation de leurs extravagances, par exemple, si on veut leur mettre la camisole de force, leur fureur redouble, ils trépignent, agitent leurs membres, se soulèvent brusquement d'une manière comme convulsive et tétanique, se raidissent, et déploient une force de résistance qui ne peut être vaincue que par trois à quatre hommes. Une fois enchaînés ils grincent des dents, crachent à la figure des assistants, demandent la liberté avec instance, des ciseaux, un couteau, tirent sur leurs liens et s'épuisent en vains efforts. Nous avons vu des individus calmes auxquels, par précaution ou pour les empêcher de sortir de leur lit , on voulait mettre la camisole de force; cette contrainte les agitait et les mettait en fureur, il suffisait de les délier pour les rendre calmes. Quelquefois la douleur produite par des vésicatoires a déterminé le même effet.

Chez plusieurs malades, ce délire est accompagné de contractions spasmodiques des muscles de la face, de distorsion des yeux, de serrement et de craquement des mâchoires , de soubresauts de tendons, ou de tremblottements des membres.

Des frayeurs, des visions et d'autres phénomènes analogues, qui constituent ces hallucinations, assiégent l'esprit de ces malheureux. Les uns, comme Legrand (*Observ.* xxii), crient, pleurent, se lamentent, comme des enfants, parce qu'ils voient sur leurs oreillers des pistolets dont on doit se servir pour les tuer. Ils vous supplient, implorent votre assistance pour éloigner ces objets, cause de leur désespoir. D'autres, comme Launay (*Observ.* i), injurient l'infirmier qui a été envoyé pour les empoisonner. Ils touchent du doigt le poison, qu'ils repoussent avec une violence extrême. Un autre de nos malades, ancien militaire, voit un régiment de cavalerie prêt à fondre sur lui. Enfin quelques-uns, par suite de funestes hallucinations, se sont donné la mort en se précipitant d'un étage plus ou moins élevé, croyant passer par la porte de leur chambre ou de leur atelier.

Ces malades babillent en général beaucoup; leurs discours consistent dans une association d'idées et de mots incohérents. Leur parole est brusque, saccadée, bredouillante, par conséquent souvent inintelligible; cet état tient à l'agitation comme convulsive des muscles du larynx. Le timbre de la voix acquiert aussi plus d'énergie.

Le babil et la fureur reviennent par accès simultanément. Quelquefois cependant les malades viennent à parler avec une certaine énergie, sans que le reste de l'appareil locomoteur participe au désordre intellectuel. Un moment de repos ou de calme succède à cette exaltation générale du système nerveux, mais à une distance plus ou moins éloignée. Des journées et des nuits entières, vingt-quatre, douze, six, une heure, quelques minutes sont consacrées à la fureur, puis le calme arrive, mais il dure peu, la fureur revenant bientôt pour faire place de nouveau à la détente générale. Dans d'autres cas, assez rares, on observe que des instants pour ainsi dire insensibles de relâche ; le malade est presque constamment agité pendant tout le cours de la maladie.

Malgré cette atteinte violente portée à tous les actes du système nerveux, on peut encore de temps en temps obtenir des malades quelques réponses assez justes aux questions qu'on leur adresse ; mais pour qu'elles puissent être raisonnables, il faut fixer vivement leur attention sur des demandes fort simples, qui n'exigent que peu de mots et peu de travail d'esprit. Sans ces précautions, ils commencent une phrase, et après avoir prononcé seulement quelques mots distinctement, ils bredouillent les autres. D'autres fois les mots ne se présentent plus à leur pensée, ils cherchent inutilement l'expression, ce qui les contrarie et les met en fureur. Le malade, après avoir répondu un ou deux mots juste à l'interlocuteur, poursuit la série de ses divagations. Du reste leur raison est un peu plus grande pendant le calme qui succède aux accès de fureur.

Une seule fois nous avons vu le malade porter fréquemment la main au front, et accuser de la douleur, lorsqu'on l'interrogeait sur ce sujet.

La face, ordinairement d'un jaune terreux, est quelquefois légèrement injectée ; mais elle n'offre point cette coloration vive que l'on remarque en général dans les inflammations de l'encéphale ; elle se recouvre de sueurs à la suite de plusieurs accès de fureur, ainsi que tout le tronc.

Il existe quelques phénomènes du côté de la langue et des dents, qui pourraient, au premier aperçu, faire croire à une fièvre typhoïde. A la suite de longs et de violents accès de délire, lorsque le malade a parlé avec véhémence, l'intérieur de la bouche se dessèche ; la langue aride devient même croûteuse, quelquefois fendillée et tremblottante. Des pseudo-membranes jaunâtres, et même quelquefois noirâtres, recouvrent également les dents et les gencives. Si, dans ces circonstances, le pouls est accéléré et irrégulier, en un mot, s'il offre les caractères du pouls dit nerveux, et que le corps soit recouvert de sueurs, alors il serait facile effectivement de prendre cet état pour une fièvre grave de mauvais caractère.

La sensibilité de la peau est conservée ; seulement, comme le malade ne sait pas discerner les diverses sensations qu'il éprouve, il faut le pincer un peu énergiquement pour qu'il perçoive cette sensation douloureuse.

Lorsqu'on ne rencontre pas de paralysies saturnines, qui surviennent pendant le cours de ce délire, ou qui arrivent à sa terminaison, les mouvements des membres, et surtout des bras, sont souvent mal assurés, accompagnés de tremblottements, de mouvements irréguliers, désordonnés, presque analogues à ceux qu'on observe dans la chorée. Aussi la marche des malades est incertaine, mal assurée. Lorsqu'ils sont atteints d'amaurose, ils vont se heurtant de côté et d'autre.

Les délires tranquille et furieux parviennent rapidement à leur summum d'intensité. Il peut arriver néanmoins que pendant plusieurs heures, et même quelquefois des jours entiers, on voie la maladie rester incomplète. Elle ne consiste alors que dans une illusion des sens externes, et une incohérence dans les idées, qui produit une singulière confusion des noms, des personnes et des lieux. Ces instants d'aberration auxquels s'associent le plus souvent un tremblement des membres et une parole brusque, précipitée, sont séparés par des intervalles lucides, pendant lesquels le malade rectifie les jugements erronés qu'il a portés. Bientôt on voit diminuer la durée de ces intervalles. Alors le délire se généralise.

Aussitôt que le délire est complètement développé, il marche avec une incroyable irrégularité; il s'exalte, s'exaspère, diminue d'intensité d'un moment à l'autre, sans aucun ordre. Dans d'autres cas, le délire marche par accès, la rémission est marquée par une certaine lucidité d'idées qui parfois ferait croire que la maladie du cerveau a disparu; mais trompeuse espérance ! Tout-à-coup une attaque de délire violent revient et entraîne le malade au tombeau.

Les deux genres de délire que nous venons de décrire se succèdent le plus ordinairement avec irrégularité, pendant tout le cours de la maladie, et d'un moment à l'autre. Cependant chacun d'eux peut se montrer isolé; toutefois il est plus commun de rencontrer seul le délire tranquille que le délire furieux; celui-ci se montre très-rarement isolé. Nous avons vu plusieurs individus affectés de délire tranquille le jour, être pris d'un délire furieux la nuit.

Que l'on se représente maintenant ces deux genres de délire avec leurs nuances diverses, et qu'on suppose que de temps en temps les malades sont assoupis, comme endormis, on aura une idée de l'ensemble du délire produit par le plomb (1).

Voici les caractères les plus ordinaires de cette somnolence, qui ne se déclare, en général, qu'un ou plusieurs jours après le développement complet du délire. Les yeux

---

(1) Il ne faut pas confondre cet assoupissement léger et instantané, somnolence, avec le coma saturnin, dont nous parlerons plus tard.

sont fermés ou demi-clos seulement, et quelquefois inégalement ouverts; mais à peine les paupières sont-elles rapprochées pendant une seconde, une ou plusieurs minutes, qu'elles s'ouvrent plus ou moins pour se rapprocher de nouveau. Cependant on peut entendre pendant tout ce temps un ronflement analogue à celui d'un véritable sommeil; les malades sont calmes; quelquefois ils se retournent en divers sens dans leur lit, ou marmottent quelques mots sans suite.

Cet état somnolent n'est point de longue durée; habituellement, au bout de quelques minutes, d'une ou plusieurs heures au plus, le genre de délire qui précédait cet état revient; puis l'assoupissement se déclare de nouveau après quelque temps de babil ou d'agitation; de sorte que la physionomie de la maladie est représentée par cette alternative de délire et d'assoupissement. Les instants de somnolence sont beaucoup moins longs que les accès de délire. Dans quelques cas rares, il y a plusieurs heures d'intervalle entre les accès de bavardage ou de fureur; alors pendant tout ce temps, le malade est somnolent; il paraît endormi. Cette longue durée de la somnolence est d'un heureux augure pour la marche de la maladie.

Le délire tranquille, aussi bien que le délire furieux, est interrompu par de l'assoupissement. Ce quasi-sommeil se montre à toutes les époques de la journée et plus rarement la nuit.

Lorsqu'à la suite d'un accès de délire furieux, il y a eu somnolence, au réveil le malade peut de nouveau entrer en fureur; mais le cas le plus commun est celui où le délire tranquille survient pour quelques instants du moins; alors la figure a une expression d'hébétude marquée; le regard est étonné et les malades paraissent insensibles à toutes les paroles qu'on leur adresse.

Lorsque le délire touche à sa guérison, un sommeil long

et profond, qu'il ne faut pas confondre avec l'état somnolent, survient, à la suite duquel on observe un changement complet, souvent une amélioration inespérée. Dans certains cas, il est vrai, cet état satisfaisant n'a duré que quelques heures, quelques jours, puis sans cause connue les mêmes troubles nerveux ont recommencé.

En résumé, la marche de la forme délirante la plus complète et la plus régulière est celle-ci : La maladie cérébrale commence par le délire tranquille; au bout d'un certain temps, des accès de fureur se déclarent. Plus tard la somnolence arrive; alors il n'y a plus que le délire tranquille à se montrer par intervalles plus ou moins rapprochés. Enfin, à la somnolence succède un véritable sommeil, au sortir duquel le malade revient presque complètement à la raison. Dès ce moment, il est fortement porté au sommeil; c'est un besoin irrésistible pour lui. Fatigué et les membres comme brisés, il conserve encore sur sa figure un air un peu étonné.

FORME COMATEUSE.

L'encéphalopathie saturnine s'est manifestée chez six de nos malades, uniquement par du coma porté à un degré plus ou moins profond, c'est-à-dire par un ensemble de symptômes tout-à-fait opposés au délire. Dans l'une de ces formes, on observe, en effet, un affaissement; dans l'autre, au contraire, le plus habituellement une sur-excitation du système nerveux. Dans un certain nombre de cas, on voit un léger délire (*subdelirium*) interrompre le coma saturnin; mais alors ce dernier accident est le plus général et le plus marqué; le délire, au contraire, n'est qu'un accompagnement passager et consécutif. Il est donc nécessaire d'étudier ces états divers, qui constituent deux variétés de la seconde forme de la maladie cérébrale saturnine. Dans l'une, le coma seul existe ; dans l'autre, il apparaît avec un *subdelirum* pendant le cours de la maladie.

1re *Variété. — Coma.*

Les individus qui se trouvent en contact avec les préparations de plomb tombent subitement dans un état comateux au milieu d'une santé florissante en apparence, ou, ce qui est plus rare, pendant le cours de la colique ou de toute autre maladie saturnine ; dans quelques cas, on a signalé l'amaurose comme symptôme précurseur.

Dans le plus haut degré de cette variété, le malade est immobile, ramassé sur lui-même, les yeux fermés ou demi-clos. Par moment on entend un ronflement qui simule un sommeil profond. De temps à autre, il pousse quelques gémissements sourds ; il se retourne dans son lit, entr'ouvre les yeux pour les refermer presque aussitôt. Si on lui parle on ne peut le retirer de l'état comateux dans lequel il est plongé. Mais vient-on à l'agiter, à le pincer fortement, il sent ; toutefois la sensation douloureuse est perçue lentement par le cerveau. Alors il ouvre les yeux, promène ses regards autour de lui, et, sans répondre à aucune question, il retombe dans son sommeil léthargique.

Quelques mouvements automatiques de la tête, du tronc ou des membres, s'observent de temps en temps. Les pupilles sont dilatées et quelquefois resserrées ; elles persistent dans cet état à l'approche d'une lumière vive, ou bien se rétrécissent lentement. Il y a évidemment amaurose dans le premier cas.

La sensibilité et la motilité, comme on vient de le voir, sont émoussées, mais non abolies ; les dents de chaque mâchoire sont serrées fortement les unes contre les autres. On observe assez souvent la diduction brusque des lèvres, accompagnée d'une expiration forte, mouvement qu'on appelle vulgairement *fumer la pipe.*

2ᵉ *Variété.* — *Coma subdélirant.*

Dans cette variété, le malade, après avoir été plongé dans un sommeil plus ou moins profond, semble se réveiller tout-à-coup; alors il entr'ouvre les yeux, bredouille toujours à peu près les mêmes mots inintelligibles, ou prononce distinctement une foule de mots sans suite; il se tourne, se retourne dans son lit, se lève debout, se met dans les postures les plus bizarres, puis retombe dans son premier sommeil. Si on vient à l'exciter vivement pendant son état léthargique, il écarte d'abord un peu ses paupières pour les rapprocher aussitôt; enfin on parvient, en continuant l'emploi des stimulants, à lui faire ouvrir complétement les yeux, qui sont fixes et hagards. Si en ce moment on l'interroge avec beaucoup d'attention, quelquefois il vous regarde fixement sans pouvoir prononcer une seule parole, ou bien il vous répond avec son bredouillement, espèce de refrain souvent fort risible; toucher le malade, tousser même, déterminent le retour de ce refrain. Notre observation XXIII nous offre un exemple frappant de cette variété. Cet individu répétait toujours les mots *pater noster,* etc., etc., chaque fois qu'on le pinçait, l'agitait, lorsqu'on le touchait légèrement, même lorsqu'on venait à tousser. Un autre malade, que l'on voyait au mois d'avril dernier dans la salle Saint-Louis de la Charité, prononçait à chaque stimulation forte ou légère ces mots : *pater, terer, moterterer, pafenterer;* toutes ses expressions se terminaient en *er.*

Lorsqu'on vient à tirer les malades de leur assoupissement, souvent leur jargon brusque exprime le mécontentement, et alors ils se retournent avec humeur d'un autre côté que l'interlocuteur. Quelquefois, lorsqu'ils sont réveillés, ils articulent les premiers mots d'une réponse et balbutient le reste en retombant dans leur assoupissement.

Dans quelques cas on peut encore obtenir une réponse sensée, pourvu qu'elle n'exige pas plus d'un mot ; ainsi, si on demande à quelques-uns de ces individus, Souffrez-vous à la tête ? ils disent oui ou non ; et même, sans leur désigner le lieu présumable de la souffrance, on peut le leur faire indiquer ; mais pour cela ils portent lentement la main dans le point douloureux. On peut encore, à force d'insistance, faire sortir la langue de la bouche, etc.

Tous les autres organes des sens sont émoussés ; cependant ils transmettent toujours les impressions, ce dont on peut s'assurer en faissant naître ces sensations ; mais, pour faire cette expérience il faut agir avec un peu d'énergie.

Ces deux variétés de coma se montrent alternativement ou isolées pendant tout le cours de la maladie, et n'observent aucun ordre dans leur apparition et leur disparition. C'est cette forme de l'encéphalopathie qui présente le moins souvent des signes précurseurs, qui, lorsqu'ils existent, n'offrent rien de spécial ; son développement brusque et instantané sert grandement pour établir son diagnostic.

Rarement la forme comateuse, produite par le plomb, se montre seule pendant tout le cours de la maladie, sans être précédée ou suivie des formes délirantes ou convulsives. Le plus habituellement le coma n'apparaît que consécutivement à une ou plusieurs attaques d'épilepsie, et plus rarement à la suite de violents accès de délire furieux ; dans ce dernier cas on observe, le plus habituellement, les trois formes primitives de l'encéphalopathie pendant toute la durée de la maladie ; c'est ce que nous prouverons plus tard.

FORME CONVULSIVE.

Les convulsions sont les accidents cérébraux saturnins qu'on rencontre le plus fréquemment; mais très-rarement on les trouve isolés. Nous ne les avons observées que cinq fois seules.

Presque tous les genres de convulsions peuvent avoir lieu dans l'encéphalopathie saturnine. C'est ce que Stoll avait lui-même déjà bien observé. La forme convulsive peut être irrégulière, c'est-à-dire consister en des convulsions partielles ou générales, qui ne ressemblent à aucune maladie convulsive du cadre nosologique; enfin le plus communément elle est caractérisée par des attaques d'épilepsie, épileptiformes, tétaniformes ou cataleptiformes; dans presque tous ces cas, le principe du mouvement n'est pas seul altéré, l'intellect est plus ou moins lésé, soit avant, soit pendant, soit après l'arrivée des convulsions saturnines. Toutes les observations des auteurs et les nôtres confirment cette proposition; c'est ce qui nous a engagé à placer la forme convulsive après celles du délire et du coma.

1re *Variété. — Convulsions partielles.*

La face, ou l'un de ses côtés seulement, un ou plusieurs membres sont agités par des convulsions rapides, analogues à des secousses électriques. Au lieu de cet effet, toutes ces parties peuvent être frappées de contracture permanente, persistant plus ou moins long-temps sans interruption. Il y a alors serrement des mâchoires, des grincements de dents, et des raideurs des membres fléchis ou étendus plus ou moins fortement.

Les mouvements convulsifs partiels se déclarent brusquement et à des intervalles assez rapprochés, coexistent avec du délire, de la somnolence, ou bien coïncident seulement avec une céphalalgie plus ou moins intense et diverses hallucinations.

2ᵉ *Variété.* — *Convulsions générales.*

Dans cette variété d'encéphalopathie, beaucoup plus fréquemment que dans toutes les autres, on peut attribuer assez souvent l'arrivée des accidents cérébraux à la violence de la colique. Ces convulsions générales arrivent surtout chez les individus épuisés par la douleur de la colique saturnine et qui présentent dans leurs traits un état d'accablement, d'affaissement et de décomposition très-marqué.

Les malades sont pris d'abord d'une agitation caractérisée par un tremblement général avec claquement des dents, analogue à celui de la période de froid des fièvres intermittentes. Pressentant en général l'attaque, ils essaient, s'ils sont debout, de tomber à terre le plus doucement possible. Cet état est bientôt remplacé par des secousses spasmodiques qui agitent tout le corps. Les mouvements brusques et désordonnés des membres consistent plutôt en des secousses rapides qu'en des mouvements convulsifs complets, qui les porteraient alternativement dans un état de flexion et d'extension. Les convulsions sont plus marquées vers la face et les membres supérieurs que partout ailleurs. Les mâchoires, en s'entre-choquant avec violence, produisent un bruit éclatant ; ces malheureux ne peuvent ouvrir la bouche ni tirer la langue. Ces secousses, elles-mêmes, sont suivies d'une raideur générale des membres et du tronc. Pendant toute la durée de cette scène les malades n'ont pas perdu complétement connaissance ; leur figure, dans ce moment, est égarée, et les yeux ouverts sont fixes et immobiles : quand on les interroge vivement, ils regardent un peu l'interlocuteur, et peuvent à peine répondre par un cri. Cette scène dure une ou plusieurs minutes; alors la figure, qui est pâle, reprend son expression; les membres deviennent plus souples, mais sont brisés. La voix et la parole deviennent faciles, et le malade peut le plus ordinairement converser *raisonnablement* avec les assistants. Un assoupissement plus ou moins profond se déclare parfois à la suite de cette agitation, et la raison revient après ce sommeil. Dans d'autres cas très-rares, aussitôt l'accès terminé, un délire furieux ou tranquille apparaît.

Ce qui différencie ce genre de convulsions de l'*épilepsie saturnine proprement dite*, c'est surtout la conservation partielle du sentiment pendant l'attaque. Les malades, une fois l'accès fini, vous racontent en partie ce qu'ils ont éprouvé et ce qui a le plus frappé leur regard pendant l'attaque, car ils n'ont pas pu fixer leur attention sur tout ce qui les entourait; ils n'étaient pas assez maîtres de leur volonté. Quelques-uns aussi disent qu'un nuage épais semblait couvrir leur vue pendant l'accès, et même quelques minutes après qu'il a cessé.

Dans plusieurs de nos observations, ces attaques convulsives furent précédées d'atroces douleurs dans les membres et de très-violentes coliques. Le malade de notre *Observation* xiii ne fut atteint de colique qu'à la suite d'un accès de convulsion de ce genre. MM. Mérat et Andral ont consigné dans leurs ouvrages trois cas de convulsions générales saturnines.

On ne peut rapporter ces convulsions ni à l'hystérie, ni à l'épilepsie, et encore moins à la catalepsie. Force est donc de les décrire dans une section particulière. Lorsque nous observons chez un malade des convulsions générales, il ne faut pas toujours les rapporter à l'hystérie ou à l'épilepsie; car l'exaltation générale de ce système nerveux qui préside à la motilité, ne peut-elle pas se montrer à nous sous un grand nombre de formes variées, suivant les conditions organiques et autres qui ont favorisé son développement?

3° *Variété. — Epilepsie.*

L'épilepsie est la forme la plus commune par laquelle le cerveau manifeste l'action délétère que le plomb exerce sur lui. Il nous a été donné d'observer trente-six fois l'épilepsie saturnine.

L'épilepsie saturnine se déclare tantôt brusquement, sans être annoncée par aucun phénomène précurseur; tantôt on observe quelques dérangements du côté de la tête, avant l'invasion de l'attaque. Si l'on voit survenir tout-à-coup et sans cause, un air distrait et préoccupé, chez un individu qui travaille les préparations de plomb ou qui se trouve affecté de colique saturnine, qu'on se tienne pour averti, une scène violente va peut-être avoir lieu du côté de l'appareil locomoteur. D'autres fois, ces individus, dans leur physionomie, leurs paroles et leurs gestes, affectent une indifférence qui frappe l'observateur, étonné qu'il est de ce changement si sensible, dans le caractère, survenu sans motif apparent. On a vu des malades affectés d'une espèce de tournoiement qui leur faisait croire que tous les objets tournaient sans cesse autour d'eux.

Chez d'autres il existe, quelques heures ou un jour avant l'attaque, un peu d'agitation, une douleur frontale médiocre. Enfin, chez d'autres, l'épilepsie est précédée d'amaurose. Jamais, jusqu'à présent, on n'a pu constater l'existence d'une *aura epileptica.*

Un seul de nos malades a poussé un cri au début de l'attaque; un autre a fait entendre un gémissement.

Enfin, les malades peuvent être dans la forme délirante ou comateuse quand ils sont pris d'épilepsie.

L'épilepsie présente des différences suivant les degrés et l'aspect de l'attaque.

Ainsi, quelques malades n'éprouvent qu'une légère attaque caractérisée de la manière suivante : Les individus tombent subitement privés de connaissance, la sensibilité générale est abolie, les yeux sont fixes et la tête immobile. Ils ne parlent plus, ou bien quelquefois ils poussent des gémissements ; on n'observe que de légers mouvements convulsifs. Cet état persiste ordinairement plusieurs heures. Lorsque les malades reprennent connaissance, ils ne jouissent pas immédiatement de la plénitude de leurs facultés intellectuelles ; ils ne se rappellent ni leur attaque, ni souvent les circonstances qui l'ont précédée ; leur physionomie porte l'empreinte d'une stupeur profonde ; leurs membres sont tremblants ; ils chancellent s'ils sont debout et ne saisissent les objets extérieurs qu'avec hésitation ; leurs idées sont confuses, leur parole est lente, embarrassée. La science ne possède que deux faits de ce genre. Cette attaque légère peut précéder le plus haut degré de l'accès épileptique que nous allons décrire.

L'attaque la plus violente d'épilepsie saturnine est caractérisée de la manière suivante : Perte immédiate de connaissance ; le globe de l'œil se porte en haut ; la tête devient immobile ; la figure s'injecte tout-à-coup ; et en un instant presque indivisible, la couleur rouge est remplacée par la pâleur de la mort. Si l'individu est debout, il tombe à la renverse comme une masse inerte, insensible à tous les excitants extérieurs. Quelques mouvements convulsifs parcourent les membres, surtout les supérieurs ; le corps se raidit, et on observe des mouvements désordonnés qui poussent les malades hors du lit sur lequel ils reposent.

Bientôt cet état, pour ainsi dire préliminaire, prend un

accroissement prodigieux. La main se ferme, et les pouces se placent en dedans convulsivement. De violentes secousses spasmodiques agitent tout le corps; dans les membres, elles consistent en mouvements précipités et alternatifs de flexion et d'extension, et durent jusqu'à la fin de l'attaque, ou sont remplacées par une tension ou raideur comme tétanique. Dans ce dernier cas la tête se renverse fortement en arrière; les muscles du tronc sont tellement contractés qu'on peut soulever le malade d'une seule pièce comme une barre de fer. La flexion des membres est impossible : il y a des grincements de dents, ou une espèce de trismus, qui alternent avec le claquement des mâchoires. Lorsque la raideur prédomine d'un côté, on voit la face horriblement défigurée, les commissures sont fortement tirées à droite ou à gauche, et les paupières inégalement ouvertes. Cet état de rigidité générale peut terminer l'accès, ou être bientôt suivi d'une succession rapide de contractions brusques, alternant avec un relâchement complet des muscles. Enfin, la respiration elle-même est modifiée par l'état convulsif des muscles de la poitrine; elle devient courte, pénible, incomplète, entre-coupée, saccadée, bruyante, et plus tard stertoreuse. Alors une salive écumeuse, souvent sanguinolente, est expulsée avec bruit et difficulté; ce dernier fait s'explique par la position renversée de la tête du sujet et par la précipitation avec laquelle l'air entre dans la poitrine et en sort. La langue, ordinairement déchirée, vingt-quatre fois sur quarante-six, donne la raison du mélange du sang avec la salive. Pendant la durée de cette horrible scène, la face se colore fortement au point de devenir violette, ou bien elle conserve sa pâleur; les lèvres deviennent bleuâtres ou décolorées; les paupières sont le plus souvent entr'ouvertes, et le globe de l'œil convulsé en haut. Les paupières ont été trouvées quelquefois largement ouvertes; alors les yeux sont fixes, hagards ou roulants, et même agités de mouvements convulsifs ; enfin, dans quelques cas, on a vu ces voiles membraneux complétement rapprochés. Les pupilles sont le plus ordinairement immobiles, dilatées ou contractées. La circulation participe plus ou moins à cette perturbation générale ; le pouls acquiert de la fréquence et prend de la force, ou conserve sa régularité et sa lenteur habituelles. Ce dernier cas est peut-être le plus rare. On remarque ordinairement un gonflement prononcé des veines du col. Les urines et les matières fécales peuvent être excrétées avec force et par saccades : les muscles qui président à ces fonctions, étant agités de mouvements convulsifs, rendent ce phénomène commun.

Après un temps qui varie entre deux et trente minutes, les mouvement convulsifs s'arrêtent ; les membres tombent dans une résolution complète ; la peau se couvre de sueurs ; la respiration se rétablit, devient lente, profonde, suspirieuse, et quelquefois ronflante pendant l'expiration. Dans quelques cas on a observé que chaque expiration était interrompue tout-à-coup, et l'on entendait aussitôt un bruit de soupape, comme si la glotte se fermait convulsivement ; et ce n'était qu'après un effort, qui paraissait assez grand, que l'air contenu dans les poumons était chassé hors de la poitrine avec un bruit de ronflement ; les lèvres relâchées étaient poussées en avant, et les joues se gonflaient momentanément à chaque expiration. La pâleur remplace la teinte violette de la face ; la bouche reste ouverte, les yeux à moitié fermés et les pupilles largement dilatées. Alors on peut remarquer dans la circulation un trouble qu'on n'avait pas observé pendant l'attaque. Les battements du cœur s'accélèrent d'une manière irrégulière ; le pouls est si déprimé et devient si fréquent qu'on ne peut le compter. Des mouvements convulsifs, légers et partiels, peuvent encore sillonner quelques points du corps. Nous trouvons encore ici, plus souvent que dans les deux autres formes de l'encéphalopathie, ce mouvement des lèvres qu'on appelle *fumer la pipe*. Nous avons vu des individus pousser un profond soupir, des cris, et même des hurlements affreux lors de la terminaison de la crise. Enfin, la sensibilité revient progressivement.

A la suite de cette attaque, jamais la raison n'est complète. Le malade peut tomber dans un assoupissement plus ou moins profond, délirer ou être repris de nouveaux accès d'épilepsie, entre lesquels il n'existe presque aucun intervalle; examinons donc ces trois cas, qui, à raison de la physionomie particulière que chacun d'eux imprime à l'ensemble de la maladie, méritent de fixer vivement notre attention.

Epilepsie, coma. — Le plus communément un coma, qui va quelquefois jusqu'au carus le plus profond, succède immédiatement à une ou plusieurs attaques d'épilepsie. Ce coma ne consiste pas dans un simple assoupissement de quelques moments, comme dans l'épilepsie vulgaire. Le malade est immobile dans son lit, les yeux fermés ou demi-clos et la bouche ouverte. Son intelligence semble complétement anéantie; on n'en découvre aucun vestige. La sensibilité et la mobilité, quoique diminuées, sont conservées; quelques rares grognements sourds; de temps en temps l'ouverture des yeux, ou bien des mouvements automatiques du tronc et des membres, sont les seuls actes qui se passent à l'extérieur. Un ronflement bruyant, qui s'entend à certains intervalles, pourrait donner l'illusion la plus complète et faire croire à un sommeil calme et profond. Quelquefois les inspirations sont rares et profondes. Ce coma dure depuis quelques heures, jusqu'à des jours entiers; dans d'autres cas, il est interrompu par de nouvelles attaques d'épilepsie plus ou moins fréquentes, suivies elles-mêmes de coma, et ainsi de suite jusqu'à la terminaison de la maladie. J'ai vu dans l'espace de vingt-quatre heures, trente-quatre accès d'épilepsie interrompre l'état comateux.

Nous devons faire remarquer que le coma qui succède à l'épilepsie devient en général plus prononcé à mesure que les attaques convulsives se répètent plus fréquemment. Après le premier accès d'épilepsie, le malade peut être seulement semi-somnolent; ses yeux sont demi-clos ou fermés complétement; dans ce dernier cas, ils s'ouvrent assez souvent; alors le regard est égaré et la physionomie hébétée ; l'ouïe se trouve affaiblie, et il semble comprendre à moitié, par moments, les questions qu'on lui adresse; mais le plus souvent il n'y répond que très-lentement, par monosyllabes, ou pas du tout.

Épilepsie, délire. — Aussitôt l'attaque d'épilepsie terminée le malade délire. Il est affecté d'une des deux variétés délirantes que nous avons décrites. Au bout d'un certain temps, cet état peut être interrompu par de nouveaux accès d'épilepsie, qui eux-mêmes sont encore suivis de délire.

On voit souvent survenir à la suite de l'épilepsie l'état suivant : le regard est fixe, le visage hébété, les yeux sont largement ouverts et saillants. Le malade ne répond pas aux questions qu'on lui adresse, mais il parle seul. On a même vu, à la suite de l'épilepsie, des individus n'offrir qu'une sorte d'étonnement accompagné d'insomnie, et d'une incohérence légère dans les idées, que le médecin ne reconnaissait qu'en examinant le malade avec beaucoup d'attention.

Dans d'autres cas, à la suite d'une attaque d'épilepsie, le malade est dans un état d'accablement et de stupeur; ses membres sont faibles et tremblants; la parole est embarrassée et cependant rapide, et les idées confuses. Si les attaques d'épilepsie viennent à se renouveler, le délire se prononce de plus en plus, et va jusqu'à la violence.

4ᵉ Variété. — Convulsions ou mouvements épileptiformes.

Nous donnons ce nom à des convulsions saturnines qui ont quelque rapport avec l'épilepsie, mais qui en diffèrent aussi. Les mouvements épileptiformes sont constitués par une perte du sentiment et des convulsions cloniques dans les membres et le tronc. Leurs accès sont tellement rapprochés, qu'on voit à peine quelques intervalles entre les mouvements convulsifs; ils sont presque continus. Alors, ce qui constitue uniquement la maladie, ce sont des secousses spasmodiques générales, avec alternative de flexion et d'extension dans les membres. Les contractions convulsives sont d'ailleurs moins énergiques que dans les grandes attaques d'épilepsie. Ordinairement il n'y a point d'écume à la bouche, ni de stertor, et la face ne devient point vultueuse. Tel est l'état convulsif qu'on doit désigner par les expressions de *convulsions épileptiformes.* Il peut durer depuis une jusqu'à vingt-quatre heures.

Si les mouvements épileptiformes ne sont pas continus, et s'il survient pendant le court intervalle qui les sépare du coma ou du délire, ou s'ils se montrent même à la suite d'une grande attaque d'épilepsie, ils indiquent alors assez souvent la fin heureuse de la maladie.

5ᵉ Variété. — Catalepsie, ou convulsions cataleptiformes.

Les auteurs ne font point mention de ce genre de convulsions produit par le plomb. Je n'ai eu l'occasion de l'observer que deux fois.

Les malades, calmes dans leur lit et les yeux fermés, représentent un individu dormant d'un paisible sommeil. Lorsqu'on pince, tiraille, brûle la peau dans quelque point que ce soit , le malade ne donne aucun signe de sensibilité. Le réveiller , fixer son attention , sont choses devenues tout-à-fait impossibles. Si l'on vient à suspendre sans appui les doigts, les mains, les avant-bras et les bras, les jambes et les cuisses dans n'importe quelle position , les plus gênantes comme les plus faciles, ils restent fixes dans cette situation pendant quelques secondes , et même une ou deux minutes , puis ils oscillent un peu , et enfin retombent sur le lit. Si le tronc est raide , on ne peut placer le malade assis ; c'est ce qui est arrivé chez un de nos malades : on eut aussi facilement ployé une barre de fer. Lorsque le tronc est souple , alors le cataleptique, placé dans la position assise, y reste quelques heures comme une statue, puis il retombe.

Lorsque cet état a duré un quart d'heure, une demi-heure ou plusieurs heures , la scène change complétement ; le malade, les yeux fermés, commence par exécuter divers mouvements très-expressifs avec ses membres, sa tête, sa face et son tronc. Ces mouvements se coordonnent et semblent se rapporter à l'expression d'une même idée. Mais d'un moment à l'autre l'expression de cet état mimique change. Quelquefois il est silencieux ; d'autres fois il pousse quelques cris, fait des efforts pour parler sans pouvoir y parvenir ; son langage n'est qu'un bredouillement inintelligible. Pincé en ce moment , il exprime par un mouvement brusque qu'il sent vivement. On ne peut plus placer dans une position fixe les membres supérieurs, qui se raidissent contre le mouvement qu'on veut leur communiquer. Lorsque ces mouvements et ces cris ont duré quelques minutes , le calme le plus complet renaît, et le malade retombe dans l'état cataleptique ; puis les mouvements mimiques reviennent, auxquels succèdent le coma cataleptique et ainsi de suite.

Par instant des signes d'intelligence semblent briller encore. Ainsi nous avons vu un malade exprimer par un signe significatif qu'il voulait boire , puis tout-à-coup il lança avec force sur l'un de nous la tisane qu'il tenait renfermée dans la bouche. Puis l'état cataleptique se montre de nouveau ; insensibilité complète , conservation de la position donnée aux membres.

Enfin après quelques heures , ou des jours entiers de durée de ces alternatives de léthargie et d'agitation , le malade ouvre tout-à-coup les yeux, il éprouve les besoins physiques ; ainsi il demande à boire , à manger , etc. Vient-on alors à l'interpeller, à l'exciter, il converse facilement avec l'interlocuteur. Livré à lui-même , il parle souvent tout seul , il exprime avec une grande volubilité une infinité d'idées incohérentes ; au milieu de ce désordre de la pensée, si on vient à fixer vivement son attention, il répond quelquefois très-juste un ou deux mots, puis il continue ses divagations. La même idée est le sujet des pensées délirantes pendant quelques minutes, puis elle change. Parfois le madade est pris d'une grande agitation, il cherche à se lever, apostrophe, invective, cherche à battre , mordre , etc., les personnes qui l'approchent ; en un mot le délire furieux se manifeste.

Les jours suivants le délire se dissipe graduellement , ou présente des exacerbations et des rémisions dont nous avons parlé. Alternativement on constate du délire tranquille du délire furieux et de la somnolence.

RÉUNION DES FORMES DÉLIRANTE , COMATEUSE ET CONNULSIVE.

Cette forme de l'encéphalopathie, dans laquelle on voit apparaître le délire, le coma et les convulsions, va nous présenter un haut intérêt ; car elle est le type de cette maladie ; elle en est aussi la forme la plus fréquente.

Les trois formes de l'encéphalopathie étudiées précédemment peuvent se remplacer, se réunir de diverses manières, et former des combinaisons variées.

Si l'encéphalopathie saturnine doit revêtir pendant son cours les trois formes que nous venons de décrire , on les verra toutes se succéder les unes aux autres, le plus souvent sans aucun ordre. Le délire, le coma et les convulsions peuvent indistinctement commencer, terminer ou se montrer au milieu du cours de la maladie.

Ainsi, une fois l'encéphalopathie saturnine déclarée, pendant toute sa durée le délire, le coma et les convulsions apparaissent subitement, d'un moment à l'autre, sans suivre aucune régularité dans leur marche. Aujourd'hui, dans un moment , le délire existe; dans un autre c'est le coma qui lui-même va être remplacé bientôt par des convulsions ; demain ces formes apparaîtront dans un sens inverse. En un mot , toutes les formes de la maladie cérébrale saturnine apparaissent et disparaissent brusquement, sans ordre, et se montrent indépendantes les unes des autres. C'est ce qui fait que dans le cours d'un seul cas d'encéphalopathie, on peut observer les diverses transitions imaginables du délire, à l'épilepsie et au coma ; mais ce cas est le plus rare. Chaque malade, en général, ne passe qu'une ou deux fois par les trois formes primitives de l'encéphalopathie.

Le cas le plus ordinaire et le plus régulier est celui-ci :

Le malade est d'abord pris d'un délire, quelquefois si léger, que le médecin ne le reconnaît pas ; au bout de quelques heures, et même quelquefois d'un ou deux jours, une attaque d'épilepsie survient , à la suite de laquelle le malade tombe assoupi quelques minutes, puis il semble se réveiller pour babiller à tort et à travers toute la journée ; le délire, tranquille ou furieux, est alors plus prononcé qu'avant l'accès de convulsions. Le même jour, la nuit suivante ou le lendemain, une ou plusieurs attaques d'épilepsie surviennent de nouveau. Après chaque accès, l'assoupissement est plus profond et plus long. Il n'est interrompu par instant que par un demi-réveil de quelques minutes pendant lequel le malade marmotte quelques mots pour se rendormir de nouveau. Si les accès d'épilepsie se renouvellent fréquemment, le coma devient très-profond; alors la mort arrive. Dans le cas contraire, le malade semble sortir tout-à-coup de son assoupissement au bout de quelques heures, d'un jour. On est étonné de lui trouver toute ou presque toute sa raison; mais un penchant irrésistible l'entraîne au sommeil. Enfin, le quatrième jour, il se sent brisé et converse bien. Pendant quelques jours il ressemble un peu à un homme récemment éveillé.

Dans quelques cas de cette forme d'encéphalopathie saturnine, le délire est prédominant; dans d'autres, c'est le coma; enfin, on voit fréquemment des cas où l'épilepsie est le symptôme culminant. En général, on remarque que le délire devient plus prononcé, le coma plus profond, et l'épilepsie plus violente à mesure que l'on s'éloigne du commencement de la maladie, et que ces accidents se répètent plus fréquemment.

Symptômes communs aux diverses formes de l'encéphalopathie saturnine.

Complications saturnines. — Les autres maladies saturninés peuvent compliquer l'encéphalopathie. La colique de plomb accompagne fréquemment, comme nous l'avons indiqué, la maladie cérébrale; alors elle préexiste le plus souvent aux accidents cérébraux : cependant on l'a vue se développer en même temps qu'eux. On a enfin observé des cas dans lesquels la maladie du ventre a disparu à l'arrivée de l'affection de la tête, ou s'est manifestée après l'arrivée de cette dernière. Pendant le cours de l'encéphalopathie, un certain nombre de malades ont encore conscience des douleurs abdominales; c'est dans la forme délirante principalement qu'ils sont encore capables quelquefois d'accuser eux-mêmes des douleurs de colique, surtout lorsqu'on les presse vivement de répondre s'ils souffrent quelque part. D'autres fois, si l'on vient même à comprimer l'abdomen, on peut voir le front se rider et indiquer une sensation douloureuse, lors même que les malades ne se plaignent nullement, ou bien ils portent automatiquement la main sur le ventre, en même temps que les traits du visage se grippent; ils changent souvent de position, se mettent en double, et poussent simultanément des cris lamentables. Alors on peut presque affirmer qu'il existe encore quelques traces du *moi* capables de faire sentir au malade les effets de l'empoisonnement abdominal. Notre observation XXIII prouve même que parfois, dans le coma, le malade peut donner au médecin quelques preuves des souffrances qu'il a encore la possibilité de ressentir. Le sujet de cette observation portait de temps en temps sa main fermée sur l'ombilic, qu'il essayait de comprimer le plus possible.

Le plus souvent, les malades n'ayant plus la faculté de discerner ce qui se passe en eux, ne peuvent nous apprendre s'il existe des douleurs abdominales. Cette non-révélation de colique peut encore être due à la cause suivante :

Lorsque le cerveau et le ventre ont été simultanément affectés, les symptômes encéphaliques peuvent prendre une intensité telle qu'ils effacent ceux de la colique, si bien que les fonctions digestives peuvent paraître d'une intégrité parfaite. Mais dans ces deux circonstances, la forme, la dureté, la contraction ou la souplesse du ventre, jointes à la constipation, au défaut d'évacuation de l'urine, ou à la liberté des selles et à l'examen des matières fécales, ainsi que les symptômes antécédents à l'arrivée de l'encéphalopathie, peuvent encore fournir des données pour établir le diagnostic relatif à l'existence de la colique. Enfin, on a vu des malades, après être guéris de l'encéphalopathie, continuer à souffrir de la colique.

La paralysie saturnine, une fois sur quatorze, précède immédiatement l'arrivée de l'encéphalopathie. Une fois sur sept, la perte de la motilité apparaît pendant le cours de la maladie cérébrale, de la manière suivante : déjà l'encéphalopathie a parcouru la plus grande partie de sa durée ordinaire, lorsqu'à l'occasion d'une surexitation ou d'une diminution de ses symptômes, on voit arriver tout-à-coup un léger tremblement des membres, suivi de faiblesse et de paralysie. Enfin, une fois sur dix-sept, la paralysie apparaît comme terminaison de l'empoisonnement encéphalique ; dans ce cas, l'affection cérébrale vient de cesser complètement, lorsque la perte de la motilité se déclare. Une fois sur trente-six, la paralysie et l'encéphalopathie débutent simultanément. Ainsi le cas le plus commun est celui où l'on n'observe point de paralysie avant, pendant ou après l'arrivée de l'encéphalopathie (1). Quelquefois l'encéphalopathie, lorsqu'elle succède à la paralysie, fait disparaître cette dernière ; elle en est, pour ainsi dire, la crise.

L'arthralgie saturnine peut encore précéder, accompagner ou suivre la maladie cérébrale. Cette forme d'empoisonnement saturnin suit, vis-à-vis de l'encéphalopathie, la même marche que la colique.

____

(1) Il est bien clair qu'ici nous n'entendons pas parler des attaques de paralysie qui peuvent venir plus ou moins long-temps avant ou après une attaque d'encéphalopathie, et qui ne sont nullement liées à l'attaque présente de l'empoisonnement saturnin.

L'amaurose saturnine apparaît assez souvent comme compagne de l'encéphalopathie saturnine. L'anesthesie de la rétine peut précéder, débuter en même temps, ou terminer une attaque d'encéphalopathie. Nous avons observé dix fois cette complication, qui se montre plus fréquemment dans la forme comateuse que dans les autres. Lorsque dans la forme délirante, le malade conserve encore une certaine conscience de son existence, il est très-effrayé de ne plus voir. Dans les cas où l'amaurose arrive soudainement, dès le début de l'affection cérébrale, elle suit ordinairement toutes les phases de cette dernière, croît et décroît avec elle. Quelquefois la pupille est contractée dans la forme délirante; cette particularité ne s'observe pas dans la forme comateuse; dans ce dernier cas, elle est dilatée ou resserrée inégalement. Du reste, la dilatation et la contraction de la pupille se succèdent d'un moment à l'autre, sans cause appréciable de ce changement instantané. Quelquefois les yeux sont affectés de strabisme; ils ne se dirigent pas vers l'interlocuteur lorsqu'ils sont ouverts, et ne semblent distinguer aucun objet extérieur. Un mucus épais, gluant, humecte souvent le bord des paupières et les colle ensemble, surtout le matin.

Ainsi le plomb peut produire alternativement, dans une même attaque d'empoisonnement, la colique, l'arthralgie, la paralysie et l'encéphalopathie; de sorte qu'il semble qu'après la guérison de chacune de ces affections, le poison se transporte, par une espèce de métastase, successivement sur les organes où siégent ces maladies.

L'encéphalopathie saturnine ne survenant habituellement qu'après que le malade s'est trouvé un temps assez long en contact avec les préparations saturnines, on rencontre ordinairement avec cette affection les signes de la présence du plomb dans l'économie, tels que la teinte jaune terreuse de la peau, de la conjonctive, l'amaigrissement, la coloration brunâtre des dents et la teinte ardoisée des gencives (*intoxi-cation saturnine primitive*).

Une fois (*Obs.* xxiii) nous avons été témoin d'un vomisse-ment abondant de matières fécales chez un individu affecté de la quatrième forme de l'encéphalopathie. Il n'y avait ni colique ni hernie ; en un mot, aucune maladie du ventre qui pût rendre raison de cet accident. La veille on avait fait prendre un gros de laudanum de Rousseau à ce malade.

Dans la forme délirante, les boissons sont avalées avec fa-cilité, en aussi grande abondance qu'on le veut, et quelque-fois d'un seul trait. Il est même des malades qui se plaignent d'une soif vive. Les mâchoires étant fortement serrées les unes contre les autres, on peut difficilement faire ouvrir la bouche pour y introduire des boissons, chez les individus af-fectés des formes comateuse et convulsive.

Les urines et les matières fécales s'écoulent le plus ordi-nairement de leurs réservoirs à l'insu du malade; les pre-mières souvent abondantes, et les secondes rares ; cepen-dant, on a observé du dévoiement dans quelques cas. D'autres fois la vessie se remplit d'urine outre mesure, et l'intestin rectum est distendu par l'accumulation de matières fécales. Les urines, examinées avec beaucoup de soin, ont toujours été trouvées rouges, jaunes ou citrines, sans traces d'albu-mine.

Les organes génitaux ne manifestent plus aucune énergie; nous n'avons qu'une seule fois remarqué l'érection et jamais de pollution.

La respiration, assez souvent, se trouve fortement trou-blée par suite de la violente perturbation du système ner-veux. Ainsi, elle s'accélère fréquemment pendant et après plusieurs accès de délire furieux et d'épilepsie. Le coma la ra-lentit quelquefois sensiblement, surtout dans son mouvement d'expiration. Enfin, dans quelques cas, on entend une respiration bruyante , profonde et même stertoreuse. Le sujet de notre *Observation* xxii a eu de fréquentes hémoptisies , qui n'avaient jamais eu lieu avant la maladie cérébrale saturnine; ce crachement de sang n'était probablement pas accompagné de tubercules , du moins rien jusqu'alors , et depuis , n'a pu faire soupçonner une pareille lésion de l'appareil pulmonaire. Les attaques d'épilepsie , si fréquentes et si violentes , dont ce sujet fut atteint , contribuèrent probablement à opérer la stase du sang vers les poumons , et par suite , à déterminer son expulsion au-dehors. Un autre de nos malades eut plusieurs crachements de sang suivis de pneumonie , après un grand nombre d'attaques.

La circulation, qui se trouve placée sous l'action immédiate du système nerveux , doit nécessairement éprouver quelques altérations dans cette maladie , si remarquable par le trouble violent qu'elle jette dans toute l'économie. Cependant, cette fonction reste assez souvent normale au milieu des graves désordres qui constituent l'encéphalopathie saturnine. Le pouls , de soixante-dix à quatre-vingt-cinq pulsations , s'observe assez plein , régulier, dans bon nombre de cas. Quelquefois il conserve les caractères de celui de la colique, dans le cas de coexistence de cette dernière affection.

Le plus ordinairement la circulation n'offre d'autre altération que celle que produit l'exagération des mouvements désordonnés des malades , l'exaltation ou l'affaissement de l'élément nerveux. Le délire furieux ou loquace précipite le sang artériel , dont il modifie la force d'impulsion d'un moment à l'autre. Les convulsions déterminent ordinairement une grande fréquence et une dépression sensible du pouls. Pendant le coma le pouls acquiert quelquefois de la lenteur, de la dureté. Ainsi l'état du pouls présente des variations en rapport avec les diverses formes de l'encéphalopathie, dont il suit la marche.

Nous devons aussi faire remarquer qu'en général le pouls s'accélère de plus en plus à mesure que la maladie avance : au début de l'affection, il offre une fréquence normale, tandis qu'au milieu et à la fin il acquiert assez souvent une vitesse excessive et une dépression considérable.

Le sang tiré de la veine ne nous a présenté que dans un seul cas la couenne dite inflammatoire ; et cependant, chez ce malade, il n'y avait pas de complication phlegmasique. Le sang de vingt-deux autres malades, examiné avec beaucoup d'attention, ne nous a présenté aucune altération appréciable.

La chaleur de la peau n'est point augmentée habituellement, si ce n'est à la suite de violents accès de délire furieux, et de fortes et longues attaques d'épilepsie ; alors elle se recouvre de sueurs plus ou moins chaudes et visqueuses, plus abondantes à la tête et sur la poitrine que sur les autres parties du corps. A part ces circonstances, cette membrane conserve sa fraîcheur et sa souplesse normales. Il n'y a donc point de fièvre ordinairement dans l'encéphalopathie, puisque nous ne trouvons pas réunis d'une manière continue et pendant une grande partie de la durée de la maladie, la fréquence du pouls, la chaleur générale et l'aridité de la peau, le mal de tête, l'injection de la face et l'enduit saburral de la langue, etc.

La langue n'offre rien de particulier ; le plus souvent rosée et humide, elle devient sèche et croûteuse à la suite d'un délire furieux long-temps continué. Cette sécheresse se communique aux dents et aux lèvres ; ces dernières sont bordées d'un cercle de salive écumeuse due à la force et à la fréquence des cris. La langue est ordinairement déchirée dans les attaques d'épilepsie ; du moins, j'ai observé ce fait vingt-huit fois. Alors, elle acquiert un gonflement énorme qui s'oppose quelque temps à la prononciation et à la clarté de la voix. Dans quelques cas la parole est brusque, saccadée, bredouillante; ce qui paraît tenir à l'état d'agitation dans lequel se trouvent les muscles du larynx. Dans d'autres cas on observe de l'aphonie, de la difficulté de la prononciation, résultatd'une paralysie saturnine de l'appareil vocal.

L'appétit, dans la forme délirante, semble parfois conservé, si l'on en juge par la facilité avec laquelle on fait manger le malade. Un de nos malades mangeait avec l'apparence d'une grande voracité pendant tout le cours de sa maladie cérébrale.

La nutrition éprouve une modification rapidement sensible. L'encéphalopathie a duré à peine quelques jours que la figure des malades s'allonge et s'effile, que le tronc et les membres perdent tout leur embonpoint; on dirait qu'il se fait une fonte générale de tout le corps.

MARCHE, DURÉE et TERMINAISONS.

L'encéphalopathie saturnine nous offre l'exemple d'une maladie à marche essentiellement irrégulière et insidieuse. Les symptômes ont-ils acquis une gravité extraordinaire, et semblent-ils menacer prochainement les jours du malade d'une manière certaine, que tout-à-coup cet ensemble de phénomènes si violents fait place à un état qui donne les plus grandes espérances. Mais cette confiance dans le retour prochain de la santé, par suite d'un changement si heureux dans la position du malade, est trompeuse; car bientôt elle va faire place à des attaques violentes soit d'épilepsie, soit de délire furieux, qui, suivies ou non de coma, conduisent dans quelques heures le malade au tombeau. Il est difficile de pouvoir prédire ici, comme dans les autres maladies, quelle sera la marche de l'affection; à chaque instant on subirait les plus décevantes déceptions.

Il est des cas cependant où on peut calculer la marche de l'encéphalopathie. Lorsque la forme délirante existe seule depuis deux à trois jours, alors on a lieu d'espérer que de nouveaux symptômes cérébraux ne viendront pas se joindre à ceux déjà existants, et que bientôt la maladie se terminera heureusement. Avant ce temps, on doit toujours craindre l'arrivée brusque du coma et surtout des convulsions.

Si l'affection a commencé par le coma, on peut, dans les premières vingt-quatre heures, compter sur l'arrivée de la forme délirante, qui serait d'un heureux augure. Mais, si le coma subsiste sans interruption depuis deux ou trois jours, on doit craindre alors une mort prochaine amenée par cet état, ou une attaque d'épilepsie mortelle; enfin dans le cas le plus heureux, lorsque la maladie doit avoir une issue favorable, le coma n'est que passager.

La marche de la forme convulsive est très-difficile à prévoir; cependant si ce sont des convulsions partielles ou générales, on doit espérer qu'elles disparaîtront bientôt pour ne plus revenir, ou du moins rarement. L'épilepsie saturnine ne laisse aucune chance de deviner quelle sera sa marche; car d'un moment à l'autre elle apparaît et disparaît avec la rapidité de l'éclair. Les mouvements épileptiformes durent plus long-temps que les attaques d'épilepsie; mais aussi, plus continus, ils offrent plus de régularité dans leur marche et un danger moins imminent.

Quant à la réunion des trois formes de la maladie cérébrale, ce que nous avons dit au commencement de cet article s'y rapporte parfaitement bien. La marche si irrégulière de cette forme, type de l'encéphalopathie saturnine, dans laquelle on voit apparaître et disparaître d'un jour, d'un moment à l'autre avec la plus grande irrégularité et très-rapidement, tantôt le délire, tantôt le coma, tantôt les convulsions, nous prouve que l'on n'observe point ici la marche ordinaire qu'affectent la plupart des affections aiguës du cerveau.

La durée de la maladie varie suivant la forme des accidents; le délire peut se prolonger depuis quelques heures jusqu'à dix-sept jours. Le plus habituellement il disparaît au bout du troisième ou quatrième jour. Les attaques d'épilepsie se répètent à des intervalles plus ou moins rapprochés, depuis quelques minutes jusqu'à six à sept jours. Le nombre des accès qui se succèdent dans l'espace de vingt-quatre heures, varie entre un et trente-quatre. Les cas dans lesquels une seule attaque a eu lieu dans chaque jour sont plus rares. Chez un seul individu les accès sont revenus pendant deux jours à la même heure, et le sulfate de quinine n'a amené aucun changement avantageux dans l'état du malade; ces accès se rencontrent pendant un temps variable, un ou plusieurs jours, mais point au-delà d'un mois. Enfin la forme comateuse persiste le plus souvent un à trois jours.

Quant à la quatrième forme de l'encéphalopathie, sa durée est ordinairement plus longue que celle des autres; elle varie entre quatre et dix-sept jours.

Dans quelques cas, heureusement fort rares, la durée de l'affection est très-courte; car quelques heures, quelques minutes, quelques secondes même suffisent pour emporter les malades. Cependant nous dirons que les individus atteints d'encéphalopathie succombent ou guérissent en général avec une égale rapidité. En effet, nous avons vu la maladie ne durer que quelques heures, et cependant se terminer par le retour à la santé.

L'encéphalopathie saturnine se termine par le retour à la santé, le passage à une autre maladie, ou la mort.

Le retour à la santé peut être subit; il peut avoir lieu progressivement ou par plusieurs améliorations successives. Lorsque le retour à la santé est subit, on voit tout-à-coup survenir au milieu des symptômes les plus violents le **calme**, qui annonce la fin de la maladie. Dans le cas le plus rare, où le retour à la santé est progressif, les fonctions cérébrales se rapprochent peu à peu de l'état naturel, la physionomie commence à reprendre son expression propre, et les mouvements se régularisent. Lorsque la guérison a lieu par plusieurs améliorations successives et distinctes, on voit le malade éprouver dans l'espace de quelques jours, et quelquefois à la suite de phénomènes qui n'avaient pas lieu précédemment, par exemple après une sueur, une évacuation alvine, un saignement de nez, un soulagement qui semble indiquer le commencement de la convalescence; mais ces symptômes, après s'être adoucis, persistent au même degré pendant plusieurs jours, jusqu'à ce qu'une seconde amélioration ait lieu, et ainsi de suite.

Examinons maintenant la terminaison dans chaque forme de l'encéphalopathie.

Dans la forme délirante le malade, à la suite de plusieurs accès de babil ou de fureur, excédé de fatigue, tombe dans un profond sommeil, d'où il sort après un temps quelquefois très-long, sans présenter le moindre désordre dans l'intelligence. Calme, et n'ayant de ce qui s'est passé que des souvenirs nuls ou confus, même des choses qu'il avait faites avec l'apparence de la réflexion, il éprouve parfois un peu de céphalalgie, ou une susceptibilité nerveuse qui lui rend pénibles le bruit et la lumière trop vive. Dans d'autres cas, les accès de babil ou de fureur diminuent tout-à-coup d'une manière notable; le délire, s'il était furieux, devient tranquille, puis insensiblement la raison revient; le malade reconnaît ses proches et les personnes qui l'entourent; sa conversation est un mélange d'idées raisonnables et de quelques divagations. Le visage est calme, mais reste égaré ; les yeux sont hagards, hébétés, largement ouverts et saillants, comme s'ils sortaient de l'orbite. Les membres et le tronc, brisés, sont immobiles. Les jours suivants, cet état s'améliore de plus en plus et d'une manière graduelle, quelquefois même sensible d'un jour à l'autre. Cet état satisfaisant peut subsister plusieurs jours. Puis tout-à-coup, sans cause, cette convalescence est entravée par le retour au délire ; mais bientôt ces accès, courts en général, finissent par disparaître. Enfin le malade est revenu à la santé ; il demande avec instance des aliments, il se plaint d'une grande faiblesse, et ne peut se tenir sur ses jambes. Son corps a éprouvé une diminution de volume très-sensible.

La cessation du coma se fait progressivement ; ainsi l'amaurose cesse peu à peu : les malades entr'ouvrent d'abord les yeux, puis les referment, enfin ils finissent par les tenir habituellement ouverts. Alors ils fixent les personnes qui leur parlent, sans leur répondre ; puis ils répondent à certaines questions faciles, et souvent d'une manière incomplète, mais prouvant du moins qu'ils ont saisi en partie le sens des paroles qu'on leur a adressées. Peu à peu ils reconnaissent leurs amis, leurs parents. Leurs facultés intellectuelles reprennent leur empire ; néanmoins le malade n'a aucun souvenir du passé. Il croit se réveiller d'un sommeil profond ; il est fatigué, et la première sensation qu'il éprouve est celle de la faim. Cet état se dissipe assez lentement, et a quelquefois l'allure des convalescences des maladies chroniques. Cependant la raison revient toujours aussi lucide et aussi étendue qu'avant l'encéphalopathie, et la physionomie perd cet air d'hébétude si marqué, pour reprendre son jeu ordinaire.

Quant à la forme convulsive, il faut bien distinguer ici les genres ; c'est une chose fort importante. A peine les convulsions partielles ou générales terminées, l'intellect, s'il a été modifié, revient à son type normal ; tandis que jamais nous n'avons vu l'intelligence revenir de suite, c'est-à-dire au bout d'une demi-heure, après l'accès terminé d'une attaque d'épilepsie saturnine, comme dans l'épilepsie vulgaire. Toujours nous avons observé, du moins pendant vingt-quatre heures et plus souvent quelques jours, un trouble plus ou moins profond de l'intellect, soit du délire, soit du coma, soit de nouvelles attaques de convulsions. Dans ces circonstances la raison, fortement ébranlée, a plus d'obstacles à vaincre pour arriver à l'état normal que dans les deux formes précédentes.

Enfin les trois formes d'encéphalopathie, lorsqu'elles se montrent chez le même sujet pendant le cours de la maladie, arrivent à une terminaison heureuse, en suivant la marche de la dernière forme qui a paru. Dans d'autres circonstances, et même le plus souvent, la terminaison affecte une marche et un ensemble tout particuliers, qui semble réunir les diverses terminaisons de chaque forme de la maladie. Ainsi les malades, après avoir passé et repassé par les états les plus violents de perturbation du système nerveux, tombent dans une position absolument semblable à ce qu'on appelle la *démence*. Les uns ont l'air hébété, insouciant ; d'autres ont le regard fixe, tourné au ciel ; leur physionomie ressemble à celle d'un automate ; pas le plus léger signe de la pensée ne vient animer leurs yeux largement et stupidement ouverts. Immobiles dans leur lit, ils restent constamment dans la même position, laissent aller sous eux leurs matières fécales et les urines, sans penser à sortir de cette infection. Ils sont oublieux de la conservation de leur existence, on est obligé de les faire manger et boire comme des enfants en bas âge. Véritables machines, ils ne se prêtent nullement à accomplir les fonctions si nécessaires à la

vie. Ces individus sont silencieux jour et nuit, si on les abandonne à eux-mêmes. Lorsqu'on leur adresse la parole, sans
fixer leur regard sur l'interlocuteur, ils vous répondent par
monosyllabes avec un ton d'insouciance marqué. D'autres
dans la conversation affectent un air de fatuité sensible,
comme s'ils voulaient dire, *laissez-moi tranquille, vous ne va-
lez pas la peine que je vous réponde.* Quelques-uns vous parlent
avec un accent plein d'émotion; ils implorent votre amitié,
votre commisération, demandent le pardon de crimes qu'ils
croient avoir commis, de l'embarras qu'ils ont occasionné,
et autres choses pareilles. Enfin on a vu de ces malheureux
se livrer au désespoir, parce qu'ils s'imaginaient être voués à
une mort certaine, ou avoir perdu leur femme et leurs enfants.
Mais toutes ces pensées et ces idées changent d'un moment
à l'autre, et n'ont aucune fixité. Cette démence saturnine
dure depuis un jusqu'à vingt jours. Pendant tout ce temps,
on remarque des variations singulières de bien et de mal dans
l'état du malade. Aujourd'hui vous le croyez tiré d'affaire,
touchant à la santé; demain vous le trouvez retombé dans
un affaissement général. Notons aussi qu'à cette époque, on
voit encore reparaître parfois des accès de délire ou de convulsions; mais ordinairement ils n'augmentent pas sensiblement la démence. Enfin il arrive un moment où la figure
du malade s'épanouit, ses yeux acquièrent leur vivacité accoutumée. Sa conversation nette et précise vous donne tous
les renseignements désirables sur son état présent; car du
passé il n'a aucun souvenir. La motilité, la sensibilité et les
autres sensations ont repris leurs droits. Toutes les fonctions
de l'économie ont recouvré leur exercice régulier. La maladie a disparu; il ne reste plus qu'une faiblesse générale et
une grande maigreur. A cette époque même, c'est-à-dire
pendant la convalescence, on a vu quelquefois les accidents
cérébraux apparaître de nouveau avec une grande violence,

au moment où on s'y attendait le moins, et entraîner rapidement le malade au tombeau. On a vu la diarrhée, des épistaxis et des hémorrhagies pulmonaires coïncider avec la fin heureuse de la maladie.

Si nous considérons maintenant la mort comme la terminaison de l'encéphalopathie, ce qui est le cas le plus commun dans les observations des auteurs, alors les accidents prennent une tournure inverse. Le délire devient de plus en plus furieux, et le babil de plus en plus continu. Les vestiges de raison, qui pourraient exister, disparaissent complétement. Le malade, exténué par cette tension continue du cerveau, expire au milieu de cet état d'excitation, comme si le système nerveux avait épuisé toute son action. Dans d'autres cas, le délire furieux fait place à un affaissement complet. Le malade est à moitié assoupi, et délire à voix basse; le pouls est petit, la respiration stertoreuse, les pupilles immobiles, les extrémités se refroidissent, la vie s'éteint.

Dans le cas de coma, l'anéantissement général se prononce de plus en plus. Une sueur froide recouvre tout le corps; les organes de la vie intérieure n'accomplissent plus leurs fonctions; la respiration se ralentit, s'embarrasse, devient bruyante, stertoreuse; la tête se renverse en arrière; enfin le râle trachéal s'établit, et la mort arrive.

L'épilepsie saturnine, lorsqu'elle doit se terminer d'une manière funeste, se répète en général fréquemment, et avec une violence toujours croissante. On remarque à peine quelques légers intervalles entre les accès; la mort vient alors à la suite des phénomènes d'asphyxie, que déterminent la violence et la fréquence des attaques; dans quelques cas la mort a lieu subitement, comme par suspension de l'action nerveuse, même à la suite d'une seule attaque d'épilepsie, chez des individus qui n'offraient, un instant auparavant, qu'une sorte d'étonnement accompagné d'insomnie avec incohérence légère dans les idées, au point de faire douter qu'ils fussent réellement malades.

La quatrième forme de l'encéphalopathie, qui doit avoir une terminaison fâcheuse, offre habituellement la marche suivante : Après de rapides alternatives de délire, de convulsions et de coma, le malade est atteint d'une violente attaque d'épilepsie qui termine ses jours, ou survient un coma profond dont il ne doit plus sortir. Enfin, dans quelques cas plus rares, on a vu le délire furieux terminer la scène d'une manière funeste.

La terminaison de l'encéphalopathie par une autre maladie doit nous occuper en dernier lieu. Jamais nous n'avons vu cette affection dégénérer en méningite ou en encéphalite; nous ne trouvons dans la science aucune observation digne de confiance dans laquelle on ait noté cette complication.

Dans deux cas nous avons vu la colique succéder aux accidents cérébraux. Quelquefois l'arrivée de la paralysie de plomb coïncide avec une amélioration de l'encéphalopathie, qu'elle peut même remplacer tout-à-coup. Assez souvent, à la suite d'attaques de délire et de convulsions, ou au sortir du coma, les malades sont affectés de douleurs saturnines dans les membres.

Dans un cas nous avons observé, comme Dehaën et Bonté, un épistaxis survenu à la fin de la durée des accidents cérébraux; chez ce sujet, nous eûmes alors pour la première fois la preuve de l'existence de tubercules pulmonaires. On a eu occasion de constater encore à la fin de la maladie cérébrale l'existence de la colique, qui même, dans quelques cas, était devenue en ce moment plus forte. M. Montanceix a publié dans les *Archives* un cas d'encéphalopathie saturnine dont la fin fut annoncée par un développement considérable de furoncles sur le tronc et sur les fesses.

Sur les soixante-douze cas d'encéphalopathie saturnine

rapportés par nous, la mort est survenue seize fois, et la guérison cinquante-six, tandis que dans les quatre-vingt-neuf observations des auteurs, soixante-et-une fois la mort est arrivée.

DIAGNOSTIC.

Ici, comme dans les autre maladies saturnines, nous trouvons un ensemble de symptômes dont la physionomie et la marche révèlent à l'observateur la cause étiologique, et par suite le genre d'affection qu'elle a produit. Pour établir le diagnostic de l'encéphalopathie saturnine, il faut donc d'une part examiner tous les antécédents de cette maladie, pour ce qui a rapport à la cause, et de l'autre le groupe de phénomènes qui la signalent pendant toute sa durée.

Les diverses circonstances étiologiques qui ont précédé les accidents cérébraux, sont de la plus haute importance pour établir le diagnostic de l'encéphalopathie saturnine. Si le malade qu'on a devant les yeux travaille les préparations de plomb, ou a été exposé à leur action d'une manière quelconque, on aura déjà quelques indices pour soupçonner la nature de la maladie cérébrale. Mais, si à ces données se joint la preuve de l'existence d'accidents saturnins, immédiatement antérieurs, et à plus forte raison des symptômes abdominaux actuels, on aura encore un degré de certitude de plus. Cependant, nous devons le dire, ces considérations ne pourraient pas à elles seules faire reconnaître d'une manière positive et directe l'encéphalopathie. La plupart des maladies encéphaliques peuvent se développer chez des ouvriers qui travaillent le plomb, même pendant le cours de la colique; car tout n'est pas maladie saturnine chez un plombier. Ce n'est que par induction qu'on porte ici un pareil jugement. Les éléments du diagnostic doivent donc également puiser leur source dans la forme des accidents cérébraux.

Les prodrômes, les symptômes, la marche, la durée et les terminaisons diverses de l'encéphalopathie ont une physionomie aussi différente des autres maladies du cerveau , que la cause qui leur a donné naissance. Dans aucune maladie de l'encéphale on ne trouve réunis des désordres cérébraux si opposés et si variés, dont la marche soit si irrégulière et la durée si courte. Il n'est pas impossible sans doute que dans quelques cas très-rares on ne puisse voir du côté du cerveau un ensemble de symptômes non produits par le plomb, qui simulent l'encéphalopathie saturnine. La même chose arrive pour la colique , la paralysie et l'arthralgie saturnines. Si, pour établir le diagnostic des maladies, il fallait des signes absolus dans tous les cas et sans exception, pas une des maladies du cadre nosologique ne pourrait être constamment diagnostiquée.

On ne confondra pas la forme convulsive de l'encéphalopathie saturnine avec l'agitation que détermine la violence d'une colique de plomb. On a vu des individus qui souffraient horriblement du ventre, se livrer aux actes les plus extravagants dans l'espoir de se soulager, ou poussés à bout par la douleur; mais ils ont encore leur raison , et une fois la douleur passée, ils rendent compte de ce qu'ils ont fait pendant l'exacerbation de la colique.

La plupart des inflammations du système nerveux cérébral commencent par une période d'*excitation*; tous les symptômes révèlent alors ce caractère; il y a une stimulation ou exaltation prononcée; puis il arrive une période dite d'oppression. C'est comme un temps d'arrêt; il y a un retour possible vers les périodes d'exaltation, rien n'est encore désorganisé. Mais si la maladie fait de nouveaux progrès, si rien n'arrête le mal, arrive la période de *collapsus* ; tous les symptômes d'excitation tombent, tout l'appareil d'irritation cesse, il y a chute complète des forces, les désordres matériels sont devenus permanents, et presque toujours au-dessus des ressources de l'art. Dans l'encéphalopathie saturnine trouvez-vous cette gradation dans la marche de la maladie ? jamais, ou presque jamais : le délire, les convulsions ou le coma existent seuls, ou alternativement ; dans ce dernier cas, pendant tout le cours de la maladie ils paraissent et disparaissent sans ordre, avec la rapidité de l'éclair. Les symptômes d'affaissement et d'exaltation se succèdent et se suivent à de courts intervalles, entraînent dans l'espace de quelques heures, d'un petit nombre de jours, le malade au tombeau, ou le rendent à la santé d'une manière aussi rapide. Ils n'ont point de durée fixe, comme les phénomènes qui simulent l'inflammation du cerveau et de ses enveloppes. Le délire de la cérébrite et de la méningite ne devient point tour-à-tour tranquille et furieux, général et partiel, et le malade ne conserve pas toute sa force physique pour se livrer aux plus grandes extravagances. La somnolence ne consiste que dans un affaissement de l'intellect, des sens et de la motilité, et l'on ne remarque point le coma si profond de l'encéphalopathie. Enfin les convulsions ne se pressent pas avec cette alternative de coma et de délire, et avec une tendance à l'épilepsie.

La circulation et les autres fonctions de l'économie, dans le cas d'encéphalopathie, ne sont point modifiées comme dans le cas de maladies inflammatoires de la tête. Dans notre maladie la lenteur du pouls est remarquable au début ; plus tard, lorsque le délire furieux ou des convulsions violentes et rapides se déclarent, la circulation participe à cet état d'exaltation ; mais cette excitation n'est que momentanée, à moins que le malade ne touche au terme fatal. La paralysie qui succède aux altérations produites par les inflammations du cerveau et des méninges, arrive graduellement et dans les derniers temps de la maladie ; ici, au contraire, elle peut arriver à tout moment, sans époque fixe.

Quant aux maladies chroniques des organes intracrâniens, telles que certains ramollissements, les tubercules, le cancer, les hydatides, les fungus, etc., leur marche lente et graduelle les différencie suffisamment de l'encéphalopathie saturnine.

L'apoplexie cérébrale, qui jette subitement le malade à la renverse, le prive de connaissance, le paralyse et le plonge dans un sommeil plus ou moins profond, présente quelques rapports avec la forme comateuse de l'encéphalopathie saturnine. Mais dans cette dernière le coma est beaucoup plus profond, ou s'il est léger il est suivi de délire et interrompu par des convulsions ; ce qui n'arrive pas communément dans l'apoplexie. Les phénomènes d'exaltation, lorsqu'ils ont lieu dans cette dernière maladie, sont l'effet d'un travail éliminatoire, et par conséquent n'apparaissent que fort tard. Enfin dans l'apoplexie, la paralysie est bornée ordinairement à un côté du corps, il y a hémiplégie ; tandis que dans le coma saturnin, lorsqu'il existe des paralysies, ce qui est rare, elles sont limitées à un ou plusieurs muscles d'un seul et le plus souvent des deux côtés du corps, et il n'y a jamais d'hémiplégie faciale.

Plusieurs névroses du cerveau pourraient plus facilement être confondues avec l'encéphalopathie. L'aliénation mentale, avec ses formes aussi variées que celles de la maladie cérébrale saturnine, a certainement de grands points de contact avec cette dernière affection (1). Mais aussi, de nom-

____

(1) Des individus, affectés d'encéphalopathie saturnine (forme délirante), ont été envoyés à Bicêtre comme fous ; quelques-uns, très-promptement guéris, ont été impitoyablement retenus des mois entiers dans cet établissement, afin qu'on pût s'assurer qu'il n'y aurait pas de rechutes. (*Lancette française*, 29 décembre 1828.)

breuses dissemblances existent. Le délire saturnin, tranquille et furieux, peut prendre les allures de la manie : dans l'une et l'autre maladie, nous voyons des accès de délire furieux suivis tout-à-coup de calme, ou d'un babil agité, mais qui n'offre plus d'exaltation furibonde. De la somnolence, même après le délire le plus tranquille et le moins loquace, arrive dans l'encéphalopathie ; ce phénomène se montre également après des attaques de délire furieux ; et nous ne voyons point cet accident apparaître dans la manie. Habituellement, à la suite d'accès de manie la plus furieuse, les malades deviennent calmes, mais non somnolents. Les traits de la figure sont plus profondément altérés dans le délire saturnin que dans la manie ; dans cette dernière, la face exprime les idées qui préoccupent le malade, et son babil vient confirmer ce fait ; dans l'encéphalopathie rien de semblable n'existe : faciès, idées, babil, tout est discordant. L'amaurose accompagne assez souvent le délire saturnin ; c'est un phénomène que les auteurs n'ont point noté dans le cas de manie. La peau du visage et du reste du corps présente, dans la maladie cérébrale saturnine, une teinte d'un jaune cendré, ou d'un jaune cire ; rien de semblable n'existe dans la manie. Enfin, la durée de ces maladies finirait par les faire distinguer l'une de l'autre, si ce qui précède ne pouvait pas servir dans quelques cas rares à établir le diagnostic. Le plus ordinairement, le délire saturnin dure de quatre à cinq jours, tout au plus dix-sept ; la manie n'a point de limites : elle existe ordinairement des mois, des années entières, et même toute la vie.

Quant à la monomanie, on ne peut la confondre avec le délire saturnin qu'au commencement de l'apparition de ce dernier, s'il n'arrive que par gradations, ce qui est rare. En effet, le malade a encore conservé, à cette époque, une grande partie de sa raison ; il ne déraisonne qu'avec calme,

partiellement et surtout sur ses occupations, son genre de vie,
ses camarades; en un mot, sur ce qui le touche de plus près.
Mais cet état ne représente pas exactement la monomanie,
puisque le délire n'est pas limité à un seul point. Il va bientôt changer ; il ne dure jamais plus de vingt-quatre heures,
et alors toutes les variétés du délire vont arriver et ne pourront plus permettre de conserver de doute.

Pour ce qui concerne l'idiotisme et l'imbécilité, puisque
l'on s'accorde aujourd'hui à considérer ces affections comme
congéniales, nous n'avons pu voir des accidents analogues
produits primitivement par les préparations saturnines. La
démence, au contraire, arrive quelquefois à la suite d'une
des trois formes de l'encéphalopathie. Le cas le plus commun
est celui où elle se présente à la fin de la quatrième forme.
Elle offre des caractères communs à celle de l'aliénation mentale, qui est aussi constamment consécutive, soit à la manie, soit à la monomanie. Mais la démence saturnine a cela
de spécial, c'est que d'un moment, d'un jour à l'autre, elle
varie en intensité d'une manière extraordinaire ; aujourd'hui
le malade est insouciant, indifférent à tout ce qui se passe
autour de lui, immobile dans son lit, la figure hébétée et
sans aucune expression ; demain il répondra avec un certain
plaisir aux questions qu'on lui adresse, mangera avec satisfaction, se remuera dans son lit et sera reconnaissant des
soins qu'on lui prodigue ; mais le troisième jour toute cette
amélioration disparaît, et le malade retourne à la vie végé-
tative. Sans cesse on observe de ces changements brusques
dans la démence consécutive à l'encéphalopathie saturnine,
ce qui ne se voit pas dans celle de l'aliénation mentale.
Ajoutons encore que pendant la démence de plomb, les accidents aigus peuvent reparaître instantanément ; ainsi, le
délire, l'épilepsie, le coma apparaissent tout-à-coup, mais
pour quelques moments seulement ; la manie ou la monoma-

nie viennent très-rarement interrompre le cours de la démence, de la folie. Enfin, la démence saturnine ne dure pas au-delà de quinze jours, un mois ; celle de l'aliénation dure des années, et le plus souvent conduit le malade au tombeau.

L'aliénation mentale, accompagnée de paralysie, peut encore être plus facilement confondue avec l'encéphalopathie saturnine, également compliquée de paralysie. Mais la forme des accidents cérébraux et paralytiques sert à les indiquer.

L'épilepsie ordinaire diffère-t-elle de l'épilepsie saturnine ? Ordinairement il est facile d'établir le diagnostic différentiel de ces deux maladies, pourvu, toutefois, qu'on prenne en considération leurs phénomènes précurseurs, consécutifs, et leur marche ; car si on était témoin seulement de l'accès lui-même, il serait impossible d'établir, le plus souvent, de différence assez notable entre les mouvements convulsifs. Examinons donc toutes ces circonstances.

Jamais on n'a encore observé d'*aura epileptica* dans les convulsions produites par le plomb. Dans le plus grand nombre de cas, l'épilepsie vulgaire marche avec lenteur ; c'est une maladie essentiellement chronique, qui dure plusieurs années, toute la vie. Ses attaques reviennent ordinairement à des intervalles éloignés, huit, quinze jours, des mois, des années entières. Dans l'épilepsie saturnine, maladie essentiellement aiguë, les accès se renouvellent rapidement, deux, trois, trente fois par jour ; dans ce dernier cas, à peine un accès est fini, qu'un autre recommence, et successivement coup sur coup. Une fois que le malade est revenu à la santé, s'il ne s'expose pas de nouveau au contact du plomb, et s'il parvient à se débarrasser de tout le plomb que contient son économie, c'est-à-dire si les phénomènes caractéristiques de l'intoxication saturnine sont dissipés à l'aide des moyens appropriés, jamais il ne sera plus repris d'épilepsie dans tout le cours de sa vie. Chez un grand nombre d'épileptiques, les convulsions sont habituellement plus marquées d'un côté du corps que de l'autre; cette circonstance n'a point été observée dans l'épilepsie saturnine. Dans l'encéphalopathie les convulsions ont une plus grande énergie ; on voit des contractions violentes qui vont presque jusqu'au tétanos. La langue est très-souvent mordue dans l'épilepsie saturnine; cet accident se rencontre rarement dans l'épilepsie ordinaire. La durée de l'accès est beaucoup plus longue dans l'encéphalopathie. Ce n'est qu'après un temps, en général assez long, que l'épilepsie, par cause morale ou héréditaire, devient fatale; l'épilepsie saturnine se termine par la mort en quelques jours ou quelques heures.

Si nous faisons maintenant attention aux phénomènes qui précèdent on suivent les deux épilepsies, nous aurons encore des données plus précises pour établir un bon diagnostic. L'épilepsie saturnine est constamment précédée ou suivie de délire ou de coma; ce qu'on ne voit point habituellement dans l'épilepsie vulgaire. Je m'explique : le plus ordinairement, à moins que la maladie ne survienne chez un aliéné ou un individu affecté d'une autre maladie cérébrale, il n'existe ni délire ni coma avant ou après l'accès d'épilepsie vulgaire. De la somnolence, qui peut aller quelquefois jusqu'au coma, suit souvent, il est vrai, l'épilepsie ordinaire; mais cet accident ne dure pas, en général, aussi long-temps, ni n'est aussi complet que dans la forme convulsive saturnine. Dans l'épilepsie vulgaire, l'assoupissement succède toujours immédiatement à l'attaque, sans jamais la précéder ; au bout d'une demi-heure à une heure, le malade se réveille ordinairement, revient complètement à la raison, ou bien il offre un air d'imbécillité sensible qui finit par disparaître bientôt, si la maladie ne dure pas depuis long-temps. Dans l'épilepsie saturnine, au contraire, le coma consécutif ou primitif à l'attaque dure plusieurs heures, plusieurs jours. Le malade n'est tiré de cet état que pour éprouver de nouveau des attaques de convulsions, ou pour être pris de délire. Je dois faire ici une remarque importante : il est quelquefois difficile de reconnaître le délire qui suit dans certains cas les attaques d'épilepsie saturnine ; au premier moment, lorsqu'on approche d'un de ces individus, qui a eu depuis peu un accès d'épilepsie de plomb, on peut croire qu'il a toute sa raison. Mais si on le suit long-temps et à différentes heures de la journée, on finira par s'apercevoir qu'il divague par instants plus ou moins rapprochés et plus ou moins longs. En un mot, l'intelligence n'a pas encore recouvré tous ses droits. Un observateur non prévenu de cette circonstance pourrait donc ne pas s'apercevoir de ce *subdelirium*, qui alors ne lui servirait pas à établir son diagnostic ; il aurait, au contraire, la conviction que les suites de l'épilepsie ordinaire sont les mêmes que celles de la forme convulsive de l'encéphalopathie saturnine. Ainsi, l'épilepsie saturnine n'existe jamais isolée ; elle est toujours précédée ou suivie d'un trouble plus ou moins profond de l'intelligence, c'est-à-dire de délire ou de coma ; l'épilepsie vulgaire ne se montre que rarement avec ces accidents cérébraux ; alors il y a presque toujours complication. Quelquefois cependant les attaques d'épilepsie vulgaire fréquemment renouvelées pendant un long espace de temps finissent par développer l'aliénation mentale, maladie complexe qu'on n'observe point à la suite de l'épilepsie saturnine, et qui se distingue facilement des formes comateuse ou délirante, qui suivent ou précèdent la forme convulsive de l'encéphalopathie. Toutes ces considérations nous prouvent donc que l'on peut différencier l'épilepsie saturnine et l'épilepsie vulgaire.

Nous n'avons point rencontré de cas d'hystérie, déterminés par l'influence des préparations saturnines.

Comment distinguer la catalepsie saturnine d'avec la catalepsie vulgaire? Dans cette dernière affection, on n'observe
point de délire ou de coma, constamment après sa cessation; tandis que les formes délirante ou comateuse précèdent ou suivent toujours la forme cataleptique de l'encéphalopathie saturnine, de sorte que l'on voit, d'un jour ou
d'un moment à l'autre, des phénomènes délirants, comateux, cataleptiques, se succéder les uns aux autres, avec la
plus grande irrégularité.

Quant au tétanos et à l'hydrophobie, ces deux maladies
présentent des caractères spéciaux très-tranchés qui les font
distinguer facilement des autres maladies du système nerveux; par conséquent on ne peut les confondre avec la forme
convulsive de l'encéphalopathie saturnine.

Les fièvres intermittentes pernicieuses, lorsque leurs accès
se sont rapprochés et confondus, peuvent présenter quelque
analogie avec les formes délirante et convulsive de l'encéphalopathie. Mais le début de la fièvre d'accès, sa gravité
toujours croissante, l'état de la circulation et de la rate, sa
disparition à l'aide du quinquina, etc., sont autant de données
qui empêcheront de la confondre avec la maladie cérébrale
saturnine.

Toutes les maladies qui suspendent momentanément les
fonctions cérébrales, et produisent un coma plus ou moins
profond, peuvent simuler en partie la forme comateuse de
l'encéphalopathie saturnine. Je ne parlerai point des apo-
plexies dites nerveuses, dont les symptômes sont les mêmes
que ceux de l'hémorrhagie cérébrale.

La commotion cérébrale, qui consiste, dit-on, dans un ébranlement général imprimé à la masse nerveuse encéphalique,
se traduit à nous par un coma profond qui dure depuis
quelques heures jusqu'à des jours entiers. Avant d'aller plus
loin, je suis obligé de faire une observation qui surprendra

peut-être : je ne suis pas convaincu de l'existence du coma
produit par un ébranlement du cerveau sans lésion matérielle de l'encéphale ou de ses enveloppes. Après des recherches minutieuses sur ce sujet, je suis arrivé à ce résultat : c'est qu'il n'existe pas dans la science une seule
observation, digne de confiance, de coma produit par une
percussion, qui ait duré un ou plusieurs jours, et dont l'autopsie faite avec soin n'ait pas fait découvrir les causes matérielles du coma. Cependant, pour prouver que cet accident est dû à l'ébranlement pur et simple du cerveau, il
aurait fallu ne trouver dans ces cas aucune altération capable
d'en rendre raison. Une cause qui a contribué à induire en
erreur, c'est que dans les observations de coma des auteurs
dû à un prétendu ébranlement nerveux, presque jamais on
n'a fait l'autopsie; pourquoi cela? parce que le coma, étant
le plus ordinairement produit par un épanchement de sang
très-étendu, superficiel et situé soit entre ses méninges, soit
à la surface du cerveau, ce liquide se résorbe facilement, et
alors tous les accidents disparaissent avec le sang résorbé.
Les deux observations de Littre et de Sabatier, sur lesquelles
on s'est presque uniquement appuyé pour établir cette doc-
trine, ne sont d'aucune valeur, ainsi que le remarque fort
bien le sagace Boyer. Ces faits manquent de détails symptô-
matiques et nécroscopiques. Ces deux chirurgiens disent sans
autre commentaire que deux individus font une chute d'un
lieu élevé, laquelle est suivie de coma et enfin de mort ; à
l'autopsie, on ne trouve aucune lésion des organes de la tête.
Littre cependant trouva le cerveau comme ratatiné, trop
petit pour la boîte crânienne. Ajoutons enfin que ces deux
cas de commotion ont été publiés dans un temps où les recherches d'anatomie pathologique n'avaient pas acquis le
degré de perfection qu'elles ont aujourd'hui. Nous avons vu,
dans les services de chirurgie des hôpitaux, des individus

qui étaient regardés comme affectés de coma, suite d'un ébranlement cérébral; dans ce cas nous avons plusieurs fois observé de légères paralysies, soit à la face, soit dans les membres, qui, parce qu'elles n'étaient pas très-prononcées, passaient inaperçues. Nous avons précipité des lapins de hauteurs différentes; quelques-uns de ces animaux, après la chute, étaient assoupis, engourdis quelques minutes, puis ils reprenaient toute leur vivacité; d'autres restaient sur place, immobiles, comme endormis; chez ceux-là l'autopsie nous a toujours fait découvrir des épanchements plus ou moins superficiels et étendus dans la tête, des fractures, etc. Dans les premiers cas les étourdissements et les éblouissements doivent être attribués au transport du sang vers le cerveau.

Quoi qu'il en soit de cette discussion, le coma sans paralysie, survenant à la suite d'une chute ou d'une contusion, peut être confondu avec la forme comateuse saturnine. Cependant des différences semblent exister encore : dans la première maladie il y a immobilité et insensibilité complète; ce qui n'existe pas dans la seconde. Dans l'encéphalopathie, le malade ouvre de temps en temps les yeux, pousse des cris ou grognements sourds, ou bien se tourne dans son lit et exécute divers mouvements; ce qui n'a pas lieu dans le coma dit *de la commotion*. Le coma saturnin est interrompu brusquement par des convulsions ou remplacé par du délire; on ne voit rien de pareil dans le coma. Enfin l'amaurose accompagne fréquemment la forme somnolente saturnine; ce phénomène a-t-il jamais été noté dans l'affection que nous lui comparons?

Un cas, plus embarrassant pour le diagnostic que tous ceux que nous avons passés en revue, peut se présenter. Par exemple, si un peintre en bâtiments vient à tomber d'un échafaudage, et que des phénomènes comateux sans paralysie circonscrite viennent à paraître immédiatement à la suite de la chute, il est difficile de prime abord de dire si cet état est le résultat d'une fracture ou d'une commotion, suite de la chute, ou s'il est dû au plomb, dont les effets ont surpris l'ouvrier au milieu de ses travaux. Pour éclairer la question, après avoir examiné les os et les parties molles de la tête, on s'informera fort exactement si l'ouvrier, immédiatement avant l'accident, était affecté de colique, ou si quelques dérangements du côté du cerveau commençaient déjà à se manifester, ou enfin s'il a éprouvé antérieurement une maladie semblable, sans avoir fait de chute. Supposons que la réponse soit négative à toutes ces questions, alors le médecin, ne découvrant non plus aucune fracture des os du crâne, sera porté à croire qu'il a affaire à une commotion cérébrale. Du reste la marche ultérieure de la maladie viendra bientôt lever complétement tous ces doutes; car, nous l'avons déjà dit plusieurs fois, le coma saturnin et le coma de la commotion ont une allure fort différente.

Les émanations végétales, telles que l'air chargé des principes odorants de la hyacinthe, du lis, de l'oranger, du narcisse, produisent de la céphalalgie, des nausées, des vertiges, et quelquefois même la syncope; mais ces accidents de peu de durée ne peuvent être pris pour les symptômes de l'encéphalopathie que par un observateur peu exercé.

L'asphyxie se reconnaît en général facilement par la réunion des symptômes qu'on a sous les yeux, avec la connaissance de la cause qui les a fait naître. Mais supposons que l'étiologie de l'asphyxie ne nous soit pas connue de suite en approchant du malade; pourrait-on confondre cet état avec la forme comateuse de l'encéphalopathie saturnine? Je ne le crois pas; la couleur violacée de la face et du corps, l'absence ou la difficulté de la respiration, la disparition ou la grande faiblesse du pouls, la perte des sens et l'immobilité complète sont des phénomènes constants dans l'asphyxie. Dans le coma saturnin, des symptômes tout opposés ont lieu; la face ordinairement est d'un jaune plombé ou pâle, la respiration est facile ou bruyante et peu profonde. Le pouls a conservé sa force et sa fréquence normales. La motilité est émoussée, mais non détruite.

Comparons maintenant certaines maladies cérébrales qui consistent, comme l'encéphalopathie, en un empoisonnement dont les effets se font sentir spécialement sur le système nerveux.

L'ivresse, le *delirium tremens*, le narcotisme, l'empoisonnement par des substances narcotico-âcres, ont des analogies avec la maladie de plomb dont nous nous occupons.

Nous avons comparé plusieurs fois des individus plongés dans le coma saturnin à des hommes *ivres morts*. Mais cet état produit par les alcools dure douze et tout au plus vingt-quatre heures. Les malades exhalent l'odeur des liqueurs qui les ont enivrés; ils vomissent souvent. Enfin ils ne sont point affectés d'amaurose, accident si commun dans le coma saturnin.

Le *delirium tremens* offre une grande ressemblance avec le délire produit par le plomb. La difficulté du diagnostic est d'autant plus grande dans certains cas que la plupart des ouvriers qui travaillent les préparations saturnines, surtout les peintres et les cérusiers, sont adonnés à l'ivrognerie. Dans le *delirium tremens*, comme dans le délire saturnin, il n'y a point de fièvre. Les malades offrent tantôt ce mélange de délire tranquille et de raison qu'on appelle folie raisonnable, tantôt ils ont des emportements furieux et de l'insomnie. Mais dans l'œnomanie le délire roule principalement sur les occupations du malade; la figure est injectée et les yeux sont brillants; la contraction musculaire est toujours lésée; des mouvements rapides de flexion et d'extension, qui deviennent par moment plus prononcés, agitent sans cesse les membres : ces malheureux demandent souvent à boire. Toutes ces circonstances ne se rencontrent pas dans la forme délirante de l'encéphalopathie ; quelquefois on voit bien dans cette maladie un tremblement ou une légère agitation des membres, mais qui ne peuvent se comparer, sous le rapport de l'intensité et de la forme, avec les mouvements désordonnés et souvent énergiques du *delirium tremens*. Enfin, dans l'affection saturnine, les accès de babil et de fureur alternent avec de la somnolence ; ce qui ne s'observe pas dans l'œnomanie.

Nous avons vu des médecins, instruits d'ailleurs, en présence de malades affectés de coma saturnin, prendre cet état pour du narcotisme ; en effet, il y a plusieurs points de contact entre ces deux affections. Dans l'un et l'autre cas, le malade est plongé dans un coma profond, accompagné ou non de ronflements : les sens et la motilité sont émoussés, mais non abolis ; la pupille est dilatée ou contractée ; de temps en temps, les yeux s'ouvrent pour se refermer aussitôt, surtout quand on excite le malade. Cependant, dans le narcotisme, on n'entend pas ces plaintes, ou ces mots inarticulés et bredouillés, souvent les mêmes, qui signalent le coma saturnin. L'empoisonnement par les opiacés présente, lui seul, un autre phénomène fort important : je veux parler des sueurs copieuses. Le faciès de l'individu affecté de coma saturnin a une teinte jaune plombée, ou couleur de cire jaune : celui du malade atteint de narcotisme n'offre rien de particulier.

L'empoisonnement par les substances narcotico-âcres, la strychnine, etc., est caractérisé par de la somnolence, de l'agitation, des convulsions ou du délire. Mais ces trois ordres de phénomènes se montrent seuls, et rarement à la suite les uns des autres ; en outre, ils n'offrent point l'allure irrégulière et la succession rapide de l'exaltation et du calme de l'encéphalopathie saturnine.

Maintenant, il nous reste à comparer avec l'encéphalopathie saturnine les maladies d'organes plus ou moins éloignés du cerveau, qui viennent, à l'aide de la sympathie, troubler les fonctions cérébrales.

De tout temps, on a observé la facilité avec laquelle les affections abdominales réagissent sur le centre nerveux cérébro-spinal; cette observation est tellement exacte, que la plupart de ces maladies, parvenues à un haut degré, amènent très-souvent des désordres cérébraux. Les inflammations franches du tube digestif, lorsqu'elles sont fort étendues et très-aiguës, sont accompagnées de céphalalgie, de délire, ou de somnolence et de soubresauts des tendons. La fièvre typhoïde, ou dothinenthérite, se montre assez souvent avec un cortége de phénomènes encéphaliques, qui a fait donner à cet ensemble de symptômes le nom de *forme cérébrale*; c'est un délire loquace, surtout nocturne, accompagné de somnolence et de mouvements convulsifs, ou simplement de soubresauts de tendons.

Les enfants, à l'époque de la dentition, éprouvent souvent des coliques compliquées de convulsions ou de délire. Certaines névralgies du tube intestinal, et surtout celles produites par certains pays, comme Madrid, la Normandie, etc., offrent quelquefois des symptômes d'exaltation ou d'affaiblissement des fonctions cérébrales. Mais, comme nous l'avons vu, toutes ces maladies paraissent être le résultat de l'empoisonnement saturnin.

Nous avons eu l'occasion d'observer des pneumonies du sommet compliquées de délire nerveux; ce délire était tantôt calme, tantôt accompagné d'une grande agitation, et même furieux; les malades bavardaient presque continuellement. Chez ces individus, l'affection de poitrine éloignait l'idée de l'encéphalopathie saturnine ; ensuite la parole, la voix étaient fortes, bien assurées ; le faciès ressemblait à celui d'un maniaque, et il n'y avait point d'intervalle de somnolence, comme dans la forme délirante de l'encéphalopathie.

Les fièvres *éruptives* offrent quelquefois, dans leur période la plus avancée, du délire somnolent, avec des convulsions partielles, qui n'ont point les caractères de l'encéphalopathie saturnine.

Enfin le choléra-morbus a été comparé par quelques médecins à l'empoisonnement par les préparations saturnines (Dubois d'Amiens, *Traité de Pathologie*). Je ne vois aucune analogie entre ces maladies si opposées.

On doit aisément concevoir que tous les caractères énumérés comme propres à l'encéphalopathie saturnine franchement dessinée, subiront des modifications variables, toutes les fois qu'elle se compliquera d'une maladie cérébrale, ou d'une affection réagissant facilement sur le centre encéphalique ; c'est alors que le diagnostic différentiel de cette affection deviendra d'une extrême difficulté.

Nous le voyons, les maladies qu'on peut le plus facilement confondre avec l'encéphalopathie saturnine, sont : le délire nerveux, le *delirium tremens*, le narcotisme, le coma résultant de la commotion dite cérébrale, l'aliénation mentale et l'épilepsie ordinaire. Nous avons comparé toutes ces affections, une à une, avec chaque forme de la maladie cérébrale saturnine : or, le plus communément, l'encéphalopathie se montre avec deux ou trois formes réunies, et dans aucune de ces maladies nous ne voyons exister tour-à-tour, et à plusieurs reprises dans l'espace d'un petit nombre de jours, ces désordres si opposés. Nous sommes donc en droit de conclure que l'ensemble des symptômes, la marche, la durée, et les diverses terminaisons de l'encéphalopathie saturnine suffisent, dans le plus grand nombre de cas, pour diagnostiquer cette affection, c'est-à-dire, pour la faire reconnaître, et la différencier de toutes les autres maladies.

Toujours est-il que, lorsqu'on connaît toutes les circonstances antécédentes, telles que celles de profession, de colique, etc. , ces données, jointes à la physionomie de l'encéphalopathie, augmentent encore la certitude du diagnostic. Dans quelques cas obscurs ou douteux, le commémoratif servira même peut-être plus que l'examen du malade à asseoir le jugement du médecin sur le genre d'affection qu'il a devant les yeux.

On conçoit de quelle importance il est de pouvoir diagnostiquer l'encéphalopathie saturnine , lors même qu'on ne connaît point son origine. Ainsi je suppose qu'on amène à un médecin un malade attaqué tout-à-coup dans la rue de délire furieux, d'épilepsie, ou de coma; cet individu n'est connu de personne, on n'a aucun renseignement sur lui ; il faut donc juger la nature de la maladie par la physionomie des symptômes. Or, si l'ensemble des phénomènes observés fait diagnostiquer une maladie saturnine , au lieu de saigner le malade , ce qui pourrait hâter le terme fatal, vous lui administrez d'autres médicaments plus convenables.

PRONOSTIC.

L'encéphalopathie saturnine doit toujours être regardée comme une maladie fort grave, quelque légère qu'elle paraisse d'abord; car cette affection à marche si insidieuse peut se présenter tout-à-coup avec un cortége de symptômes effrayants , que rien n'annonçait. Ensuite, si l'on se rappelle que cette affection est souvent mortelle, on aura toujours de justes craintes sur son issue. Le genre d'accidents qui se présente doit aussi faire varier le pronostic. Il résulte de l'analyse de toutes les observations d'encéphalopathie, publiées jusqu'à ce jour, que la forme délirante est la moins grave de toutes; puis vient la forme comateuse, qui elle-même entraîne beaucoup moins de dangers que la forme convulsive, ou plutôt épileptique, car les convulsions partielles et générales, non épileptiformes, se terminent toujours heureusement. Enfin la réunion du délire, du coma et des convulsions, annonce le plus souvent une fin mortelle.

<h2 style="text-align:center">TABLEAU COMPARATIF</h2>

DES CAS DE GUÉRISON ET DE MORT DES DIVERSES FORMES
DE L'ENCÉPHALOPATHIE SATURNINE.

OBSERVATIONS DES AUTEURS.

	Nombre des guérisons.	Nombre des morts.
1°. Forme délirante.	14	15
2°. Forme comateuse.	2	5
3°. Forme convulsive. { Convulsions. 4. / Épilepsie. 3. } 7		25
4°. Réunion des trois formes.	5	16
	28	61

OBSERVATIONS DE L'AUTEUR.

1°. Forme délirante.	16	2
2°. Forme comateuse.	3	3
3°. Forme convulsive. { Convulsions. 5. / Épilepsie. 7. } 12		2
4°. Réunion des trois formes.	25	9
	56	16

Ainsi, d'après le rapprochement des observations des auteurs, la mort est la règle, et la guérison l'exception ; résultat tout-à-fait opposé à ce que nous avons observé. La différence de mortalité qui existe entre ces deux résumés, tient probablement au mode de traitement employé, et peut-être aussi à ce que les auteurs étant surtout frappés de la promptitude de la mort, qui arrive assez souvent d'une manière imprévue, leur attention n'a pas été suffisamment fixée par les symptômes de l'encéphalopathie, lorsqu'elle se terminait par le retour à la santé. Dans ce dernier cas, ils n'ont point recueilli, pour nous les transmettre, les observations de maladie cérébrale saturnine à terminaison heureuse ; car peut-on attribuer cette différence de la mortalité au hasard ? Nous ne le pensons pas.

Le délire saturnin, lorsqu'il est rémittent, offre peu de danger ; son passage sera de peu de durée, et il ne compromettra pas la vie du malade. Le délire tranquille, s'il se rencontre seul, ne donne pas d'aussi sérieuses inquiétudes que le délire furieux. Lorsque ce dernier se montre par accès très-rapprochés, et qu'un babil intarissable l'accompagne, et subsiste dans l'intervalle des accès de fureur, alors le danger est imminent. Le malade peut tomber tout-à-coup dans un affaissement extrême, qui annonce la mort prochaine.

Le coma le plus profond, celui de notre première variété, est presque toujours mortel. Le malade ne se réveille plus. Celui qui est accompagné de *sub delirium* offre beaucoup moins de gravité : le plus souvent le malade en sortira, et il reviendra peu à peu à la raison.

Les convulsions partielles ou générales à elles seules n'ont jamais entraîné la mort. L'épilepsie, au contraire, annonce toujours le danger le plus grand. Plus les attaques sont longues et répétées, plus la mort arrive promptement. Si les attaques sont suivies d'un état comateux, c'est une circonstance fâcheuse ; le danger est surtout imminent, si alors la

respiration devient inégale, plaintive, bruyante ou stertoreuse, et qu'en même temps le malade *fume la pipe.*

Lorsqu'à l'épilepsie succède le délire, on peut espérer dans
ce cas que la maladie se terminera peut-être par le retour à
la santé.

Enfin, la réunion du délire, des convulsions et du coma
comporte encore plus de danger que chacune de ces trois
formes prise isolément. C'est dans ces circonstances surtout
que la mort arrive. Lorsque l'encéphalopathie a débuté par
du délire, de l'épilepsie, puis du coma, et que le malade
passe sans cesse par ces divers états, presque constamment
il meurt. Lorsqu'au contraire chez un malade qui a passé une
ou plusieurs fois par les formes délirante, comateuse et convulsive, le délire vient à dominer ou à exister seul après trois
à quatre jours du commencement de la maladie, on aura
quelque espoir de le sauver. Le plus ordinairement, de nouveaux accès d'épilepsie ne reparaissent pas; quelquefois le
malade succombe comme asphyxié au milieu d'attaques répétées d'épilepsie. Dans un très-petit nombre de cas cependant nous avons vu la maladie caractérisée par une violence
extrême, ne pas amener la mort; c'est le cas de dire *ubi vita,
ibi spes.* Dans ces circonstances, combien notre surprise n'é-
tait-elle pas grande de voir, en quelque sorte, revenir à la
vie des malades que nous avions considérés pour ainsi dire
comme n'existant plus! Une fois, nous avons vu cette amélioration inattendue coïncider avec un épistaxis abondant,
qui bientôt fut suivi d'hémorrhagie pulmonaire.

En général, le pronostic est d'autant plus favorable que le
malade lutte plus long-temps contre les trois accidents principaux de la maladie cérébrale saturnine. Ainsi, il est rare
qu'il succombe lorsqu'il a atteint le sixième ou le septième
jour; dans la grande majorité des cas la terminaison fatale
arrive dans les deux ou trois premiers jours, et même dans

les premières heures qui suivent l'invasion ; il ne faut donc fonder aucun espoir jusqu'à ce que la maladie ait franchi ces limites.

Le sexe, la constitution, le tempérament ne semblent pas exercer d'influence marquée sur l'issue de la maladie. Il n'en est pas de même de l'intempérance habituelle; cette circonstance paraît ajouter infiniment à ce que la maladie peut avoir de fâcheux. N'observe-t-on pas tous les jours que les maladies aiguës qui surviennent chez les ivrognes sont souvent mortelles? Sur nos soixante-douze cas d'encéphalopathie dont seize ont succombé, huit se livraient à l'ivrognerie d'une manière plus ou moins marquée, tandis que parmi les malades qui ont guéri, quelques-uns, plus gravement affectés en apparence que ces quatre derniers, ont cependant survécu, mais il ne faisaient pas d'abus extraordinaire de liqueurs alcooliques. Nous n'avons pas remarqué que l'encéphalopathie primitive, ou non accompagnée d'autres maladies saturnines, soit ni plus ni moins grave que celle qui se trouve consécutive ou associée aux autres formes de l'empoisonnement de plomb.

En résumé l'encéphalopathie saturnine est une des maladies les plus meurtrières. La violence de ses syptômes et l'irrégularité brusque de sa physionomie, tantôt bénigne, tantôt grave, doivent la faire considérer comme une des affections les plus capables de tromper l'attente et l'espoir du médecin. C'est une de ces affections dont le médecin ne peut qu'annoncer le danger, sans pouvoir déterminer le plus souvent l'issue heureuse ou malheureuse de la maladie.

ALTÉRATIONS ANATOMIQUES.

Le médecin doit toujours chercher à se rendre compte des phénomènes morbides, fonctionnels, qu'il observe, et pour cela tâcher de trouver un rapport matériel, c'est-à-dire positif, entre la cause et l'effet; il n'est donc pas étonnant que quelques observateurs aient fait des efforts multipliés pour trouver chez les individus morts d'encéphalopathie saturnine, des lésions matérielles capables d'expliquer tout ce formidable ensemble de symptômes.

Nous allons examiner successivement toutes les altérations anatomiques qu'on a cru avoir rencontrées dans l'encéphalopathie (1); puis nous relaterons les cas dans lesquels les observateurs n'ont rien trouvé. Cette comparaison fournira facilement les moyens de reconnaître si la maladie cérébrale saturnine a des altérations anatomiques spéciales; ou bien si ces lésions ne peuvent tomber sous nos sens.

Astruc, Lepois et Willis ont annoncé les premiers des altérations de l'encéphale dans le cas de maladie cérébrale produite par le plomb. Ils ont signalé tantôt un engorgement, tantôt un épanchement de sérosité autour du cerveau.

Dans les trois observations de délire et de convulsions saturnines que rapporte Bordeu, et dont on fit l'autopsie, il n'est fait mention que dans la première de l'état du cerveau, dont les vaisseaux étaient très-pleins et très-distendus.

MM. Renauldin, Cannét et Thomas prétendent qu'à l'autopsie des individus, morts de délire ou d'épilepsie saturnine, on trouve des altérations des méninges, ainsi que de la substance cérébrale et rachidienne. On rencontre, disent-ils, des épanchements séreux ou sanguins entre les membranes, et dans les ventricules des ramollissements du cerveau et de la moelle : les os eux-mêmes sont souvent affectés. De telles lésions annoncées avec beaucoup d'assurance, méri-

____

(1) Plusieurs observations d'encéphalopathie saturnine terminées par la mort que rapportent les auteurs ne sont point suivies de renseignements nécroscopiques.

taient d'être appuyées sur des observations nombreuses, où
tous les détails anatomiques, capables de convaincre le lecteur, auraient dû se trouver réunis. Au lieu de cette description complète, ces médecins se contentent de nous donner
une seule observation où, d'après l'un d'eux, les méninges
de la moelle étaient gorgées de sang; sain dans la partie
supérieure, le cordon rachidien offrait inférieurement un
ramollissement grisâtre.

M. de Bouteville dans sa thèse rapporte deux observations
de maladie cérébrale saturnine, recueillies dans le service
de M. Renauldin; les deux malades succombèrent. A l'autopsie, on trouva chez l'un tout le système nerveux cérébro-
spinal dans un état parfaitement normal; dans le second cas
M. de Bouteville mentionne un ramollissement de la moelle
épinière, fort prononcé, depuis la troisième jusqu'à la septième vertèbre dorsale; la consistance était celle d'une bouillie épaisse, jaunâtre et rougeâtre par plaques; tout le reste
de la moelle et ses enveloppes paraissaient dans l'état sain.
Ces deux faits évidemment se détruisent; car une lésion anatomique qui donne naissance à un groupe de phénomènes
spéciaux, doit nécessairement toujours exister, lorsque ces
derniers se montrent. Toutes les fois qu'on diagnostique sur
un malade les signes de la pneumonie, à l'autopsie on est
toujours certain de trouver les traces de l'inflammation pulmonaire, et cela parce que l'altération du poumon est la cause
des accidents qu'on avait observés pendant la vie.

MM. Laënnec, Miquel, Dance, Martin Solon, Grisolle, Nivet
et Cazeaux ont rencontré à la suite de l'épilepsie saturnine une
hypertrophie de la masse encéphalique, caractérisée de la
manière suivante : aplatissement et tassement des circonvolutions cérébrales, anfractuosités en grande partie effacées,
de sorte que la surface des hémisphères est presque unie;
quelquefois (Laënnec, Miquel et Dance) augmentation dans

la densité de la pulpe cérébrale, et diminution de la capacité des ventricules ; méninges et surface du cerveau rarement humides, plus souvent sèches ; la substance cérébrale et les méninges n'offrent aucune congestion. Notons ici que cette altération n'a été signalée par les auteurs que dans les cas d'encéphalopathie à forme convulsive ou mieux épileptique.

Le cinquième volume de la Clinique de M. Andral contient deux faits d'encéphalopathie saturnine. Dans ces deux cas il s'agit de cérusiers qui avaient eu plusieurs fois la colique ; tout-à-coup ils sont pris de mouvements convulsifs, qui n'épargnent aucune partie du corps ; ces convulsions durent pendant une vingtaine d'heures, puis elles sont remplacées par une résolution générale des membres, qui ne peuvent plus exécuter aucun mouvement ; enfin un profond coma s'établit, au milieu duquel la mort survient. L'ouverture du crâne fit voir un tassement sensible des circonvolutions, une grande pâleur de la pulpe nerveuse et une décoloration marquée de la substance grise. Enfin les membranes d'enveloppes et les ventricules offraient une sécheresse remarquable. M. Andral, en rapportant ces faits, ne cherche point à établir des rapports de cause à effet ; il veut seulement prouver par ces seuls exemples l'instantanéité du développement des accidents chez les individus affectés d'hypertrophie du cerveau, maladie qui dans ces deux cas se montre sous forme aiguë. Mais ici le mode de développement des symptômes, leur marche brusque, et leur physionomie, la profession des malades, tout décèle la maladie cérébrale saturnine. Il faut donc admettre l'hypertrophie du cerveau, comme coïncidant avec ces deux faits d'encéphalopathie saturnine.

Enfin MM. Martin Solon, Grisolle et Nivet ont observé dans quelques cas, une coloration jaunâtre de la substance médullaire à la suite de l'épilepsie saturnine.

Arrivons maintenant aux observations d'encéphalopathie des auteurs, dont l'autopsie n'a rien démontré qui pût se lier d'une manière directe à la maladie saturnine. Fernel, Sénac et Dehaën affirment n'avoir vu aucune lésion dans les centres nerveux chez les individus affectés d'accidents cérébraux saturnins, dont ils ont pratiqué l'autopsie.

Dans les observations XXV, XXVI, XXVIII et XXIX de M. Mérat, le cerveau était sain ; ce médecin a trouvé une petite quantité de sérosité dans les ventricules, chez les malades de ses XXIV et XXVIIe observations.

M. Andral mentionne dans le tome II de sa Clinique plusieurs autopsies d'encéphalopathie saturnine. Les observations III, IV, VI, VII, VIII, IX, dont la nécroscopie a été faite avec le plus grand soin, n'offrent aucune altération importante ; dans tous ces cas l'encéphale, la moelle et les méninges étaient sains, ou à peu près sains. Rappelons néanmoins que dans l'observation VII, le liquide céphalo-rachidien était abondant. Ce célèbre médecin signale encore dans la VIe observation un léger ramollissement des nerfs optiques, des éminences mamillaires, des prolongements antérieurs de la moelle allongée ; enfin la substance cérébrale des sujets de la VIIIe et de la VIIe observation parut un peu plus ferme que dans l'état ordinaire. Le même professeur a eu l'occasion, au mois de novembre 1836, de faire l'autopsie de deux individus morts d'encéphalopathie saturnine, à laquelle nous avons assisté. On n'a pas trouvé la plus légère altération de l'encéphale et des méninges. Dans un de ces cas seulement, qui avait offert pendant la vie des symptômes d'épilepsie, la substance médullaire semblait un peu pâteuse, mais sans injection.

M. Corbin, ancien chef de clinique à l'hôpital de la Charité, a eu l'occasion de faire l'ouverture de trois individus morts d'encéphalopathie saturnine. Cet habile observateur n'a rien trouvé dans les centres nerveux, si ce n'est dans un cas, un léger ramollissement blanc de la moelle vers sa partie moyenne, et dans l'autre un ramollissement superficiel de la substance blanche médiane du cerveau. Mais M. Corbin fait observer avec juste raison que la nécroscopie n'a eu lieu que trente-huit heures après la mort, et par une température élevée, et que de grands coups de marteau ont été portés le long du rachis.

M. Louis (*Recherches anatomico-pathologiques sur diverses Maladies*, pag. 483) n'a rien trouvé non plus, soit dans le cerveau et ses dépendances, soit dans d'autres organes, chez un peintre en bâtiments, qui, affecté de colique de plomb, mourut subitement à la suite de convulsions épileptiques qui avaient entraîné le malade par terre.

M. Rufz rapporte, dans le compte-rendu de la clinique de Rullier, un cas d'encéphalopathie saturnine, forme délirante, dont l'autopsie ne fit pas découvrir la moindre altération dans le cerveau, la moelle épinière et leurs enveloppes.

M. Nivet a rencontré dans un cas de délire saturnin des cysticérques ladriques développées dans le cerveau. La pie-mère, qui contenait quelques-uns de ces kystes, était infiltrée de sérosité transparente. M. Nivet a encore recueilli six observations d'épilepsie saturnine suivies de mort, et dont l'autopsie ne lui a montré aucune altération des centres nerveux et de leurs enveloppes. Quelquefois seulement une petite quantité de sérosité infiltrait les membranes, ou bien la substance cérébrale paraissait un peu plus molle, ou un peu affaissée.

Nous avons eu occasion de faire seize autopsies d'encéphalopathie saturnine. Toutes ont été pratiquées avec un soin minutieux. Nous placions toujours près de nous, pour point de comparaison, des cerveaux d'individus morts de maladies étrangères à l'encéphalopathie. Dans ces différents cas jamais nous n'avons trouvé de traces de méningite ou d'encéphalite. Une fois (observation XXVI) nous avons rencontré quelques-unes des circonvolutions de la partie moyenne du lobe antérieur gauche, plus saillantes et plus serrées les unes contre les autres que celles correspondantes du lobe droit. Chez le même individu il y avait aussi une diminution sensible de consistance, sans injection, du mésolobe, ainsi que de la substance blanche des portions cérébrales qui l'avoisinaient ; ce qui donnait au doigt la sensation de la pâte de guimauve.

Chez les sujets des observations XIV et XXVIII, nous avons constaté un aplatissement, un tassement très-marqué de la masse cérébrale. Les circonvolutions étaient fortement serrées les unes contre les autres, et presque effacées, même lorsqu'on avait enlevé les méninges. Le cerveau du sujet de l'observation XIV paraissait être à l'étroit dans la cavité crânienne ; la dure-mère étant incisée, le cerveau se précipitait à travers l'incision ; les ventricules contenaient une certaine quantité de sérosité citrine. La substance cérébrale avait perdu de sa consistance ; elle donnait, à la main qui la pressait, la sensation d'un corps mou comme de la pâte de guimauve. Cette mollesse du tissu cérébral se trouvait plus marquée vers le mésolobe que partout ailleurs. Du reste il n'y avait pas congestion soit sanguine, soit séreuse.

Les individus qui font le sujet de nos observations XX, XXV et XXX nous offrirent les altérations suivantes dans leur cerveau : Une couronne de trépan, pratiquée à la partie supérieure de la tête, détermine hors du crâne une saillie de la masse encéphalique. Les méninges sont sèches et semblent distendues par le cerveau ; une pince à disséquer les soulève difficilement. L'encéphale, dépouillé de ses membranes, présente une surface unie ; ses circonvolutions sont aplaties, déprimées, tassées ; on les croirait disparues ; on ne découvre plus d'anfractuosités apparentes. Le volume de l'encéphale paraît considérable ; sa consistance est très-grande ; plus marquée que celle des cerveaux d'individus morts de maladies étrangères au plomb , que nous avons sous les yeux. Les ventricules semblent rétrécis , en partie effacés. On ne découvre nulle part de traces de congestion sanguine ou séreuse plus prononcée que celles qu'on rencontre dans la plupart des cadavres. On observe une épaisseur assez considérable du crâne du sujet de l'observation xxv.

Le cerveau des malades de nos observations xi et xxvii paraissait dans des conditons opposées à celles des précédents. Ainsi l'encéphale semblait plus qu'à l'aise dans la boîte crânienne ; on eût dit qu'il avait subi un commencement d'atrophie. Les méninges étaient facilement soulevées avec une pince à disséquer, même plissées. Les circonvolutions cérébrales étaient effacées ; la périphérie du cerveau présentait une surface presque unie. Les anfractuosités n'étaient plus sensibles. La consistance de la substance nerveuse était celle de l'état normal. Un piqueté sanguin très-prononcé se remarquait dans toute la substance cérébrale du sujet de l'observation xxvii. Les os du crâne présentaient une épaisseur normale.

Les individus des observations xx et xiv étaient affectés, l'un de la forme délirante , l'autre de la forme comateuse. La forme convulsive dominait dans l'observation xxx. Dans les cinq autres cas, les trois formes de l'encéphalopathie se trouvaient réunies.

Enfin, dans huit autres autopsies d'individus morts d'encéphalopathie, nous n'avons pas rencontré la moindre différence entre le cerveau de ces malades et celui des individus morts de maladies étrangères au plomb. Il n'y avait ni aplatissement ni tassement des circonvolutions. Seulement quelquefois nous avons trouvé des traces de congestions sanguines ou séreuses, telles qu'on en rencontre sur un grand nombre de cadavres. Nous n'avons trouvé même sous ce rapport rien de constant. (*Voy.* obs. xv et xxiii.)

Dans toutes nos autopsies, nous avons constaté la coloration suivante du parenchyme cérébral. Lorsqu'on coupait par tranches le cerveau, on s'apercevait que la substance grise, la plus voisine de la substance blanche, avait perdu sa légère teinte rosée, qui était remplacée par une teinte d'un gris jaunâtre ou sale. Cette coloration allait en diminuant de l'intérieur à l'extérieur. La substance blanche n'avait plus même son aspect d'un blanc transparent ; elle était devenue d'un jaune sale ou terreux très-prononcé. Le cerveau, comme le cervelet, présentait cette coloration particulière. L'encéphale, à l'extérieur, paraissait même un peu jaunâtre. La moelle épinière ne nous a pas semblé colorée d'une manière sensible en jaune. Chez tous ces sujets nous avions constaté pendant la vie les caractères de l'intoxication saturnine, mais surtout l'ictère saturnin. Les autres organes de l'économie, tels que le poumon, les reins, etc., avaient également une légère teinte jaune paille.

Si nous venons à résumer tous ces faits, nous voyons, d'une part, en réunissant toutes les observations des auteurs et les nôtres, 1° vingt-un cas où on trouve un aplatissement, un tassement des circonvolutions cérébrales, avec augmentation ou diminution de cohésion de la pulpe cérébrale, augmentation ou diminution du volume de l'encéphale ; 3° dix-neuf cas dans lesquels on a trouvé une coloration jaune de la substance cérébrale. Tels sont les faits d'encéphalopathie saturnine dont on a essayé de trouver l'altération anatomique dans les lésions ci-mentionnées.

D'un autre côté, trente-deux faits d'encéphalopathie saturnine, dont l'autopsie n'a révélé aucune lésion notable du système nerveux, doivent être opposés aux observations de la première catégorie. Dans ces trente-deux cas, on a noté seulement quelquefois une légère infiltration séreuse, une injection sanguine des méninges, une diminution de consistance, surtout de la substance blanche cérébrale, sans changement de couleur, ou bien enfin une décoloration de la substance cérébrale.

Déjà nous avons réfuté l'opinion des médecins qui, ne s'appuyant sur aucun fait convaincant, ont vu dans l'encéphalopathie saturnine une encéphalite ou une méningite. Ces auteurs auraient dû entourer leur dire d'une série de preuves, d'autant plus multipliées, qu'eux seuls ont été assez heureux pour trouver de pareilles altérations.

Quant au tassement, à l'aplatissement des circonvolutions cérébrales, etc., ces lésions méritent un sérieux examen ; car elles ont été signalées par de nombreux et d'habiles observateurs ; par conséquent elles sont dignes de toute notre croyance.

La première question qui se présente relativement à cette lésion anatomique est celle-ci. Le tassement, l'aplatissement des circonvolutions cérébrales constitue-t-il l'hyperthrophie du cerveau ? L'idée d'hypertrophie d'un organe suggère une augmentation du nombre des molécules et une induration de ces mêmes molécules. Or, nous avons vu que dans certains cas de tassement des circonvolutions cérébrales, il y avait augmentation de volume et de consistance de l'encéphale. Ici on peut affirmer qu'il y a hypertrophie. Mais lorsque l'aplatissement des circonvolutions cérébrales coïncide avec une diminution de volume de l'encéphale, on ne peut plus dire qu'il y a hypertrophie ; loin de là, il semble qu'il y a atrophie, ou du moins simple retrait de la masse cérébrale sur elle-même, ce qui fait que ces circonvolutions sont fortement serrées les unes contre les autres. Dans le cas d'augmentation de volume et de diminution de la consistance de la pulpe cérébrale, on ne peut dire non plus qu'il y ait hytrophie. Ainsi, le tassement des circonvolutions cérébrales peut exister dans des conditions anatomiques fort différentes.

Mais ces altérations cérébrales sont-elles secondaires ou accidentelles? C'est ce qu'il s'agit d'examiner en second lieu. Si l'hypertrophie de l'encéphale était une lésion qui précédât l'encéphalopathie et donnât par conséquent naissance à ses phénomènes, on observerait nécessairement long-temps à l'avance des signes avant-coureurs de cette maladie, qui toujours affecterait une marche chronique; car l'idée d'hypertrophie nous suggère l'idée d'une affection qui marche lentement. Tel est d'ailleurs le résultat des observations de Dance, dont le mémoire sur l'hypertrophie du cerveau ne fournit que deux exemples de forme aiguë qui ont eu lieu précisément chez deux peintres, déjà atteints à plusieurs reprises de coliques, et dont les symptômes nous ont convaincu que c'était à une maladie cérébrale saturnine qu'on avait eu affaire. Une fois les accidents développés, dans les cas d'hyperthrophie franche du cerveau, jamais les malades ne succombent dans quelques heures, dans quelques jours, comme dans l'encéphalopathie. Comment supposer aussi que la même altération anatomique puisse donner tour-à-tour, d'un moment à l'autre, naissance à l'exaltation, puis à l'abolition du sentiment, du mouvement? De là, convulsions, coma. Il est à remarquer, en général, que les altérations primitives du cerveau ne donnent naissance qu'à un certain ordre de phénomènes bien déterminés. Ainsi, l'apoplexie cérébrale ne donne pas naissance aux phénomènes caractéristiques de la méningite, *et vice versâ*. Enfin, si l'hypertrophie précédait l'arrivée de l'encéphalopathie saturnine, tous les accidents pourraient-ils disparaître dans l'espace de quelques heures, de quelques jours, et le malade revenir à la santé? Est-il possible de supposer une hypertrophie du cerveau aussi fugitive, aussi mobile?

Ce que nous venons de dire de l'hypertrophie s'applique à la simple augmentation de volume de l'encéphale ou à son retrait.

Ensuite dans trente-deux autres cas de maladie cérébrale saturnine, des observateurs du plus grand mérite, et nous-même, n'avons point trouvé d'altération de volume, de consistance et de configuration des centres nerveux, quoique nous ayons fait de nombreuses recherches pour découvrir ces altérations. Or, si les symptômes étaient produits par ces lésions anatomiques, celles-ci devraient constamment se rencontrer.

L'hypertrophie et les autres altérations cérébrales, rencontrées dans le cas d'encéphalopathie saturnine que nous venons de passer en revue, ne peuvent donc être qu'une lésion secondaire, accidentelle. Maintenant, comment concevoir ces altérations? Il faut d'abord remarquer que ces diverses lésions ont été observées à la suite de toutes les formes de l'encéphalopathie saturnine. Mais les auteurs qui nous ont précédé ne les avaient signalées que dans le cas d'épilepsie saturnine. L'augmentation du volume du cerveau n'est pas l'effet d'un épanchement séreux ; car les ventricules sont ordinairement vides et même rétrécis ; elle ne dépend pas non plus d'une congestion sanguine considérable, puisque la pulpe cérébrale, exsangue dans plusieurs cas, n'offre dans d'autres qu'un picté peu nombreux. Maintenant, si on considère la rapidité avec laquelle la maladie se déclare et poursuit sa marche, on admettra moins une augmentation du nombre des molécules, qu'une sorte de turgescence ou de boursoufflement, qui peut très-bien s'expliquer par l'organisation même du tissu cérébral, et la violence des symptômes qui ont jeté une perturbation générale dans cet organe (1). D'après cette explication, on conçoit aussi facilement pourquoi, dans certains cas d'encéphalopathie violente, on rencontre l'hypertrophie cérébrale, tandis qu'on ne l'observe pas dans d'autres cas où ces accidents ont été moins intenses. Nous sommes persuadé que chez les individus atteints d'encéphalopathie, dont la maladie s'est terminée par le retour à la santé, il n'y a point ou d'hypertrophie cérébrale. Les cas où on trouve réunis le tassement des circonvolutions cérébrales avec augmentation du volume et de la consistance de l'encéphale, sont-ils le résultat d'un trouble différent de ceux où on ne rencontre point, avec l'aplatissement des circonvolutions cérébrales, une augmentation de volume et de consistance, et où même l'encéphale semble plus mou et moins volumineux que dans l'état normal? C'est une question que nous ne chercherons pas à résoudre, dans la crainte de nous perdre dans un labyrinthe d'hypothèses. Nous croyons que ces altérations, comme l'hypertrophie, sont le résultat ou l'effet des troubles cérébraux qui constituent l'encéphalopathie.

La coloration jaune terreuse, sale, de la substance du cerveau ne peut être regardée que comme un accident lié à un des phénomènes caractéristiques de l'intoxication saturnine primitive, l'ictère saturnin. Elle dénote la présence du plomb dans le cerveau. (Voy. t. 1, p. 11.)

---

(1) Cette lésion anatomique se rencontre d'ailleurs aussi dans un certain nombre de cas d'épilepsie vulgaire (Dugast., *Gazette médicale*, 1836, n. 44). Les observateurs qui ont signalé le rapport de l'hypertrophie du cerveau avec l'épilepsie vulgaire regardent cette lésion cérébrale comme un effet consécutif des convulsions et non comme une cause des accidents observés pendant la vie. Ils interprètent de la même manière l'hypertrophie du crâne, du cuir chevelu et des traits de la face.

Quant aux autres altérations anatomiques que nous venons de passer en revue, elles diffèrent tellement entre elles dans les divers cas cités, qu'il est impossible de les attribuer à l'action de la même cause. Car peut-on tenir compte, pour expliquer les symptômes de la sérosité et de l'injection des méninges, de la diminution de consistance et de coloration du cerveau observée dans quelques cas? Il est rare de ne pas rencontrer dans les cadavres des individus morts des maladies les plus différentes, une certaine quantité de sérosité d'un blanc jaunâtre, limpide, transparente, exhalée dans la cavité de l'arachnoïde cérébrale, dans les mailles de la pie-mère ou dans les ventricules cérébraux. Cette accumulation de sérosité ne doit-elle pas être attribuée ici à l'embarras de la circulation cérébrale par suite de la souffrance de l'encéphale? La rougeur et l'injection des méninges peuvent être le résultat d'une congestion sanguine, produite dans les derniers moments de la vie par des mouvements convulsifs ou épileptiformes. Enfin, la diminution de consistance de la pulpe cérébrale sans changement de coloration, ne trouve-t-elle pas son explication dans la violence des mouvements si opposés, qui doivent se passer dans le cerveau d'un individu affecté d'encéphalopathie saturnine? On doit toujours se méfier de ces ramollissements qu'on peut encore expliquer par l'élévation de la température, par le temps qui s'est écoulé entre l'autopsie et la mort, et enfin par les moyens mécaniques employés. Quant à la pâleur du tissu cérébral, c'est un état que l'on trouve à un degré plus ou moins grand dans toutes les maladies, et dont on ne peut se rendre compte le plus souvent. Notons enfin que toutes ces altérations ont été rencontrées sans accidents cérébraux saturnins, et que souvent cette maladie n'a laissé à l'autopsie aucune altération de ce genre.

Ainsi donc, souvent on ne peut rencontrer aucune lésion

appréciable dans le système nerveux des individus qui ont succombé à la maladie cérébrale saturnine. Dans certains cas on a observé quelques altérations consécutives qui sont produites par les symptômes de cette maladie, et insuffisantes d'ailleurs pour rendre raison des phénomènes observés pendant la vie.

RECHERCHES CHIMIQUES.

Il nous reste maintenant à examiner si on a pu découvrir le plomb dans le cerveau, au moyen de l'analyse chimique.

MM. Devergie et Guibourt ont bien voulu faire des recherches, dans ce but, sur le cerveau de deux malades atteints d'encéphalopathie saturnine.

MM. Devergie et Guibourt sont parvenus à découvrir du plomb en quantité notable dans le cerveau de deux sujets morts d'encéphalopathie saturnine. (Voy., pour les détails de l'analyse chimique, *Observation* xi). On verra à l'*Observation* xxvi que M. Guibourt, en se servant de procédés analytiques différents de ceux employés par M. Devergie, a pu arriver à la même découverte.

Vauquelin, comme on sait, a fait de fort belles analyses chimiques du cerveau; ce célèbre chimiste n'a jamais rencontré le plomb comme élément constitutif de cet organe. On peut donc penser, à juste droit, que le plomb, trouvé dans l'encéphale des deux sujets analysés par MM. Devergie et Guibourt, avait été absorbé pendant la vie et avait occasionné les accidents de l'encéphalopathie saturnine.

M. Gluck a soumis à l'analyse microscopique une portion du cerveau que M. Guibourt a analysé. Voici la note qui m'a été remise par cet habile micrographe : « Dans plusieurs endroits de la substance blanche du cerveau, non-seulement à la surface, mais encore dans l'intérieur, les tubes découverts par Ehxenberg paraissent comme rétrécis; dans d'autres points ces tubes sont bien conservés. Comme c'est la première fois que j'ai examiné le cerveau dans l'empoisonnement de plomb, je ne saurais attacher une trop grande importance à cette circonstance. Toutefois, ce changement ne peut être attribué à la putréfaction, la moelle épinière étant beaucoup plus ramollie, et offrant néanmoins la structure conservée. Le sang m'a paru normal. Il y a eu réaction des globules contre l'acide acétique, comme à l'ordinaire. »

SIÉGE ET NATURE.

Si pour faire croire à l'existence d'un désordre quelconque dans un organe, il fallait le montrer le scalpel à la main, nous aurions peu de chose à produire dans cet article. Mais on possède en médecine une autre manière de procéder pour reconnaître dans quelle partie du corps une maladie interne a son siége; ce moyen, quoique moins sûr que le premier, ne laisse pas d'être conforme à la raison, puisqu'il est une conséquence des lois de la physiologie.

L'anatomie pathologique, qui a répandu de si vives lumières sur les phlegmasies et les affections organiques, n'a encore rien appris, comme nous l'avons vu, de satisfaisant et de constant sur l'encéphalopathie saturnine, probablement parce que les lésions qui produisent cette maladie ne sont point appréciables à nos sens. Et cependant personne ne peut hésiter à regarder le cerveau comme l'organe malade; la nosologie et la physiologie nous suggèrent naturellement cette pensée. Ainsi, tous les jours, lorsqu'un trouble profond se manifeste dans les fonctions d'un organe, on a coutume de considérer l'organe lui-même comme malade, et ce que la raison suggère naturellement, l'inspection cadavérique le prouve presque toujours. Si nous nous reportons maintenant vers la série des symptômes qui appartiennent à l'encéphalopathie saturnine, nous serons conduits à établir le siége de l'altération qui la provoque dans l'encéphale. En effet, le cerveau étant sain, les phénomènes de la pensée et les actes de locomotion se développent dans un ordre régulier. Dans l'encéphalopathie saturnine rien de tout cela ; il n'y a plus de moi, ou du moins que des vestiges ; les perceptions, les idées sont anéanties ou perverties ; les fonctions locomotrices ont acquis une exaltation extraordinaire, ou sont émoussées. Il me semble qu'il n'en faut pas davantage pour faire reconnaître l'existence d'un désordre général dans la masse encéphalique. Ces conclusions reposent sur les plus simples données de la physiologie. Il serait sans doute fort intéressant de savoir si les diverses formes de l'encéphalopathie correspondent à des lésions du cerveau de siége différent ; mais l'absence des lésions anatomiques constantes nous prive, actuellement du moins, des plus simples renseignements sur ce sujet.

Maintenant que nous savons que l'encéphalopathie saturnine a son siége dans l'encéphale, c'est-à-dire dans le système nerveux crânien, il reste à déterminer la nature de cette maladie, c'est-à-dire à indiquer dans quelle classe du cadre nosologique on doit la placer.

L'encéphalopathie est une maladie aiguë ; le développement, la succession et l'intensité des symptômes qui la caractérisent, tout annonce une affection qui doit se terminer dans un court espace de temps.

Il est impossible de regarder comme inflammatoire une affection aiguë, qui pendant la vie ne s'accompagne pas de fièvre; qui, souvent rémittente dans sa marche, paraît et disparaît brusquement sans cause, et récidive quelquefois tout-à-coup après une santé apparente d'une à plusieurs semaines. Ce n'est pas ainsi que marche une inflammation. Enfin, l'autopsie ne fait reconnaître le plus souvent aucune altération de tissu; et dans les cas où l'on rencontre une lésion de la pulpe cérébrale, rien ne peut nous engager à la considérer comme le résultat d'un travail inflammatoire.

La discussion à laquelle nous nous sommes livré à l'article *Altérations anatomiques*, relativement au rôle que joue l'hypertrophie du cerveau dans l'encéphalopathie saturnine, nous dispense de revenir sur ce sujet. Nous nous contenterons donc de dire ici que la maladie cérébrale saturnine n'est point l'effet d'une hypertrophie de la masse encéphalique; cette conclusion embrasse toutes les autres altérations organiques que nous avons signalées dans l'article sus-mentionné.

Quelques médecins anciens et même modernes ont voulu expliquer la nature et le siége des accidents cérébraux saturnins, en disant qu'ils sont le résultat de l'action sympathique de la colique sur le cerveau; mais dans le cas où la maladie abdominale n'existe point, en vertu de quelle sympathie l'affection cérébrale apparaît-elle? Puis, les accidents du côté du ventre chez les individus affectés d'encéphalopathie saturnine sont souvent plus légers que chez d'autres malades qui n'éprouvent rien d'anormal vers la tête. Enfin, lorsque la colique a disparu, et que la maladie cérébrale saturnine subsiste, on ne plus invoquer la sympathie dont la source est tarie.

Ainsi, c'est en agissant directement sur le cerveau, que les molécules de plomb produisent les symptômes de l'encéphalopathie saturnine. Mais tous les poisons introduits dans l'économie doivent nécessairement passer par la circulation sanguine pour porter plus tard leur influence délétère sur le système nerveux. Ici il y a donc d'abord mélange, c'est-à-dire empoisonnement du sang par le plomb. La nature de l'impression du plomb sur l'encéphale, le mode de production de la maladie suivant telle ou telle forme qu'elle revêt, le *comment* des fonctions altérées, tout cela échappe complètement à nos investigations. L'action des poisons, des gaz délétères sur l'économie est également démontrée, mais tout aussi inexpliquable. *Comment* le poison narcotique produit-il le coma, etc., etc. ? Tout ce que nous pouvons donc dire, c'est que cette maladie consiste dans une modification morbide spécifique de tout le système nerveux encéphalique, modification appréciable par l'ensemble des symptômes, et non par l'altération cérébrale complètement inconnue ; qu'en un mot, l'encéphalopathie saturnine doit être placée dans la classe des empoisonnements ou des névroses par cause spécifique.

TRAITEMENT.

Pour établir avec certitude un traitement rationnel de l'encéphalopathie saturnine, il faudrait avoir sur sa nature des connaissances que, dans l'état actuel de la science, l'anatomie pathologique nous a refusées. Nous n'avons en effet sur les lésions organiques que des caractères presque négatifs, qui, réunis au trouble fonctionnel, concourent à l'exclusion des antiphlogistiques, mais n'indiquent en aucune manière le mode de traitement qu'on doit leur substituer. La thérapeutique a donc été forcée de recourir à l'expérience, d'observer la marche de la terminaison heureuse de l'affection, de provoquer cette terminaison par des médications diverses, et d'en comparer les résultats.

Comme nous l'avons déjà prouvé, un très-grand nombre d'observations d'accidents cérébraux saturnins, qui nous ont été transmises par les auteurs, se terminent par la mort.

Quelques médecins ont même avancé qu'on voyait toujours survenir cette terminaison fâcheuse à la suite de cette affection, quelque traitement qu'on emploie. Ceux qui ont obtenu le plus de succès disent que la mort est la règle, et la guérison l'exception; cependant, des médications variées à l'infini ont été employées par ces divers observateurs. Mais je dois faire remarquer que l'attention des auteurs ayant surtout été fixée sur la forme convulsive de l'encéphalopathie saturnine, ce n'est guère que contre elle qu'ils ont dirigé ces médications. Nous avons eu l'occasion d'observer l'influence de plusieurs méthodes contre les diverses formes de l'encéphalopathie saturnine.

Chez trente-quatre de nos malades, dont huit affectés de la forme délirante, deux de la forme comateuse, et vingt-quatre de toutes les formes réunies, délire, coma, convulsions, on n'a opposé aucun traitement actif à l'affection encéphalique, car je n'appelle pas un traitement actif, quelques lavements purgatifs rejetés presque aussitôt qu'ils sont administrés, l'application de vésicatoires volants aux membres inférieurs, quelques ventouses scarifiées à la base de la poitrine, qu'on a prescrits à quelques-uns de ces malades seulement. Et cependant parmi tous ces individus affectés d'accidents si violents, un seul a succombé. C'est dans le service de M. Rayer que j'ai observé ce beau résultat. Ce judicieux observateur a été amené à cette conduite par les cas de mort fréquents qu'il avait observé lorsqu'il dirigeait un traitement très-actif contre l'encéphalopathie saturnine. Il pense aujourd'hui qu'il faut se garder d'ajouter encore au trouble de l'encéphale par l'emploi de médications énergiques.

Nous avions pensé, *à priori* il est vrai, et aussi d'après les merveilleux résultats que quelques auteurs disent avoir obtenus de ce médicament contre le *delirium tremens*, qui a quelque analogie avec la forme délirante de l'encéphalopathie saturnine, que l'opium pouvait être employé avec avantage contre la maladie cérébrale dont nous traçons ici l'histoire. Déjà Stoll avait cru constater l'efficacité de l'opium chez un malade qui avait une colique de plomb très-grave, accompagnée de vomissements fréquents et de délire : trois fortes saignées ne produisirent aucun effet salutaire; mais l'opium rétablit sur-le-champ la raison.

Chez six de nos malades atteints d'encéphalopathie saturnine à forme délirante, l'opium a été administré de la manière suivante : Le premier jour on commençait par donner huit à vingt gouttes de laudanum en potion le matin, et autant dans un lavement le soir. Les jours suivants on augmentait graduellement la dose du médicament, de manière à arriver à un ou deux gros. Nous ne redoutions pas un peu de narcotisme, car il nous paraissait devoir être une condition favorable pour obtenir la guérison. Du reste, dans les maladies saturnines, l'opium, nous l'avons déjà prouvé, n'a pas les mêmes inconvénients que dans les autres affections en général; il ne jette pas aussi promptement les malades dans un état d'ivresse, et ne cause pas aussi facilement l'insomnie, des craintes nocturnes, etc.

Sur ces six malades, quatre ont succombé. Deux ont guéri, mais ne sont pas arrivés plus promptement à la raison que les individus dont la maladie a été abandonnée aux seuls efforts de la nature.

Le délire saturnin pourrait peut-être sembler à quelques médecins exiger la saignée; je dois les prévenir que j'ai vu la saignée, dans quatre cas, être suivie d'un redoublement des accidents cérébraux, et dans les cas même où, à la suite d'accès fréquents de délire furieux, la rougeur de la face et des yeux pouvait faire soupçonner une congestion cérébrale, une déplétion sanguine semblait d'autant mieux indiquée.

Les révulsifs externes sont les moyens que la raison suggère pour combattre les accidents cérébraux. Nous avons essayé de larges vésicatoires sur le cuir chevelu, préalablement rasé; des applications de glace sur la tête ont été également prescrites sans succès bien marqué. Sur quatre malades qui ont été soumis à ces diverses médications, deux ont succombé.

L'opium a été regardé comme dangereux dans la forme convulsive de l'encéphalopathie saturnine : nous l'avons essayé dans quatre cas, sans succès aucun; deux de ces individus ont succombé, malgré son administration à haute dose.

Le traitement de la Charité, l'huile de croton tiglium (qui peut dans ce cas être considéré comme un médicament révulsif interne), la limonade sulfurique, en un mot, presque toutes les médications vantées contre la colique, ont été employées chez vingt-et-un de nos malades; aucune d'elles ne nous a paru avoir une influence positive sur la marche de la maladie. Ainsi six de ces malades ont succombé, et les autres ont recouvré la santé, après un laps de temps aussi long que les individus dont l'affection n'a été combattue par aucun moyen énergique.

Un de nos malades a pris du sulfate de quinine, sans succès; une fois la valériane a été administrée en tisane, en potion, en lavement, et cependant le malade a succombé.

Enfin, nous avons encore essayé d'agir sur le système nerveux, à l'aide d'un de ses grands modificateurs; je veux parler des affusions froides. Cette méthode a été employée trois fois; un malade a succombé; les deux autres n'ont guéri que plusieurs jours après la cessation de l'administration de cette médication. Pour administrer l'affusion, on choisissait l'intervalle des accès de délire furieux, ou d'épilepsie; puis plusieurs hommes vigoureux maintenaient le malade dans la baignoire; on l'a donnée pendant deux à trois minutes : nous n'avons pas remarqué que les accès aient cessé de se reproduire immédiatement après l'affusion.

Ainsi, jusqu'à présent, les meilleurs moyens de prévenir l'issue funeste de l'encéphalopathie, c'est la méthode expectante. Certainement, le médecin qui est témoin de si violents accidents du côté du cerveau résiste difficilement au désir de prescrire quelques médications, dans l'espoir qu'elles ne pourront nuire, et que peut-être elles préviendront une catastrophe funeste; il est pénible pour lui de se croiser les bras devant le mal : mais enfin l'expérience est le plus grand des maîtres; les faits que nous avons rapportés sont assez concluants pour persuader à tout praticien que le meilleur mode de traitement à opposer à l'une des plus formidables maladies dont l'homme puisse être affecté, l'encéphalopathie saturnine, est celui dont nous avons suivi les effets à l'hôpital de la Charité, dans le service de M. Rayer, c'est-à-dire la méthode expectante, dont la diète et les boissons délayantes font la base.

OBSERVATIONS.

⸎

OBSERVATION I.

Colique.— Paralysie du poignet et des doigts. — Délire tranquille et furieux. — Purgatifs et opiacés. — Guérison.

Launay, peintre en bâtiments depuis son enfance, âgé de trente ans, d'une forte constitution, d'un tempérament nerveux, d'une vie sobre, entra à la Charité, salle Saint-Michel, n° 7, le 14 octobre 1836, pour se faire traiter de la colique de plomb. Déjà trois fois il avait été atteint de cette maladie ; aucun accident nerveux cérébral ne s'était manifesté. Jamais non plus il n'a été atteint de maladie de la tête.

La dernière colique saturnine était modérée. Trois jours suffirent pour la guérir au moyen d'huile de croton et de lavements purgatifs des peintres. Une paralysie des poignets et des doigts, qui était arrivée depuis quelques jours, restait la même.

Le 17, l'affection douloureuse de l'intestin avait presque complétement disparu ; la constipation avait cessé. Le malade ne ressentait plus que rarement quelques légères douleurs : il se levait, mangeait la soupe, etc. Cependant la teinte jaune plombée était toujours très-prononcée. Il présentait dans sa physionomie quelque chose d'extraordinaire qu'on ne pouvait expliquer ; il semblait aussi un peu triste. Vers dix heures du soir, Launay sort de son lit pour aller à la garde-robe ; puis au lieu de se coucher, se promène pieds nus dans la salle, et se met à divaguer sur toute espèce de sujets ; ils s'imagine qu'on veut l'empoisonner, et que son lit est plein de fourmis. Cependant il finit par regagner son numéro, sur la recommandation de l'infirmier. Ses membres sont agités d'un tremblement continu et général. Il ne ferme pas les yeux une minute de la nuit ; quelquefois il est silencieux et calme ; d'autres fois, il se précipite de son lit, veut s'habiller, et pour cela va de lit en lit chercher ses vêtements, en prononçant une suite de mots incohérents, et apostrophant les infirmiers, les malades.

Le matin, pour l'empêcher de mettre le désordre dans la salle, on veut lui mettre la camisole de force. Il oppose une résistance énergique, s'agite, appelle au secours, crie, vocifère, et enfin mord un des infirmiers qui le contiennent. A partir de ce moment il se calme, ses membres ne sont plus tremblottants, et il se tait. Aussitôt que j'entre dans la salle, il m'appelle, en me priant de le faire délier.

État du malade à la visite du 18 octobre. — Air étonné ; quelque chose d'extraordinaire semble voiler le jeu ordinaire de la physionomie. Ses yeux sont ouverts, fixes et durs ; teinte jaune plombée très-prononcée de la face et de la conjonctive. Dilatation des pupilles au fond noir ; conservation de la vue et des autres sens.

A peine quelques légères douleurs vers l'ombilic ; ventre ni retracté ni bombé ; langue humide, large, rosée, blanchâtre ; anorexie, un peu de soif. Peau légèrement moite sans aridité ; pouls assez développé, soixante-quinze à quatre-vingts pulsations ; bon état des voies respiratoires et urinaires ; urines jaunes et acides.

Le malade nous prie et supplie de le délier ; «car, dit-il, je ne suis pas fou, et l'idée d'être lié est capable de me faire affoler. »

Il suit assez bien une longue conversation ; seulement il vient de temps en temps à divaguer complétement. Le plus souvent, en l'entendant parler, on ne croirait pas son cerveau malade, si on ne le voyait emprisonné dans la camisole. Lorsqu'il vient à déraisonner, on observe que les muscles de la face s'agitent et se contractent convulsivement, de manière à donner un aspect hideux au visage. Il est, du reste, calme et silencieux lorsqu'il est livré à lui-même. Enfin, s'il veut uriner, ou aller à la garde-robe, il appelle l'infirmier. (Deux gouttes d'huile de croton, un grain d'opium.)

Sur les dix heures du matin, il demande à un voisin son pantalon, fait des efforts pour se délier, mais en vain. Alors il s'agite, entre en fureur, menace, puis devient calme quelques minutes après. A onze heures, tout-à-coup et sans motifs, il a un accès de fureur des plus violents, ses membres se tordent et se raidissent; il vocifère, tempête. Cet état dure de quinze à vingt minutes.

A une heure de l'après-midi, la face ainsi que la poitrine se trouvent baignées de sueurs. Le regard paraît plus hagard, et les traits plus affaissés; cependant, par moments, ils deviennent durs et repoussants comme ceux d'un criminel; il ne répond presque jamais juste, et ne peut soutenir une conversation suivie; même état du pouls. Le reste de la journée, il est assez tranquille, toujours les yeux ouverts, et parle rarement. Pendant la nuit, babil fréquent sur son bourgeois, ses camarades, son père et sa mère; insomnie et calme. (Plusieurs selles.)

Le 19, nous trouvons le malade calme au moment de la visite, et à peu près dans le même état qu'hier matin. Seulement le regard est plus fixe, et la figure conserve constamment une empreinte d'âpreté et de dureté remarquable; contraction des pupilles. Lorsqu'on adresse la parole à Launay, tantôt il fixe continuellement son interlocuteur, ou ne dirige nullement les yeux vers lui; quelquefois il se met à rire sans motif, au milieu d'un colloque sérieux. Pour que sa conversation soit un peu raisonnable, il est nécessaire de fixer vivement son attention; sans cette précaution, il vient souvent à déraisonner. Il semble avoir parfois la conscience de sa position; mais, le plus souvent, il ne se croit pas malade, et s'imagine être dans la rue à travailler; nous ne pouvons lui faire indiquer le numéro de son logement; il se rappelle qu'on lui a donné hier un remède pour le purger. (Un grain d'opium dans un julep; huile de ricin, deux onces.)

Dans le cours de la journée, Launay babille souvent seul, mais il n'est point agité. Depuis minuit jusqu'au lendemain matin, on le trouve souvent somnolent.

Le 20, au moment de la visite, les yeux du malade sont tantôt fermés, tantôt ouverts; il les dirige doucement en divers sens; il continue aussi à rapprocher et à écarter attentivement les paupières. Quand on lui parle avec vivacité, pour nous répondre il ouvre alors complétement les yeux, qui sont fixes et sans expression; mais si on ne continue pas à exciter son attention, bientôt les voiles membraneuses s'appe santissent et finissent par se toucher de nouveau. Sa conversation est du reste tantôt raisonnable, tantôt délirante. Il demande lui-même le bassin. Livré à lui seul, il ne bavarde plus, ou du moins très-rarement; on n'observe point d'accès de fureur depuis le 18. On n'entend pas de ronflements; la vue et tous les sens sont toujours conservés; la figure prend un caractère hébété très-sensible. Chaleur de la peau naturelle; la face est recouverte de sueurs un peu chaudes; le pouls, souple et développé, ne donne que quatre-vingts pulsations; toujours même état de la langue; ventre souple; la voix et la parole 'ne sont point altérées. (Deux gouttes d'huile de croton.)

A quatre heures de l'après-midi, la scène avait changé complétement. Nous trouvons le malade dans un affaissement extrême; le regard est hébété; les traits de la face n'ont plus d'expression; le nez est effilé, et les yeux, tantôt ouverts se portent en haut comme chez les moribonds, tantôt fermés, sont recouverts d'un enduit jaunâtre épais. Tout le corps, et surtout la face et la poitrine, se trouvent inondés d'une sueur froide; le pouls, irrégulier, excessivement faible et répressible, donne cent pulsations; souvent on ne peut parvenir à compter les battements; à peine pouvons-nous obtenir quelques réponses à des questions fort simples. Les infirmiers nous racontent que le malade est allé dix à quinze fois à la garde-robe. Après avoir pris son huile de croton, à la dernière selle, vers trois heures, il s'est trouvé mal sur le bassin; un tremblottement très-sensible agitait alors ses membres; ils se sont raidis, et l'ont entraîné par terre sans connaissance. Placé immédiatement dans son lit, il est bien vite revenu à lui. Enfin, on le délie, et il dort une bonne partie de la nuit.

Le 21, l'état du malade ne donne plus les mêmes craintes qu'hier au soir. La physionomie conserve toujours son empreinte hébétée; les yeux sont quelquefois fermés, plus souvent ouverts; ils paraissent alors un peu moins fixes, et plus mobiles. La raison aussi semble avoir repris en partie ses droits; le malade peut soutenir sans divaguer une conversation suivie, pourvu que l'interlocuteur se serve de phrases courtes et de faciles réponses; chaleur de la peau normale; pouls à cent vingt pulsations, très-faible, difficile à saisir et régulier. Le malade demande à manger; il se plaint d'une grande faiblesse, sa voix est affaiblie et ses mouvements lents; il affirme ne souffrir ni à la tête ni au ventre. (Limonade vineuse, soupe, lavement émollient.)

Le 22, les yeux sont si largement ouverts qu'ils semblent presque sortir de l'orbite; du reste ils ont encore conservé de leur fixité. Lorsque le malade regarde un objet quelconque, il y arrête long-temps sa vue; les traits de la face commencent à s'animer faiblement et par instants seulement. Intelligence assez nette. Launay soutient avec facilité toute espèce de conversation, pourvu qu'elle ne soit pas de longue durée; dans ce dernier cas, il perd encore parfois le fil de ses idées; il ne se rappelle rien, si ce n'est qu'il croit vaguement qu'il a été fou. Sentiment prononcé de brisement des membres et de faiblesse générale. Pouls toujours déprimé, cent pulsations; chaleur de la peau normale. La teinte jaune cendrée de la face a disparu en partie; grand appétit, langue belle. Absence de colique et de céphalalgie; il y a eu trois selles et un bon sommeil la nuit dernière. Lorsque le malade est seul, assez souvent il ferme les yeux et les rouvre presque aussitôt. (Limonade vineuse, vermicelle, lavements émollients.)

Le 23, figure toujours égarée; yeux largement ouverts et fixes. La raison se raffermit de plus en plus. Le sentiment de faiblesse et le brisement diminuent. Le pouls se relève, quatre-vingt-dix pulsations. (Bain sulfureux; limonade vineuse, un huitième de portion.)

Le 24, disparition complète de la teinte jaune plombée de la face; les yeux sont moins saillants, plus mobiles, et reprennent leur expression; le jeu de la physionomie reparaît; dans toute leur étendue les membres supérieurs sont recouverts d'une matière jaune-noirâtre, *sulfure de plomb*. Une garde-robe solide; bonne digestion. Quatre-vingt-cinq pulsations. Les forces continuent à revenir, quoique l'état de maigreur très-prononcé, qui est arrivé pendant le cours du délire, ne paraisse pas diminuer. (Bain sulfureux; limonade vineuse; un quart d'alimentation.)

Les 25, 26 et 27, continuation de l'amélioration. On emploie alors Launay, dans la salle, à divers travaux.

On continue, pour combattre la paralysie, l'emploi des bains sulfureux, qui donnent plus d'agilité aux membres et diminuent la perte de la motilité.

Le 5 novembre, on ajoute à ce moyen l'acupuncture; mais ce procédé opératoire fatigue bien vite Launay, qui demande et obtient sa sortie le 15 du même mois. Il avait alors repris son embonpoint; tout chez lui était revenu à l'état normal, si ce n'est ses poignets et ses doigts, qui étaient encore un peu paralysés.

OBSERVATION II.

Arthralgie et colique. — Délire furieux et tranquille. — Amaurose. — Emissions sanguines. — Purgatifs. — Guérison.

Naudin, âgé de trente-neuf ans, d'un tempérament nerveux, d'une constitution sèche, travaillait à la fabrique de plomb de Clichy depuis un mois. Il était uniquement occupé à remplir les tonneaux de minium. Cet homme faisait environ deux fois par semaine des excès de boisson; et, dix-huit jours seulement avant l'arrivée des premiers symptômes saturnins, il avait fait une ribote plus forte qu'à l'ordinaire. Enfin, vers le 28 décembre 1836, des douleurs aiguës, avec crampes et tremblottements, se firent sentir dans les membres inférieurs; la maladie de plomb ainsi qu'une attaque de colique qui advint bientôt, empêcha Naudin de continuer son travail; il entra alors, le 16 janvier 1837, à l'hôpital de la Charité, salle Saint-Michel, n° 23.

L'affection douloureuse des membres et du ventre n'avait pas diminué sous l'influence des purgatifs, lorsque le 9 janvier le malade fut tout-à-coup pris d'un délire furieux qui alternait avec un délire tranquille. En même temps, il survint une amaurose double complète; pendant quatre jours consécutifs que dura cette maladie, il ne se déclara point d'attaques d'épilepsie, on ne vit point non plus survenir de coma, seulement le troisième jour de la maladie il survint un peu de somnolence; le délire furieux revint par accès, et il n'y avait pas de mouvement fébrile. Quelques saignées dérivatives furent pratiquées aux apophyses mastoïdes, on fit même une saignée générale. Ces moyens parurent n'avoir aucune influence sur la marche du délire.

Le 9, le malade se trouve dans l'état suivant: la face offre une teinte analogue à la cire jaune; les conjonctives sont légèrement nuancées de jaune; la physionomie a peu de vivacité; l'intelligence paraît nette, mais la mémoire semble avoir perdu beaucoup de son étendue. Les pupilles sont assez resserrées et contractiles à la lumière; la vue est encore confuse; absence de coliques; appétit, soif; pouls souple, soixante-cinq à soixante-dix pulsations; chaleur normale; bon état des voies respiratoires. Émission des urines facile; selle tous les jours. Sentiment de faiblesse générale; état de maigreur très-marqué; insomnie.

Depuis le 6 jusqu'au 12 janvier, administration à plusieurs reprises d'huile de ricin, d'eau de Sedlitz, de gargarismes émollients et de lavements des peintres.

Le 13 janvier *exeat*. Le teint de la figure s'est beaucoup éclairci, il est même légèrement rosé. La mémoire a repris toute son étendue. La vue est fort bonne. Le sommeil a reparu. Enfin, les forces commencent à revenir, ainsi que l'embonpoint. Naudin n'avait jamais été malade, et il affirmait que dans sa famille il n'y avait point d'aliénés ni d'épileptiques.

OBSERVATION III.

Rechute de colique après plusieurs années. — Arthralgie. — Délire tranquille et furieux. — Amaurose. — Paralysie du poignet et des doigts. — Traitement de la Charité. — Guérison.

Maréchal, dont nous avons rappelé les antécédents dans l'observation xiv de la colique de plomb (voy. t. I), fut atteint, au mois de juin 1836, sans s'être trouvé un instant en contact avec le plomb depuis huit ans, de diverses maladies saturnines pour la guérison desquelles il entra à la Charité. Mais il est à remarquer que chez cet homme on observait toujours une traînée de sulfate de plomb sur les gencives et les dents, ainsi que l'ictère saturnin ou teinte jaune terreuse.

Etat actuel. — Fortes coliques exacerbantes, surtout à l'ombilic, qui font pousser des cris au malade; il se roule dans son lit, se met en double, etc. Ventre déprimé, dur et contracté. Constipation depuis cinq à six jours. Nausées, soif et anorexie; langue légèrement blanchâtre; haleine fétide; crampes dans les mollets; fourmillements à la plante des pieds; douleurs contusives aux genoux, aux cuisses. Sentiment de plénitude et de pesanteur avec douleur atroce dans les orbites. Teinte jaune de la face et des yeux. Conservation de l'intelligence et de la motilité. Pouls régulier et fort, cinquante-cinq à soixante pulsations. Peau fraîche. (Premier jour du traitement de la Charité.)

Vers une heure de l'après-midi, on s'aperçoit que les yeux deviennent hagards, et la conversation extraordinaire; bientôt l'intelligence disparaît complètement et la vue se perd. Les yeux ouverts et fixes, la face pâle, plombée et affaissée, le malade sort de son lit après avoir cherché inutilement ses vêtements; il se promène dans la salle, mais d'un pas mal assuré, et en essayant de se diriger avec les mains, comme un homme qui marche à tâtons; il se jette dans le poêle, les lits, etc.; quelquefois il prononce des mots incohérents ou bien appelle sa femme, ses

amis, veut leur parler de ses affaires, répète souvent les expressions *ma femme, ma femme;* le plus fréquemment il est silencieux.
Enfin, il revient se coucher fort calme dans son lit, et bientôt
tombe dans un assoupissement assez profond en apparence.
Après quelque temps de calme, il recommence à peu près le
même manége. Une fois il va uriner sur la fontaine qui recèle la
tisane des malades; tantôt il répond juste, le plus souvent il
bredouille des mots incompréhensibles et d'une voix tremblottante et précipitée. Il adresse la parole à ses voisins, qu'il interpelle des propos les plus discordants. Il n'est point furieux et ne
menace personne. De temps en temps il porte sa main au front,
ou bien au ventre; dans ces moments, sa figure se grippe, il
pousse quelques plaintes, en disant: « *mon Dieu, mon Dieu!* »
puis se met à pleurer comme un enfant. Enfin, quelquefois on
le voit se coucher sur le ventre. Le pouls et la peau conservent
le même état qu'à la visite du matin. Insomnie continuelle; la
nuit le délire est plus prononcé, et le malade plus agité. (Deuxième
jour du traitement de la Charité.)

Le 22 juin, même état. (Continuation du traitement de la
Charité.)

Le 23, Maréchal reconnaît assez bien son monde, et peut
soutenir passablement une longue conversation, lorsqu'un malade voisin, qui était ivre, venant à lui adresser la parole, lui
dit avec un ton injurieux: *on te mettra la camisole de force, vieux
déraisonneur.* Aussitôt notre malheureux s'agite, entre en fureur, trépigne des pieds et des mains, pleure, etc., bredouille
une infinité de mots. Au bout d'un quart d'heure environ, le
calme revient suivi d'un léger assoupissement. Sa femme vient
le voir dans la journée, il la reçoit d'abord fort mal, l'accable
d'injures, puis tout-à-coup la comble de caresses et paraît trèssensible à sa visite. Le reste de la journée est assez calme.

Le 24, amélioration sensible dans l'intelligence; Maréchal
pleure, se lamente de la perte presque complète de la vue; il se
plaint aussi de douleurs dans les épaules, le dos et les jambes.
Il n'y a plus de traces de colique. (Cinquième jour du traitement
de la Charité.)

Le 25, le malade raisonne aussi bien que dans son état de santé ; sa figure a repris son expression accoutumée, si ce n'est que le regard est encore fixe ; la dilatation de la pupille et l'amaurose subsistent toujours. On observe une paralysie du mouvement d'extension des doigts et des poignets, survenue depuis deux jours. La voix a perdu son timbre, elle est très-faible. Le pouls bat soixante-cinq fois et n'est plus tendu. Appétit prononcé. (Sixième jour du traitement de la Charité.)

Le 6 juillet, l'amaurose, qui était double, a presque entièrement disparu. La vue n'est plus qu'un peu courte et confuse. La paralysie reste stationnaire. La voix a repris de sa force. (Demi d'alimentation.)

Enfin, le malade sort complétement guéri de son amaurose, le 9 juillet ; mais la paralysie du poignet et des doigts subsiste.

OBSERVATION IV.

Délire tranquille et furieux. — Emploi des purgatifs, puis méthode expectante. — Guérison.

Thibergam, âgé de quarante-neuf ans, d'un caractère doux, habituellement bien portant, taille de cinq pieds deux pouces, d'une constitution sèche, travaille à la fabrique de blanc de céruse de Clichy depuis deux mois. Rarement il fait des excès de boisson ou d'autre genre. Jamais il n'a eu de maladie du cerveau, ni d'affection saturnine ; et aucune peine vive morale n'est venu l'affecter depuis plusieurs années.

Vers le 25 novembre 1836, il commença à éprouver des douleurs dans la tête ; malgré ces accidents, il continua d'abord à travailler en buvant du lait pour éloigner la colique, d'après le conseil du contre-maître. Les jours suivants, Thibergam devint triste, taciturne. Enfin, ces accidents allant en augmentant, alors cessation de travail ; il entre à la Charité, salle Saint-Jean, n° 19, le 29 novembre.

Le 3o novembre, dans la nuit, il sort de son lit, cherche à aller se coucher dans ceux de ses voisins, prend à l'un sa cravate, à l'autre son pantalon ; il marche comme quelqu'un qui va à *tâtons*, se heurte contre le poêle, la fontaine, etc.; babille tout seul; enfin, l'infirmier parvient à lui persuader de retourner à son lit. Le reste de la nuit il est assez calme: de temps en temps seulement il demande la *goutte* à ses voisins.

Le 1ᵉʳ décembre, la figure est égarée: les yeux sont ouverts, tour-à-tour fixes et mobiles. Le ventre, pressé dans tous les sens, ne révèle point de douleurs. Thibergam fait sans cesse des efforts pour se lever afin de boire la *goutte*, en criant aux autres malades: *Dépêchez-vous de vous lever;* ses membres sont tremblottants. Ses efforts continuels pour sortir de son lit lui font mettre la camisole de force: il oppose une vive résistance, s'agite, crie, vocifère, menace, devient rouge de colère, et essaie mille moyens pour se débarrasser de ses liens; il appelle les passants et les conjure de le dégarrotter. Dans le courant de la journée, tantôt il est calme et silencieux; d'autres fois il devient furieux à l'idée d'être lié. Jamais on ne le trouve assoupi. Par moment, il s'imagine entendre une musique délicieuse qui charme ses ennuis. Pouls à soixante-dix pulsations, chaleur de la peau normale. (Premier jour du traitement de la Charité.)

Le 2 décembre on enlève la camisolle de force au malade; il est presque toujours assoupi; quand on le réveille et qu'on veut lui parler, il répond le plus souvent juste; quelquefois cependant, au moment où on s'y attend le moins, il vient à divaguer complétement. (Orge miellée.)

Le 3 décembre, physionomie hébétée; yeux largement ouverts, saillants et fixes; teinte jaune plombée de la peau; réponses justes. Thibergam ne se rappelle rien, si ce n'est d'avoir été attaché. (Orge miellée.)

Le 6, les yeux sont hagards et saillants, comme s'ils sortaient des orbites; la face pâlit un peu; vue faible, légèrement trouble; absence de céphalalgie. Le malade éprouve beaucoup de cauchemar et se réveille souvent en sursaut. Ventre indolent, appétit, légère faiblesse du mouvement d'élévation de l'épaule gauche. Urines abondantes, citrines; bon état des voies respiratoires et digestives; pouls souple, soixante-cinq pulsations; quelques palpitations de temps à autre, battements du cœur faibles et peu dis-

tincts l'un de l'autre. Les jours suivants, continuation de l'amélioration.

Le 11, les yeux ont repris leur expression accoutumée, et la physionomie son jeu habituel. La face commence à devenir un peu plus blanche. Le malade ne se plaint de douleurs ni dans les membres ni dans le ventre. Sentiment de faiblesse générale moins prononcée ; bon sommeil. *Exeat.*

OBSERVATION V..

Colique. — Paralysie des quatre membres. — Délire tranquille. — Traitement de la Charité ; opiacés ; limonade sulfurique ; anti-spasmodiques, révulsifs, etc. — Guérison.

François Jacquet, âgé de trente-six ans, fabricant de paniers, d'un tempérament nerveux, d'une forte constitution et ayant toujours mené une vie régulière, fut forcé, pour cause de dérangement dans ses affaires, de quitter sa profession et d'embrasser celle de cérusier. Depuis trois ans qu'il travaillait au Pec, dans une fabrique de blanc de céruse, il avait déjà été atteint deux fois de la colique de plomb, lorsque le 30 avril 1834 il en fut repris pour la troisième fois ; il entra à l'hôpital de la Charité, salle Saint-Louis, n° 35. Cette colique n'était pas très-forte, et avait en grande partie disparu dès le troisième jour du traitement de la Charité, lorsque, le quatrième jour depuis son entrée, le malade fut frappé tout-à-coup de paralysie générale des membres supérieurs, puis des inférieurs ; en même temps survint de l'aphonie. Le traitement de la Charité fut continué. La colique seule s'était dissipée, quand le 15 mai on commença à observer chez le malade quelques signes d'aberration de l'intelligence, avec un mal de tête assez violent. Bientôt cette modification de l'intelligence arriva au point que nous allons décrire.

État du malade le 22 mai 1834. — La face offre une couleur jaune terreux prononcée ; les traits du visage sont sensiblement affaissés. Il semble que la figure du malade réfléchisse des idées tristes ; on dirait que ce malheureux a la conscience de sa situation, et qu'il cherche, par ses regards, à implorer votre commisération ; et cependant Jacquet reconnaît à peine l'infirmier qui lui donne des soins ; il répond aux questions à tort et à travers, d'une voix très-faible et à peine articulée ; on ne peut fixer ses idées sur un point quelconque. Dans la journée, il prononce parfois quelques mots entrecoupés et sans suite. Il reste étendu sur son lit dans la position où on le place, tous ses membres sont paralysés. Il ne peut plus exécuter que quelques mouvements du col et de la tête. Toutes les parties paralysées sont déjà atrophiées et insensibles à toute espèce d'excitants. Ainsi, des vésicatoires appliqués sur les cuisses et les bras sont arrachés violemment sans le moindre signe de sensibilité. Tous les organes des sens ont conservé leurs fonctions, excepté le toucher. De temps à autre le malade ferme les yeux comme pour dormir ; mais cet assoupissement n'est que momentané

Le pouls est si faible, si déprimé et si irrégulier qu'on peut à peine le compter ; soixante-dix à quatre-vingts pulsations par minute. La peau, par instant un peu chaude, se recouvre de sueur ; le plus souvent elle est fraîche comme dans l'état de santé ; respiration normale ; haleine extrêmement fétide. Quand le malade veut articuler, on s'aperçoit facilement que les mouvements de la langue sont difficiles et qu'elle est tremblottante. Des croûtes jaunâtres, épaisses, fendillées, recouvrent les lèvres, les dents et la langue. Le ventre est souple, comprimé ; il ne paraît pas éprouver de douleur. Les matières fécales sont liées et jaunes ; le malade n'a pas conscience de leur excrétion, pas plus que de celle des urines, qui coulent facilement. On prescrit de la limonade sulfurique, de l'eau de Seltz, une potion anti-spasmodique dans laquelle entre une demi-once d'éther, et enfin un lavement purgatif des peintres ; les jours suivants, on continue le traitement.

Le 1er juin, la physionomie est à peu près la même, cependant les traits du visage paraissent moins affaissés. Le malade commence à reconnaître les infirmiers et les malades qui viennent le visiter, et lorsqu'on fixe vivement son attention sur une question, il répond parfois assez juste, mais toujours avec difficulté. De temps en temps, il pousse des gémissements, et on l'entend répéter ces mots : « mon père, ma mère, mes sœurs, mon état. (Limonade sulfurique ; potion opiacée ; lavement de séné et de kina.)

Le 5 juin, une amélioration sensible se fait remarquer. L'expression de la figure est meilleure. Le malade reconnaît les personnes qui approchent. La voix et la prononciation ont acquis une certaine aisance ; quand on excite fortement son attention, il répond le plus souvent juste, quelquefois cependant sa réponse est discordante, et au moment où il parle fort raisonnablement, tout-à-coup il prononce des mots incohérents, puis il revient à une suite d'idées raisonnables. Dans certains moments il veut parler, mais c'est en vain ; sa voix tremblottante est comme impuissante à articuler. Dans le cours de la journée, tantôt il semble assoupi, tantôt il paraît comme agité, se met à babiller, puis retombe dans son assoupissement ; lorsqu'il n'a pas d'interlocuteurs, sa conversation dégénère le plus souvent en délire, elle roule sur ses parents et ses amis. Absence complète de colique et de céphalalgie ; le malade est arrivé à une telle faiblesse, que les extrémités sont infiltrées de sérosité ; il demande avec instance des aliments. La peau est haliteuse, sans aridité marquée. Le pouls, déprimé, petit, irrégulier, bat de quatre-vingts à quatre-vingt-dix fois. (Deux bouillons ; lait de poule ; potion opiacée, une tasse de vin ; lavement de kina et limonade sulfurique.)

Le 6, un peu plus de délire et d'agitation, on ajoute une crème de riz et une tasse de vin de Bordeaux, et les jours suivants une potion éthérée.

Le 9, l'intelligence a recouvré en partie sa netteté ; quoique beaucoup moins confuse que les jours précédents, un léger voile semble encore la masquer en partie. Lorsqu'il est seul, le plus ordinairement il paraît assoupi, et de temps à autre il parle avec lui-même ou avec ses voisins de son état malheureux, qui le fait souvent pleurer. Sa voix est toujours un peu faible, mais ne semble plus embarrassée pour trouver les mots dont il veut se servir. Les yeux suivent en général le cours de la pensée. La physionomie a perdu beaucoup de son empreinte de tristesse, elle est pâle et presque revenue à sa pose habituelle. Disparition presque complète de la teinte ictérique. L'insensibilité des membres n'existe plus; une espèce de tremblottement a lieu dans les extrémités thoraciques et pelviennes, qui sont fort douloureuses. (Eau-de-vie camphrée en frictions; du reste, continuation du même traitement.)

Le 11, on s'aperçoit que la vessie est distendue par de l'urine, que l'introduction d'une sonde évacue facilement. L'intelligence et la motilité reviennent avec promptitude vers leur état normal; les douleurs se calment. La langue, les dents et les lèvres se dépouillent de leur enveloppe croûteuse. La peau reprend sa fraîcheur, et le pouls descend à soixante-quinze pulsations; enfin, un véritable sommeil vient réparer les forces presque anéanties. On donne le quart d'alimentation.

Les jours suivants, à deux ou trois reprises, on craint une rechute complète. Des signes d'aberration de l'intelligence se montrent de manière que le malade se trouve bien aujourd'hui, mal demain, et ainsi de suite.

Le 17, la physionomie du malade ne présente plus que cette espèce d'étonnement, de langueur, qui caractérise le faciès d'une personne sortant d'un profond sommeil. L'intelligence est revenue complètement à l'état normal. Jacquet affirme n'avoir qu'un souvenir confus de tout ce qui s'est passé pendant sa maladie. Toutes les croûtes de la bouche sont tombées, et la muqueuse buccale offre une teinte rosée. Grand appétit. Une selle par jour. Voix et prononciation presque aussi bonnes que dans l'état de santé. Pouls à soixante-dix pulsations, toujours faible et déprimé. Les membres endoloris exécutent quelques mouvements incertains. Le malade peut se remuer dans son lit, se mettre sur un côté ou sur un autre. Maigreur générale, considérable.

Enfin, le 15 juillet 1834, Jacquet n'avait plus qu'une paralysie incomplète des membres inférieurs et supérieurs, pour laquelle il est encore aujourd'hui à l'hôpital de la Charité. Depuis ce temps il n'a rien senti d'anormal du côté du cerveau. (Voy. *Paralysie*, obs. XXII.)

OBSERVATION VI.

*Colique, arthralgie ; délire tranquille. — Traitement de la colique
par les purgatifs. — Guérison.*

François Branchu, âgé de cinquante-cinq ans, d'une forte
constitution et d'un tempérament bilioso-sanguin, travaillait
depuis dix-huit mois, faute d'autre ouvrage, dans une fabrique
de céruse du Pecq. Pendant tout ce temps il avait eu quatre fois
la colique de plomb, qui n'avait jamais été accompagnée de délire ni d'autres accidents nerveux.

Le 14 juin 1834, Branchu ressentit quelques douleurs dans le
ventre, puis il perdit l'appétit, et enfin la constipation survint.
Depuis une quinzaine de jours il éprouvait d'assez vives douleurs
dans les membres, surtout les inférieurs. Ce malade entra à
l'hôpital de la Charité, salle Saint-Michel, n° 11, le 17 juin 1834.
Voici son état à la visite du 18 :

Douleurs, surtout vers l'ombilic, assez fortes, exacerbantes,
et diminuées par la pression ; parois abdominales un peu déprimées, constipation ; absence de vomissements et de nausées.
Langue rosée sur les côtés et légèrement blanchâtre dans sa
partie moyenne ; inappétence sans soif marquée ; goût métallique ; haleine fétide ; dents noires à leur collet, gencives d'une
teinte bleuâtre à leur portion la plus voisine des alvéoles. La face
et la conjonctive présentent une couleur jaune plombée prononcée, qui ne s'observe pas sur le reste du corps ; absence de douleurs aux régions gastro-hépatiques. Yeux excavés et entourés
d'un cercle bleuâtre. Pouls régulier et vibrant, soixante pulsations ; peau fraîche. Respiration et circulation centrales normales. Urines rares et facilement excrétées ; douleurs pongitives
et exaspérées par moments dans les membres, beaucoup plus
fortes dans les inférieurs, insomnie ; intelligence intacte.
(Deux gouttes d'huile de croton, lavement purgatif des peintres. — Deux selles et quelques vomissements.)

Le 16 juin, on n'observe point de diminution dans la colique; même traitement. Le malade, malgré le conseil des infirmiers, va se promener dans le jardin vers midi; une heure après il rentre dans la salle, soutenant avec sa main son ventre, qu'il comprime assez fortement pour alléger la douleur; sa marche, mal assurée, le jette de côté et d'autre. Dans ce moment sa physionomie présente quelque chose d'insolite, un air de stupidité extraordinaire, le regard est fixe et parfois égaré. Au moment où il va se mettre au lit, il tombe par terre, et on le relève sans connaissance. Quelques moments se passent dans un état de somnolence apparent; puis tout-à-coup il semble se réveiller, s'agite en tout sens, se met debout dans son lit, prend ses vêtements et ses draps et les lance avec force à une grande distance; puis retombe bientôt en prononçant avec vivacité, et en bredouillant une infinité de mots sans suite; cet état fait recourir à la camisole de force, qui, loin de l'apaiser, l'agite considérablement. Enfin, le calme et le silence remplacent l'agitation.

Le 20, traits du visage affaissés, yeux largement ouverts, air hébété et étonné, teinte d'un jaune terne, de la face et de la conjonctive. Le malade reconnaît assez facilement les personnes avec lesquelles il a un commerce habituel. Quelquefois il répond juste aux questions qui lui sont adressées; mais le plus souvent il arrive qu'au moment où il répond avec précision, il vient tout-à-coup à prononcer des mots sans suite, et qui n'ont aucun sens relatif; puis il revient à une série d'idées raisonnables. Lorsqu'on veut obtenir une réponse exacte et corrélative, il faut avoir soin d'exciter et de fixer vivement son attention. Livré à lui-même, de temps en temps il bredouille éveillé, avec une certaine vivacité, quelques mots, puis tombe dans un assoupissement fort léger, car souvent il entr'ouvre les yeux. La tête est un peu douloureuse; le malade se plaint surtout d'assez vives coliques et de douleurs très-aiguës dans les membres inférieurs, et principalement à la plante des pieds, où elles consistent dans des crampes : les extrémités abdominales et thoraciques sont affectées d'un léger tremblottement. Quelquefois des petites secousses convulsives sillonnent la face et le front. La voix a moins d'éclat qu'à l'ordinaire, et la parole est plus précipitée et plus saccadée; le pouls, toujours dur, bat soixante-cinq à soixante-dix fois par minute; la peau conserve sa chaleur normale; vingt inspirations régulières; émission des urines facile. (Huile de croton tiglium, deux gouttes; lavement des peintres, cinq selles dans les vingt-quatre heures.)

Le 21, à notre grand étonnement, tout a changé; la figure a repris son expression accoutumée; diminution sensible de la teinte jaune de la face; l'intelligence a repris tout son empire; le malade, qui est fort calme et n'a aucun souvenir de son état passé, raisonne aussi bien que dans l'état de santé. La voix et la parole sont revenues à leur type normal; à peine quelques fugaces coliques, et quelques légères douleurs à la plante des pieds; les parois abdomidales sont souples et assez saillantes; bon sommeil presque toute la nuit; sentiment d'accablement et de faiblesse générale; pouls un peu moins dur, soixante-cinq pulsations. (Lavement des peintres.) Sommeil calme et continu toute la nuit.

Le 22, le malade a assez de force pour se tenir debout; la convalescence se continue. (Un grain d'opium, lavement des peintres.)

Le 23, il ne reste plus aucune trace de la maladie saturnine, si ce n'est un peu de pesanteur de tête, et encore de la faiblesse, qui se dissipe assez promptement les jours suivants. On accorde quelques aliments, et on continue l'opium et le lavement des peintres.

Enfin, le 1er juillet 1834, le malade sort parfaitement guéri; toutefois il éprouve encore un peu de céphalalgie ou de pesanteur de tête.

OBSERVATION VII.

Colique; délire tranquille. — Traitement de la colique; purgatifs. — Saignée. — Guérison.

Robin, fortement constitué, âgé de trente-huit ans, travaillait depuis deux mois à la céruse, lorsqu'il fut atteint des symptômes de la colique de plomb, qui le forcèrent d'entrer à l'hôpital de la Charité, le 19 janvier 1837, salle Saint-Michel, n° 18.

État du malade lors de l'entrée à l'hôpital. — Douleurs dans tout le ventre, mais surtout à l'ombilic, tortillantes et exacerbantes, diminuées par la pression. Vomissements assez fréquents; dévoiement. Langue rosée et un peu blanche; soif; anorexie. Douleurs contusives dans les membres. Absence de céphalalgie. Teinte jaune terreuse de la face. Châleur de la peau normale; pouls un peu dur, à soixante-cinq pulsations. Bon état de l'intelligence et des autres fonctions. Bains, lavements émollients.

Le 23, même état, si ce n'est une augmentation marquée des douleurs de ventre. (Huile de ricein, deux onces.) Dans la nuit du 23 au 24, vers onze heures, il se met à divaguer tout seul de la manière la plus complète, sur toute espèce de sujets; puis se lève de son lit, et veut se coucher dans un autre de la salle. L'infirmier lui persuade facilement de regagner son numéro; sa démarche est assurée, et il n'éprouve aucun tremblement; ses yeux sont largement ouverts, un peu saillants et fixes. Sa figure a un air d'étonnement sensible. Le reste de la nuit, Robin se met souvent à parler seul; son délire est doux et tranquille.

Le 24, la face offre son expression accoutumée; l'intelligence a recouvré complétement ses droits. Le malade cependant ne semble pas prendre autant d'intérêt à la conversation, il affecte une certaine indifférence qui nous étonne. Les coliques sont toujours fortes, et il n'y a plus de dévoiement. (Eau de Sedlitz.) Le soir, vers cinq heures, Robin commence à déraisonner complétement; souvent il se met à babiller d'une manière continue pendant quelques minutes, puis se tait quelque temps. Alors la physionomie offre une expresssion égarée qui frappe l'interne de garde; le pouls est à quatre-vingt-cinq pulsations, sans chaleur à la peau. La nuit, cet état acquiert encore plus d'intensité; le malade répond à toutes les conversations qu'il entend ou croit entendre autour de lui. Enfin le lendemain matin, après quelques heures de sommeil, tout rentre dans l'ordre.

Le 25, état intègre des facultés intellectuelles. Le malade s'imagine qu'il a rêvé. Absence de céphalalgie. Pouls de quatre-vingts à quatre-vingt-cinq pulsations, sans chaleur fébrile. La colique a un peu diminué. (Saignée de trois palettes; lavement purgatif des peintres; opium un grain.) Le soir et la nuit on n'observe pas de délire; bon sommeil.

Le 26, continuation de la diminution de la colique; quelques selles hier. Bon état de l'intelligence. Pouls un peu déprimé, toujours entre quatre-vingts et quatre-vingt-cinq pulsations. Lavement purgatif.

Le 27 et les jours suivants, la colique continue à diminuer; emploi de lavements purgatifs; quelques bouillons d'abord, puis un quart d'alimentation. Conservation de l'intelligence. Sorti le 4 février parfaitement guéri.

Robin n'avait jamais été malade; il n'a point entendu dire que quelqu'un de sa famille ait été aliéné ou épileptique; et il ne s'était point trouvé depuis peu sous l'influence de peines morales vives.

OBSERVATION VIII.

Colique et arthralgie ; délire tranquille. — Méthode expectante.—
Guérison.

Gachaux, âgé de trente-neuf ans, taille de quatre pieds onze pouces, d'une forte constitution, et d'un tempérament bilieux, travaille à l'état de fondeur de plomb depuis vingt-deux ans. Cet homme, qui aime à boire et fait assez souvent des excès en ce genre, a eu, il y a quinze ans, une première attaque de colique et d'arthralgie saturnines sans accidents cérébraux. Il ne se rappelle pas avoir contracté d'autres maladies, si ce n'est cependant plusieurs plaies, résultat d'une chute d'un lieu élevé: elles guérirent facilement et sans accident grave dans l'espace d'un petit nombre de jours. Jamais ni lui ni ses parents n'ont été aliénés. Du reste, quoique doué d'une grande force musculaire, il fatigue beaucoup dans son état.

Enfin, le 6 janvier 1838, Gachaux commence à éprouver des

douleurs dans les membres inférieurs, qui le soir furent suivies de légères coliques; ces accidents le déterminent à entrer à la Charité, où il fut placé salle St-Michel, n° 7, le 27 janvier. L'arthralgie siégeait à la partie antérieure de la cuisse, au jarret, et aux faces tibiale et péronière de la jambe. Elle consistait en picotements, augmentés par le mouvement, et diminués par la pression, qui par moment étaient remplacés par des crampes dans la cuisse. Il y avait une douleur très-légère à l'ombilic, diminuée par la pression, qui de temps en temps s'exaspérait; depuis la veille il n'y avait pas eu de garde-robe. Une teinte jaune terreuse, comme grisâtre, avait envahi la peau de la face. La conjonctive se trouvait sensiblement jaune. Les urines étaient d'un jaune brun. Le reste du corps n'offrait pas de coloration jaune bien marquée. A l'aide de l'huile de croton, et de lavements purgatifs, la colique et l'arthralgie marchaient vers la guérison, lorsque le 28, dans la journée, on s'aperçut que le malade n'avait pas toujours sa tête à lui. Il faisait par moment de singulières confusions de lieux, de personnes, etc. Enfin la nuit le délire éclate complétement; il se met à bavarder d'une manière presque continue, sort de son lit, cherche ses vêtements pour s'habiller, court dans la salle à droite, à gauche, s'en va de numéro en numéro pour se coucher, etc.; enfin, après avoir répété ce manége plusieurs fois, on lui mit la camisole de force sans opposition de sa part.

État actuel le 29 *janvier* 1838. — Les yeux se trouvent grandement ouverts; la figure est un peu égarée. Abandonné à lui-même, il parle très-souvent seul, tantôt avec calme, tantôt avec une certaine véhémence. Le plus ordinairement le sujet de son bavardage roule sur du vin qu'il n'a pas voulu aider à entrer par fraude. Quelquefois il s'imagine être à sa fonderie, chez lui, dans la rue, etc. Lorsqu'on vient à parler avec cet homme, la conversation est un mélange de raison et d'extravagances. Si l'on fixe vivement son attention, il répond d'abord juste, puis il change tout-à-coup de sujet de conversation, et se met à divaguer sur un objet tout-à-fait disparate, mêlant ainsi une infinité de pensées et de mots incohérents. Mais si on l'interpelle de nouveau avec activité, il revient momentanément encore à répondre juste aux questions qu'on lui adresse.

Le pouls est petit, fréquent et irrégulier; à huit heures du matin on compte quatre-vingts pulsations, et à neuf heures et demie cent dix. La peau a conservé sa chaleur normale. Tantôt le malade dit qu'il souffre un peu dans le ventre, tantôt il affirme qu'il n'y éprouve aucune douleur. Les parois abdominales sont souples, leur pression ne fait point éprouver de sensation douloureuse, et l'on ne remarque point que la figure se grippe par moment. La langue se trouve un peu rouge quoique humide. La respiration s'exécute avec liberté; on compte vingt inspirations par minute. Le malade semble boire avec plaisir; du reste il ne demande point à manger. Il laisse aller ses urines sous lui sans avertir l'infirmier.

Toute la journée le malade ne cesse de bavarder, il tâche de se débarasser de la camisole de force en faisant quelques efforts. Le soir, à six heures, il se trouve baigné de sueurs. La nuit, sans cesse il parle; son babil roule principalement sur les moyens de détruire les liens qui le tiennent enchaîné. (Orge miellée.)

Le 30, le matin de bonne heure, le malade commence à s'endormir pour la première fois depuis que le délire a commencé. Au moment de la visite nous le trouvons les yeux ouverts, mais très-égarés, et d'un moment à l'autre ils se ferment comme s'il tombait de sommeil. Sa conversation est aussi remplie de divagations que celle de la veille. Livré à lui-même, rarement il se met à parler. On enlève la camisole de force. Dans le cours de la journée, d'un moment à l'autre il ferme et ouvre les yeux sans parler.

Le soir, le malade semble exténué; ses yeux sont gros et un peu rouges; la raison se trouve toujours aussi altérée. Le pouls a pris un grand développement; il est plein, fréquent, et la peau inondée de sueurs, sans être brûlante; on compte de quatre-vingts à cent pulsations. Du reste ce malheureux ne se plaint d'aucune douleur.

Les infirmiers, en le changeant de draps, les ont trouvés

mouillés d'urine, et nullement tachés par des matières fécales. La langue est humide, et moins rouge qu'hier.

Le 31, le malade a la figure encore un peu égarée; nous le trouvons endormi; réveillé, il converse assez raisonnablement, cependant de temps en temps il divague encore un peu. Du reste il est fort calme, il se plaint d'une douleur frontale obtuse, et d'un sentiment de plénitude dans les orbites. Le ventre se trouve encore atteint de légères coliques; les membres inférieurs et supérieurs sont également affectés d'arthralgie, mais à un faible degré. Il demande de temps en temps à boire, sa langue est rosée et humide. Le pouls déprimé donne cent à cent dix pulsations. La peau a une chaleur normale. Il n'y a point de sueurs. Orge miellée. Lavement des peintres. Garde-robe la nuit. Le soir, le malade a recouvré complétement son intelligence.

Le 1ᵉʳ février, Gachaux parle fort raisonnablement avec nous; sa physionomie a repris presque complétement son jeu accoutumé. Légère douleur de ventre et des membres. Il se sent aussi très-fatigué, comme brisé. Pouls à cent pulsations. Toujours bon état de la langue. Il n'y a plus de douleurs de tête ni d'orbite. Le malade ne se rappelle pas avoir eu connaissance de lui-même depuis le 28 janvier; il n'a aucun souvenir même des choses qu'il semblait faire avec réflexion. Bouillon, lait, soupe.

OBSERVATION IX.

Arthralgie. — Délire tranquille et furieux. — Paralysie. — Méthode expectante. — Guérison.

Poctelette, imprimeur en caractères, âgé de trente-six ans, garçon, taille de cinq pieds trois pouces, d'une structure sèche et grêle, exerce son état depuis 1814. Il ne se rappelle pas avoir été gravement malade avant cette époque; depuis il a été souvent sujet à de petites coliques, qui disparaissaient par l'usage de lavements, et d'une diète complète. La première colique, qui, à cause de sa violence, fut traitée avec suite, date de 1823; la deuxième remonte à 1828; la troisième au commencement de 1837. Pendant le cours de ces maladies abdominales, il ne s'est développé aucun accident vers les centres cérébro-spinaux. Depuis six à sept ans le travail de cet imprimeur est devenu beaucoup plus fatigant; employé à l'impression des journaux, il passe souvent les nuits; enfin il s'enivre presque tous les quinze jours; du reste, il affirme ne pas commettre d'excès de femme.

Il entre à l'hôpital de la Charité, dans la salle Saint-Michel, n° 23, le 6 juin 1837, pour des douleurs aiguës qu'il ressentait dans les membres inférieurs.

État actuel. — Face d'un jaune cendré prononcé; conjonctive jaunâtre; urines transparentes, citrines nullement, foncées; absence de colique; les fonctions digestives sont en bon état. Les avant-bras sont recouverts d'une couche de crasse noirâtre assez épaisse. Pouls développé à soixante-douze pulsations; bonne chaleur, un peu de moiteur. Léger tremblottement des membres et de la face; intelligence intacte, absence de céphalalgie. Douleurs dilacérantes à la partie antérieure des cuisses et dans les jarrets, quelques crampes dans les mollets et fourmillements dans les bras. Ces douleurs ne sont accompagnées ni de tuméfaction ni de rougeur. Elles reviennent par accès plus vives; alors elles sont si intenses que le malade pousse des cris. La compression les soulage un peu; le mouvement au contraire les exalte.

Bain sulfureux.

Le 8 juin, soulagement, lavement des peintres.

Le 9, diminution croissante de l'arthralgie. Bain sulfureux.

Sur les trois à quatre heures de l'après-midi on s'aperçoit que le malade déraisonne un peu; dans le cours de la soirée, il sort de son lit, se promène dans la salle, va de côté et d'autre sans but fixe, en adressant parfois la parole à ses camarades sans savoir ce qu'il dit. Toute la nuit il a les yeux ouverts.

Le 10, à la visite, nous trouvons Poctelette dans l'état suivant: Le regard est un peu étonné, il fixe rarement l'interlocuteur; la figure conserve une teinte jaune plombée prononcée; les traits du visage restent presque constamment dans la même position, celle d'un homme indifférent. Au premier abord, il semble raisonner juste, surtout si on a soin de soutenir avec lui la conversation de manière à le mettre dans le cas de répondre avec facilité, et à le ramener à la question quand il semble vouloir divaguer; mais au bout d'un certain temps, ces précautions sont inutiles, il divague complètement par moment, et on éprouve une grande difficulté à lui faire entendre de nouveau le langage de la raison, enfin celle-ci paraît revenir, pour disparaître encore quelque temps après, et ainsi de suite. Lorsqu'il soutient raisonnablement un sujet de conversation, tout-à-coup il vient à divaguer sur une autre série d'idées, et le questionne-t-on sur ce nouveau sujet de conversation délirante, il vous parle raisonnablement. Assez souvent il répond avec un ton de mauvaise humeur marqué, et se refuse même parfois à s'expliquer sur les questions les plus simples, et cela parce que, dit-il, *cela ne vous regarde pas*. La parole est brève, un peu difficile et saccadée; les lèvres, la langue et tous les points de la face sont un peu tremblottants; cette agitation occupe également les membres, et surtout les supérieurs. Le malade affirme qu'il ne souffre nulle part, ni à la tête, ni au ventre, ni dans les membres. Le pouls est à soixante-dix pulsations, la peau a une bonne chaleur. La langue est belle, le malade ne pense ni à boire ni à manger, il urine lui-même dans le vase de nuit. Bon état des voies respiratoires. Intégrité des organes des sens.

Vésicatoires aux mollets. A peine les vésicatoires avaient-ils un peu irrité les mollets, que le malade entre en fureur, et veut les arracher; on est obligé de lui mettre la camisole de force, quatre hommes suffisent à peine pour le contenir. Une fois enchaîné il vocifère, crie, tempête, injurie, crache au visage de ses voisins et sur ses draps, et appelle tous les passants pour le délier; une fois il cherche à mordre l'infirmier.

A quatre heures, un peu de calme revient, et l'intelligence, à quelque chose près, se trouve dans le même état que le matin. Une selle.

Toute la nuit Poetelette parle sans cesse, quelquefois il babille

avec calme, mais le plus souvent c'est avec une certaine agitation, et même par moment avec fureur; il se plaint de ses vésicatoires, voit des bateaux en mer qu'il appelle, parce que plusieurs de ses amis y sont à fond de cale, etc., etc.

Le 11, le malade est calme, de temps en temps il bavarde seul;
d'un moment à l'autre sa physionomie change; par moment il fixe
durement l'interlocuteur; tantôt, les yeux fixes, il a l'air d'un inspiré ou d'un homme plongé dans de profondes méditations, et
répond avec une certaine mauvaise humeur. Plusieurs selles
dans la matinée. Quatre-vingt-seize pulsations, bonne chaleur
de la peau avec moiteur. Orge miellée. La nuit le babil augmente. Une selle.

Le 12, on trouve Poctelette endormi; ce sommeil a commencé
à trois heures du matin, les draps sont inondés d'urine. La peau
est couverte d'une sueur abondante. On le réveille assez facilement, mais la raison est aussi égarée qu'hier, et si on ne soutient
pas vivement son attention, il retourne immédiatement à sa somnolence. Le pouls est à quatre-vingts, irrégulier, tantôt fréquent,
tantôt lent. Orge miellée.

Dans le cours de la journée il se réveille de temps en temps,
parle et divague, puis se rendort. Enfin le soir, à six heures, il
se réveille complètement, reconnaît qu'il est à l'hôpital, parle
fort raisonnablement avec l'infirmier.

Le 13, le malade, au moment de la visite, se réveille avec quelque difficulté, et soutient facilement une conversation fort raisonnable. Le regard est encore un peu fixe et la parole saccadée. Absence de céphalalgie. Sentiment de brisement des membres, accompagné de tremblottement. Légère agitation des muscles de la face. Pouls assez plein, à quatre-vingt-cinq; moiteur
générale. Belle langue; un peu de soif, faim. Pas de colique.
Teinte jaune extrêmement sensible. Amaigrissement général.
Bouillons, lait.

Le 14, bon état de l'intelligence. La figure a repris son expression accoutumée. La parole est encore agitée. Douleurs modérées, tortillantes, exacerbantes, diminuées par la pression,
à partir de l'ombilic jusqu'au milieu de l'hypogastre; les côtés

correspondants du ventre sont un peu douloureux. Constipation depuis cinq à six jours. Ventre tendu et un peu bombé à l'ombilic et à l'hypogastre, rétracté ailleurs. Bouche amère, pas de soif ni d'appétit. Langue large et rosée. La face se grippe au moment des accès de colique. Tremblottement général des membres. Paralysie du deltoïde de chaque côté. Mouvements de flexion et d'extension de l'avant-bras sur le bras faciles. Le bord radial est droit. L'avant-bras de chaque côté est dans une pronation forcée; il est impossible de le mettre dans la supination. Extension du poignet facile, une fois les doigts fléchis; extenseur commun des doigts paralysé, ainsi ceux du milieu sont fléchis à angle droit, les deux autres sont légèrement fléchis, convexes. Les mouvements du pouce sont libres. La sensibilté est conservée.

Contre la colique et la paralysie ont emploie successivement l'huile de croton, les lavements purgatifs, les bains sulfureux pendant un mois, l'électro-puncture pendant huit à dix jours. Ces moyens ne produisent pas d'effets. Le 2 août emploi de la strychnine à l'intérieur, d'abord à la dose de un quart de grain; dès les premiers jours de l'administration de ce médicament, une amélioration se déclare, sous l'influence de phénomènes physiologiques; mais le 6, ces symptômes ne paraissent plus, l'amélioration ne marche plus, quoique le 16 le malade prît un grain de strychnine par jour. Il guérit à l'aide du nouveau moyen dans l'espace de six jours.

OBSERVATION X.

Arthralgie et colique. — Délire tranquille et furieux. — Emploi des purgatifs drastiques. — Méthode expectante. — Guérison.

Averbaque, âgé de trente-six ans, d'une forte constitution, taille de cinq pieds huit pouces, travaille à l'état de broyeur de couleurs depuis quinze ans. Cet homme, habitué à boire beaucoup de vin blanc, s'enivre au moins deux fois par mois; du reste, il ne fait pas d'autres excès, et n'avait jamais été sérieusement malade avant d'avoir embrassé sa profession. Déjà deux fois il a été atteint de colique de plomb, en 1827 et 1832 ; mais l'affection douloureuse du ventre ne s'accompagna d'aucun autre accident saturnin.

Le 10 novembre 1837, cet homme commença à éprouver de la douleur à l'ombilic, à la suite de laquelle survint de la constipation.

Le 11, les membres inférieurs furent atteints de douleurs. Tous ces accidents allèrent en augmentant jusqu'au 18, époque à laquelle il entra à l'hôpital de la Charité, où il fut placé salle Saint-Michel, n° 1.

État actuel. — La face offre une teinte d'un jaune grisâtre prononcé ; les conjonctives sont sensiblement ictériques ; les urines sont jaunâtres et acides. La physionomie a un aspect d'hébétude marqué, la paupière supérieure est fortement tombante, et les traits peu mobiles, excepté au moment des exacerbations de colique, où ils expriment la plus vive souffrance.

Douleur excessivement aiguë à l'ombilic et l'épigastre ; c'est une sensation de tortillement, qui s'exaspère souvent d'une manière violente, et est à peine soulagée par une pression lente et graduée. Au moment des accès, le ventre, contracté d'une manière énergique, est déprimé ; des nausées ou des vomissements se déclarent, le malade pousse des cris, se roule dans son lit, change sans cesse de position, essaie avec les doigts de se faire vomir ; si on lui adresse une question en ce moment, il y répond fort juste, mais il demande qu'on ne lui parle pas. Il n'y a point eu de selle depuis huit jours. Le malade a très-souvent des envies d'uriner, avec ardeur le long du canal ; mais à chaque essai, il évacue à peine quelques gouttes de liquide. La région vésicale se trouve être le siége d'une vive douleur.

Toute l'étendue des membres, des lombes, du dos et des parois thoraciques est en proie à des douleurs dilacérantes, excessivement aiguës ; elles s'exaspèrent d'un moment à l'autre isolément, ou simultanément avec les accès de colique, et mettent à elles seules le malade dans une agitation extrême ; diminuées légèrement par la pression, augmentées sensiblement par le mouvement, le malade essaie de rester en repos le plus qu'il peut ; mais au moment des exacerbations, ne sachant comment faire pour alléger ses souffrances, alors il se met dans toutes les positions imaginables. Ces douleurs, qui ne sont accompagnées ni de gonflement ni de rougeur, ont plus d'acuité aux membres inférieurs et surtout aux genoux, à la partie antérieure des cuisses et à la plante des pieds. Le malade rapporte la douleur à toute la profondeur des membres ; il n'y a point de crampes, et les mouvements sont conservés. L'épine ne paraît pas être le siége de la plus légère douleur.

Le pouls, dur et lent, ne donne que cinquante à cinquante-cinq pulsations. La respiration, au contraire, se trouve très-accélérée, surtout au moment des exacerbations de colique ou d'arthralgie ; on compte alors soixante-huit inspirations par minute, qui se font avec un certain bruit à l'entrée du nez et de la bouche ; l'auscultation et la percussion ne nous font découvrir aucune lésion pulmonaire. La peau a conservé sa chaleur normale. La langue, humide et rosée, n'offre rien de particulier. Le malade affirme à plusieurs reprises qu'il ne souffre pas du côté de la tête, qu'il n'éprouve pas de bourdonnements ni de sifflements d'oreille, etc.

Huile de croton deux gouttes, lavements de séné ; quelques selles liquides, vomissements deux heures après le croton avalé. Aucun soulagement. Le malade, dans le cours de la journée, n'a pas sa tête à lui à deux reprises différentes, pendant une demi-heure environ chaque fois. Dans ces moments il se met à bavarder seul, à tort et à travers, et interpelle ses voisins. La colique n'acquiert pas plus d'énergie la nuit.

Le 19, le malade semble plus affaissé qu'hier, et sa figure prend de plus en plus un air d'hébétude. L'intelligence paraît intacte, et les douleurs de ventre et des membres sont toujours aussi violentes.

Deux gouttes de croton, lavements de séné ; quelques garde-robes, et de fréquents vomissements.

Sur les quatre heures de l'après-midi le malade sort brusque-

ment de son lit, court dans la salle en criant, jurant, et en invec-
tivant les passants. Sur l'ordre de l'infirmier, il regagne tranquillement son lit, et se met à bavarder seul sur toute espèce de sujets.
À peine couché, il se lève de nouveau et se met à courir de côté
et d'autres, on le ramène encore à son numéro; plusieurs fois il
recommence ce manége. A partir de l'arrivée du délire, il semble
ne plus souffrir, il se plaint à peine. La nuit est calme.

Le 20, nous trouvons le malade couché tranquillement dans
son lit, les yeux ouverts. Sa figure a une expression d'hébétude
très-marquée, mais elle ne porte point l'empreinte de la douleur comme hier. D'abord si l'on vient à lui parler comme à un
autre homme, ses yeux, fixés d'une manière continue sur un
objet, ne se retournent pas vers l'interlocuteur, et il ne répond pas;
cependant quand on répète plusieurs fois la même question sur le
même ton, sans nous regarder il répond par oui, non; mais vient-
on à exciter vivement son attention, alors il porte lentement ses
regards vers l'interlocuteur, et répond avec beaucoup de lenteur
quelques mots, tantôt justes, et tantôt faux, ce qui fait qu'on pourrait croire par moment qu'il a encore sa raison. La voix est cassée,
très-affaiblie.

De temps en temps il pousse de sourds gémissements, alors sa
figure se contracte un peu, et il s'enfonce sous ses couvertures,
ou se retourne lentement dans son lit; la respiration s'accélère,
on compte par minute soixante-quatre inspirations, qui sont un
peu bruyantes. Il se plaint souvent d'avoir la bouche empoison-
née.

Le pouls, toujours dur, varie de cinquante-cinq à soixante
pulsations; la chaleur de la peau est normale. Lavements des
peintres rendus nuls. A quatre heures et demie, le malade a toute
sa raison, et il dit souffrir à peine.

Le 21, chose étonnante, tout a disparu, délire, colique, arthralgie; le malade sent ses membres et son corps brisés, fatigués; sa physionomie est celle d'un homme qui sort d'un profond sommeil, il a peu dormi. Il demande avec instance à manger. Lavement simple, un quart d'alimentation.

Le 22, la convalescence n'est entravée par aucun accident,

la physionomie est toujours peu animée, il y a une espèce de langueur répandue sur tous les traits.

Le 24, le malade demande sa sortie de l'hôpital; il ne se plaint plus que d'un peu de faiblesse.

OBSERVATION XI.

Colique. — Arthralgie. — Délire tranquille et furieux. — Application de la glace. — Huile de croton. — Saignée. — Mort. — Recherches chimiques.

Doineau, âgé de trente-sept ans, d'une forte constitution, exerçait la profession de broyeur de couleurs depuis dix-huit mois. Dans cet intervalle de temps il a eu trois fois la colique de plomb, mais jamais elle n'avait été accompagnée d'accidents cérébraux. La dernière attaque de colique survint dans les commencements du mois de novembre 1838; elle fut traitée à l'hôpital Cochin. Doineau, après sa guérison, retourna à son état de broyeur; huit jours s'étaient à peine écoulés qu'il fut pris encore de colique, accompagnée de douleurs dilacérantes, avec crampes dans les mollets et les pieds; mais le lendemain de l'arrivée de cette dernière attaque, il se mit à bavarder à tort et à travers et à se livrer aux plus grandes extravagances dans son magasin. Alors on l'amena à la Charité le 29 novembre, salle Saint-Ferdinand, 6.

État actuel. — Les yeux sont ouverts, fixes; les traits du visage conservent une immobilité presque complète; les pupilles sont fortement dilatées, et cependant l'iris est contractile, et nous nous assurons que la vue est conservée. Le malade est calme dans son lit; il se remue rarement, de temps en temps il pousse quelques plaintes. Lorsqu'on vient à l'interroger, il répond seulement par monosyllabes, le plus souvent juste, mais quelquefois à tort et à travers. Livré à lui-même, il parle rarement seul, et ce, pour prononcer quelques mots incohérents et insignifiants.

Le pouls est calme, souple et régulier, on compte soixante-dix pulsations; la respiration s'effectue avec la plus grande aisance; on compte dix-sept inspirations par minute.

Le ventre est fortement rétracté et dur; lorsqu'on vient à demander au malade où il souffre, tantôt il dit qu'il ne souffre pas, tantôt il affirme que tout son corps est douloureux, tantôt il déclare qu'il n'éprouve de douleurs que dans le ventre. Si l'on vient à exercer une forte pression sur l'abdomen, elle réveille la douleur; on ne peut lui faire déclarer qu'il souffre spécialement à la tête.

La peau du visage offre une teinte d'un jaune sale ou terreux, très-prononcée; les gencives et les dents sont recouvertes de sulfure de plomb.

Doineau urine dans son lit et laisse couler ses excréments sous lui sans en avoir conscience. Une goutte d'huile de croton, qui procure deux selles et trois vomissements.

Le soir, le malade bavarde beaucoup; il se met à crier, par moment il entre en fureur, sort de son lit, et se précipite sur les malades et les infirmiers, qu'il injurie et qu'il cherche à mordre. Alors on lui met la camisole de force, ce qui augmente encore la fréquence des accès de délire furieux.

Toute la nuit il bavarde; le matin le calme renaît.

Le 24, le malade est délié et somnolent, le reste de la journée il est souvent assoupi, de temps en temps il bavarde tout seul.

Le 25, à l'heure de la visite nous le trouvons à peu près dans le même état que le 23; la circulation reste toujours calme.

On prescrit trois gouttes d'huile de croton, une seule à la fois, à la distance de trois à quatre heures; elles procurent quatre à cinq selles, composées en partie de scybales.

Le soir on observe plusieurs accès de délire furieux; le malade est tellement agité, qu'il se mord la langue; on lui met la camisole de force; toute la nuit il bavarde et combine tous ses efforts pour se débarrasser de ses liens, contre lesquels il entre souvent en fureur; son babil roule sur une infinité de sujets; il appelle ses camarades, la sœur, l'infirmier, parle de ses travaux, demande sa femme ; les personnes de l'hôpital il les prend pour ses amis, ses parents, etc.

Le 26, la physionomie du malade se trouve encore plus égarée que les jours précédents, et une plus grande agitation se manifeste dans tous ses mouvements. Cependant on soutient plus facilement conversation avec lui ; il ne répond plus par monosyllabes ; mais, du reste, d'un moment à l'autre il divague, se met en fureur, interpelle les passants, et écume de rage de ne pouvoir se délier.

Cent dix pulsations faibles, précipitées, irrégulières ; le tronc et la face sont inondés de sueurs chaudes.

Pendant toute la journée, les accès de bavardage et de fureur se répètent fréquemment ; on ne trouve plus le malade assoupi.

La nuit également, le malade babille presque sans cesse ; il interpelle ses voisins, s'imagine causer avec ses amis, ses parents, etc.

Le 27, les yeux, largement ouverts et animés, roulent avec rapidité dans les orbites ; la plus grande agitation anime tout le visage ; des croûtes brunâtres recouvrent les dents et les lèvres ; souvent le malade parle seul avec véhémence ; la camisole de force est alors le sujet de son bavardage. On fixe ses idées plus difficilement qu'hier ; lorsqu'on le questionne, en articulant beaucoup, sans regarder l'interlocuteur, il répond encore juste par moment pour divaguer aussitôt après. Cent pulsations, peau recouverte de sueurs chaudes ; il demande souvent à boire, crache sur ses couvertures.

Glace sur la tête.

Le 28, nous trouvons le malade encore plus agité et plus furieux que la veille. Cependant on remarque toujours un léger éclair de raison au milieu de ce bouleversement si intense des fonctions cérébrales.

Nouvelle application de glace.

A onze heures du matin, le malade commence à s'affaisser ; des sueurs froides percent de tous côtés ; le tronc et les membres commencent à se raidir ; cependant le malade, après l'application de la glace, paraît avoir quelques moments lucides, et il est agité quelque temps ; mais cet instant de mieux-être se dissipe bien vite. Vers cinq heures du soir, affaissement considérable, sueurs froides, raideur générale ; à peine le malade a-t-il la force de pousser quelques plaintes, ou d'avaler de la tisane, puis la respiration s'embarrasse ; enfin, la mort arrive tout-à-coup, sans agonie marquée et sans bruit.

Autopsie pratiquée le 29. — Raideur cadavérique prononcée.

Tête. — Une couronne de trépan pratiquée à la partie supérieure du crâne, ne permet pas la hernie du cerveau ; les méninges présentent une injection normale ; on n'observe dans toute leur étendue aucune altération appréciable.

Le cerveau semble retiré sur lui-même, il ne se trouve point à l'étroit dans la cavité crânienne ; les circonvolutions cérébrales paraissent pressées, tassées les unes contre les autres ; les anfractuosités semblent avoir disparu ; la surface du cerveau présente une surface parfaitement unie, égale ; lorsqu'on vient à déchirer et à enlever la pie-mère, ce qui ne s'effectue qu'avec une certaine difficulté, on ne change pas l'aspect de l'encéphale ; le tassement des circonvolutions se trouve plus prononcé à la partie antérieure qu'à la partie postérieure du cerveau ; l'encéphale, divisé en tranches minces, est sensiblement injecté, et offre une coloration très-remarquable ; la substance grise a perdu son aspect rosé, elle a une teinte d'un jaune grisâtre dans les deux tiers de son épaisseur, de dedans en dehors ; en général, cette coloration se trouve plus prononcée dans la substance grise des anfractuosités que dans celle des circonvolutions ; la substance blanche offre une teinte d'un jaune sale, cendré ; elle a perdu son aspect brillant, presque transparent ; cette teinte offre la ressemblance la plus complète avec l'aspect jaune sale de la peau de la face et du tronc (ictère saturnin). Dans toutes les parties du cerveau, comme dans celles du cervelet, cette coloration se remarque ; du reste la consistance du cerveau est un peu plus grande que dans l'état normal ; les ventricules contiennent à peine une cuillerée à café de sérosité ; leur capacité parait diminuée. La moelle ne nous semble pas d'une manière sensible colorée en jaune comme l'encéphale ; tous les autres organes présentent cette teinte d'un jaune sale, terreux, du cerveau ; ainsi, la substance corticale des reins n'est plus d'un rouge fauve, elle a pris un aspect jaune foncé ; cette teinte pénètre même la substance tubuleuse. Le poumon, au lieu d'offrir la teinte rosée qui lui est naturelle, a un aspect jaune terne. La coloration rouge-jaune du foie lui-même a disparu, pour faire place à une teinte d'un jaune-cendré foncé.

Dans plus de la moitié de l'intestin grêle, existe une couche assez épaisse de matière jaune, gluante, fortement adhérente à la muqueuse, que l'on ne parvient à enlever qu'en raclant fortement avec le scalpel, et pendant long-temps ; on dirait une espèce de vernis appliqué à la surface de la muqueuse ; le gros intestin se trouve tapissé également de cette matière ; et une partie des matières fécales qu'il contient se trouvent délayées, mélangées entièrement avec le mucus; on ne peut parvenir à les détacher par le frottement ou le lavage, il faut se servir du tranchant d'un scalpel ; çà et là on observe des arborisations à l'intérieur du tube digestif ; à l'extérieur on aperçoit, de distance en distance, de petits points noirs, auxquels viennent aboutir quantité de petits vaisseaux.

Le paquet intestinal est tassé sur lui-même ; on eût dit qu'un poids énorme l'avait affaissé ; cependant le canal digestif ne paraît pas sensiblement aplati ; il est généralement d'un petit diamètre, rétréci comme celui des individus affectés d'un cancer ou de toute autre tumeur de l'estomac, mettant obstacle au cours des matières alimentaires ; de l'air insufflé dans toute l'étendue du tube digestif, le distend sans efforts et partout également bien ; seulement alors, il suffit de le toucher pour le rompre.

Nous avons dit, page 325, t. 1, que les solides et les liquides d'un individu, analysés par M. Devergie, avaient fait reconnaître à cet habile chimiste une grande quantité de plomb dans le sang, la vésicule du fiel, l'intestin, le poumon, les reins, le cerveau et les muscles. Voici l'indication sommaire des procédés opératoires qui ont conduit M. Devergie à trouver le plomb là où des chimistes fort habiles avaient échoué.

Après avoir desséché la matière animale, on y met le feu pour la réduire en charbon. On calcine dans un creuset de porcelaine, on lave à plusieurs reprises le charbon au fur et à mesure de la calcination; lorsque la matière est incinérée on la traite par l'acide chlorhydrique; on évapore une partie de l'acide; on reprend ensuite par 'eau et l'on traite cette liqueur aqueuse par l'acide sulhydrique. Il se forme un précipité brun chocolat ou noir, suivant la prédominance du cuivre ou du plomb; on le laisse déposer; on le rassemble dans une cupule de porcelaine, puis on le traite par l'acide nitrique; on étend d'eau le mélange, on filtre et l'on fait évaporer à feu doux; le produit de la filtration renferme les deux métaux à l'état de sel. Quant à la revivification du plomb, elle s'opère en traitant le sulfure au chalumeau.

OBSERVATION XII.

Convulsions partielles; paralysie des poignets et des doigts. — Traitement par les anti-spasmodiques et les opiacés. — Guérison.

Victor, âgé de seize ans, est peintre en bâtiments; d'une taille moyenne, il a une constitution sèche et grêle, et offre les attributs du tempérament nerveux. Ce jeune homme, d'un caractère gai, travaille à son état depuis six ans, et n'a jamais eu ni la colique de plomb ni d'autres accidents saturnins. Son père, également peintre en bâtiments, s'est suicidé, il y a un; il n'avait jamais eu qu'une seule fois la colique, et point d'attaques d'épilepsie, ni autre maladie.

Victor ne sait à quoi attribuer sa maladie; cependant il se rappelle, quelques jours auparavant, d'avoir broyé des couleurs, ce qui lui arrivait très-rarement; depuis l'âge de quatorze ans il voit des femmes, ou se livre à la masturbation une fois par mois environ; il s'est masturbé pour la dernière fois il y a trois semaines. Du reste il ne se rappelle ni frayeur, ni colère, ni excès antécédents.

La maladie a commencé, il y a quatre jours, par une légère attaque convulsive dans les doigts; les accès se sont ensuite répétés fréquemment les jours suivants; alors la paralysie est arrivée.

Etat du malade à son entrée à l'hôpital de la Charité, salle Saint-Jean, n° 22, le 6 avril 1836. — A peine Victor est-il placé dans son lit qu'il nous prévient qu'il va avoir une attaque, d'après la sensation de fourmillements et de picotements qui s'est étendu des doigts index et pollex de la main droite, jusqu'à l'épaule; en même temps les doigts se placent en se fléchissant dans la paume de la main, le pouce étant recouvert par eux. L'avant-bras se fléchit fortement sur le bras, et se porte dans une pronation forcée; le poignet se fléchit aussi fortement; et le membre est agité de mouvements cloniques dans sa totalité. La main et l'avant-bras droits ont rougi par la stase du sang; le malade soulève avec la main gauche l'avant-bras droit, qui tend dans ses mouvements à se rapprocher du tronc. La tête aussi est agitée et portée à gauche. Les yeux éprouvent de légers mouvements convulsifs. Il y a un peu de mouvement de circumduction de la mâchoire inférieure, mais pas d'écume à la bouche, ni la plus légère modification de l'intelligence, quoique le malade ne puisse proférer aucun son, et qu'il comprenne bien tout ce qui se dit autour de lui. L'attaque a duré une demi-minute environ. L'accès passé, Victor ne se plaint que d'un peu d'engourdissement de la main droite, ne dépassant pas le poignet.

Dans l'état de calme le poignet droit et les doigts à demi fléchis ne peuvent être écartés ni étendus complétement. Dans le cas d'occlusion de la main, les extrémités digitales ne viennent toucher que les régions thénar et hypothénar. Tous les autres mouvements du membre thoracique sont très-faciles. Le côté gauche n'a aucun muscle de paralysé. Le malade serre difficilement les objets d'un petit volume embrassés par sa main, aussi depuis l'existence de cette paralysie peut-il à peine tenir son pinceau. Les parties paralysées ont conservé leur sensibilité normale ; il n'y a ni crampes ni tremblottement. Le sommeil est bon ; les sens jouissent de toute leur energie ; les voies digestives sont en bon état ; il y a une selle tous les jours ; les autres appareils de fonctions ne présentent rien à noter.

Gencives et dents recouvertes de sulfure de plomb ; teinte jaune terreuse de la face ; amaigrissement.

Le 7, huit attaques convulsives, semblables à celle décrite plus haut, se répètent depuis hier quatre heures jusqu'à ce matin (opium et jusquiame noire, un demi-grain de chaque dans deux pilules. Lavement avec six grains de musc. Bain ; le quart d'alimentation.) Dans la journée, trois à quatre attaques se déclarent ; une d'elles se fait remarquer par sa plus grande violence, les muscles de la poitrine, du col et du sourcil sont agités de mouvements convulsifs. Ces convulsions ressemblent à de fortes secousses électriques.

Le 9, il n'a point eu d'accès pendant la nuit. Continuation du même traitement avec addition d'une potion éthérée. Deux attaques convulsives seulement ont lieu, une le jour, l'autre la nuit. Même traitement.

Le 10 et les jours suivants on ne voit plus reparaître de convulsions. Alors on commence le traitement de la paralysie de plomb par l'emploi des bains sulfureux, qui dans l'espace de dix jours amènent une guérison complète. Il ne restait plus qu'un peu de raideur dans les mouvements, lorsque le malade sortit de l'hôpital le 20 avril.

Ce jeune homme quitte son état ; il entre dans le commerce ; d'après nos conseils il prend les moyens de faire disparaître la teinte saturnine de ses gencives et de ses dents. En 1839 je le revois, et depuis sa sortie de l'hôpital il n'a pas eu une seule attaque de convulsions ; sa paralysie a guéri par les seuls efforts de la nature.

OBSERVATION XIII.

Convulsions générales ; guérison ; colique. — Traitement
purgatif. — Guérison.

Tontain, âgé de trente-huit ans, assez fortement constitué, travaille depuis trois ans à la fabrication des cartes d'Allemagne. Cet homme nous raconte qu'il faisait partie de l'expédition française de 1823 en Espagne ; il fut atteint à cette époque de la colique dite *de Madrid* ; il affirme qu'il éprouva absolument les symptômes semblables à ceux de la colique de plomb dont il est affecté aujourd'hui ; ainsi constipation, douleurs tortillantes et revenant par accès à l'ombilic, à l'hypogastre, dans les testicules et aux lombes.

Le 6 janvier 1837, Tontain, qui n'avait jamais eu d'attaques de nerfs ni de colique, si ce n'est celle dont nous avons parlé plus haut, fut pris tout-à-coup, en mangeant, de mouvements convulsifs dans les membres, qui bientôt furent suivis d'une raideur générale. Il n'y avait ni écume à la bouche ni sterteur. Cet homme renversé par terre avait cependant encore sa connaissance ; il ne pouvait répondre aux diverses questions qu'on lui faisait, mais il comprenait tout ce qu'on disait autour de lui. Cet état dura cinq minutes ; il put ensuite parler avec toute sa raison accoutumée, seulement il se plaignait d'une grande faiblesse ; il dormit passablement la nuit.

Le 7, à dix heures, au milieu de son travail, Tontain éprouve encore une attaque convulsive pareille à celle de la veille ; mais une fois l'accès passé, il ressent des douleurs tortillantes dans le ventre, qui sont si aiguës par moment qu'il pousse des cris ; le ventre est contracté ; quelques vomissements ont lieu le soir. Il n'y avait point eu de selles depuis deux jours. Les membres supérieurs éprouvent des douleurs dilacérantes. Tel est l'état dans lequel cet homme entra à la Charité. L'huile de croton dissipa bien vite cette colique ; et les attaques convulsives ne se montrèrent plus.

OBSERVATION XIV.

Coma, amaurose. — Application de la g ace ; lavements purgatifs, saignée. — Mort. — Autopsie.

Cayeux, âgé de trente-neuf ans, d'une forte constitution, exerçait la profession de terrassier, et n'avait jamais été malade lorsqu'il fut travailler à la fabrique de céruse de Clichy. Il y avait six semaines que cet homme était employé à la fabrication du carbonate de plomb, au milieu de l'état de santé le plus florissant et de ses occupations, lorsqu'il tomba tout-à-coup à la renverse. On n'observa alors aucun mouvement convulsif, ni écume à la bouche, etc. On chercha, par tous les moyens possibles, à faire revenir ce malheureux à la conscience de lui-même ; tout fut infructueux. Alors on le fait transporter à l'hôpital de la Charité, le 23 août 1838, salle Saint-Ferdinand, n. 5.

État actuel. — Le malade est immobile, pelotonné sur lui-même, les yeux fermés ou demi-clos. On entend souvent un ronflement qui simule le sommeil le plus profond. Par moment il pousse quelques grognements sourds ; exécute quelques mouvements automatiques ; entr'ouvre les yeux pour les refermer presque aussitôt. Les plus vives interpellations ne parviennent pas à le réveiller ; il faut le pincer fortement ; alors il entr'ouvre, puis finit par ouvrir complétement les yeux, et sans répondre il retourne à son sommeil léthargique. Quelquefois, lorsqu'on vient à le tourmenter, il se retourne dans son lit et fait entendre un grognement sourd, indice de son mécontentement.

Souvent le malade *fume la pipe.*

Les deux pupilles se trouvent excessivement dilatées, mais à des degrés divers et inégalement dans toute leur circonférence. Le fonds de l'œil est noir.

La peau a conservé une bonne chaleur. On compte cinquante pulsations régulières, mais un peu dures.

Le ventre a conservé sa forme et sa souplesse normales ; comprimé, il n'éveille pas de douleur. Le malade urine et laisse ses matières fécales couler sous lui.

On compte vingt inspirations par minute, régulières.

Les membres sont dans une légère flexion, et aucune contraction ne les affecte ; soulevés, ils retombent aussitôt.

Saignée du bras de quatre palettes. Le sang ne se recouvre pas de couenne.

Le 24, le malade est dans le même état. Application de la glace sur la tête.

Le 25, l'anéantissement du malade est encore plus complet. Application de la glace ; administration de lavements purgatifs.

Le 26, chose étonnante, nous trouvons le malade complétement éveillé. Il converse avec beaucoup de sens ; rend compte de toute sa vie passée. Il nous affirme que ni lui ni les siens n'ont été affectés de maladies cérébrales, et que jamais il n'avait était malade avant d'entrer à la fabrique de céruse.

Le 27, la convalescence semble se maintenir ; seulement on trouve le malade de temps en temps somnolent.

Le 28 au soir, Cayeux, étant à se promener dans le jardin, tombe tout-à-coup au milieu des autres malades ; mais on n'observe pendant cette chute aucun mouvement convulsif, ni de raideur générale, ni écume, etc.

Le 29, à la visite, nous trouvons le malade dans l'état où nous l'avions vu le premier jour de son entrée à l'hôpital.

Le soir, la respiration s'embarrasse, le corps se recouvre de sueurs froides, le pouls devient irrégulier ; le malade succombe en poussant un cri lugubre.

Autopsie pratiquée vingt-trois heures après la mort.

Raideur cadavérique très-prononcée.

Moelle épinière. — Les vaisseaux de la pie-mère présentent une couleur rosée, qui forment de belles arborisations.

La moelle à l'extérieur offre à peine çà et là quelques points rouges ; sa substance grise n'en présente pas non plus de très-sensibles. Le tissu nerveux semble avoir acquis plus de consistance que dans l'état normal. Dans les points où la substance blanche et grise paraît décolorée, on observe une légère teinte jaunâtre, qui ne disparaît pas par le lavage répété. Lorsqu'on vient à piquer la pie-mère, la substance nerveuse ne vient point faire hernie à travers le point ouvert.

Nulle part on ne trouve de ramollissement le long du cordon rachidien.

La pie-mère est fortement injectée.

Cerveau. — Les vaisseaux de la pie-mère se trouvent gorgés de sang.

La masse cérébrale semble être à plein dans la boîte osseuse, on la dirait d'un volume proportionnellement trop petit. Une pince à disséquer ne peut soulever les méninges, qui sont arides.

Les circonvolutions cérébrales sont sensiblement rapprochées les unes des autres, comme tassées. Les anfractuosités semblent effacées. Cet effet subsiste même après qu'on les a dépouillées complètement des méninges.

Le cerveau offre extérieurement une teinte blanchâtre, mêlée d'une légère coloration jaune paille ou sale. Les circonvolutions sont plutôt friables qu'indurées. Lorsqu'on vient à enlever la substance cérébrale par tranches minces, on n'aperçoit pas de vaisseaux, ni de piqueté sanguins. On ne constate qu'une légère teinte jaune paille, qui se présente sous forme de taches, de traînées jaunâtres, de dimension variable, sans traces de vaisseaux sanguins. Cette coloration s'observe plus facilement dans la substance blanche. La substance cérébrale ainsi enlevée offre en général peu de consistance ; on éprouve en la touchant une sensation analogue à celle que l'on perçoit lorsqu'on vient à malaxer de la pâte de guimauve. Les parties centrales du cerveau, ainsi que celles situées sur la ligne médiane, offrent le même aspect et la même consistance que celles situées à la connexité ; seulement il nous semble qu'au fur et à mesure qu'on se rapproche de la base du cerveau et des parties centrales, la teinte jaune paille est moins prononcée et que la consistance augmente un peu ; par contre aussi les points rouges et les filets sanguins se prononcent davantage.

Le cervelet présente absolument les mêmes particularités que

le cerveau. Cette remarque s'applique à la protubérance cérébrale.

Il y avait une à deux cuillerées de sérosité citrine dans les ventricules. La masse encéphalique pèse sept livres et demie. Nous
ne trouvons dans les autres organes aucune lésion qui mérite
d'être notée.

OBSERVATION XV.

*Coma. — Purgatifs. — Limonade sulfurique. — Saignée, etc. —
Mort. — Autopsie.*

Raphaël, peintre de l'hôpital de la Charité, dont j'ai déjà
donné l'histoire (voy. *Paralys.*, ob. vi), entra dans la salle
Saint-Jean, n° 4, le 26 juillet 1834, pour se faire traiter d'une
légère colique de plomb, que le traitement, composé d'huile de
croton et de lavements purgatifs, avait fait disparaître complètement dès le 27; lorsque le 29, vers les sept heures et demie,
tout-à-coup ce malade commença à éprouver quelques vertiges,
à parler d'une manière incohérente ; toute la nuit il babille à
tort et à travers, sort de son lit, va se coucher dans celui de ses
voisins; par moment il se met à crier, à invectiver l'infirmier,
contre lequel il entre en fureur. Nous trouvâmes le malade dans
l'état suivant, le lendemain à la visite.

État du malade le 30 juillet. — Raphaël est couché sur le dos,
calme et assoupi, ramassé sur lui-même, les yeux fermés ou
demi-clos. Par moment on entend un ronflement qui simule un
profond sommeil. Il ne semble sortir de cet état soporeux
que pour prononcer quelques mots d'une voix faible et mal
articulée, entr'ouvrir les yeux et les refermer presque aussitôt. Quand on vient à l'exciter, à le pincer, d'abord il ne manifeste plus par ses gestes qu'il éprouve une sensation quelconque; mais si l'on continue quelque temps ces excitations, il retire
lentement la partie qu'on excite, puis il ouvre les yeux tout
égarés, les promène stupidement autour de lui et sans répondre à

aucune question, il retombe dans son sommeil léthargique. Sa physionomie est immobile à toutes les impressions; quelques mouvements automatiques de la tête et des bras ont lieu de temps en temps. Le pouls, assez fort et régulier, donne quatre-vingts pulsations. La peau est légèrement chaude et haliteuse. La face se trouve un peu décolorée et jaunâtre. Les paupières sont collées ensemble par un mucus épais et jaune. Les pupilles sont fortement dilatées, mais inégalement dans toute leur circonférence; elles ne se resserrent pas à l'approche d'une lumière vive.

Les lèvres sont recouvertes de croûtes brunâtres, assez minces. La langue est humide et légèrement blanchâtre. Ventre souple et indolent; le malade urine et rend les excréments sous lui, à son insu. Rien d'anormal du côté du cœur et des poumons. Nous n'observons pas d'autre paralysie que celle dont nous avons parlé à l'obs. vi, de la *Paralysie*. (Lavement purgatif des peintres; limonade, trois pots.)

Le 31, le malade est réveillé, il babille souvent seul; par moment il sort brusquement de son lit, court dans les salles, invective les passants, se jette sur un infirmier, qu'il prend de ses mains et cherche à le mordre. Alors on lui met la camisole de force, ce qui augmente son agitation et le met souvent en fureur. On pratique une saignée.

Le 1ᵉʳ août, retour de l'état comateux du 30 juillet : les jours suivants, on pratique une saignée; on applique deux ventouses derrière les apophyses mastoïdes; on administre la limonade sulfurique; des bains, des synapismes, le traitement de la Charité, tout est inutile. Raphaël succombe tout-à-coup, le 3 août, au moment où il semblait faire quelques efforts pour sortir de son état léthargique.

Autopsie le 4 août. — Crâne. La dure-mère et l'arachnoïde paraissent sensiblement décolorées; çà et là on aperçoit quelques teintes opalines anciennes; la pie-mère semble un peu injectée en rouge et contient une petite quantité de sérosité épaisse dans ses mailles. Le cerveau a une consistance et une coloration normales, et un volume ordinaire. Les ventricules, et surtout le droit, contiennent à peu près deux cuillerées d'une sérosité légèrement citrine ; du reste, on n'aperçoit aucune altération dans leurs parois. La moelle épinière et le grand sympathique, disséqués avec soin, ne nous offrent aucune lésion appréciable.

Les nerfs des plexus brachial et sciatique ne présentent aucune modification morbide. Les muscles paralysés sont transformés en partie en tissu cellulaire, au milieu duquel on aperçoit dans certains points quelques traces de fibres musculaires. Les articulations carpo-métacarpiennes ne conservent plus leurs rapports primitifs.

OBSERVATION XVI.

Colique : convulsions générales. — Emploi de la limonade sulfurique. — Guérison à l'aide du traitement de la Charité.

Poulain, dont nous avons déjà indiqué les antécédents (voy. t. I, *Col. sat.*, Ob. xii), atteint pour la seconde fois de colique et de convulsions, entra à l'hôpital de la Charité, salle Saint-Louis, n° 15, pour se faire guérir de cette affection.

État du malade le 16 novembre 1836. — Une colique de plomb très-bien caractérisée existe ; sans être des plus violentes, elle cause cependant beaucoup de douleur au malade, et le jette parfois dans un grand abattement. On prescrit pour traitement deux pots de limonade sulfurique, un demi-gros d'acide pour chaque pinte. La colique, pendant l'usage de cette médication, acquiert en peu de jours une violence extraordinaire.

Le 18, Poulain, tourmenté par des douleurs atroces, se roule dans son lit, porte ses mains sur son ventre, crie, pleure, appelle au secours, se jette par terre, et se roule sur le parquet de la salle ; sa figure, horriblement crispée, exprime les souffrances les plus aiguës. Enfin, à huit heures et demie, un tremblement général s'empare de tous ses membres, auquel succèdent des mouvements convulsifs énergiques qui s'étendent au tronc et à la face. Ces convulsions consistent en des mouvements brusques alternatifs de flexion et d'extension pour les extrémités abdominales et thoraciques, et des secousses spasmodiques pour le tronc et la face; il y a en même temps des grincements de dents, qui par moments se heurtent avec bruit les unes contre les autres; enfin cet état convulsif est remplacé par une raideur générale des membres et de la tête, qui se porte fortement en arrière, et le malade qui était assis sur une chaise tombe par terre. Pendant tout ce temps, la figure pâlit, se décompose; l'intelligence n'est point cependant perdue, car lorsqu'on interpelle le malade, il regarde son interlocuteur, mais sans pouvoir lui répondre. Au bout de cinq minutes, Poulain semble revenir à lui; cependant, si on l'interroge de suite, il ne peut encore répondre que comme un enfant, par les monosyllabes *a a a, a a, a a,* enfin les membres et le tronc tombent dans un état de résolution complet. Il semble s'assoupir un instant; une minute après il engage facilement une conversation fort sensée, et affirme n'avoir point perdu connaissance. Les douleurs de ventre reviennent aussi fortes qu'avant l'attaque convulsive.

Pendant l'accès, le pouls n'a pas monté au delà de soixante battements par minute, et il n'y a point eu de céphalalgie ni de vertiges, etc. On commence le traitement de la Charité par le troisième jour. Dans la nuit trois à quatre attaques semblables, à celle de la matinée se déclarent.

Le 19, pas de diminution de la colique. Deux attaques de convulsions dans la journée.

Le 20, à la suite de plusieurs selles, il survient un changement heureux du côté du ventre; à partir de ce moment il n'y a plus de convulsions. L'affection abdominale diminue les jours suivants, mais toujours lentement. En même temps ce malheureux était affecté de douleurs très-aiguës dans les membres inférieurs, qui cessèrent également sous l'influence du traitement de la Charité.

OBSERVATION XVII.

Colique. — Coma sub-délirant. — Emploi des purgatifs contre la colique. — Méthode expectante. — Guérison.

Porte, âgé de trente-huit ans, d'une petite taille, d'une constitution délicate, d'un tempérament nerveux, travaille à l'état de lapidaire depuis quatorze ans. Il affirme mener une vie fort sobre. Au mois de juillet 1836, il eut pour la première fois la colique de plomb, qui fut accompagnée d'accidents nerveux du côté du cerveau. Le 14 mars 1837, Porte commença à ressentir quelques douleurs dans le ventre, suivies de constipation et des autres symptômes de la colique. Il entra le 15 mars à l'hôpital de la Charité, salle Saint-Michel, service de M. Rayer. La maladie du ventre, quoique forte, marchait vers la guérison sous l'influence de l'administration de l'huile de croton et des lavements purgatifs des peintres ; lorsque, dans la nuit du 18 au 19 mars, Porte, étant sur le bassin, tombe tout-à-coup à la renverse, privé de connaissance : on ne voit ni mouvements convulsifs, ni écume à la bouche. Deux minutes après, le malade se relève lui-même en disant : *ce n'est rien.* Un instant après il veut gagner le lit d'un de ses camarades, lorsque, pour la seconde fois, il tombe encore subitement sans connaissance ; pas le plus léger mouvement convulsif n'accompagne ni ne suit la chute ; on le porte tout assoupi à son numéro ; il reste dans un état comateux profond, dont il est impossible de le tirer pendant deux à trois heures. Au bout de ce temps, par moment, il ouvre les yeux, bavarde sur toute espèce de sujets, croit qu'on l'interpelle, répond à ses voisins, puis retombe dans son assoupissement. Cet état alternatif de somnolence et de babil subsiste une grande partie de la nuit.

Le 19, à la visite du matin, nous trouvons Porte endormi profondément, en apparence ; au bout d'une heure il semble se réveiller tout-à-coup; alors il entr'ouvre les yeux, prononce une infinité de mots sans suite; il se tourne, retourne dans son lit; se lève et urine sur les oreillers; il se met la tête en bas et les fesses en l'air, puis il retombe dans son premier sommeil. Si on le pince, ou si on l'interpelle très-vivement pendant son sommeil léthargique, il écarte d'abord un peu ses paupières pour les rapprocher aussitôt; enfin, on parvient, en continuant l'emploi des stimulants, à lui faire ouvrir complètement les yeux, qui sont alors fixes et hagards. Si en ce moment on l'interroge avec beaucoup d'attention, tantôt il regarde fixement l'interlocuteur, sans pouvoir prononcer une seule parole, ou bien il vous répond en bredouillant quelques mots sans suite, puis il retombe dans son assoupissement. (Lavement des peintres, rendu cinq minutes après qu'il a été administré.)

Le 20, le malade est à peu près dans le même état que la veille. Cependant, on peut l'exciter assez pour lui faire indiquer avec la main où il souffre; pour cela il porte lentement la main à son ventre, puis à la tête; on parvient aussi à lui faire sortir la langue de la bouche.

Le 21, nous trouvons le malade les yeux ouverts; les yeux sont hagards, mais l'intelligence est nette. Le malade ne se rappelle de rien; il se plaint encore de quelques coliques légères. (Lavement des peintres.)

Le 22 et les jours suivants, l'amélioration se continue; enfin, Porte sort parfaitement guéri le 25 mars 1837.

OBSERVATION XVIII.

Colique, épilepsie, délire, amaurose. — Purgatifs et opiacés. — Guérison.

Robert, âgé de quarante ans, d'un tempérament éminemment nerveux et d'une forte constitution, est contre-maître depuis trois ans dans une fabrique de céruse du Pecq. Avant cette époque il n'avait jamais été malade ; ni lui ni ses parents n'ont été aliénés ou épileptiques. Au mois d'août 1834, il eut une colique de plomb accompagnée d'attaques de nerfs et d'amaurose, cette dernière maladie dura quinze jours. Le 24 octobre 1835, il mange le soir un hareng ; la nuit il ressent des coliques, et ne peut dormir ; le lendemain les coliques deviennent plus énergiques, et il ne peut aller à la garde-robe, malgré l'administration d'un lavement. Enfin Robert entre à la Charité, salle Saint-Michel, n° 37, le 27 octobre 1835.

État actuel. — Douleurs assez vives augmentées par la pression, rémittentes, occupant tout le ventre et surtout l'ombilic. Parois abdominales saillantes, constipation, quelques nausées, anorexie, amertume de la bouche, langue blanchâtre et humide. Face jaune, un peu crispée. Douleurs contusives dans les membres, surtout les inférieurs. Urines rares, Pouls dur, de cinquante-cinq à soixante pulsations. Intelligence intacte, et légère teinte jaune terreuse de tout le corps. (Deux gouttes d'huile de croton tiglium, lavement purgatif des peintres, Orge miellée. Dans la journée trois à quatre selles, pas de soulagement marqué.)

Le 28, à cinq heures du matin, attaque d'épilepsie. Au moment de la visite, teinte jaune de la face beaucoup plus prononcée qu'hier ; coliques un peu moins fortes. La physionomie est un peu étonnée et les yeux tant soit peu hagards ; cependant le malade répond juste à toutes nos questions et affirme n'avoir point eu conscience de son attaque, les pupilles sont médiocrement dilatées, la vue est trouble et confuse ; quand on veut le faire lire, il prend les mots les uns pour les autres, et saute d'une ligne sur une autre ; cet exercice le fatigue beaucoup.

Vers neuf heures, l'intelligence semble s'obscurcir, le malade ne répond pas aussi juste à nos questions. De petites secousses spasmodiques, rapides comme l'éclair, sillonnent le visage et les membres. Enfin quand on vient à adresser la parole à Robert, il dirige sa vue à tort et à travers, et nullement vers son interlocuteur ; tout-à-coup il tourne fortement la tête à droite, ses membres s'allongent, se raidissent et sont pris de mouvements convulsifs violents, ainsi que la face, qui devient violette; les yeux se dirigent en haut et se ferment; les pupilles sont extraordinairement dilatées; des secousses vives sont imprimées à tout le tronc; on voit dans un moment du sang mêlé d'écume, s'écouler de la bouche; les battements du cœur sont tumultueux et assez forts, ainsi que ceux du pouls. Puis les secousses du tronc et des membres diminuent; l'oppression augmente considérablement, il y a menace de suffocation, les mouvements d'inspiration sont profonds et difficiles. La figure, de rouge brun qu'elle était, devient d'une blancheur cadavéreuse, les yeux s'entr'ouvrent en laissant voir seulement leur portion blanche; le corps se refroidit; l'écume disparaît; le malade reste immobile et s'assoupit quelques instants; alors le pouls très-petit donne cent quarante pulsations. Robert se réveille au bout de quelques minutes; son coup-d'œil est hagard et immobile, et toute sa physionomie a un air d'hébétude très-marqué; il répond à peine et avec mauvaise humeur aux questions; puis se retourne à gauche dans son lit, et tombe assoupi. (Huile de riccin deux onces, opium un grain, lavement purgatif des peintres.) Nouvelle attaque d'épilepsie vers cinq heures du soir; plusieurs selles dans la journée.

Le 29, yeux toujours hagards et ne se dirigeant pas vers l'interlocuteur; figure hébétée; intelligence un peu confuse, ainsi que la vue; mouvements spasmodiques ressemblant à des étincelles électriques qui parcourent la face et les membres. Il sort de son lit, veut aller se coucher dans celui de ses voisins, demande quelle heure il est pour aller à ses travaux, sujet le plus ordinaire de ses conversations; du reste son délire est doux et calme. Après cette scène, il vient se coucher dans son lit et s'assoupit; puis entr'ouvre les yeux, babille, etc., etc. Quand on fixe vivement son attention, il répond assez juste; sans cette précaution, il déraisonne presque toujours. Depuis la première attaque d'épilepsie il ne se plaint plus de son ventre, et il va seul à la garde-robe. (Opium deux grains, lavement purgatif des peintres, riccin deux onces.) Cinq à six selles; pouls souple, soixante à soixante-cinq pulsations; peau fraîche.

Le 30, la figure est fatiguée, elle a cependant plus d'expression qu'hier. Les yeux sont assez mobiles. La vue n'est plus qu'un peu confuse. Le malade a dormi presque toute la nuit; il se plaint d'un grand accablement; l'intelligence est revenue complètement. (Opium un grain, lavement simple.)

Le 31, tout est rentré dans l'ordre; la physionomie a repris toute sa vivacité. Face encore légèrement jaune. Grande faiblesse, sentiment de brisure dans les membres; voix un peu affaiblie. Insomnie.

Le 1er août et les jours suivants, les forces reviennent avec promptitude; et Robert sort le 5 bien portant; il n'a point eu conscience de son état; et nous a affirmé qu'on ne l'a jamais traité pour une pareille maladie, avant d'avoir travaillé dans une fabrique de céruse.

OBSERVATION XIX.

Colique, épilepsie, coma, amaurose. — Traitement par les purgatifs, les opiacés et les révulsifs. — Guérison.

Charles-François, âgé de vingt-sept ans, fortement constitué, et d'un tempérament lymphatico-nerveux, travaillait au Pecq depuis dix ans, dans une fabrique de céruse. Deux fois déjà il avait été atteint de la colique de plomb, lorsque le 20 avril 1834 il ressentit quelques douleurs dans le ventre; il n'avait point été à la garde-robe depuis trois à quatre jours. Enfin, le 25, il entra à la Charité, salle Saint-Jean, pour une colique de plomb bien confirmée. L'entéralgie, d'une moyenne intensité, combattue long-temps par le traitement de la Charité, prenait la voie de la guérison, lorsque tout-à-coup, le 31 août, surviennent des accidents nerveux qui mirent le malade dans l'état suivant :

Décubitus sur le côté droit; les membres inférieurs sont fortement fléchis sur le bassin, et la tête est enfoncée entre les deux épaules, en sorte que le malade semble être en double, comme ramassé sur lui-même. On le trouve toujours assoupi, on ne

peut le tirer que difficilement de cet état comateux ; alors il entr'ouvre un peu les yeux, répond d'une voix sonore et bien arti-
culées *oui* et *non* à toutes les demandes qu'on lui fait, puis se retourne dans son lit et retombe dans la somnolence. Cependant
après l'avoir fortement agité, si on lui demande avec vivacité où
il souffre, il porte lentement une de ses mains vers l'ombilic ; les
mouvements, les réponses, tout se fait chez lui avec une
lenteur remarquable. La face est légèrement jaunâtre. Les yeux
sont continuellement fermés, cependant les paupières ne nous
paraissent point unies au moyen d'une forte contracture, elles ne
sont point non plus paralysées. Les pupilles ont éprouvé une telle
dilatation, qu'on n'aperçoit plus que quelques vestiges de l'iris,
surtout du côté droit. Une lumière approchée de quatre à cinq
pouces de l'organe de la vision n'est point perçue par lui ; mais
quand on vient tout-à-coup à placer la bougie allumée à la distance d'un demi-pouce, on aperçoit alors une légère contraction
de l'iris, principalement du côté gauche, et les paupières font
quelques légers efforts pour se fermer. Le fond de l'œil est noir.

Les urines et les matières fécales sont excrétées à l'insu du
malade. La langue offre un léger enduit blanchâtre, sans rougeur. La peau est fraîche : le pouls, petit et régulier, donne
cinquante-cinq pulsations. Enfin, les membres n'éprouvent ni
paralysie, ni contraction, ni convulsions. L'infirmier veilleur
nous assure que cet état comateux est venu à la suite d'une violente attaque d'épilepsie, qui a débuté brusquement à minuit.
On emploie tour-à-tour le traitement de la Charité, la limonade
sulfurique, les bains tièdes avec affusion, la glace sur la tête, et
le sérum émétisé.

Le 29 septembre, la somnolence paraît moins prononcée. On
parvient, non sans peine, à tirer le malade de sa léthargie, et à
obtenir quelques réponses raisonnables, qui se font toujours beaucoup attendre. Quelquefois, dans la journée, Charles bredouille
seul quelques mots, puis il retombe dans son assoupissement.
Du reste, il est toujours fort calme. On ajoute au traitement précédent des synapismes et deux vésicatoires à la nuque.

Le 10, vers midi, François pousse tout-à-coup un cri : ses

membres s'agitent, s'allongent et se contractent. La respiration s'accélère; la figure devient vultueuse, enfin l'écume sort de la bouche, et le stertor s'établit. Cette attaque dure environ trois minutes, à la suite de laquelle un profond assoupissement survient. Vers deux heures après-midi une seconde attaque se déclare. L'intelligence reste la même, après ces attaques d'épilepsie; elle ne semble ni plus affaissée ni plus exaltée.

Le 12, à cinq et à sept heures du matin, deux attaques d'épilepsie semblables à celles d'hier se montrent. Au moment de la visite, on trouve le malade plongé dans l'assoupissement le plus profond. Si, à force d'excitations, on vient à l'en tirer tant soit peu, pour lui demander où il souffre, il entr'ouvre les yeux, répond d'un ton de mauvaise humeur *qu'on le laisse tranquille*, puis se retourne lentement du côté opposé dans son lit; enfin, si on essaie de fixer encore davantage son attention, alors il porte une main sur le ventre, pour indiquer sans doute le lieu de la souffrance. — Même traitement.

Le 13, à quatre et à six heures du matin, deux attaques d'épilepsie.

Le 14, François voit un peu de l'œil gauche. Il tient aujourd'hui ses yeux à demi ouverts, tandis que les autres jours ils étaient toujours fermés, à moins qu'il ne vînt à parler seul ou avec des interlocuteurs. Il répond sans trop de mauvaise humeur aux questions qu'on lui adresse, mais toujours avec une lenteur extrême; quelquefois même les réponses n'ont pas lieu. On ne sait pas quand il va répondre, car il ne fixe jamais les personnes qui lui parlent. La figure conserve cet état d'hébétude et d'étonnement que nous avons signalé plus haut. On nous rapporte que dans le cours de la journée il a parlé seul cinq à six fois en se servant d'un langage patois. La nuit du 14 au 15, deux attaques d'épilepsie sont survenues. On ajoute au traitement précité quatre pilules de musc de un grain chacune.

Le 15, le mieux se soutient. Les mouvements deviennent un peu plus décidés et plus prompts; les organes des sens ne sont plus aussi obtus, et l'intelligence fait des progrès sensibles. La vision seule ne semble pas s'améliorer.

Le 17, le malade éprouve plusieurs attaques d'épilepsie qui sont si fréquentes, qu'elles semblent se continuer. Sans cesse les membres sont affectés de mouvements convulsifs, de contracture ; on observe des grincements de dents, et de l'écume à la bouche ; mais ces accidents épileptiformes ne sont ni ne peuvent être violents, à cause de leur continuité ; le tronc et la tête ne participent point à l'agitation des membres. Les paupières restent toujours fermées. On peut encore tirer au malade quelques réponses de *oui* et de *non*.

Le 18, le malade est plus calme, l'intelligence moins obtuse, et l'assoupissement moins prononcé. On n'observe plus de mouvements épileptiques.

Le 19, retour de quelques coliques vers la région ombilicale ; l'amélioration du côté de l'encéphale se continue.

Le 21 , cessation des coliques. Retour des accidents épileptiformes analogues à ceux du 17. Ils cessent le 22.

Depuis le 23 décembre jusqu'au 29 , disparition graduelle de l'assoupissement et du trouble de l'intelligence.

Le 30 , le malade en nous voyant se met à sourire , son regard est encore étonné, il semble qu'il vient de se réveiller d'un profond sommeil ; du reste il peut soutenir une courte conversation, mais toujours en parlant très-lentement.

Les pupilles sont largement dilatées ; la droite l'est davantage que la gauche ; aussi se contracte-t-elle moins que cette dernière à l'approche d'une bougie ; le fond de l'œil paraît noir , et le malade y voit mieux du gauche. Absence de céphalalgie et de coliques. Retour de l'appétit. Pouls de soixante à soixante-cinq pulsations, et assez faible.

Enfin, le 10 octobre, François a recouvré toute sa raison ; sa figure est épanouie, les mouvements sont faciles et rapides , et les membres ne sont plus tremblottants ; il voit peu encore ; les objets placés à deux ou trois pas sont distingués, mais pour arriver à une perception claire et distincte, il est obligé de fixer les yeux long-temps sur ces objets, et de les parcourir en différents sens ; il affirme qu'il les voit à travers un nuage. L'œil gauche est toujours celui qui remplit le mieux ses fonctions ; les pupilles sont excessivement dilatées. Pour traiter cette amaurose, on applique sur les tempes des vésicatoires qu'on saupoudre de strychnine.

Au bout d'un mois, François se sert de ses yeux avec une facilité presque égale à celle de l'état de santé.

Enfin, il sort de l'hôpital le 10 novembre, bien guéri de son encéphalopathie, de sa colique et de son amaurose saturnines.

OBSERVATION XX.

Colique, arthralgie, délire tranquille et furieux.— Traitement de la Charité. — Mort. — Autopsie.

Jean Capitaine, âgé de trente-trois ans, broyeur de couleurs depuis quinze ans, d'une forte constitution et d'un tempérament sanguin, entra à la Charité, salle Saint-Louis, n° 74, le 29 juillet 1834, pour se faire traiter d'une colique de plomb. Cet homme n'avait jamais été affecté de cette maladie.

État actuel le 30 juillet. — Douleurs exarcerbantes dans tout le ventre, et surtout à l'ombilic ; elles sont parfois assez énergiques pour faire pousser des cris au malade, qui se comprime alors le ventre pour les alléger. Les parois abdominales ne sont ni retractées ni bombées ; nausées et goût d'amertume prononcé, haleine fétide, langue blanchâtre dans son milieu et rosée sur les côtés ; dents et gencives d'un gris bleuâtre. Constipation et anorexie depuis quelques jours : urines rares et limpides ; douleurs contusives, accompagnées par moments de crampes revenues plus vives par accès, dans les membres inférieurs, et surtout dans les genoux et la plante des pieds. Teinte jaune de la face ; conservation entière de l'intelligence ; insomnie, pouls lent et fort ; cinquante-cinq pulsations, peau fraîche. (Premier jour du traitement de la Charité.)

Le soir, le malade est pris tout-à-coup de délire, accompagné d'une agitation extrême ; il invective, menace, et tombe dans un assoupissement assez profond. Le délire revient, et après lui le sommeil, et ainsi de suite jusqu'au lendemain matin.

Le 31, face rouge, animée et recouverte de sueurs. Yeux fixes, sans expression ; globe de l'œil injecté, paupières tuméfiées, pupilles, surtout la droite, extrêmement dilatées, passablement contractiles à l'approche d'une bougie. La physionomie en général a un caractère d'hébétude marquée. Ce malheureux exécute assez fréquemment des mouvements plus ou moins brusques avec sa tête, ses membres et tout le corps. Aussi est-on obligé de lui mettre la camisole de force. La langue est tremblottante ainsi que la lèvre inférieure. Le malade semble quelquefois somnolent ; assez souvent il parle seul. Son babil roule principalement sur ses occupations, ses camarades et ses parents. Si l'on vient à exciter fortement son attention et lui demander où il souffre, il porte une main au milieu du front, et l'autre à l'épigastre, en prononçant quelques mots pour indiquer sans doute le siège de ses souffrances ; mais quand on cesse de s'entretenir avec lui, en fixant fortement ses idées, il se met à déraisonner plus ou moins complétement, ou bien il s'assoupit. On remarque à plusieurs reprises un rire sardonique. Les accès d'agitation musculaire correspondent avec ceux de loquacité. La peau est sudorale, assez chaude, sans âcreté ; le pouls offre de la fréquence et de la force, quatre-vingt-cinq pulsations. La parole est précipitée et brusque et la voix éclatante. Les organes digestifs et les autres appareils de l'économie ne nous paraissent pas avoir subi de changements depuis hier. (Deuxième jour de traitement de la Charité.)

Le 1er août, les symptômes cérébraux ont encore acquis de la gravité ; on parvient difficilement à fixer un instant l'attention du malade. L'affaissement est augmenté. (Troisième jour de traitement de la Charité.)

Le 2, on ne peut découvrir le plus léger signe d'entendement. Le babil n'est plus qu'une suite d'un bredouillement inintelligible. Les membres se trouvent affectés d'un tremblottement général et continu. (Même traitement.)

Le 3, le malade balbutie beaucoup de mots qu'il ne peut prononcer complétement. On est frappé parfois de sa loquacité. On obtient çà et là quelque oui et non à des interpellations fort variées. La figure est beaucoup moins rouge ; mais toute recouverte de sueurs ; peau sudorale, quatre-vingt-cinq pulsations ; pouls déprimé. Hier, il y a eu un grand nombre d'érections, suivies de pollutions. Le ventre, un peu bombé, n'est pas douloureux à la pression ; quatre selles la veille. A l'insu du malade on est obligé de le sonder pour évacuer les urines. (Quatrième jour du traitement de la Charité ; quatre ventouses scarifiées aux apophyses mastoïdes.) Dans le cours de la journée, tous les symptômes cérébraux acquièrent encore plus de gravité, et le délire le plus aigu alterne avec un état comateux profond. Enfin, vers quatre heures de l'après-midi, la respiration s'embarrasse et le malade succombe tout-à-coup au milieu d'un état d'affaissement complet.

Autopsie le 4 août. — Raideur peu prononcée. Les sinus de la dure-mère sont gorgés d'un sang en partie fluide, et en partie coagulé. Les méninges, et surtout la pie-mère, sont fortement injectées de sang, sans autre altération ; leurs vaisseaux semblent dilatés. Lorsqu'on a enlevé la partie supérieure du crâne, on aperçoit une masse encéphalique énorme. Les méninges se trouvent fortement distendues et sèches. Aussitôt que la dure-mère est incisée, dans une portion limitée de son étendue, le cerveau s'échappe avec force par cette ouverture. La pie-mère contient dans ses mailles un peu de sérosité. Les circonvolutions sont tellement aplaties que les anfructuosités semblent avoir disparu. Consistance du cerveau augmentée ; les ventricules paraissent effacés ; on aperçoit néanmoins un léger piqueté sanguin. La substance cérébrale offre une légère teinte d'un jaune terreux ou sale. On ne peut constater la moindre altération de la moelle ; elle est seulement assez fortement congestionnée. Tous les organes de la poitrine et du ventre sont le siège de congestions sanguines : on n'y découvre rien autre chose d'anormal.

OBSERVATION XXI.

Rechute de colique. — Délire. — Épilepsie. — Coma. — Opiacés
et purgatifs. — Guérison.

Chérasus, âgé de trente-huit ans, d'une vie très-sobre, d'une constitution assez forte, et d'un tempérament nerveux, travaillait depuis l'âge de dix-neuf ans à l'état de lapidaire; sa santé avait toujours été bonne, jusqu'à l'époque où il embrassa cette profession. Il y a environ dix ans, Chérasus fut atteint, pour la première fois, d'une colique de plomb, qui fut accompagnée de délire. Cette affection saturnine fut traitée et guérie, à la Charité, dans l'espace de dix-sept jours. Le malade était, à sa sortie de l'hôpital, encore atteint d'un tremblottement des membres supérieurs et inférieurs, et d'une légère paralysie de poignets et des doigts, qui ne se dissipèrent entièrement qu'au bout d'un mois.

Chérasus jouit d'une santé parfaite pendant quatre ans, après lesquels la colique avec délire vint de nouveau atteindre ce malheureux; cette maladie fut encore traitée et guérie à la Charité, au bout de onze jours. Le malade, sortit de l'hôpital avec une paralysie légère du poignet et des doigts, qui dura environ deux mois.

Chérasus, craignant de voir encore récidiver cette maladie, quitta son état de lapidaire, acheta un magasin d'épices et de liqueurs (mai 1833), et continua également à mener la vie la plus régulière et la plus sobre, et il ne travailla plus au plomb; sa santé fut bonne pendant quelques mois, lorsqu'en décembre 1833, sa femme s'aperçut que sa figure prenait une teinte jaune, et que son intelligence diminuait, et se trouvait parfois singulièrement exaltée. Chérasus lui-même se plaignait de coliques sourdes, de constipation, d'inappétence et de douleurs dans les membres, surtout dans les inférieurs. Ces phénomènes augmentèrent jusqu'au 18 mars 1834 ; alors, tout-à-coup cet homme éprouva, à neuf heures du matin, tous les symptômes d'une attaque d'épilepsie ; deux autres survinrent dans l'espace d'une demi-heure.

Le 20 mars, les mêmes accidents se renouvelèrent ; dans l'intervalle des attaques, l'intelligence était troublée. Enfin, le malade fut amené à l'hôpital de la Charité, le 22 mars 1834.

État actuel. — Décubitus dorsal ; les mouvements de tout le corps sont lents, difficiles et un peu douloureux. Le tronc, la face, et surtout les conjonctives, présentent une teinte ictérique très-prononcée. Les yeux sont fixes, et parfois hagards. La physionomie offre un aspect d'hébétude très-marqué. Le malade semble reconnaître les personnes avec lesquelles il a un commerce habituel ; tantôt il parle seul et prononce des mots inintelligibles ; le plus souvent il est taciturne. Quand on excite vivement son attention, il répond d'abord assez juste aux questions qui lui sont adressées ; puis, tout-à-coup, il prononce des mots qui n'ont ni suite, ni sens relatif, ensuite il revient à une suite d'idées raisonnables. En général, les réponses se font attendre quelque temps ; il semble que le malade fasse de grands efforts d'intelligence pour comprendre les mots qu'il entend prononcer autour de lui. La voix a perdu de son énergie habituelle ; la prononciation est traînante, difficile, et souvent même incomplète, ce qui ferait croire, si on ne voyait le malade, que l'on entend parler un enfant qui éprouve encore de la difficulté pour prononcer les mots ; le mot *oui*, par exemple, ne peut être articulé, il dit *ui*. Quelquefois il ne peut trouver le mot propre qu'on lui demande ; alors il se tourmente, s'agite, et tombe parfois dans le désespoir. On remarque que ce sont les substantifs dont il ne peut surtout trouver les expressions, tandis que les adjectifs semblent être plus facilement saisis par l'intelligence et les organes de la parole. Du reste, les modifications de l'intelligence et de la prononciation varient singulièrement d'un moment à l'autre.

Tous ces phénomènes présentent un tableau bizarre de l'intelligence, qui semble voilée par quelque chose dont on ne peut saisir la nature. L'abdomen se trouve rétracté; le malade porte assez souvent les mains sur le ventre comme pour le soulager; dans ce moment le visage exprime une vive souffrance par des contractions subites énergiques de la plupart des muscles de cette partie, et par un grognement sourd et prolongé.

Quand on peut fixer l'attention du malade et qu'on lui demande où il souffre, il indique la région ombilicale en y portant la main.

La pression de l'abdomen instantanée occasionne de la douleur; douce et lente, au contraire, cette pression soulage. Constipation prononcée. Des douleurs assez vives se font sentir aux membres inférieurs, et surtout vers les mollets et la plante des pieds. La langue est nette et un peu blanche; il n'y a ni nausées ni vomissements: anorexie; les dents et les gencives offrent une teinte particulière aux ouvriers qui travaillent les préparations saturnines. Le pouls bat de cinquante à cinquate-quatre fois par minute; la peau conserve sa chaleur normale. Il n'existe point de céphalalgie; mais il y a une insomnie continuelle. L'émission des urines est facile; leur sécrétion n'offre rien d'anormal. Les voies respiratoires sont en bon état; on compte dix-huit à vingt inspirations. (Deux onces d'huile de riccin; tisane d'orge miellée. Deux selles dans la journée.)

Le 24 mars, même état que la veille; diminution légère des coliques. (Huile de riccin, deux onces. Trois selles.)

Le 25, on demande au malade où il souffre, il indique avec sa main son ventre en faisant de longs et d'inutiles efforts pour prononcer le mot ventre. La difficulté des mouvements obligeant le malade à se tenir toujours couché dans la même position, il en est résulté quelques excoriations au sacrum et aux fesses; ce qui ajoute encore aux souffrances de ce malheureux. (Même traitement.)

Le 26, l'intelligence est beaucoup plus nette que la veille, le voile qui la masquait semble en partie déchiré. La prononciation se trouve aussi beaucoup plus facile, quoique encore incomplète dans beaucoup de cas. Les symptômes de la colique, etc., ont perdu de leur énergie. Enfin tout annonce la prochaine disparition de la maladie, lorsque tout-à-coup, vers onze heures du matin, Chérasus est pris d'un délire furieux, accompagné de temps en temps de mouvements convulsifs généraux. Chose étonnante ! ce malade, qui deux ou trois heures auparavant pouvait à peine prononcer un certain nombre de mots, dont la voix était faible, la parole traînante et languissante, est doué maintenant d'un babil intarissable ; il s'exhale en vociférations, en cris et en invectives contre toutes les personnes qui l'approchent. Le timbre de la voix est sonore. Le délire du malade roule principalement sur cette idée, *qu'on veut attenter à ses jours, soit en l'assassinant, soit en l'empoisonnant ; que toutes les personnes qu'il voit sont ses meurtriers.* Il a acquis une force musculaire très-grande, au point qu'il soulève tous ses matelas d'une main avec la plus grande facilité. Il sort de son lit et marche avec vitesse en se jetant à tort et à travers contre tous les objets qui sont sur son passage ; la figure est animée, les yeux sont brillants, le regard farouche ; enfin on lui met la camisole de force, ce qui augmente encore sa fureur. Le pouls bat soixante-cinq fois par minute, et la chaleur de la peau est un peu plus prononcée. Ce délire dure environ une demi-heure, puis un état comateux lui succède ; le malade est alors étendu dans son lit, immobile, les yeux fermés, la figure un peu décolorée. Quand on l'excite vivement, il ne répond que par quelques grognements inintelligibles. Puis une heure après inopinément revient le délire, suivi également d'un état comateux ; ainsi se succèdent toute la journée et la nuit ces deux états si opposés. (Huile de croton deux gouttes, un grain d'opium, orge miellée.)

Le 27, le délire semble aussi prononcé que la veille ; cependant au milieu de ce désordre intellectuel, le malade paraît encore conserver quelques vestiges de raison ; ainsi en excitant vivement son attention, on parvient à avoir quelques réponses assez justes. Le médecin de la salle lui demande s'il a soif ; sur sa réponse affirmative, on lui donne à boire ; mais à peine a-t-il la bouche pleine de tisane, qu'il la lance aussitôt avec force sur le visage de ce médecin, qu'il accable d'invectives. Nous le voyons ensuite faire des efforts pour se débarrasser de ses liens ;

n'en pouvant venir à bout, la fureur éclate dans ses yeux, il trépigne, vocifère. Les matières fécales et les urines sont évacuées en abondance. Le malade ne comprime plus son ventre avec ses mains. Le pouls bat cinquante-quatre à cinquante-six fois. La respiration est normale.

Trois grains d'opium en pilules qu'on fait prendre d'heure en heure. A midi, le délire tombe ; le malade est calme, presque immobile dans son lit, et sommeille un peu, tout en ouvrant à moitié les yeux de temps en temps. A trois heures l'assoupissement disparaît en partie. Les mouvements des membres et du tronc sont lents et difficiles ; l'intelligence est fort obscure ; lorsqu'on interroge le malade, il répond imparfaitement aux questions, et accompagne la réponse d'un rire sardonique qui survient quelquefois sans qu'on lui adresse la parole. La voix est cassée et faible, et la prononciation assez facile. Les lèvres, les dents et la langue sont recouverts d'une matière pseudo-membraneuse jaunâtre. Le reste de la journée est assez calme. (Deux grains d'extrait gommeux d'opium.)

Le 28, l'intelligence semble en partie revenue ; Chérasus, qui est fort calme, répond presque sur-le-champ avec assez de clarté et de précision à toutes les questions qui lui sont faites ; parfois cependant les idées ne semblent pas bien liées, il divague un peu au moment où l'on croit que la raison a repris tout son empire ; la physionomie a encore en grande partie conservé cet air hagard et hébété ; au milieu d'une conversation fort sensée, les yeux du malade ne se portent point vers l'interlocuteur, mais se dirigent d'une manière fixe vers un point indifférent ; la vue est cependant intacte. Chérasus se plaint d'une grande faiblesse générale, et de quelques douleurs dans la peau du ventre et dans les mollets. Les mouvements sont encore lents, mais plus faciles, la voix, cassée, ressemble à celle d'un vieillard ou d'un phthisique rendu au dernier degré de marasme ; du reste, la prononciation de tous les mots se fait en général aisément. On n'observe rien d'anormal du côté de la respiration et de la circulation ; l'enduit pseudo-membraneux des lèvres, des dents et de la langue est en partie tombé ; il n'y a point de soif extraordinaire ; le visage et tout le corps présentent une légère teinte ictérique. Orge, sirop diacode ; deux grains d'extrait gommeux d'opium, lavement purgatif des peintres.

Le 29, Chérasus nous offre l'aspect d'un homme qui vient de sortir d'un profond sommeil ; cependant depuis quatre à cinq heures, il était réveillé ; il est couché sur le côté droit ; en nous voyant il se met à sourire de satisfaction. Le visage a repris son aspect ordinaire, et se trouve en rapport parfait avec les pensées et la conversation du malade ; l'intelligence est complètement rétablie ; le sommeil de la nuit a été calme. Chérasus nous affirme n'avoir jamais eu conscience de son état, depuis son arrivée à l'hôpital jusqu'à hier. Il existe une grande faiblesse sans paralysie ; quelques douleurs se font encore sentir dans le ventre et les membres inférieurs ; deux selles ont cependant eu lieu. La partie supérieure de l'appareil digestif est dépouillé de ses croûtes jaunes ; le malade demande des aliments. Même traitement.

Le 30, le mieux se continue toujours ; les coliques ont diminué, la faiblesse est moins prononcée, la teint ictérique de la peau a disparu presque complètement ; la voix est encore faible, mais la prononciation est très-facile ; la langue est rosée et un peu blanche ; on accorde quelques bouillons. Les organes respiratoires sont en bon état ; le pouls, toujours un peu fort, bat soixante fois ; les organes des sécrétions accomplissent normalement leurs fonctions.

Le 31, l'amélioration se soutient ; sur les vives instances de Chérasus, on lui donne un huitième d'alimentation ; cinq selles ont eu lieu hier. Orge miellée, un grain d'opium, lavement des peintres.

Le 1ᵉʳ avril, le malade se trouve parfaitement bien ; la voix a repris son timbre accoutumé ; huit selles. Gomme, sirop de gomme, lavement des peintres, bouillon, un huitième.

Le 2 et les jours suivants, les derniers vestiges de colique disparaissent ; on dissipe, au moyen de lavements amidonnés et opiacés, la diarrhée occasionnée par les lavements des peintres. La convalescence marche d'un pas rapide ; le malade se plaint seulement d'être agité la nuit, d'éprouver des cauchemars et de dormir fort peu. Deux grains d'extrait gommeux d'opium par jour font bientôt disparaître cette excitation nocturne, et Chérasus sort de l'hôpital parfaitement guéri, le 7 avril 1834.

OBSERVATION XXII.

Colique, épilepsie, coma, délire. — Purgatifs, ventouses scarifiées, résicatoires; insuccès. — Méthode expectante. Guérison.

Léonard Legrand, âgé de trente-cinq ans, peintre en bâtiments depuis neuf ans, a eu deux coliques de plomb; tous les renseignements que nous avons eus prouvent que cet homme a mené une vie régulière, et que jamais ni lui ni les siens n'ont été aliénés ou épileptiques. La première colique survint il y a trois ans, et la seconde un an après; elles ne furent accompagnées d'aucun accident cérébral ni de paralysie. Habituellement bien portant, il n'a jamais éprouvé de maladies encéphaliques. Legrand entra le 22 décembre 1836, à la Charité, salle Saint-Michel, n° 24, pour se faire traiter d'une troisième colique de plomb.

État actuel. — Douleurs vives à l'épigastre, tortillantes, exaspérées toutes les cinq minutes environ, et diminuées par la pression; vomissements fréquents, dyspnée, vingt-six inspirations sans autres lésions de l'appareil pulmonaire; épigastre déprimé; le reste du ventre saillant et non douloureux; au moment des accès la figure se crispe, le malade s'agite, se met en double, se couche sur le ventre, crie, etc., etc. Constipation depuis trois à quatre jours, langue blanche et rosée, un peu grosse; ni soif ni appétit; teinte de la face d'un jaune cendre très-prononcé, pouls vibrant à soixante-cinq pulsations; bonne chaleur de la peau; douleurs picotantes dans la région sous-claviculaire externe, vers le plexus brachial, exacerbantes, diminuées par la pression; sentiment de faiblesse générale dans les bras, absence de céphalalgie. Deux gouttes d'huile de croton, lavement des peintres.

Cette médication provoque dans la journée plusieurs vomissements et une selle.

Le 23, diminution légère de la colique. Huile de croton, deux gouttes ; lavement des peintres. Vers onze heures du matin, Legrand se plaint d'un malaise qu'il attribue à un bouillon qu'il vient de prendre ; puis une attaque d'épilepsie survient tout-à-coup et dure une minute ; le reste de la journée le malade est plongé dans un sommeil profond, la face et les membres sont de temps en temps agités par des mouvements convulsifs passagers. L'huile et le lavement n'ayant déterminé aucune selle, le soir on fait tirer six onces de sang par des ventouses scarifiées appliquées sur la région mastoïdienne ; on donne un second lavement purgatif des peintres, qui est suivi d'une forte selle. Deux heures avant cette prescription, le malade commence à être moins agité ; enfin, les mouvements convulsifs cessent quelque temps après l'application des ventouses.

Le 24, la teinte jaune de la face a un peu pâli ; les yeux sont complétement fermés ; lorsqu'on les ouvre on observe que le globe oculaire se trouve dirigé en haut ; on remarque aussi une grande contraction des pupilles, qui cependant se resserrent encore à l'approche d'une bougie. Du tabac introduit dans les narines fait agiter le nez en tout sens sans éternuement. Le malade est comme ramassé sur lui-même, et tantôt immobile comme un homme profondément endormi, tantôt il change de position dans son lit en poussant quelques gémissements, ou bien imprime à un de ses bras quelques mouvements de rotation ; par moment il entr'ouvre les yeux pour les fermer aussitôt. Quand on vient à lui pincer fortement la main, il la retire en signe de sensibilité ; si on continue à le tourmenter et à lui crier dans les oreilles, les paupières s'écartent plus ou moins complétement pour se rapprocher presque aussitôt ; puis il fait entendre quelque grognement sans proférer un seul mot intelligible, et fait souvent en même temps quelques grimaces. Lorsqu'on lui fait ouvrir la bouche pour le faire boire, en lui pinçant le nez, il ouvre dans ce moment les yeux pour les refermer aussitôt qu'il a avalé les substances liquides déposées dans la bouche. La langue est rosée, humide; le malade n'a pas conscience des matières fécales, des urines qui coulent sous lui. On compte trente-cinq inspirations, quoique l'appareil pulmonaire ne nous offre aucune lésion organique apparente. Pouls souple et régulier, quatre-vingt-dix pulsations. Chaleur normale de la peau. (Deux lavements purgatifs des peintres, vésicatoires aux mollets.)

Le 25, au moment de la visite, même état que la veille; cependant il semble qu'on éveille un peu plus facilement Legrand. Nous le voyons remuer les bras et se gratter la tête. Vingt inspirations; pouls à soixante-dix. Quelquefois on entend un ronflement qui simule parfaitement celui d'un profond sommeil.

A dix heures et demie, inopinément les yeux s'ouvrent complétement, ainsi que la bouche; le globe de l'air se dirige en haut. La tête se renverse fortement en arrière. Tous les membres, le tronc et la face sont agités de mouvements convulsifs violents; la respiration devient haute, haletante, précipitée; une écume abondante sort de la bouche; le tout dure dix minutes. L'accès se termine par un raidissement général des membres, et l'acte de *fumer la pipe*, puis le coma revient; une pareille attaque, mais bien moins forte, se déclare à trois heures et demie.

Vers quatre heures du soir, nous le trouvons dans la position d'un individu ivre-mort, qui, profondément endormi, ronfle par moments, puis entr'ouvre les yeux, cherche avec la main les différents objets placés sur la planche, et fait entendre quelques grognements, ou *fume la pipe*, en faisant *pou, pou*. A quatre heures et demie, troisième attaque d'épilepsie; les convulsions générales sont si violentes, que le malade bondit dans son lit; les avant-bras et les mains ouvertes portées en avant éprouvent des secousses convulsives, alternatives de flexion et d'extension très-rapides; quelquefois la face dorsale des mains s'entrechoque avec bruit. Les membres inférieurs sont agités vivement en tout sens. Les mouvements respiratoires eux-mêmes s'exécutent avec une précipitation extraordinaire, comme convulsive. La tête du malade se trouve placée en bas et en arrière, aussi des mucosités abondantes que renferme la bouche sont-elles

agitées avec bruit par l'air, et l'écume ne peut sortir. On entend
à distance un gros râle bouillonnant dans la poitrine, dont la
main acquiert la sensation très-sensible. La face prend une
teinte violette, et les yeux sont largement ouverts. Les battements du cœur et les pulsations artérielles ne peuvent être
comptés à cause de leur vitesse. Au bout de deux minutes tout
s'arrête, les membres et le tronc se raidissent, le malade pousse
de longs et lugubres gémissements comme un homme qui expire. Le pouls devient irrégulier; les mouvements d'inspiration
se font très-lentement et très-difficilement. Le malade chasse
avec force de sa poitrine une grande quantité d'air, semblable
à un individu qui voudrait souffler une chandelle de loin avec
précaution. Les mucosités bronchiques s'accumulent avec tant
d'abondance, que ce pauvre malheureux, presque asphyxié, fait
instinctivement des essais de sputation, mais en vain. Enfin,
dix minutes après le commencement de l'attaque, tout rentre
dans l'ordre, respiration et circulation; Legrand retombe dans
son assoupissement. (Vingt-six grains d'ipécacuanha ; pas de
vomissements ni de selle.)

Le malade porte souvent la main à l'épigastre, qu'il frotte et
gratte. Une quatrième attaque d'épilepsie se montre à huit
heures. D'autres accès convulsifs ont lieu à deux, quatre et six
heures après minuit.

Le 26, à notre grand étonnement, Legrand, couché dans son
lit sur le côté droit, a les yeux complétement ouverts, et fixes
en général ; cependant il les dirige lentement vers l'objet
qu'on lui montre lorsqu'on excite vivement son attention. L'expression de la figure est hébétée. Si on l'agite beaucoup, Legrand répond juste, lentement, et d'une voix affaiblie, aux
questions qu'on lui adresse, si elles ne demandent pas pour être
comprises une grande combinaison d'idées. Langue rosée, assez
humide; elle offre deux rubans blanchâtres sur ses côtés. Vingt
inspirations. Pouls plein à soixante; bonne chaleur de la peau.
Orge miellée. On arrête toute espèce de traitement.

Dans la journée, Legrand va lui-même au bassin; il urine
considérablement, et s'assoupit de temps en temps. Assez sou-

vent il appelle l'infirmier, ou ses voisins, et n'a rien à leur dire; enfin quelquefois il pleure et rit sans motif.

Le 27, il pousse de temps en temps de petits gémissements, porte souvent la main à l'épigastre au moment où sa figure se grippe. La face est injectée, mais non douloureuse. Les réponses, souvent justes, quelquefois indécises ou fausses, sont plus faciles à obtenir qu'hier. Pouls plein, soixante-cinq à soixante-dix pulsations. Du reste même état. Ainsi toujours lenteur, indécision de l'intelligence et du mouvement.

A cinq heures du soir, Legrand sort de son lit, court dans la salle, va se cacher derrière une porte; enfin on le ramène à son numéro. Pendant tout ce manége, qui recommence deux à trois fois, il ne parle point. On lui met enfin la camisole de force, sans opposition de sa part. Pendant toute la nuit il bavarde souvent sur son pays, son père, etc. Quelquefois il essaie de se débarrasser de ses liens.

Le 28, immobilité complète des traits du visage; regard fixe et comme étonné; lorsqu'on lui adresse la parole, il répond juste d'abord, puis déraisonne une seconde après. Vient-on à lui faire quelque longue série de questions, dans un moment, il répond constamment *oui*, puis dans un autre toujours *non*. On parvient à lui faire dire à plusieurs reprises qu'il ne souffre que dans les cuises. Du reste, il nous paraît fort calmé.

Legrand s'agite, délire, puis s'apaise d'un moment à l'autre, lorsque le jour tombe; souvent il répète ces mots : *que voulez-vous que je sache?* On peut alors difficilement fixer son attention, même momentanément. Toute la nuit il crie, vocifère, s'agite et reste à peine tranquille trois à quatre heures.

Le 29, à la visite, nous trouvons Legrand dans l'état suivant. Sans cesse il parle avec fureur, sa conversation est une vociféation continuelle, dont les sujets les plus fréquents sont des pistolets qu'un assassin met sur ses oreillers pour le tuer, alors il crie de tous ses poumons à l'assassin, ou bien seulement pleure sur son malheur comme un enfant; d'autres fois ce sont ses liens qui font l'objet de ses emportements, il demande à cor et à cris qu'on les lui coupe, afin qu'il puisse s'en aller chez

lui , etc. Chaque fois qu'une idée est émise, il la poursuit
pendant cinq à six minutes. Dans ces moments d'exaltation le
corps est violemment agité. La face est convulsée et injectée,
et les yeux largement ouverts et brillants de colère, absolument
comme ceux d'un homme auquel on ferait violence. Au milieu
de cet état frénétique, Legrand conserve encore une partie de
son intelligence ; on lui fait facilement tirer la langue, et on peut
obtenir quelques réponses à des questions fort simples. Tous les
quarts d'heure environ, une ou deux minutes de calme arrivent
seulement. Puis le délire furieux recommence. On est vraiment
étonné de la possibilité de continuité de cette exaltation. Le
pouls a subi une dépression sensible, quatre-vingts à quatre-
vingt-cinq pulsations ; tout le corps se trouve inondé de sueur.
La langue et les lèvres sont sèches. La respiration s'exécute normalement.

Depuis midi jusqu'à quatre heures, les cris de fureur deviennent moins fréquents et moins longs. Dans les moments de
calme, Legrand s'enfonce quelquefois dans son lit ; ses yeux,
largement ouverts, se dirigent en tout sens ; mais une fois portés
dans une certaine direction, ils y restent long-temps. Souvent
alors le malade ressemble à un penseur profond, qui s'isole de
tous les objets extérieurs. La physionomie prend d'autres aspects
d'un moment à l'autre.

La nuit a été assez calme, mais sans sommeil.

Le 3o, même état qu'hier, à cela près que les intervalles de
calme sont devenus plus fréquents. Des croûtes épaisses jaunâtres recouvrent les lèvres. La langue est fort sèche, mais rosée.
La figure a éprouvé un amaigrissement extrêmement sensible,
les traits sont comme écoulés ; le nez s'effile, les yeux s'enfon-
cent dans leur orbite et les joues sont excavées ; cette maigreur
si rapide s'étend à tout le corps. Un mucus épais, gluant, blanchâtre, humecte et unit le bord libre des paupières, surtout le
côté externe.

Vers onze heures du matin un mieux sensible se manifeste ; le
malade devient tout-à-fait paisible, parle avec plus de suite et
de raison. Dans la journée le mieux se soutient, alors on lui ôte

la camisole de force. Enfin un sommeil tranquille a lieu toute la nuit.

Le 31, on réveille Legrand, qui dort d'un profond sommeil; alors il exécute pendant quelque temps des mouvements automatiques de la tête, de gauche à droite, ou de droite à gauche. Au bout de cinq minutes, tout s'arrête. Sa physionomie ressemble à celle d'un homme qui sort d'un profond sommeil; les yeux sont largement ouverts, hébétés, et ne se dirigent nullement vers l'interlocuteur. Il répond aux diverses questions qu'on lui adresse avec une indifférence extraordinaire; il semble, par son air et son ton, nous dire avec un accent de fatuité marqué : *laissez-moi tranquille, vous m'ennuyez, vous n'êtes pas digne que je vous réponde.* Nous lui faisons dire à plusieurs reprises qu'il ne souffre nulle part, et qu'il n'a ni faim ni soif; toute la journée il est fort calme, il ne se met plus à bavarder seul, il s'assoupit souvent. Les lèvres se dépouillent de leurs croûtes écailleuses, la langue s'humecte.

Vers minuit, Legrand se lève subitement, court dans la salle, veut aller se coucher dans le lit de ses voisins, parce que, dit-il, sa femme y est. Plusieurs fois cette scène se renouvelle. Lorsqu'on veut l'arrêter, pour le conduire à son numéro, il crie, donne des coups à l'infirmier, ou bien cherche à le mordre. Sur les trois heures il devient assez tranquille, ne dort pas, et interpelle de temps en temps ses voisins.

Le 1ᵉʳ janvier 1837, Legrand est fort calme. Les traits du visage immobiles n'ont aucune expression. Les yeux sont ouverts et le plus ordinairement fixes, quelquefois cependant ils roulent dans l'orbite en différentes directions. En général silencieux, il n'aime pas à être obligé de nous répondre, aussi le fait-il avec mauvaise grâce, et une espèce d'indifférence et de dédain. Sa conversation n'est pas toujours raisonnable, assez souvent il divague. Il ne souffre nulle part, si ce n'est aux mollets, où ses vésicatoires ont déterminé une inflammation assez vive; enfin il demande à manger; langue assez humide, recouverte d'un léger enduit jaunâtre, pouls à soixante-cinq pulsations. Limonade vineuse, bouillons.

Le reste de la journée, Legrand s'assoupit de temps en temps; il reconnaît son beau-frère; sommeille pendant une grande partie de la nuit.

Le 2, on est obligé de le réveiller à la visite; il raisonne habituellement bien, cependant il ressemble toujours à un homme absorbé, qui répond avec une certaine indifférence aux questions qui l'intéressent le plus. La physionomie paraît un peu moins hébétée qu'hier. L'amaigrissement général ne fait pas de progrès. (Limonade, bouillon.)

Le 3, les yeux, quoique encore largement ouverts, ont moins de fixité et se mettent un peu plus en rapport avec les paroles du malade, qui a toujours un air rêveur et pensif; cependant il prend une part plus active à tout ce qui se passe autour de lui, et à la conversation; en parlant il regarde son interlocuteur. Un moment on croit au recouvrement complet de l'intelligence; puis il nous dit qu'il a tué ses enfants, etc., ensuite il revient à des idées raisonnables. Bon état de tout l'organisme. (Bouillon, soupe, limonade.)

Le 4, même état qu'hier.

Le 5, l'intelligence et le faciès s'améliorent un peu.

Le 6, le malade ne déraisonne plus, seulement il n'a pas encore toute sa mémoire; il nous affirme n'avoir aucun souvenir de l'état dont il vient de sortir; depuis hier seulement il a *sa tête à lui*. Les yeux ne sont plus fixes et la physionomie a repris une partie de son animation. La voix se trouve considérablement affaiblie; Legrand se lève dans la journée, marche d'un pas ferme, assuré, dort bien et se plaint d'une grande faim.

Le 7 et le 8, état stationnaire.

Le 9, épistaxis de deux cuillerées environ, c'est le second depuis la convalescence. La physionomie de Legrand ressemble à celle d'un homme chagrin, malheureux, triste; aussi quelquefois il se lamente, se met à pleurer au souvenir de son état passé, ou du mal qu'il a causé aux personnes qui lui ont donné des soins. Lorsqu'on vient à le rassurer sur ces idées, il sanglotte; évidemment la convalescence rétrograde.

Le 10, le malade semble plus affaissé et plus indifférent qu'hier, et nous dit à plusieurs reprises qu'il a du chagrin d'avoir été fou. Il a expectoré un peu de sang rouge.

La poitrine et la gorge, examinées avec beaucoup de soin, ne nous font découvrir aucune lésion appréciable. Quatre à cinq selles liquides par jour; pouls à soixante-cinq, plein. Bonne chaleur de la peau. Bon état des voies urinaires. Une ulcération de la peau, de l'étendue d'une pièce de cinq francs, s'observe à la région du sacrum.

Le 11, Legrand devient de plus en plus indifférent et insouciant, aussi est-il maintenant d'une malpropreté dégoûtante. Toute la journée, il reste dans la même position, laisse aller sous lui ses matières fécales et ses urines, sans penser à sortir de cette infection. Ses yeux stupidement ouverts et sa physionomie immobile lui donnent l'air d'un automate. Lorsqu'on lui adresse la parole, sans fixer le regard sur l'interlocuteur, il répond par monosyllabes avec un ton d'indifférence extraordinaire. (Eau de gomme, lavement émollient.)

Le 12, quelques crampes dans les membres supérieurs, qui parfois sont tremblottants. Toujours dévoiement, expectoration de quelques cuillerées d'un sang rouge et écumeux. Figure un peu bouffie. Nous le voyons dans un moment joindre les mains, tourner les yeux vers le ciel, absolument comme un religieux qui adresse des prières ferventes à Dieu; du reste, même état qu'hier. A neuf heures du soir il tombe en syncope sur le bassin. A dix heures, attaque d'épilepsie qui dure dix minutes; mouvements convulsifs des membres et du tronc, écume, stertor, etc., rien n'y manque. Aussitôt l'accès fini, il parle à tort et à travers, mais seulement lorsqu'on l'interroge. A minuit, sommeil, de temps en temps de légers mouvements spasmodiques agitent les extrémités thoraciques. (Eau de gomme, lavement émollient.)

Le 13, le malade semble être en extase, les yeux fixés au ciel, la bouche ouverte et les traits de la face immobiles. D'autres fois il semble dormir. Ses réponses sont à demi justes. Pouls souple à soixante-dix. Dévoiement et expectoration sanguinolente.

A 8 heures du soir, attaque d'épilepsie, immédiatement après on observe le malade dans le même état qu'avant l'accès.

Les 14, 15 et 16, affaissement encore plus marqué de l'intelligence. Si on fait au malade une longue série de questions, il
répond très-lentement toujours *oui*, puis dans un autre moment,
non. Il ne veut et ne peut faire aucun effort d'intelligence pour
lier une conversation. Le faciès est celui d'une momie, sur lequel
aucun signe de la pensée ne semble venir se réfléchir. Il n'y a
plus de dévoiement. (Limonade gommée, lavement émollient.)

Le 17, Legrand paraît un peu moins absorbé.

Le 18, la face est beaucoup moins bouffie ; la physionomie a
recouvert une grande partie de sa vivacité. Les yeux suivent le
sens des paroles, et un colloque sensé s'établit facilement avec
ce malheureux. L'expectoration sanglante a presque complétement cessé.

Le 19, continuation de l'amélioration, seulement réapparition
du dévoiement. (Eau de gomme, lavement émollient.)

Le 20, cessation de la diarrhée. La convalescence marche à
grands pas. Il n'y a plus de crachement de sang.

Le 26, le voile qui semblait encore cacher une partie de l'intelligence a disparu ; Legrand raisonne aussi bien que dans l'état
de santé. Sa physionomie a repris tout son jeu. La voix n'est
plus aussi faible. Enfin, les forces reviennent et l'embonpoint
renaît.

Le 1er février, Legrand sort de l'hôpital parfaitement guéri.

OBSERVATION XXIII.

*Colique, épilepsie, amaurose, coma, délire. — Purgatifs. — Mou-
vements épileptiformes. — Mort. — Autopsie. — Analyse chimique.*

Bechet, âgé de vingt-quatre ans, fortement constitué, et d'une
vie très-régulière, travaillait depuis six ans chez un broyeur de
couleurs. Habituellement bien portant jusqu'en 1835, il fut alors,
dans l'espace de six mois, atteint à deux reprises différentes par
la colique de plomb. Pendant ces deux attaques de colique assez

modérées, dont nous fûmes témoin, il ne se développa aucun accident nerveux insolite. Enfin, le 13 juin 1836, ce jeune homme, repris pour la troisième fois de colique de plomb, entra à l'hôpital de la Charité, salle Saint-Michel.

Depuis quelques jours, Bechet se plaignait de petites coliques, d'anorexie et de douleurs dans les membres inférieurs; de la constipation était arrivée en même temps.

Etat actuel. — Ventre assez souple, plutôt saillant que rétracté; douleurs vives, principalement vers l'ombilic, rémittentes et légèrement diminuées par la pression; quelques vomissements; haleine fétide; gencives bleuâtres, langue légèrement blanche et humide. Teinte jaune plombée de la face. Intelligence intacte. Pouls assez dur, vibrant, cinquante-cinq pulsations; peau fraîche, émission facile des urines. (Deux gouttes de croton tiglium, lavement purgatif des peintres.)

Le 14 juin, quatre selles et un vomissement ont eu lieu hier; aussi le malade se dit soulagé. Eau de Sedlitz une bouteille; deux selles dans la journée. Vers dix heures du soir il se lève tout-à-coup dans son lit, exécute quelques mouvements en sens divers, prononce des mots sans suite et se couche; il répète assez souvent ce manége.

Le 15, au moment de la visite, nous trouvons Bechet couché en partie sur le ventre, en partie sur le côté gauche, il a les mains appliquées sur l'ombilic; les membres inférieurs, ainsi que le tronc, sont un peu ramassés. On le croit dormant, les yeux sont fermés; lorsqu'on les découvre, on trouve les pupilles dilatées, et nullement contractiles à l'approche d'une bougie; il ne ronfle ni ne parle; si on lui adresse la parole comme à un autre malade, il ne répond pas; mais vient-on à l'agiter et à lui parler à haute voix, en un mot, excite-t-on son attention avec beaucoup d'activité, alors il entr'ouvre d'abord, puis ouvre complètement les yeux; si on lui fait en ce moment une question, il n'y répond pas, mais bredouille avec un accent de dépit marqué, quelques mots, tels que le *pater noster*, etc., etc, puis retombe dans son assoupissement, et quelquefois se tourne d'un autre côté dans son lit, mécontent de ce qu'on l'a réveillé. Lorsqu'il ouvre les yeux, ces organes, qui ne se dirigent nullement vers l'interlocuteur, sont hagards.

Quand, à force d'excitation, on parvient ainsi à tirer un peu le malade de son assoupissement, pareille scène se renouvelle toujours, et toujours il vous récite les mêmes mots ; et, chose bien singulière, lorsqu'on l'a fait sortir un première fois de sa somnolence, il suffit de le toucher, de tousser même pour lui faire bredouiller son espèce de refrain *pater noster*, etc., etc., quoiqu'il soit retourné, en apparence, à son assoupissement, et qu'il n'ouvre pas les yeux en ce moment.

Une heure après la visite, lorsqu'on veut l'obliger à répondre à une question, après avoir entr'ouvert les yeux, il nous dit : *attendez*, puis retombe dans sa somnolence.

Il peut se remuer facilement, mais avec assez de lenteur ; quelquefois il se lève sur son lit, puis se couche sur le ventre, ou se place dans des positions bizarres, telles que : se mettre la tête en bas, prendre un point d'appui avec les mains sur son lit et présenter les fesses en l'air. Mais pendant ces divers mouvements, exécutés avec beaucoup de calme, il ne parle point, il entr'ouvre seulement les yeux ; dans un moment, il s'agenouille et se met à uriner sur son oreiller.

Tous les organes des sens sont émoussés (1) ; cependant ils transmettent les impressions, ce dont nous nous assurons à plusieurs reprises en faisant naître ces sensations ; mais pour faire cette expérience, il faut agir avec un peu d'énergie.

Pouls toujours lent, régulier, vibrant, cinquante-cinq pulsations ; chaleur de la peau naturelle ; les sillons naso-labiaux et la conjonctive offrent une légère teinte jaune ; respiration bonne ; quelques petites croûtes jaunes sur les lèvres ; langue comme la veille ; absence de vomissements ; le ventre n'est ni rétracté ni bombé ; le malade y porte assez souvent les mains. Deux gouttes d'huile de croton, lavement purgatif des peintres ; sept à huit selles dans la journée.

____

(1) Nous avons vu plus haut que la vue était entièrement perdue.

Le 16, à la visite du matin, on trouve les yeux du malade ouverts et hagards. On ne peut obtenir de réponse, l'entendement étant entièrement affaissé ; deux à trois minutes après notre arrivée, le globe de l'œil se porte en haut ; quelques mouvements convulsifs parcourent les membres supérieurs, ils sont bientôt suivis de fortes secousses spasmodiques, et de torsion ; la main se ferme et le pouce se place en dedans ; les pupilles, dilatées, restent immobiles. Enfin, l'écume survient accompagnée de mouvements respiratoires saccadés et bruyants ; la figure s'injecte un peu, sans présenter cette turgescence si commune chez les malades atteints d'épilepsie ; le pouls n'éprouve aucune modification pendant l'attaque ; le tout dure à peine trois minutes.

Aussitôt l'attaque terminée, résolution complète des membres, calme parfait ; la bouche reste ouverte, et les yeux à moitié fermés ; les battements du cœur s'accélèrent d'une manière irrégulière ; le pouls perd sa dureté, et devient si fréquent, qu'on compte cent huit pulsations, et une transpiration abondante se manifeste.

Trois accès d'épilepsie se déclarent dans l'espace d'une heure ; dix à douze minutes après le dernier, la respiration devient lente, haute et difficile ; toutes les puissances de cette fonction sont mises en jeu avec énergie, et le malade rejette un peu de salive écumeuse par une espèce de sputation ; enfin, les efforts respiratoires sont moins prononcés et le calme se rétablit. Le malade paraît toujours somnolent entre les attaques d'épilepsie ; il n'y a aucun moyen d'éveiller son intelligence ; la seule chose qu'on puisse obtenir à force d'excitation, c'est de lui faire entr'ouvrir les yeux.

On essaye d'introduire dans l'estomac deux gouttes d'huile de croton, et d'administrer un lavement purgatif des peintres ; tout est inutile, rien ne peut empêcher l'épilepsie de se répéter fréquemment, à tel point qu'on ne distingue plus d'intervalle entre les accès : continuellement les membres, la face et le tronc sont agités de mouvements convulsifs ; le malade rejette sans cesse de l'écume par la bouche ; ce sont plutôt des convulsions épileptiformes continues, que des attaques distinctes. Enfin, sur les deux heures de l'après-midi, le malade succombe au milieu de cet état, comme asphyxié.

Autopsie, faite le 17 juin, en présence de MM. Rayer, Littré, Sandras, Roger, Jacquart, etc., etc. Raideur cadavérique assez considérable, embonpoint marqué, appareil musculaire fortement prononcé.

Abdomen. — Paquet intestinal lubrifié par la sérosité, comme dans l'état normal ; à la jonction de l'S iliaque avec le colon descendant gauche, ainsi qu'à la réunion de cette même S avec le rectum, on observe un rétrécissement de l'intestin très-sensible ; les parties intermédiaires et supérieures à ces espèces d'étranglements sont dilatées par des gaz ; du reste, on ne peut apercevoir aucune altération dans les tuniques de l'intestin rétréci. Une très-belle arborisation sanguine se voit sur toute l'étendue du tube digestif ; elle est cependant plus marquée à la fin de l'ilium ; les épiploons offrent une teinte rosée ; on sent quelques glandes mésentriques hypertrophiées.

Le tube digestif ouvert nous laisse voir, à notre grand étonnement, un développement prodigieux des glandes de Brunner et de Peyer ; dans toute la longueur de l'intestin grêle, nous apercevons un très-grand nombre de plaques saillantes de follicules agminés ; les glandules de Brunner sont fort volumineuses ; dans le gros intestin, cette disposition anatomique n'apparaît que çà et là ; on n'observe point de dépression noirâtre au centre des follicules ; nous ne pouvons rencontrer une seule ulcération ; la muqueuse digestive ne présente ni injection ni ramollissement, etc., etc. ; en un mot, aucune autre altération morbide ; on ne rencontre pas non plus au-dessous d'elle, cette matière cassante, jaune, qui s'observe dans la dothinenterie.

Le foie est un peu rouge ; cependant, des gouttelettes de sang ne ruissellent pas au moment de sa section.

La rate, qui contient beaucoup de sang, se trouve sensiblement ramollie.

Les reins et la vessie ne nous offrent rien qui mérite d'être noté.

Thorax. — On remarque une belle arborisation sous-pleurale, qui donne à la plèvre une teinte rouge prononcée. Les poumons, rouges et crépitants, présentent quelques légères adhérences vers le sommet et la scissure interlobaire ; vis-à-vis de ces pseudo-membranes, on observe un petit nombre de tubercules crus. La partie inférieure des poumons contient une assez grande quantité de sang. Les bronches participent à la coloration rouge du tissu pulmonaire, qui disparaît par la macération.

On aperçoit, sur les oreillettes et les ventricules du cœur, quelques taches blanchâtres, vestiges d'une ancienne péricardite. On trouve dans le ventricule droit un caillot de fibrine, en partie décoloré et gros comme une noix. Le cœur a un bon volume, et les valvules sont saines.

Crâne. — Les méninges offrent une arborisation assez marquée ; les veines de la convexité ont acquis un développement sensible ; elles sont d'ailleurs humides. Les sinus contiennent un peu de sang liquide.

Les circonvolutions cérébrales ne nous présentent ni entassement, ni saillie anormale. Les ventricules, qui renferment un peu de sérosité, ne sont point non plus affaissés ; la substance cérébrale, à peine injectée, a une bonne consistance. Toutes les parties de l'encéphale sont examinées avec le plus grand soin, sans qu'on puisse rencontrer la moindre altération organique.

Pour mettre à découvert la moelle épinière, on porte sans précaution de violents coups de marteau sur le rachis, surtout à la partie moyenne. Nous rencontrons sur la dure-mère un peu de sang coagulé, étendu par plaques d'une manière uniforme. Les autres méninges ont conservé leur texture normale. On remarque un réseau vésiculaire assez développé sur les parties antérieure et postérieure de la moelle, qui se trouve ramollie au niveau de la région dorso-lombaire ; mais ce ramollissement blanc est situé vis-à-vis des vertèbres qu'on a enfoncées dans ce point du cordon rachidien, en voulant ouvrir le canal vertébral.

Le grand sympathique et le pneumo-gastrique n'ont subi aucune altération.

Analyse du sang. — M. Chevalier a bien voulu, sur ma demande, faire tous les essais convenables pour découvrir si des particules de plomb étaient associées au sang que j'avais extrait de la veine cave-inférieure et du cœur droit d'une part, et de l'autre de la veine-porte et du foie.

Voici le résultat de ses expériences : « J'ai examiné le sang »contenu dans deux bocaux, et qui provenait du nommé Bechet. »Une partie du sérum; essayé par les réactifs qui décèlent le »plomb, n'a donné aucun des caractères qui font connaître ce »métal, qui alors aurait été à l'état salin. Une autre portion du »sérum ayant été évaporée, son résidu a été charbonné et inci-»néré; l'examen des cendres a démontré qu'elles ne contenaient »pas la moindre trace ni de plomb ni d'oxide de ce métal. »

OBSERVATION XXIV.

Rechutes. — *Colique; arthralgie; délire; épilepsie; coma; amau-rose; paralysie.* — *Saignée, anti-spasmodiques.* — *Guérison.*

Vallée (Désiré), âgé de vingt-sept ans, d'une forte constitu-tion, n'a jamais eu d'autre maladie étrangère au plomb qu'une affection vénérienne intense. Il y a dix ans qu'il a commencé l'état de peintre en bâtiments; au bout de trois ans il fut atteint d'une colique saturnine simple assez forte. Six mois plus tard une nouvelle attaque de colique survint, alors des accidents graves se manifestèrent vers le cerveau; épilepsie, amaurose. M. Duplay, dans son article *Amaurose saturnine,* inséré dans les *Archives,* a relaté cette observation d'encéphalopathie satur-nine. Vallée, bien guéri de ses maladies de plomb, abandonna sa profession de peintre, et entra dans un café comme garçon limonadier. Vallée pendant quatre ans n'éprouva aucun accident du côté du ventre et du cerveau. Mais au bout de ce temps il reprit son état de peintre pendant six semaines, qui lui fit en-core contracter la colique. Après être guéri il entra encore comme garçon limonadier dans un café; au bout de dix=huit mois, sans avoir fait usage de médicaments saturnins, sans avoir habité un appartement nouvellement peint, il ressentit des douleurs dans le ventre, qui, en raison de leur acuité, le décidèrent à entrer à la Charité, salle Saint-Michel, n° 27, le 20 juillet 1838.

État actuel. Douleur tortillante à l'épigastre et l'ombilic, diminuée par la pression, et revenant par accès beaucoup plus aiguë; alors le malade se couche à plat ventre, se met en double, change sans cesse de position, et sa figure se grippe d'une manière extraordinaire. Constipation depuis trois jours; anorexie, pas de soif; langue blanchâtre, Nausées, éructations fréquentes. L'émission des urines est facile; elles sont rendues en quantité convenable. Pouls dur, vibrant, à quarante-cinq pulsations.

Douleurs contusives dans les genoux, les jarrets et la plante des pieds; picotements à la partie antérieure de la cuisse; crampes dans le mollet; on n'observe ni rougeur ni tuméfaction morbides dans les parties endolories; les souffrances reviennent par moments plus vives; une douce pression diminue leur acuité, tandis que le mouvement l'augmente.

Les gencives et les dents se trouvent recouvertes de sulfure de plomb. Sous l'influence de l'huile de croton tiglium et de bains sulfureux, la colique et l'arthralgie diminuaient journellement d'intensité, lorsque le 25, à neuf heures du soir, Valée se met tout-à-coup à bavarder à tort et à travers. Au bout de dix minutes survient une attaque d'épilepsie; les convulsions sont excessivement violentes; on constate l'écume à la bouche, la lividité de la face et la sterteur.

Deux lavements, potion éthérée. Toute la nuit il est assoupi; seulement de temps en temps il pousse des cris plaintifs.

Le 26, à quatre heures du matin, nouvelle attaque d'épilepsie; alors saignée générale.

A la visite, nous trouvons Valée assoupi. A force d'excitation on parvient à le réveiller; sa figure porte l'empreinte de l'hébétude, néanmoins il répond juste à nos questions; mais le plus souvent, quand il commence une phrase suivie, il bredouille le reste dans un jargon auquel on ne comprend rien. Si on ne continue pas à l'exciter il retourne bientôt à son assoupissement. Les pupilles se trouvent considérablement dilatées ; elles ne se resserrent pas sensiblement à l'approche d'une bougie ; le malade n'y voit pas du tout ; le fond de l'œil est noir. La langue, mordue pendant les attaques d'épilepsie, a doublé de volume. Pouls à quatre-vingts pulsations, petites et régulières. La peau a conservé une bonne chaleur.

Dans la journée il sort de son lit, va se heurtant de côté et d'autre, et marmotte chemin faisant quelques mots incompréhensibles. Plusieurs fois cette scène se répète.

Le soir on pratique une saignée de huit onces à l'aide de ventouses scarifiées appliquées au col et à la région mastoïdienne.

Le 27, les yeux sont tantôt fermés, tantôt ouverts; dans ce dernier cas on les trouve presque constamment fixes, sans expression. Lorsqu'on engage conversation avec lui, par moment il raisonne sensément, surtout lorsqu'on dirige ses réponses ; puis dans d'autres instants il divague complétement. Abandonné à lui-même, le plus souvent il est silencieux; quelquefois il appelle son père, sa sœur, à son secours, se met à pleurer, parce qu'ils n'arrivent pas. L'amaurose persiste. Le reste de la journée le plus souvent on le trouve somnolent.

Le soir, à 5 heures, Vallée se réveille complétement, engage dès lors une conversation raisonnable, et dort une partie de la nuit.

Le 28, tremblement des membres supérieurs; les pupilles paraissent un peu moins dilatées qu'hier. La vue est moins trouble. Du reste le malade converse aussi sensément que dans l'état de santé. Il n'a conservé aucun souvenir de son existence depuis l'attaque d'épilepsie; il ne se rappelle même pas les quelques jours qui ont précédé son entrée à l'hôpital. La figure est un peu hébétée. On compte quatre-vingt-dix pulsations; la peau a acquis un peu de chaleur; il n'y a pas de céphalalgie. Brisement général.

Le 29, les deux doigts du milieu de la main droite commencent à se fléchir, et le malade éprouve de la difficulté à les relever. L'amaurose au contraire a complétement disparu. Bon appétit; soif; pouls à soixante-dix pulsations. Le malade ressemble encore un peu à un homme qui vient de sortir d'un profond sommeil.

Le 30, la main gauche commence aussi à se paralyser.

Les jours suivants les doigts des deux mains perdent leurs mouvements d'extension. Du reste le trouble de l'intelligence a complétement cessé. Le malade plus tard est atteint de fièvre intermittente et de tubercules pulmonaires, mais les accidents encéphaliques ne reparaissent pas.

OBSERVATION XXV.

Colique; délire; épilepsie; coma. — Anti-phlogistiques. — Mort. Autopsie.

Vermillet, âgé de cinquante-quatre ans, ancien garçon marchand de vin, entra en qualité de broyeur chez un marchand de couleurs. Cet homme n'avait jamais eu de maladie de cerveau, et habituellement il était bien portant lorsqu'il prit cette nouvelle profession. Après six mois de ce nouvel état, Vermillet est atteint de colique, et entre à la Charité, salle Saint-Ferdinand, n° 17, le 10 janvier 1839.

La colique modérée se dissipait sous l'influence de l'administration de l'huile de croton, lorsque le 13, à la visite, le faciès du malade nous frappa. Il y avait quelque chose d'étonné, d'insolite dans son regard; il avait un air pensif, que ne justifiaient point les réponses qu'il faisait à nos questions. Le soir le délire éclate, et dure toute la nuit. Huile de croton, une goutte.

Le 14, le malade bavarde sans cesse sur toute espèce de sujets. A neuf heures du matin attaque d'épilepsie suivie d'un coma profond pendant presque toute la journée; l'assoupissement n'est interrompu que par quelques cris. Pouls à soixante-dix pulsations, régulier, souple. Saignée de seize onces. Le sang ne se recouvre pas de couenne.

Toute la nuit le malade babille à tort et à travers.

Le 15, pendant toute la journée le malade est réveillé : tantôt tranquille, tantôt furieux, il a perdu en grande partie la raison. Pouls à quatre-vingts pulsations ; peau un peu chaude. Saignée le 16 et le 17 ; douze attaques d'épilepsie suivies tantôt de délire, tantôt de coma.

Le 18, les mouvements épileptiformes presque continus remplacent les attaques distinctes d'épilepsie, et le malade succombe asphyxié au milieu de ces convulsions.

Autopsie.—Tête. Les méninges ne sont pas plus injectées que chez les individus non affectés de maladie cérébrale. Il n'y a non plus ni exsudation pseudo-membraneuse, ni épaississement, rien en un mot d'anormal. Mais elles sont sèches et distendues par la masse cérébrale. Les circonvolutions cérébrales sont aplaties, elles ne font plus de saillie ; on dirait que le cerveau présente une surface parfaitement unie. Les anfractuosités ne sont plus sensibles lors même que la pie-mère est enlevée. L'encéphale est excessivement volumineux. Aussi lorsqu'on a fait préalablement la trépanation du crâne, le cerveau est venu faire saillie par cette ouverture. Les parois du crâne se trouvent sensiblement épaissies. Teinte d'un jaune pâle, ou sale, de la substance cérébrale, à l'extérieur. A l'intérieur cette teinte se trouve encore plus prononcée ; la substance grise est colorée en jaune cendré, et la substance blanche en jaune terreux. Le parenchyme cérébral paraît un peu plus dur que dans l'état de santé ; les ventricules semblent complétement effacés.

La moelle, examinée avec le plus grand soin, ne nous présente aucune altération. Nous ne pouvons plus y suivre la teinte jaune, qui se termine au mésolobe.

Le tube digestif est tassé sur lui-même, on le dirait comprimé par un poids énorme. Dans toute son étendue il a un très-petit volume, semblable à celui des individus qui ont une lésion organique de l'orifice pylorique de l'estomac. On observe une belle arborisation de tout l'intestin à l'extérieur. La membrane muqueuse du jéjunum et de l'iléum se trouve recouverte d'un mucus jaunâtre très-adhérent, qu'on ne pourrait enlever qu'avec l'aide de la lame du scalpel et à force de lavages répétés. La muqueuse du gros intestin est tapissée également par une matière analogue, qui tient attachées à elle les matières fécales.

Du reste on observe çà et là quelques traces de congestion cadavérique dans les parties les plus déliées des intestins. Mais leur épaisseur et leur consistance ne sont pas altérées.

Les ganglions du grand sympathique, préparés avec beaucoup de soin, nous permirent de constater les particularités suivantes : ils avaient acquis un volume double et quelquefois triple de ceux de deux sujets morts l'un d'une pneumonie, et l'autre de phthisie pulmonaire, dont nous avions aussi fait préparer le trisplanchnique. Les ganglions de l'homme mort d'encéphalopathie saturnine avaient un aspect gris-jaunâtre, et ne paraissaient pas sensiblement plus durs. Les plexus, du reste, ne présentent rien de particulier à noter. Les ganglions de la cavité thoracique et du cœur ne semblaient pas devenus proportionnellement aussi volumineux que ceux de l'abdomen. Les ganglions nerveux des trous de conjugaison ne différaient pas de ceux des deux autres sujets avec lesquels nous établissions nos comparaisons.

Les reins sont un peu congestionnés. La base des poumons est fortement engouée de sang et de sérosité.

OBSERVATION XXVI.

Coma. —Épilepsie.—Délire.—Traitement de la Charité. —Opiacés. — Mort. — Autopsie. — Analyse chimique du cerveau.

Roynet, âgé de quarante-cinq ans, très-fortement constitué, travaillait depuis dix-huit mois à la fabrique de céruse de Clichy. Cet homme, après avoir éprouvé de grands revers de fortune, fruits de son inconduite, avait été réduit à travailler la céruse; il n'éprouvait cependant aucun chagrin en apparence; toujours gai, d'un caractère doux et tranquille, il se grisait à peine deux fois par mois; mais tous les jours il buvait environ

trois litres de vin et presque jamais d'eau-de-vie. Déjà il avait
eu cinq fois la colique de plomb, qui n'était jamais accompagnée
d'accidents cérébraux. Il y a six semaines, la dernière colique
survint; mais cette fois il se déclara une paralysie de l'extenseur commun des doigts du côté droit.

Le 2 janvier, après avoir travaillé toute la journée, avec la
vigueur, indice d'une bonne santé, il se met à souper comme à
l'ordinaire; mais, en se levant de table pour aller se coucher, il
tombe subitement à la renverse, privé de connaissance; on
n'observe ni mouvements convulsifs, ni écume à la bouche, ni
paralysie. On le porte dans son lit; au bout de trois quarts
d'heure environ, il revient à lui, mais avec un peu de délire.
Le lendemain, ce *subdelirium* existait encore; il n'empêcha pas
le malade de venir à pied à l'hôpital, avec d'autres camarades.
Il fut placé au n° 32 de la salle Saint-Louis.

État actuel.—Décubitus tantôt dans un sens, tantôt dans un autre. Roynet jouit de la liberté de ses mouvements; il est seulement
affecté d'une paralysie de l'extenseur commun des doigts du
côté droit. La sensibilité générale et sensoriale est intacte partout.
Absence de céphalalgie. La figure, qui offre une légère teinte
jaune plombé, a parfois une expression qui n'est point en rapport avec la conversation, ni avec les autres impressions qui
viennent du dehors. Ainsi, par moments le malade parle, en
riant aux éclats, d'une chose fort ordinaire; dans d'autres instants, sa physionomie prend un air sérieux, pensif, pour répondre à la question la plus simple. Enfin, assez souvent la face a
son expression à peu près normale. Au premier abord, on ne
s'aperçoit pas que cet homme a une affection de cerveau; il est
fort tranquille et raisonne bien. Mais, si l'on vient à engager
de plus en plus la conversation, il perd le fil de ses idées, au
bout d'un certain temps, et déraisonne complètement, ou se
contredit, d'un moment à l'autre, de la manière la plus cho-
quante. Du reste, livré à lui-même, il ne parle pas seul. Il
mange, boit, urine, va au bassin, comme une personne bien
portante; quelquefois il se lève pour aller trouver quelques malades couchés dans la salle voisine; ceux-ci ne découvrent pas

d'abord, dans Roynet, de lésion de l'intelligence ; mais, une fois avertis par nous, ils ne tardent pas à dire qu'il divague. Nous ne pouvons parvenir à obtenir de lui des renseignements exacts sur ses antécédents ; tantôt il nous dit une chose, tantôt une autre. On commence l'administration du traitement de la Charité.

Les 5, 6 et 7 janvier, même état, continuation du traitement de la Charité.

Le 8, à une heure et demie de l'après-midi, une attaque d'épilepsie se déclare brusquement ; elle est caractérisée par de violents mouvements convulsifs de tout le corps, la sortie d'écume sanguinolente, la morsure de la langue, la respiration entrecoupée, etc., etc. A la suite d'un accès, qui dure environ une demi-heure, le malade tombe dans un léger assoupissement, qui disparaît bien vite pour faire place à l'état délirant des jours précédents.

Le 9, l'aspect général du visage est plus dévié de son état normal que les jours précédents. Il n'a plus aussi souvent cet ensemble qui annonce la raison. Les yeux sont parfois fixes, et les traits de la face concentrés, ou bien ces organes semblent rouler dans leurs orbites avec des idées sérieuses, et alors la physionomie générale participe à cet état de méditation apparente. Enfin, quelquefois encore, le rire aux éclats survient au moment qu'on y pense le moins. Un tremblotement, ou plutôt de petits mouvements spasmodiques agitent les membres, ou parcourent la face en différents sens ; leur arrivée et leur disparition ont lieu d'une manière irrégulière. La langue a éprouvé un gonflement considérable, résultat de sa morsure pendant l'attaque d'épilepsie d'hier ; aussi, la parole ne jouit point de toute sa liberté, elle est bredouillante, rapide et brusque ; les petites secousses convulsives dont nous venons de parler contribuent à cet état anormal de la prononciation. Le malade a parfois conscience de son état, il se dit fou. Sa conversation n'est pas aussi souvent ni aussi long-temps raisonnable qu'hier. Cependant, il faut encore être très-attentif pour reconnaître une lésion de l'intelligence. Continuation du traitement de la Charité.

Le 10, le malade babille souvent seul, ou veut aller se coucher dans le lit de ses voisins; le soir, il divague encore davantage, il veut battre sans motif l'infirmier; la menace de la camisole de force l'apaise un peu. Souvent il parle seul la nuit; ses discours sont discordants, sans suite, et roulent sur toute espèce de sujets. Trois à quatre fois il se lève dans son lit, essaye d'en briser l'entourage en bois, s'imaginant qu'il a affaire à une machine; puis se couche. A deux reprises différentes, il sort de son lit, marche pieds nus, urine au milieu de la salle; puis, dans un autre moment, il croit qu'un de ses voisins l'appelle, il se jette précipitamment par terre pour lui porter secours, et va se coucher dans un autre lit, à l'extrémité opposée de la salle. Vue bonne, marche ferme et assurée. Par instants, il est silencieux et calme, quoiqu'il ne ferme jamais les yeux.

Le 11, le malade est tranquille, mais il déraisonne encore plus qu'hier, lorsqu'on vient à lier conversation avec lui. Quand il nous parle, c'est toujours avec sa figure riante; est-il silencieux, sa figure exprime la méditation et la réflexion profondes. Par intervalles, il s'aperçoit qu'il dit un mot pour un autre; alors il manifeste par des gestes d'impatience qu'il s'est trompé, et cherche quelquefois dans sa tête l'expression propre pour rectifier son erreur; lorsqu'il bavarde seul, son délire roule sur toute espèce de sujets. Si on l'aborde en excitant vivement son attention, et que les premières questions soient simples, et de très-facile réponse, il répondra toujours dans ce cas d'une manière juste; il ne raisonne pas plus sur un sujet que sur un autre. Malgré cette aggravation, il y a toujours au milieu du délire une certaine apparence de raison, bien moins sensible qu'hier, il est vrai. La voix est comme convulsive, beaucoup plus brusque et plus saccadée que les jours précédents; aussi les mots sont-ils prononcés rapidement et d'une manière incomplète. Langue rosée et un peu blanche sur son milieu; absence de soif et de faim; le malade ne se plaint jamais de douleurs ni au ventre, ni à la poitrine, ni à la tête. L'émission des matières fécales et des urines s'exécute facilement. Pouls souple, assez plein, régulier, à quatre-vingt-quatre pulsations; bonne chaleur de la peau. On abandonne le traitement de la Charité, parce que le malade ne veut plus le continuer, et ensuite par la considération que jusqu'à présent son action s'est bornée à quelques selles et à trois ou quatre vomissements. M. Andral veut bien, sur ma demande, prescrire une potion avec demi-gros de laudanum de Rousseau, à prendre par cuillerées de demi-heure en demi-heure.

Vers les six heures du soir, Roynet se met à babiller seul beaucoup plus qu'à l'ordinaire; dans un moment il s'écrie : « Voyez-vous cette femme qui se pend? » A huit heures, violente attaque d'épilepsie.

Pendant la première demi-heure de cet accès, mouvements convulsifs énergiques de la face, des membres et du tronc. Les avant-bras et les mains, sans cesse portés en avant, sont agités avec une grande vitesse; de fortes secousses soulèvent le tronc d'une seule pièce; la face, très-pâle, se trouve sensiblement défigurée par les contractions brusques qui la sillonnent en tout sens. Les yeux sont contournés en haut ; respiration convulsive, difficile, accompagnée d'un râle bruyant, occasionné par l'agitation des mucosités qui se sont amassées dans la bouche, la gorge, la trachée et les gros tuyaux bronchiques. Puis, pendant la demi-heure suivante, ralentissement des mouvements convulsifs ; sortie de la bouche d'une assez grande quantité d'écume ; longues et sonores expirations, courtes et incomplètes inspirations ; aussi le malade aide-t-il ce dernier mouvement avec les joues et les lèvres, qu'il enfle fortement; la face devient violette. A cet état succède le coma, interrompu de temps en temps par un réveil subit ; alors il ouvre largement les yeux, qu'il promène autour de lui pendant quelques minutes sans mot dire, puis il retombe dans son assoupissement. A minuit, on trouve le malade tombé par terre et dans un état comateux; probablement que cette chute avait été déterminée par une nouvelle attaque d'épilepsie. A quatre heures du matin, se déclare un nouvel accès d'épilepsie, mais moins violent et moins long que le premier, il dure environ trois quarts d'heure; à la suite de cette attaque, Roynet, tantôt ouvre les yeux, tantôt les ferme ; il parle rarement.

Le 12, notre malade vomit avec de grands efforts plein le tiers de son crachoir d'une matière jaune, de la consistance d'une purée un peu claire, ayant l'odeur et l'aspect des matières fécales. Il n'y a point de hernie, ni de douleur dans tout le ventre (cet homme a subi il y a six mois l'opération de la ponction à un testicule affecté d'hydrocèle ; depuis cette époque, il ne s'est jamais plaint). Ses yeux sont largement ouverts, on dirait presque qu'ils vont sortir de leur orbite. Les pupilles ont éprouvé une contraction sensible. Si on adresse la parole à Roynet, il nous répond en bredouillant très-vite une foule de mots inintelligibles; la langue, déchirée et mordue dans les accès d'épilépsie, est tellement grosse, qu'elle remplit pour ainsi dire toute la bouche. Dans un autre instant, il nous répond sensément à des questions fort simples ; d'un moment à l'autre il est assoupi et réveillé; dans ce dernier état il babille seul ou ne dit mot; quelquefois, les yeux largement ouverts, portés au ciel et fixes, lui donnent l'air d'un homme en extase. On entend un ronflement assez sonore, lorsqu'il semble endormi. La motilité et la sensibilité sont émoussées, mais non abolies. Pouls simple, de soixante-quinze à quatre-vingts pulsations, chaleur de la peau normale, absence de sueurs. Emission des urines et des matières fécales, sans participation de la volonté. Potion gommeuse avec un demi-gros de laudanum de Rousseau.

L'assoupissement diminue sur les trois heures de l'après-midi, et la raison semble un peu moins obtuse. A cinq heures, il veut sans cesse se lever, tombe de son lit, bavarde souvent seul à tort et à travers. Alors on lui met la camisole de force, sans opposition de sa part. Toute la nuit, il babille de quart d'heure en quart d'heure à peu près; jamais le sujet de sa conversation n'est le même pendant plusieurs accès de bavardage. Très-rarement il ferme les yeux; quelques petites secousses convulsives agitent de temps en temps le tronc et les membres.

Le 13, il divague seul au moins tous les quarts d'heure, mais chaque fois il ne parle que quelques minutes, puis se tait. Les yeux roulent lentement dans leur orbite, les traits de la face sont concentrés, il ressemble alors à un homme qui, silencieux, réfléchit à des idées profondes; si on lui demande le sujet de ses réflexions, il répond par une phrase extravagante, ou qu'il n'en sait rien ; tantôt sa figure s'épanouit, les yeux sont mobiles, et expriment une infinité de sentiments, alors il babille sur toute espèce de sujets; enfin, quelquefois il paraît vouloir s'assoupir, les pupilles sont toujours fortement resserrées, cependant la vision est bonne. La figure offre constamment une teinte d'un jaune cendré prononcé. La respiration fait entendre continuellement un ronflement prononcé, au point que si le malade avait les yeux fermés, on le croirait plongé dans un profond sommeil. Il ne cherche point à se délier, on le voit toujours calme et paisible. Les vomissements ont cessé ; on ingère facilement toute espèce de boissons dans l'estomac. Potion avec cinquante-six gouttes de laudanum. Dans le cours de la journée, on n'observe rien de nouveau. Vers onze heures du soir, un accès de délire plus long survient, et alors les membres sont agités de secousses spasmodiques, le tronc même, par instants, est mu avec certaine violence.

Le 14, même état absolument qu'hier. On aperçoit de temps en temps quelques légers mouvements convulsifs dans les membres. Le malade babille pendant cette agitation. La figure et le tronc sont recouverts d'une sueur abondante et d'une bonne chaleur. Le pouls toujours à quatre-vingts. Quelquefois les lèvres et les joues se gonflent au moment de l'expiration, pour exécuter le mouvement de *fumer la pipe*. (Cent gouttes de laudanum.) Pendant la nuit le malade ne s'est pas assoupi une seule fois.

Le 15, la conjonctive est injectée fortement, et non enflammée, et les paupières offrent une tuméfaction considérable; contraction toujours très-prononcée des pupilles. Les yeux sont humides, hagards, souvent demi-fermés, quelquefois ouverts complétement; les traits de la face ont éprouvé un affaissement notable. A peine le malade peut-il répondre *oui* et *non* à la plus simple question; son babil est intelligible, à voix demi-basse, et plus rare qu'à l'ordinaire. Il y a un affaissement général, tout le corps est couvert de sueurs; le pouls, déprimé et irrégulier, donne quatre-vingt-dix pulsations. On remarque quelques croûtes jaunâtres sur les lèvres ; la langue conserve son état rosé et blanchâtre. La respiration, qui devient de plus en plus bruyante, lente et profonde (quinze inspirations), est presque stertoreuse. (Cent gouttes de laudanum.) Le malade bavarde la nuit un peu plus que le jour.

Le 16, tout le corps se trouve inondé d'une sueur froide. Le pouls, encore assez plein, à cent pulsations, offre une irrégularité très-marquée ; on compte une vingtaine de pulsations très-fréquentes et faibles, puis viennent cinq à six battements forts et très-lents, et ainsi de suite. La respiration, encore plus embarrassée, est tout-à-fait stertoreuse ; douze inspirations par minute ; affaissement complet. Les yeux ont perdu leur injection ; ils sont continuellement hagards, entr'ouverts inégalement et recouverts d'un mucus épais, gluant ; quelquefois cependant, ils roulent dans les orbites de droite à gauche et de gauche à droite. De temps en temps le malade bredouille encore quelques mots inintelligibles ; la voix a perdu beaucoup de son éclat ; cependant lorsqu'on lui fait une question sur sa santé, il nous répond *qu'il va assez bien*. La langue, grosse et sèche, porte plusieurs grosses ampoules produites par les morsures arrivées pendant les attaques d'épilepsie. L'auscultation nous fait entendre dans toute la poitrine un râle ronflant et bouillonnant.

Vers les cinq heures du soir la respiration s'embarrasse de plus en plus et le malade expire à dix heures, au milieu d'une courte agonie ; deux heures avant de mourir, il parlait encore seul.

Autopsie, pratiquée le 18 décembre 1837, trente-six heures après la mort, par un temps humide.

Le cadavre couché sur le dos présente dans cette partie quelques plaques rouges et même des ecchymoses. Le système musculaire est fortement prononcé ; les muscles offrent une teinte rouge normale.

Colonne vertébrale. On recueille, au moyen du procédé de M. Magendie, tout le liquide céphalo-rachidien ; ce liquide est d'environ trois à quatre onces, un peu teint de sang, transparent, il n'a pas été entièrement obtenu. On rencontre dans le canal vertébral une grande quantité de sang, surtout à la partie inférieure. Les veines extérieures de la face postérieure et surtout de la région inférieure de la moelle sont considérablement dilatées et pleines de sang. Celles de la face antérieure le sont moins; les veines des méninges ne participent point à cette dilatation prononcée. Du reste le tissu de la moelle, de ses racines, et du ligament dentelé ne présente ni injection, ni ramollissement, ni induration, il est absolument dans l'état normal. Les membranes d'enveloppe n'offrent non plus aucune altération appréciable.

Crâne. L'arachnoïde se trouve lubrifiée par une assez grande quantité de sérosité; la pie-mère est infiltrée d'un liquide jaune épais, comme gélatiniforme et cependant transparent. Point d'injection ni de rougeur de ces membranes. Développement considérable des glandes de Pacchioni, surtout à la grande scissure. Cerveau d'une bonne consistance; les parties centrales, telles que la mésocéphale, etc., sont moins résistantes et offrent la sensation d'une pâte un peu molle. Deux ou trois circonvolutions de la largeur de deux pouces environ du lobe antérieur, droit et gauche, sont beaucoup plus serrées les unes contre les autres et forment une espèce de relief au-dessus de la surface du cerveau. L'encéphale en totalité est recouvert facilement par la boîte osseuse, il serait même proportionnellement plus petit. Substance cérébrale finement injectée, surtout celle des lobes latéraux. Nous ne trouvons pas autre chose d'anormal dans le cerveau, que nous examinons dans tout son ensemble avec beaucoup de soin.

Les poumons sont recouverts de petites vésicules emphysémateuses, noirâtres à la circonférence, blanches au milieu. Les poumons sont gorgés de sang à leur partie postérieure; quelques adhérences anciennes à gauche; la partie inférieure de la trachée et les bronches offrent à l'intérieur une teinte rouge violacée. Rien au cœur; quelques plaques cartilagineuses, dans l'aorte. La substance corticale des reins est un peu pâle; dans la substance tubuleuse on voit déposés quelques points blancs, qui ne sont autre chose que de l'albumine concrétée. Bile très-épaisse et très-noire; foie, vessie, rate, rien d'anormal. Le testicule droit contient un peu de sérosité citrine. Le tube digestif ne présente aucune altération, si ce n'est quelques ecchymoses dans l'estomac et dans le gros intestin. Rien d'anormal dans le grand sympathique et le plexus brachio-céphalique. Le muscle extenseur commun du côté droit est un peu plus pâle que celui du côté gauche.

Expériences ayant pour but de rechercher le plomb dans le cerveau d'un homme mort de l'épilepsie saturnine, faites par M. Gui-bourt.

Ce cerveau a été desséché et chauffé au rouge dans une chaudière de fonte. Le charbon qui en est résulté a été chauffé long-temps et très-fortement dans un creuset de Hesse, sans qu'on ait pu l'incinérer. On l'a traité par l'eau; la liqueur, évaporée, a fourni d'onze grammes de sels solubles, A.

Le charbon lavé a été calciné de nouveau sans plus de succès. Après la calcination, il a été traité par l'acide hydrochlorique. Celui-ci évaporé a laissé environ huit grammes de sels, B.

Le charbon chauffé de nouveau n'ayant pu être incinéré, on y a projeté du nitrate de potasse, afin de le brûler entièrement. Il en est résulté une troisième quantité de sels, C.

Les sels A ont été dissous dans l'eau. Ils étaient légèrement acides et contenaient, indépendamment des sels de soude solubles, beaucoup de phosphate de chaux, du phosphate de fer, et pas de sulfate. La liqueur a été plus fortement acidifiée par l'acide hydrochlorique, et soumise à un courant d'acide sulfhydrique, lequel y a formé un précipité noir, trop abondant pour qu'on pût le croire formé uniquement de sulfure de plomb. Ce précipité a donc été traité par l'eau régale dans la vue de sa conversion en sulfate de plomb. Le tout a été évaporé à siccité et repris par l'eau. La liqueur contenait du sulfate de fer et pas de plomb. Le précipité de sulfate de plomb était beaucoup diminué et grisâtre. J'ai dû chercher à en retirer le plomb métallique; à cet effet, j'ai introduit ce sulfate desséché dans une courbure en U, pratiquée au milieu d'un tube horizontal; j'y ai fait passer un courant de gaz hydrogène pur et j'ai chauffé la matière pendant le même temps, avec une lampe à l'esprit-de-vin. La matière de grise est devenue noire, ce qui ne peut s'expliquer que par la réduction du sulfate de plomb en sulfure. En même temps, d'ailleurs, le gaz qui se dégageait avait une odeur d'hydrogène sulfuré, et de plus, au-delà du sulfure de plomb, se trouvait un enduit jaunâtre de soufre, et, au-delà encore, un enduit noirâtre d'une matière déposée par le gaz hydrogène. Mais le sulfure de plomb n'offrait aucun indice de plomb métallique. Voulant le griller d'une manière à peu près analogue à celle usitée pour le traitement en grand des sulfures de plomb, j'ai séparé le tube du flacon qui produisait le gaz hydrogène, et je l'ai chauffé au milieu de l'air, afin de brûler le sulfure et de le convertir eu oxide et en sulfate de plomb. La matière a pris en effet la couleur jaunâtre de l'oxide de plomb, et tout autour se formait également sur le verre un enduit jaunâtre d'oxide de plomb. Malheureusement, comme on le voit, l'hydrogène et l'oxigène enlevaient, chacun de leur côté, une petite quantité de métal, de sorte qu'après avoir réduit et oxidé plusieurs fois alternativement le sulfate de plomb, il ne m'est plus resté qu'une matière grisâtre, ne changeant plus de couleur par l'hydrogène ou par l'air, et qui était de la silice. Cette silice, il faut le dire, composait une partie très-notable du sulfate de plomb obtenu.

Ainsi, j'ai dû renoncer à l'espoir de montrer le plomb métallique retiré du cerveau de l'homme mort d'épilepsie saturnine; mais les essais qui précèdent ne laissent point le moindre doute sur sa présence dans le cerveau.

Les sels B qui provenaient de l'action de l'acide hydrochlorique sur le charbon du cerveau déjà épuisé par l'eau, m'ont donné un résultat presque négatif; c'est-à-dire que, étant redissous dans l'eau, qui en séparait une assez grande quantité de silice, la liqueur brunissait à peine ensuite par l'hydrogène sulfuré; de sorte qu'il eut été tout-à-fait inutile de chercher à recueillir le sulfure formé. Il en a été de même des sels obtenus par la combustion du charbon au moyen du nitrate de potasse. Les seules

preuves de la présence du plomb dans le cerveau ont été fournies par les sels provenant de l'action de l'eau sur le charbon
une première fois incinéré.

OBSERVATION XXVII.

Amaurose, délire, épilepsie, coma. — Purgatifs drastiques; antiphlogistiques. — Colique. — Mort. — Autopsie.

Dufaur, fondeur de plomb, âgé de trente-neuf ans, taille de
cinq pieds quatre pouces, d'une assez forte constitution, travaille à son état depuis dix-huit ans. Il jouit habituellement
d'une bonne santé et n'a jamais éprouvé d'accidents saturnins,
ni de maladie cérébrale. Adonné à toute espèce d'excès, et ayant
toujours beaucoup travaillé, sa constitution paraît déjà usée, et
on lui donnerait facilement une dixaine d'années de plus qu'il
n'en déclare. Du 5 au 6 juillet il fit une forte ribote ; le lendemain il éprouva quelques étourdissements. Depuis quinze jours
il peignait, exposé au soleil, des persiennes; d'autres fois il avait
travaillé dans ces circonstances, sans qu'il se déclarât de pareils
accidents. Quoi qu'il en soit, les accidents du côté du cerveau allant en augmentant, il entra le 12 juillet 1838 à l'hôpital de la
Charité, salle Saint-Ferdinand, n. 8.

Le 13 juillet, le malade babille un peu à tort et à travers, sort
de son lit, court dans la salle, appelle ses camarades, veut aller
travailler, etc.; cependant il se plaint de ne plus y voir, aussi
va-t-il se heurter contre les lits, poêles, etc. La figure est égarée,
la pupille, très-dilatée, ne se rétrécit nullement à l'approche
d'une bougie placée subitement près de l'œil, dont le fond est
noir. On n'observe aucune diminution de transparence des membranes et des humeurs de cet organe. Lorsqu'on engage conversation avec Dufaur, tantôt il parle raison, tantôt il divague. Pouls
à soixante-dix, peau d'une bonne chaleur.

Dix minutes après la visite, attaque d'épilepsie complète, avec morsure de la langue, qui dure un quart d'heure. Immédiatement après, assoupissement pendant vingt minutes, auquel succède le réveil. Alors, ce malheureux veut se lever, pour aller se promener, travailler, boire un coup, etc.; puis, l'assoupissement revient et ainsi de suite, de manière que le bavardage dure trois fois autant que la somnolence. Le délire est plus général après qu'avant l'attaque d'épilepsie. Le pouls est à quatre-vingts, et la peau un peu moite. Les pupilles acquièrent une dilatation si considérable, que l'on aperçoit à peine quelques traces de l'iris.

Lavement des peintres, huit ventouses scarifiées derrière les oreilles.

Le 14, à une heure après minuit, attaque d'épilepsie qui dure dix minutes, suivie d'assoupissement qui se continue la journée du 14. A de longs intervalles, le malade semble sortir un peu de ce coma pour marmotter quelques mots, faire de légers mouvements de bras et s'assoupir de nouveau. On ne peut obtenir aucune réponse raisonnable. L'iris est toujours aussi immobile, et la dilatation de la pupille aussi considérable.

Orge miellée.

Le 15, le malade est encore souvent endormi, mais on peut le réveiller; alors il raisonne assez juste, quoique sa figure soit encore beaucoup égarée. L'amaurose a aussi un peu diminué. La pupille se trouve inégalement dilatée dans sa circonférence; d'un moment à l'autre sa forme change. Une bougie allumée fait contracter un peu l'iris. L'amélioration est plus sensible à l'œil gauche qu'à celui du côté droit.

A deux heures après midi, la raison est revenue complétement, et cependant le malade ne peut résister au sommeil qui l'accable; il distingue mieux les objets qu'à la visite du matin. Sentiment de brisement général très-marqué; la tête est un peu lourde.

Lavement des peintres.

Le 16, au moment de la visite, nous trouvons le malade réveillé. La physionomie n'a pas encore toute sa vivacité naturelle, elle paraît être celle d'un individu qui vient de sortir d'un profond sommeil; tout le corps participe à cette espèce de torpeur consécutive. Dufaur compare son état à celui d'un homme qui aurait reçu une forte bastonnade. Sensation de déchirement au pli des articulations, augmentée par le mouvement et diminuée par la pression. Langue jaune, sans limon, un peu sèche; soif modérée. Dans toute la région ombilicale, et même un peu à l'hypogastre, douleurs tortillantes, diminuées par la pression, exacerbantes, violente agitation au moment des accès, vomissements. La peau de la figure surtout, et celle du tronc conserve, une teinte jaunâtre assez sensible. Pouls calme, régulier, absolument normal ; bonne chaleur de la peau. La vue est encore obscurcie par un léger nuage, et la pupille se trouve encore sensiblement dilatée. Toutes les autres fonctions sont en bon état.

Huile de croton, deux gouttes.

Le 17, la vue a repris toute son énergie, et l'iris sa mobilité, les douleurs des membres ont presque disparu, celles du ventre subsistent toujours, mais à un degré moindre.

Le 18, douze attaques d'épilepsie des plus violentes. Mort.

Autopsie. — Les méninges paraissent sensiblement injectées; mais on n'observe aucune altération de leur texture, ni des produits de nouvelles formations; elles sont lâches, comme plissées, on les écarte facilement de la masse encéphalique.

L'encéphale, dépouillé de ses membranes, paraît plus qu'à l'aise dans la cavité crânienne. Les circonvolutions cérébrales sont effacées; la périphérie du cerveau présente une surface presque unie. On n'aperçoit plus d'anfractuosités. La consistance de la substance nerveuse est celle de l'état normal. Un piqueté sanguin très-prononcé se remarque dans toute la substance cérébrale. Les parois du crâne ont une épaisseur normale.

Tous les autres organes ne nous présentent aucune altération, qui mérite d'être mentionnée. Le canal digestif n'offre pas la plus légère altération sous le rapport de sa coloration, de sa consistance, de son volume, etc., etc.

OBSERVATION XXVIII.

Colique ; convulsions épileptiformes, coma.—Antiphlogistiques.—
Mort.— Autopsie.

Nicolas Charbonneau, âgé de cinquante ans, travaillait depuis deux mois et demi seulement à la fabrication de la céruse ; cet homme avait toujours mené une vie fort régulière, et il jouissait habituellement d'une bonne santé, lorsqu'il fut pris, vers le 10 juillet, de tous les symptômes de la colique de plomb. Le médecin qui vit ce malade prit d'abord ces accidents pour ceux d'une gastrite, aussi prescrivit-il, à plusieurs reprises, des applications de sangsues. Cette médication n'amenant aucun résultat heureux, Charbonneau entre à l'hôpital de la Charité, salle Saint-Ferdinand, n° 17, le 18 juillet 1838.

État actuel. — Douleur tortillante, très-vive par moment, siégeant à l'ombilic et à l'épigastre ; le ventre est déprimé et fortement contracté ; nausées, éructations fréquentes, vomissements difficiles ; constipation, langue rosée, un peu blanche sur les côtés ; absence d'appétit et de soif ; pouls à quarante-cinq pulsations, dures ; lorsque les exacerbations de colique arrivent, le malade se couche à plat-ventre, se roule dans son lit, enfonce ses poings sur son ombilic, pousse des cris ; teinte jaune terreuse de la face et du tronc ; léger amaigrissement ; gencives et dents recouvertes de sulfure de plomb.

Le soir, le malade était un peu plus calme que le matin, cependant il paraissait triste, et se plaignait de maux de tête, et d'un sentiment de plénitude et de pesanteur, avec douleur atroce dans les orbites. Lorsqu'on le questionnait sur le motif de sa tristesse, il disait qu'il éprouvait par instants des frayeurs, des terreurs dont il ne pouvait se défendre.

Le 19, à la visite, tout-à-coup attaque convulsive, caractérisée de la manière suivante : les membres inférieurs et supérieurs éprouvent des secousses violentes, qui les portent alternativement dans la flexion et l'extension ; le tronc lui-même est agité de mouvements involontaires énergiques ; la tête se porte fortement en arrière. Il y a perte complète du sentiment ; mais on n'observe ni écume à la bouche ni sterteur ; la face se trouve injectée, ses mouvements convulsifs se continuent pendant cinq minutes environ, puis cessent ; alors le malade, calme, immobile, est profondement assoupi ; on ne peut l'exciter assez pour fixer son attention ; après un quart d'heure de durée de ce coma, de nouvelles convulsions semblables en général, mais non aussi étendues que dans la première attaque. Dans l'espace de vingt-quatre heures, les voisins, les infirmiers et la sœur peuvent compter trente-quatre attaques de convulsions ; dans leur intervalle, le malade est toujours assoupi ; le pouls est très-irrégulier, sa fréquence et sa force varient d'une heure à l'autre, il ne dépasse pas quatre-vingt-dix pulsations par minute ; la respiration est assez régulière, on compte vingt-cinq inpirations ; la peau est inondée de sueur ; le malade fume de temps en temps la pipe ; les pupilles se trouvent fortement resserrées ; une vive lumière ne fait pas contracter l'iris ; saignée de seize onces, le sang ne se recouvre pas de couenne.

Le 20, de cinq minutes en cinq minutes, quelques légères secousses convulsives agitent le malade, plongé dans le coma le plus profond. Enfin, vers deux heures après midi, une attaque violente survient, dure presque un quart d'heure, à la suite de laquelle le malade succombe.

Autopsie dix-huit heures après la mort. Les sinus cérébraux se trouvent gorgés de sang noir ; on aperçoit une belle injection des méninges ; la pie-mère de plus est un peu infiltrée de sérosités ; on n'observe pas d'autre attération des membranes, ni de produits phlegmasique ou organique ; on observe un tassement des circonvolutions cérébrales des plus remarquables ; la convexité de l'encéphale présente une surface presque égale partout ; les anfractuosités ne sont point apparentes. Le cerveau semble trop volumineux pour la cavité qui le recèle ; aussi la calotte du crâne ne peut plus refouler assez l'encéphale pour le maintenir renfermé dans cette boîte osseuse. Coupée par tranches très-minces, la substance grise paraît d'un jaune cendré, et sur la substance blanche on distingue des traînées d'un jaune sale très-marqué; on constate en outre une légère congestion assez marquée; ainsi, un piqueté sanguin se distingue presque partout. Toutes ces altérations sont plus marquées à la convexité qu'à la base du cerveau, ainsi qu'à sa partie antérieure. Le cervelet lui-même et la moelle allongée sont jaunâtres et injectés; la substance cérébrale a perdu considérablement de sa consistance, et elle donne dans plusieurs points la sensation de la pâte de guimauve au doigt qui la presse. Malgré des recherches minutieuses, nous ne trouvons rien qui mérite d'être noté, du moins aucune altération applicable à nos sens; on ne constate pas une injection de la moelle et de ses enveloppes plus prononcée que dans l'état normal; sa consistance n'a pas changé non plus; la coloration jaune du cerveau n'a pas envahi celle de la moelle d'une manière très-sensible.

Le paquet intestinal, de même que l'encéphale, est tassé, ses circonvolutions paraissent comprimées les unes contre les autres; on aperçoit de belles arborisations à l'extérieur: la membrane muqueuse de la plus grande partie de l'intestin, depuis un pied au-dessous de l'estomac jusqu'au rectum, est tapissée par un mucus épais, gluant, jaunâtre, tellement adhérent, qu'on ne pourrait l'enlever qu'en raclant fortement. Une partie des matières fécales des gros intestins se trouve mélangée intimement avec ce mucus; aussi ne peut-on l'enlever qu'à l'aide de la lame du scalpel; çà et là on observe quelques arborisations, mais sans ramollissement, épaississement, ulcération, etc. des membranes.

Engouement sanguin de la base des poumons et de la rate; les reins offrent une teinte jaunâtre.

OBSERVATION XXIX.

Colique. — Délire, convulsions cataleptiformes. — Méthode expec-
tante. — Guérison.

Gesmes, âgé de trente-six ans, taille de cinq pieds cinq pouces,
d'une forte constitution, mène la vie la plus régulière. Il y a
environ treize ans qu'il fut atteint d'une fièvre maligne; il ne se
rappelle pas avoir été affecté d'aucune autre maladie. Ni lui ni
ses parents n'ont été épileptiques, cataleptiques ou aliénés.

Gesmes avait dans son enfance travaillé la terre, plus tard il
embrassa la profession de serrurier; enfin, à l'âge de vingt-et-un
ans, il entra au service militaire. Une condamnation injuste vint
frapper ce malheureux, qui, après l'avoir subie, reprit son état de
serrurier. Au mois d'octobre 1837, ne pouvant trouver d'ouvrage,
il entra à la fabrique de minium de Clichy. Les camarades de cet
homme remarquèrent en lui beaucoup de tristesse; souvent ils
le surprenaient se tenant la tête dans ses mains et sanglottant.
Après avoir travaillé un mois au four, il fut atteint de colique
de plomb simple, qui, guérie dans l'espace de quinze jours, à
l'hôpital Beaujon, rechuta de suite. Enfin, la seconde fois après
la guérison, il n'y eut pas de rechute. Les premiers jours de décembre, Gesmes retourna à la fabrique de minium.

Le 25 du même mois, il fut encore obligé, par l'arrivée de la
colique, de suspendre son travail, et d'entrer à l'Hôtel-Dieu, où
il fut placé salle Saint-Landry, 24.

Là, colique, d'une intensité moyenne, avait disparu en grande
partie le 1er janvier 1838, quoique traitée chaque jour par un
mode de traitement différent (traitement de la Charité, saignée,
limonade sulfurique, noix vomique, huile de croton, opium, etc.),
lorsque le 1er janvier, les voisins et les infirmiers s'aperçurent
que de temps en temps ce malade ne possédait pas toute l'étendue son intelligence, qu'il divaguait. Mais cet état était si léger,
que les médecins et les élèves de la salle ne s'en aperçurent même
pas.

Le 4 janvier, au moment de la visite, ce malade était plongé dans un assoupissement profond ; dans l'espace de une à deux heures, il passa par les états divers dont nous avons été témoins le soir.

Etat du malade le 4 janvier 1838, à huit heures du soir.

Le malade, lorsque nous arrivons à son lit, est calme, et a les yeux fermés comme un homme qui dormirait d'un paisible sommeil. Sa bouche est pleine de tisane; il l'agite de temps en temps, ainsi que son larynx et probablement aussi son œsophage, et cependant le liquide n'est pas avalé, il distend la bouche. Lorsque nous pinçons la peau dans quelques points, que ce soit le plus fortement possible, le malade ne donne aucun signe de sensibilité. Si l'on vient à suspendre sans appui les doigts, les mains, les avant-bras et les bras dans n'importe quelle position, ils y restent fixés quelques secondes, puis ils oscillent un peu, enfin ils retombent sur le lit. On répète plusieurs fois cette manœuvre, qui réussit toujours. Le tronc est raide, nous ne pouvons mettre le malade sur son séant. Impossible aussi de le réveiller et de fixer son attention.

Il y avait à peine cinq minutes que nous étions arrivés au lit du malade, que tout-à-coup il se mit à exécuter, d'abord avec un bras, les mouvements les plus variés et les plus expressifs; bientôt l'autre bras, les jambes, le tronc, la tête et la face participent à ces mouvements, qui se coordonnent et semblent exprimer une même idée. D'un moment à l'autre, les idées les plus variées et les plus bizarres semblent assiéger le malade, il paraît les énoncer par des gestes fort expressifs. En même temps il pousse quelques cris, fait des efforts pour parler, mais il ne peut y parvenir; la tisane que contient sa bouche y met obstacle.

Pincé en ce moment légèrement, il exprime par un mouvement brusque qu'il sent vivement. On ne peut plus placer dans une position fixe les membres supérieurs, qui se raidissent contre le moindre mouvement communiqué. Lorsque ces mouvements ont duré quelques minutes, le calme le plus complet renaît, et le malade retombe dans la position où nous l'avons trouvé à notre arrivée, puis les mouvements expressifs reviennent, auquel succède de nouveau le calme, et ainsi de suite.

Dans un moment, il indique par un mouvement significatif qu'il veut avaler et boire. Puis, tout-à-coup il lance avec force, sur M. Vigla, interne, la tisane qu'il tenait renfermée dans sa bouche. Puis, le calme renaît, insensibilité, conservation de la position donnée des muscles. Enfin, les gestes les plus expressifs apparaissent, quoique le malade ne prononce pas un seul mot, qu'il ait toujours les yeux fermés. Ces gestes changent d'expression d'un moment à l'autre. Tantôt ils semblent exprimer la fureur, tantôt le désespoir, tantôt la supplication, tantôt la profondeur de la pensée.

Enfin, le malade ouvre tout-à-coup les yeux, demande à boire, puis semble se rendormir, en avalant la tisane; mais nous le tirons facilement de sa léthargie en l'interpelant; alors il ouvre complétement les yeux, il se met à parler de sa mère, il s'exprime avec une grande volubilité, une infinité d'idées incohérentes, tout en répondant, au milieu de ses divagations, avec justesse à nos questions. Livré à lui-même il parle sans cesse, poursuit la même idée une à deux minutes, puis change de sujet de conversation. Dans un moment, il est pris d'une grande agitation, il veut se lever, nous apostrophe, nous invective, et au moment où on veut le maintenir, il cherche à frapper les infirmiers, et à les mordre, lorsqu'il ne peut plus se servir de ses mains. Enfin, on lui met la camisole de force au milieu de vociférations qui font le sujet de son délire.

Au moment de notre arrivée, la peau était sudorale, et le pouls calme. Une demi-heure plus tard la peau était fraîche. Nous comptons soixante-douze pulsations; le pouls est régulier et d'un médiocre volume. La langue est belle. Le malade dit qu'il ne souffre pas du ventre. La respiration s'exécute avec le plus grand calme possible.

Le 5 janvier, à la visite, nous trouvons le malade tranquille, et les yeux à moitié ouverts.

Bientôt il se réveille complétement, vient à parler avec une grande volubilité avec nous, et répond d'abord juste aux questions qu'on lui adresse. Mais au bout de quelques minutes de conversation, il s'embrouille dans ses idées, et divague tout seul. En fixant de nouveau son attention, on parvient à le ramener à la question, dont il perd de nouveau le fil, et ainsi de suite, de sorte que sa conversation est un mélange de raison et de divagation, *folie raisonnante*. Souvent il est sous l'influence des hallucinations les plus bizarres; il voit un régiment de cavalerie prêt à fondre sur lui; tantôt c'est son bourgeois, présent devant lui, qui lui fait des reproches. Sa figure est un peu égarée; par moment il pousse tout-à-coup des éclats de rire. Un grand nombre d'idées abondent dans la tête. Il se ressouvient assez bien de tout ce qui lui est arrivé il y a un mois et plus, mais il ne se rappelle pas ce qui lui est arrivé quelques jours avant son attaque d'encéphalopathie.

La respiration est facile, la langue est nette, rosée. Le malade dit avoir faim, et souffrir dans les articulations. Il ne souffre ni au ventre ni à la tête. Le pouls, souple, varie beaucoup de fréquence d'un moment à l'autre; ainsi, à un intervalle de demi-heure, on compte soixante-cinq et quatre-vingts pulsations. La peau a conservé sa chaleur normale.

Livré à lui, le malade parle quelquefois seul, le plus souvent il est silencieux et calme; mais il ne ferme pas les yeux.

Toute la journée se passe en cet état.

La peau du visage et des yeux n'offre qu'une coloration jaune paille.

Bain de vapeur à quarante-sept degrés.

Toute la nuit il ne fait que bavarder, il n'est pas cinq minutes sans parler seul; il veut de temps en temps sortir de son lit. Plusieurs selles.

Le 6 janvier au matin, nous trouvons le malade calme; les yeux aux trois quarts fermés; lorsqu'il entend du bruit, il les ouvre aussitôt; alors il a la figure égarée, comme un homme ivre qui sort d'un léger assoupissement; puis il prononce, avec volubilité, une suite de mots incohérents. Leurs idées seules sont incohérentes. Il répond juste, mais plus difficilement qu'hier, à quelques questions simples et faciles; il retombe dans sa somnolence. Livré à lui-même, de cinq minutes en cinq minutes, il ouvre les yeux, puis les ferme aux trois quarts, ou tout-à-fait, les ouvre de nouveau, et ainsi de suite. Il se remue facilement dans son lit et n'a aucune paralysie.

Pouls à soixante cinq pulsations. Peau bonne, chaleur. Langue belle. Le malade dit ne souffrir ni du ventre ni de la tête.

Bain de vapeur.

Le malade dort parfaitement toute la nuit.

Le 7, la figure du malade est encore un peu égarée, elle ressemble à celle d'un homme qui sort d'un profond sommeil. Il répond juste à toutes nos questions; se sent brisé, fatigué; demande à manger et éprouve un besoin irrésistible de dormir. Du reste, il n'a aucune conscience ni de souvenir des accidents cérébraux dont il a été atteint.

Le 8, le malade continue d'aller mieux; l'expression naturelle de sa physionomie a presque reparu. Il se sent faible, mais moins brisé que la veille. Il dort aussi beaucoup moins. On observe un amaigrissement général très-prononcé. Les jours suivants, les forces reviennent rapidement, et la figure a repris son jeu accoutumé.

OBSERVATION XXX.

Epilepsie. — Délire. — Paralysie. — Coma. — Saignée. Huile de croton. — Mort. — Autopsie.

Bariolatte, âgé de vingt-trois ans, d'une constitution chétive, a eu souvent des maladies de poitrine; du reste, ni lui ni ses parents n'ont été aliénés ni épileptiques. Il jouissait d'une bonne santé, lorsqu'au mois de février il fut travailler à la fabrication de la céruse par le procédé hollandais. Après un séjour de six semaines dans cet établissement, tout-à-coup, sans phénomènes précurseurs, au milieu de ses travaux, il fut atteint d'une attaque de convulsion violente, suivie d'un assoupissement profond; alors, on le transporta à l'hôpital de la Charité, où il fut reçu, salle Saint-Ferdinand, n° 25, le 28 mars 1838.

État actuel. — Le 29 mars, la physionomie du malade a un air d'hébétude très-marquée ; les yeux n'ont aucune animation. Le malade est tranquille dans son lit ; si l'on vient à lui adresser la parole, tantôt il ne répond pas, d'autres fois il commence une phrase lentement, puis bredouille le reste en manifestant une mauvaise humeur.

Le ventre est souple, non douloureux ; le malade a fait une selle dans son lit. La langue est rosée et l'appétit conservé. La respiration s'exerce avec aisance et calme. On compte soixante-cinq pulsations, souples et régulières. Le malade affirme qu'il ne souffre nulle part.

Vers dix heures du matin, attaque d'épilepsie des plus violentes ; perte immédiate de connaissance ; mouvements convulsifs des membres ; raideur tétanique de la tête et du tronc ; face horriblement défigurée et livide ; sterteur ; écume à la bouche ; globe occulaire convulsé ; à la suite de cette attaque, coma profond ; le malade est immobile dans son lit, les yeux demi-clos et la bouche ouverte. La sensibilité et la motilité, quoique diminuées, sont conservées ; quelques rares grognements sourds ; de temps en temps, des mouvements automatiques des membres sont les seuls actes qui se passent à l'extérieur.

A quatre heures du soir, le coma est interrompu par une nouvelle attaque d'épilepsie, à la suite de laquelle le malade vient bientôt à bavarder à tort et à travers.

La nuit, le malade ne fait que babiller ; par moment il sort précipitamment de son lit, jure, tempête ; alors on lui met la camisole de force.

Trois gouttes d'huile de croton, une le matin, une à midi, et une le soir. Deux selles.

Le 30, à la visite, le malade est tranquille ; il n'y a chez lui qu'une légère incohérence dans les idées. Plusieurs personnes qui parlent avec lui ne s'aperçoivent même pas de cet écart de la raison. Les membres supérieurs se trouvent affectés de tremblement, le doigt médius de la main gauche commence à s'incliner dans la flexion permanente.

Le soir et la nuit état comateux, non précédé d'épilepsie.

Trois gouttes de croton dans la journée.

Le 31, le malade est ramassé sur lui-même; il a les yeux fermés, et on entend un ronflement bruyant qui simule celui d'un profond sommeil. A force d'excitations on parvient à faire ouvrir les yeux au malade: mais on ne peut fixer son attention pour lier conversation avec lui, il ne répond que par *oui* ou par *non* à toutes les questions qu'on lui adresse, en retombant dans son assoupissement. Le pouls à soixante-quinze pulsations; une sueur copieuse recouvre tout le corps. Une dilatation des pupilles considérable se remarque; mais elles sont contractiles à l'approche d'une bougie.

Dans le cours de la journée plusieurs mouvements épileptiformes.

Saignée du bras de douze onces. Le sang ne se recouvre pas de couenne.

Le 1er avril la raison semble en grande partie revenue; le malade peut converser assez sensément. Il faut lier une longue conversation avec lui pour s'apercevoir qu'il ne possède pas toute l'étendue de sa raison.

Le 2, un peu moins de rectitude dans les idées qu'hier. La paralysie du mouvement d'extension des doigts médians et du poignet se prononce de plus en plus.

Deux gouttes d'huile de croton, une le matin, une le soir.

Le 3, l'amélioration des jours précédents a complètement disparu. On observe de temps en temps des accès de délire des plus furieux; quoique enchaîné par la camisole de force, le malade se livre à une violente agitation; le soir cette violence est remplacé par un affaissement considérable.

Le 4, mouvements épileptiformes, c'est-à-dire secousses convulsives dans les membres, et perte de sentiment. A midi les convulsions cessent; un délire tranquille leur succède.

Le 5, le malade semble encore marcher vers la guérison. Un peu maître de ses idées et de ses actions, il s'en sert pour boire, manger, dormir et aller à la garde-robe, mais il est bien faible. On constate un amaigrissement très-prononcé. Les deux doigts du milieu de la main droite tombent complétement dans la flexion.

Le 6, dès deux heures après minuit, attaque d'épilepsie des plus violentes; dans la journée et la nuit suivante on en compte jusqu'à vingt-quatre.

Le 7, le malade succombe au milieu d'un affaissement complet, qui avait succédé aux attaques convulsives de la veille.

Autopsie. Le crâne enlevé nous laisse voir un énorme cerveau. Une couronne de trépan pratiquée préalablement a fait faire saillie au cerveau. On enlève les méninges avec une certaine difficulté, la masse encéphalique les distend de toute part. La pie-mère est un peu injectée. Mais on n'observe pas d'autre lésion. Les circonvolutions cérébrales paraissent effacées; on dirait que la surface du cerveau est parfaitement unie. Lorsqu'on a déchiré la pie-mère, les anfractuosités ne deviennent pas plus apparentes; la masse encéphalique paraît également tassée sur elle-même. Les circonvolutions de la convexité semblent encore plus effacées que celles de la base. A l'extérieur le cerveau a une teinte d'un jaune sale; coupé par tranches minces, on observe que les substances grise et blanche n'ont plus leur coloration normale. C'est une teinte d'un jaune sale pour la substance blanche, et une teinte d'un jaune grisâtre pour la substance grise, qu'on constate. Toute la masse encéphalique revêt cette singulière coloration. Le cerveau se trouve à peine injecté. Les ventricules sont manifestement rétrécis; à peine rencontre-t-on une cuillerée de sérosité dans leur cavité. La consistance du cerveau est manifestement plus considérable que celle de l'état normal; son parenchyme est ferme, et se déchire presque comme le foie. On ne constate pas d'autre altération, malgré le soin le plus minutieux avec lequel on examine l'encéphale.

Les lésions rencontrées sur les autres organes, n'ayant aucun rapport avec les accidents encéphaliques, nous ne ferons que les mentionner rapidement.

On rencontre des tubercules à l'état de crudité, et quelques-uns à l'état de ramollissement dans les poumons ; mais nous n'en trouvons pas ailleurs. Quelques congestions cadavériques s'observent dans les poumons et dans divers points du tube intestinal.

OBSERVATION XXXI.

Colique, arthralgie, épilepsie, coma, amaurose. — Méthode expectante. — Guérison.

G. Alexandre (voy. pour antécédents, Obs. xxiv de la *Coliq.*, t. i).

Le 18 juillet 1836, Alexandre commença à éprouver quelques signes avant-coureurs de la colique saturnine ; cependant les jours précédents, il n'avait point fait d'excès, et ne s'était pas livré à un travail plus fatigant ni plus nuisible qu'à l'ordinaire. Enfin, il fut obligé de suspendre ses travaux le 22 juillet, et il entra à la Charité, salle Saint-Michel, n. 19.

Etat actuel. — Colique modérée, siégeant principalement à l'épigastre ; ventre un peu rétracté ; constipation ; nausées. Langue blanchâtre, amertume de la bouche ; haleine fétide ; gencives bleuâtres et dents brunâtres. Anorexie et soif. Douleurs contusives aux cuisses ; crampes dans les mollets ; sensation atroce de déchirement à la plante des pieds. Teinte jaune de la face ; pouls dur et lent, cinquante à cinquante-cinq pulsations, peau fraîche, insomnie, intelligence intacte. Urines assez abondantes et limpides. (Huile de croton tiglium, deux gouttes ; lavement purgatif des peintres.)

Le 24 juillet, amélioration sensible de l'état du malade. (Lavement purgatif des peintres.)

Le 25, nous trouvons le malade en double dans son lit, comme pelotonné sur lui-même, les yeux fermés, avec une grande dilatation des pupilles. Il nous est impossible de sortir Alexandre de ce profond coma, quelques moyens que nous employions. Les infirmiers racontent que vers minuit, après une violente attaque d'épilepsie, il s'est endormi pour ne plus se réveiller. Les draps sont mouillés d'urine. Le pouls a toujours la même dureté et la même lenteur. La respiration est bonne, et le cœur fait entendre des battements réguliers.

Le 26, la scène a un peu changé ; Alexandre se place dans son lit, tantôt d'une façon, tantôt d'une autre, tout en exécutant les divers mouvements nécessaires, avec une extrême lenteur. Quelquefois il entr'ouvre les yeux, d'autres fois il les tient tout-à-fait ouverts ; enfin, le plus souvent ils sont fermés. Ouverts, ils sont hagards ou fixes, sans motif évident de vision ; les pupilles sont fortement dilatées, non contractiles à l'approche d'une bougie, et le fond de l'organe semble noir. Les traits du visage paraissent sensiblement affaissés. La plupart du temps Alexandre est silencieux, rarement il se met à parler, alors il se sert de mots sans suite, qu'il énonce du reste avec facilité, mais d'une voix un peu cassée. Vient-on à exciter son attention par un sujet de conversation qui lui plaît, il répond parfois avec justesse, ou bien il reste muet vis-à-vis de son interlocuteur, qu'il ne fixe point. Enfin, on peut l'entendre tenir des propos discordants au sujet d'une simple question qu'on lui adresse. Lorsqu'on lui demande où il souffre, il accuse avec quelque difficulté la tête, et principalement le front. Deux selles depuis cinq heures du matin. Le malade a demandé le vase de nuit. La circulation offre toujours la même modification.

A peine un quart d'heure s'était-il écoulé depuis la visite de ce malade, qu'on nous avertit qu'il éprouve une attaque d'épilepsie. Et en effet, nous fûmes témoins de ce grave accident, qui présenta tous les phénomènes accoutumés. L'accès passé, un assoupissement profond eut lieu, qui ne fut interrompu que par une nouvelle attaque sur les dix heures. Le reste de la journée, ce malheureux fut en général assoupi.

Le 27, un voile assez épais semble toujours masquer une grande partie de l'intelligence. Alexandre a de la peine à se remuer dans son lit, et il est un peu plus assoupi qu'au moment de la première visite d'hier. (Orge miellée). Vers midi et vers six heures du soir, deux attaques d'épilepsie surviennent, mais elles sont moins violentes que celles du 26. Après ces accès le pouls s'accélère, devient irrégulier; la peau se couvre de sueurs.

Le 28, l'entendement est revenu en grande partie; le malade peut lier une certaine conversation; sa figure a repris un peu de son expression accoutumée. Les pupilles ne sont plus aussi dilatées, il y voit assez pour lire les plus grosses lettres du cahier de visite; pour arriver à ce but, il parcourt plusieurs fois le même mot et semble jeter sa vue sur un bien plus grand espace que celui occupé par le mot écrit; enfin, il prononce les lettres ou les mots qu'il a cru lire.

Le 29, Alexandre a recouvré toute sa raison; il se plaint amèrement de son amaurose, qui n'est qu'incomplètement dissipée. Il ne se rappelle nullement son état passé. La teinte jaune de la face n'existe plus depuis quelques jours. Le pouls est souple et donne soixante à soixante-cinq pulsations. La langue est belle; le malade demande à grands cris des aliments. Une selle cette nuit. Sentiment de faiblesse générale.

Le 3 août, Alexandre sort parfaitement guéri de son amaurose et de son affection céphalique.

TRAITEMENT PRÉSERVATIF

OU

MOYENS A EMPLOYER

POUR SE PRÉSERVER DES MALADIES SATURNINES.

Depuis quelques années, l'autorité, la société toute entière s'est émue au récit que nous lui avons fait, ainsi que quelques autres observateurs, des accidents graves qui frappent si souvent et si cruellement une portion nombreuse de la classe ouvrière, les individus qui travaillent les préparations saturnines, pour les besoins ou les agréments de la vie.

Tandis que depuis une vingtaine d'années, MM. d'Arcet, Parent du Châtelet, etc., par leurs recherches et leurs écrits rendaient salubres presque toutes les autres professions; on n'avait pas encore entrepris l'assainissement de celles où l'on travaille les préparations de plomb, beaucoup plus nombreuses et fort dangereuses aussi.

Cependant l'autorité, gardienne souveraine de la santé publique, s'adressa aux corps scientifiques constitués par elle, pour demander quelles étaient les précautions à mettre en usage pour assainir la plus insalubre des professions dans lesquelles on travaille le plomb, les cérusiers (1).

Le Conseil de salubrité de la ville de Paris voulut bien s'adresser, par l'organe de son savant rapporteur, M. Chevallier,

---

(1) *Annales d'Hyg. et de Méd. lég.*, t. xv et t. xix.

à l'auteur de cet ouvrage, qui étudiait avec quelque zèle tout ce qui concernait les maladies produites par le plomb, pour avoir des renseignements sur ce sujet.

Nous n'avons pas borné nos recherches préservatives à une seule profession où l'on travaille le plomb ; nous les avons étendues à toutes, afin que toutes puissent participer aux bienfaits que nos travaux, nous osons l'espérer, sont destinés à répandre sur les classes, si nombreuses, des ouvriers qui manipulent le plomb et ses divers composés.

Dans le but de pouvoir établir des moyens préservatifs contre ces affections, nous nous sommes maintes fois transporté dans les fabriques et les ateliers des diverses professions où l'on travaille les préparations saturnines ; nous pourrions presque dire que nous avons vécu au milieu des ouvriers. Partout nous avons pris des renseignements nombreux dans ces établissements. Nous avons questionné, par écrit ou verbalement, les savants et les fabricants, artistes ou artisans qui, d'une manière ou d'une autre, se sont occupés du plomb et de ses préparations ; nous avons été témoin d'expériences nombreuses, tentées dans le but de préserver les ouvriers des maladies de plomb, dans plusieurs établissements considérables ; en un mot, nous n'avons rien épargné pour jeter de vives lumières sur ce sujet, si négligé jusqu'à nous. Aussi, engageons-nous beaucoup les directeurs, chefs d'ateliers et ouvriers, à avoir confiance dans les conseils que notre expérience va leur donner : s'ils ne suivent pas exactement nos avis, c'en est fait de leur santé, quelquefois même de leur vie. Au contraire, si, confiants dans nos paroles, ils prennent les précautions que nous allons indiquer, qui sont fort simples et peu dispendieuses, ils pourront souvent impunément braver le danger dont leurs prédécesseurs ont été les victimes, car on ne leur avait pas enseigné de moyens préservatifs efficaces contre ces redoutables maux.

Les maladies saturnines doivent être regardées comme des maladies des plus fréquentes et des plus graves, puisqu'elles compromettent la santé et même l'existence d'un grand nombre d'individus. Il est donc du devoir d'un gouvernement protecteur de prévenir, s'il le peut, le développement de pareilles affections en imposant aux fabricants, maîtres ou chefs d'ateliers, certaines règles préservatives ou hygiéniques, dont ils ne devront jamais s'écarter sans encourir des peines sévères (1). Ces règles, nous allons les établir.

Les ouvriers ont à leur tour des devoirs à remplir envers eux-mêmes, s'ils ne veulent pas être atteints par ces redoutables maladies; nous allons leur tracer ces devoirs. Les chefs doivent aussi, dans l'intérêt de leur conscience ou responsabilité morale, veiller à ce que leurs ouvriers prennent toutes les précautions possibles, afin qu'ils ne soient pas frappés par ces cruelles affections. L'intérêt matériel ou mercantile des maîtres même exige qu'ils veillent à la santé de leurs ouvriers; car leurs travaux seront executés plus promptement, avec plus de soin, et à plus bas prix, si les mêmes ouvriers peuvent travailler constamment dans leurs établissements. Les précautions préservatives que doivent prendre les maîtres pour conserver la santé de leurs ouvriers, nous les indiquerons également.

Il est évident que la base des moyens prophylactiques à mettre en usage pour se préserver des maladies de plomb, doit être puisée dans la connaissance des causes de ces affections.

___

(1) Nous avons appris de source certaine que le gouvernement avait l'intention de faire réviser les lois et ordonnances concernant les diverses professions insalubres, afin de les soumettre à une surveillance plus active et plus sévère. Un conseil de salubrité sera établi dans le chef-lieu de chaque département, qui pourra veiller à l'exécution des règles que nous allons établir pour la conservation de la santé des ouvriers qui travaillent le plomb.

Comment pouvoir fermer le passage au poison, si l'on ne sait par où et comment il entre dans l'économie ? Aussi, pour comprendre les conseils que nous allons donner est-il nécessaire de se rappeler les diverses circonstances dans lesquelles les ouvriers contractent les maladies de plomb (voy. *Causes.*). Nous rappellerons donc que les ouvriers ne contractent ordinairement les maladies de plomb que parce qu'ils respirent et avalent de l'air mélangé de particules saturnines qu'ils disséminent dans l'atmosphère pendant leurs travaux. C'est donc cette dissémination qu'il faut empêcher, et la pénétration du poison dans les voies digestives et respiratoires.

Le traitement préservatif emprunte ses moyens d'action à l'hygiène et à la médecine ; il est général et partiel, c'est-à-dire qu'il s'applique à toutes les professions où l'on travaille le plomb, et que cependant chacun de ces états réclame des préceptes prophylactiques particuliers.

MOYENS PRÉSERVATIFS GÉNÉRAUX.

Moyens hygiéniques.

La première et la plus importante règle générale à établir est la suivante. Il faut que l'ouvrier soit placé dans de telles circonstances, qu'il ne respire ni n'avale des molécules ou émanations de plomb, quoique placé au milieu d'une atmosphère chargée des particules de ce poison.

Ventilation. — Pour mettre à exécution ce précepte, il faut que l'atelier dans lequel travaillent les ouvriers soit vaste et construit de manière que des courants d'air ménagés dans une infinité de directions puissent emporter au-dehors les particules de plomb disséminées dans l'air.

La rénovation de l'air par des courants peut être obtenue de plusieurs manières.

1°. De nombreuses et larges fenêtres pratiquées en tous sens dans l'atelier, ouvertes de temps en temps, contribuent grandement au renouvellement de l'air. Des fenêtres et des portes établies en sens opposé les unes des autres sont un excellent moyen pour renouveler très-vite la couche d'air. 2°. Des vasistas peuvent encore remplir, jusqu'à un certain point, la même indication. 3°. D'autres moyens de ventilation doivent aussi être employés, tels que les fourneaux, les tuyaux d'aérage, d'appel, les divers procédés pour renouveler l'air des vaisseaux, et qui consistent dans le manche à vent, les ventilateurs de Sutton, de Duhamel-du-Monceau, de Hales, de Desaguillier, dans l'appareil Weutry. De tous ces moyens ou appareils pour renouveler l'air, les plus commodes, les moins coûteux et les plus efficaces sont les fourneaux d'aérage ou cheminées d'appel, proposés par M. d'Arcet. Ils consistent dans l'application de la ventilation par le moyen de l'échauffement de l'air.

Une cheminée ordinaire, communiquant avec un foyer de chaleur, sont les moyens employés pour faire appel à l'air de l'atelier chargé d'émanations saturnines. A mesure que l'air sort de la cheminée de dégagement, l'air extérieur, c'est-à-dire l'air respirable, est appelé, et entre en son lieu et place. Alors l'ouvrier se trouve dans une atmosphère salubre.

Ce moyen bien connu, appliqué depuis long-temps à l'assainissement des galeries des mines, et tant de fois proposé pour renouveler l'air dans les hôpitaux, dans les puits et puisarts infectés, etc., a produit des merveilles dans les établissements de plomb, comme nous aurons souvent occasion de le prouver. Ce système de ventilation forcé et continu doit être disposé de différentes manières, suivant la profession dont il est chargé d'assainir l'atelier. Nous n'entrerons donc pas ici dans de plus grands détails sur les cheminées d'appel proposées par M. d'Arcet. La figure 4 indique la manière dont on doit adapter ces cheminées d'aérage à chaque instrument de travail. Nous avons pris un fourneau ou chaudière à fondre le plomb , auquel nous avons ajusté ce moyen de ventilation; il suffit d'appliquer à chaque instrument un semblable appareil pour empêcher l'ouvrier de se trouver en contact avec la poussière et la vapeur qui s'en échappent.

Quelquefois, au lieu de cheminées d'appel, on place dans l'atelier de simples cheminées de dégagement. Mais ce dernier moyen est beaucoup moins actif, et par suite moins utile que le premier.

La ventilation doit être largement employée et continuée tant que la vue, l'odorat et le goût, qui sont ici d'excellents indicateurs, découvriront encore quelques particules de plomb dans l'atelier.

Les deux fabriques de céruse, établies au Pecq, près Saint-Germain-en-Laye, étaient inégalement malsaines. L'une d'elles était moins aérée que l'autre, aussi les ouvriers en sortaient malades, après quarante-quatre jours de travail; tandis que dans l'autre atelier, situé moins défavorablement pour le renouvellement fréquent des courants d'air, les hommes n'ont été affectés qu'après cinquante-huit jours.

Eau. — L'eau est un moyen excellent pour empêcher la dissémination des particules de plomb. Aussi, dans tous les travaux où l'on peut manier le plomb sous l'eau, on préserve complétement les ouvriers des maladies saturnines. Nous dirons les merveilleux effets qu'on obtient de ce mode de travailler.

Il est utile aussi d'arroser souvent le sol de l'atelier avec de l'eau ou de la sciure de bois humide pour mettre obstacle à la dissémination de la poussière saturnine dans l'atmosphère.

Éponges. — On doit exiger que les ouvriers appliquent sur la bouche et les narines des éponges imbibées d'eau, ou de tout autre liquide approprié, qui leur permettent de respirer librement, et empêchent les particules pulvérulentes de plomb de pénétrer dans les voies respiratoires et digestives. Il faut avoir soin, deux à trois fois par jour, de nettoyer, de débarrasser ces éponges de la poussière toxique qu'elles recèlent.

Un exemple de ce que peuvent ces précautions de fermer l'entrée des voies respiratoires à la poussière de plomb peut être pris dans le fait suivant : M. Sainte-Colombe, propriétaire d'un bateau broyeur de céruse, établi sur la Seine, au quai de l'Horloge, occupe deux ouvriers. Ayant vu que ces ouvriers étaient atteints tous les cinq à six mois de la colique de plomb, il exigea d'eux qu'ils se couvrissent lors du travail la bouche et le nez avec des éponges mouillées. Depuis trois ans que ces mesures ont été prises, ces ouvriers n'ont plus été sujets à la colique ni à aucune autre maladie saturnines.

Description d'un appareil d'éponges. (*Voy.* fig. 1 de la planche.) — Voici comment peut être façonné l'appareil d'éponges que nous conseillons. (*Ann. d'Hyg. publ.*)

Pour le construire, il faut prendre une éponge d'un tissu fin et serré, d'une forme cônique, et assez large par sa base pour recouvrir le sommet du nez, la bouche et le menton.

Pour empêcher toute communication directe de l'air extérieur à la bouche, par les yeux de l'éponge, il faut coudre tous les yeux, et, pour plus de sûreté, superposer au-devant de l'éponge des tranches d'autres éponges coupées avec un rasoir, et tellement disposées, que les ouvertures d'une tranche répondent à une partie pleine d'une autre. Avant de coudre chaque lame, on a soin de fermer avec des fils les yeux trop grands et ceux qui laisseraient passer la lumière;

de cette manière on donne à l'appareil la forme que l'on veut.

Pour diminuer le prix de ce petit appareil, on peut révétir une éponge demi-fine de deux à trois couches d'éponges fines coupées par lames avec le rasoir; on peut même composer tout un masque d'éponges de rebut, coupées convenablement et cousues avec soin; un ruban bâti tout autour du masque soutient les cordons destinés à assujettir le tout au-devant de la tête.

Pour préserver les yeux ou la conjonctive du contact des molécules saturnines, on peut enchâsser des lunettes, à verres d'un grand diamètre, dans une éponge semblable à celle de son masque.

Il est bon d'humecter les éponges d'eau légèrement acidulée avec l'acide sulfurique.

L'air qui vient à les traverser y dépose le plomb, qui se transforme en sulfate, insoluble.

Masques. — Au lieu d'éponges humides, simples, on peut encore, pour empêcher le plomb de pénétrer dans les voies respiratoires et digestives, se servir d'un masque de cuir avec des yeux de verre, et percé vis-à-vis de la bouche d'une ouverture, où se trouve une éponge humide.

On peut aussi disposer le masque de la manière suivante: On fait construire un demi-masque, dont les bords passent sur le sommet de la tête, derrière les oreilles et au-dessous du menton; ces bords, moins flexibles, sont matelassés, et pour qu'ils appuient avec assez de force sur toutes les parties avec lesquelles ils se trouvent en contact, afin d'empêcher l'air de pénétrer; ils renferment dans leur intérieur plusieurs élastiques de bretelles, qu'on est obligé de tendre pour appliquer le masque sur la tête.

Au-devant du nez et de la bouche, est placée une espèce de cage bourrée d'éponge, et recouverte de futaine; c'est au travers de ces différents corps que doit passer l'air inspiré, en y déposant toutes les particules saturnines qu'il contient. A cet effet on les trempe dans l'eau aiguisée d'acide sulfurique.

Ce demi-masque est en cuir bouilli et les yeux en verre, comme le précédent. (*Voyez* fig. 2 et 3 de la planche.)

Lavage de la bouche et des dents. — Le soir et le matin il serait utile que les ouvriers se nettoyassent les dents et la bouche avec du charbon pulvérisé. Cette pratique contrarie l'absorption du plomb par la muqueuse buccale, et peut débarrasser les dents et les gencives du sulfure de plomb, qui se dépose si facilement à leur surface. Nous avons vu des ouvriers éprouver des rechutes jusqu'à ce qu'ils eussent, à l'aide de ce dentifrice, fait disparaître de leur bouche ce poison.

Repas. — On se rappelle que nous avons rapporté plusieurs exemples de maladies saturnines développées chez des ouvriers qui avaient fait cuire ou pris leurs aliments dans les ateliers où ils travaillent et disséminent les préparations saturnines. Il est donc de la plus haute importance de prendre les repas hors de l'atelier. Dans quelques établissements, en été on met à la disposition de chaque ouvrier de l'eau exposée à absorber une partie de l'air chargé d'émanations de plomb : nous avons vu la colique saturnine se déclarer à la suite de l'usage de pareilles boissons. Il faut absolument que les ouvriers aillent se désaltérer au dehors.

Propreté. — La propreté doit être une condition nécessaire à la santé des ouvriers, dont l'épiderme se trouve imprégné de préparations saturnines. S'ils négligent de se laver les mains avec beaucoup de soin avant de manger, les aliments mis en contact avec le poison qui couvre les mains, emportent dans les voies digestives des molécules de plomb. Quelquefois le poison est fort adhérent à l'épiderme des mains, alors des lavages d'eau simple ne suffisent plus, il faut se servir d'eau seconde ou de sulfure de potasse pour enlever tout le plomb.

Bains. — Quoique tous les faits que nous avons rapportés, prouvent que la peau n'absorbe pas une quantité de plomb suffisante pour produire les maladies saturnines, cependant, dans la crainte qu'une petite quantité de poison absorbé par cette voie ne puisse concourir avec celui absorbé en plus grande quantité par les autres voies à développer ces affections, nous conseillons à tous les ouvriers qui travaillent le plomb en grand, et le réduisent en poussière, de faire souvent usage de grands bains d'eau tiède, et par intervalles d'eau sulfureuse, auxquels les lotions savonneuses peuvent être ajoutées avec beaucoup d'avantage.

Gants. — Quant aux gants, avec lesquels nous avons vu plusieurs ouvriers travailler, nous n'avons pas reconnu en eux une influence préservative. C'est un moyen gênant et illusoire.

Vêtements. — Pour empêcher l'absorption par la peau des molécules de plomb qui s'attachent aux vêtements des ouvriers, on les a fait se couvrir pendant leur travail d'une blouse en toile cirée, qui les enveloppe de la tête aux pieds. Lorsqu'ils quittent l'atelier pour aller prendre leurs repas ou gagner leur demeure, ils abandonnent ce vêtement. On a pensé aussi que des habits de fils étaient préférables à ceux de laine, à cause de la facilité avec laquelle les vêtements faits avec cette dernière substance livrent passage à la poussière. Mais ces moyens prétendus préservatifs n'ont encore jusqu'à présent amené aucun résultat positivement avantageux.

Appareil Paulin. — L'appareil inventé par M. Paulin, qui a pour but de permettre à un homme d'entrer et de travailler dans tout lieu infecté par une raison quelconque, et d'y sé-

journer pendant un temps indéterminé, peut plus avanta-
geusement être employé comme moyen préservatif.

A une large blouse en basane est adaptée, d'une manière
solide, un masque semi-cylindrique en verre, d'une demi-
ligne d'épaisseur. De l'air qui se renouvelle, et qui tient
l'ouvrier dans une atmosphère respirable, arrive dans cette
blouse lorsqu'elle est fermée aux poignets et à la ceinture.

La blouse est fixée et serrée sur les hanches par une ceinture qui en fait partie; deux bracelets à boucles ferment les
poignets; deux bretelles placées en avant du bas de la blouse,
vont, en passant entre les jambes de l'ouvrier, se boucler
par derrière sur cette blouse, de manière à empêcher ce
vêtement de remonter lorsque l'ouvrier agit.

La blouse est unie et très-large. L'ouvrier, muni de son
casque, peut recevoir de l'air nécessaire à la respiration de
l'homme; air qu'on y fait entrer continuellement. A cet
effet, la blouse est munie, au côté gauche et à la hauteur de
la poitrine, d'une ouverture à laquelle est adaptée un raccordement en cuivre; c'est sur ce raccordement que vient se
fixer la vis d'un boyau en cuir avec spirale (boudin). Ce
boyau est lui-même fixé, par son autre extrémité et à l'aide
d'un raccordement, à un tuyau qui pousse l'air pur au-
dehors. L'embouchure de ce tuyau doit être placée à l'extérieur de l'atelier, dans une atmosphère pure. L'ouvrier peut,
à volonté, refouler l'air respirable du dehors dans l'appareil,
par un mouvement de pression exercé sur le premier raccordement; alors il respire dans une atmosphère parfaitement salubre.

Afin que la blouse ne puisse être déchirée par le poids du
boyau qui s'y adapte, on a placé à dix-huit pouces du raccordement un collet qui est attaché à l'anneau de la ceinture, et c'est sur ce collet que se fait l'effort.

On doit faire observer que, bien que l'air qu'on pousse

dans l'appareil soit plus que suffisant que la quantité destinée à la consommation de l'ouvrier, et que, par conséquent,
il y a pression, cette pression ne pourra jamais gêner la
respiration, par la raison que l'air en excès peut s'échapper
par les plis de la blouse au-dessous de la ceinture et des poignets ; en s'échappant par ces issues, il refoule à l'extérieur
de la blouse l'air vicié qui pourrait tendre à s'introduire par
ces plis.

Cet appareil est donc bien destiné à donner à l'ouvrier la
faculté de se garantir de la poussière et de la vapeur saturnines.

M. Roÿard, de Clichy, a fait travailler plusieurs ouvriers de
sa fabrique de céruse et de minium, revêtus de cet appareil ;
ces individus n'ont point été affectés de maladies saturnines
pendant tout le temps qu'ils se sont servis de l'appareil Paulin, qui n'a d'autre inconvénient que d'être embarrassant et
fatigant ; aussi serait-il à désirer qu'on pût rendre cet appareil plus léger et moins compliqué, alors il pourrait rendre
de grands services aux ouvriers en plomb. Cet appareil réu-
nit presque tous les moyens préservatifs que nous venons
d'indiquer, puisqu'il empêche le contact du poison avec la
peau, les voies respiratoires et digestives. Nous faisons des
vœux pour qu'il puisse être simplifié, rendu plus léger, et
porté à un prix tellement modique, que tout ouvrier puisse
en faire l'acquisition.

Variétés du travail. — Il est utile, dans les grands établissements de plomb, que les ouvriers puissent être placés
alternativement aux opérations les plus et les moins dangereuses, lorsque ces changements n'entravent pas la fabrication. Cette manière de faire est sage et a diminué considérablement, dans quelques fabriques, le nombre des maladies.
(Voyez *Causes*, t. 1, p. 110 et suivantes.)

Machines à vapeur. — Les fabricants de produits saturnins

doivent prendre des précautions pour employer le moins de bras possible, car les victimes seront moins nombreuses; aussi leur conseillons-nous, pour atteindre ce but, de faire usage le plus possible de la vapeur pour faire marcher leurs travaux. Plusieurs maîtres, qui ont fait ces essais dans ces dernières années, m'ont dit avoir économisé du temps et même de l'argent à l'aide de ce moyen.

Excès. — Nous avons fait voir, aux articles *Causes* des maladies saturnines, l'influence fâcheuse des excès alcooliques, d'alimentation et vénériens sur la production de ces affections. Nous devons donc recommander aux ouvriers la plus grande tempérance dans le boire, le manger et les plaisirs de l'amour. Combien de fois n'ai-je pas vu de ces malheureux, tempérants habituellement, qui, à la suite d'une *seule orgie*, ont été atteints de maux cruels, quelquefois mortels, ou qui les rendaient infirmes ! Lorsque les ouvriers n'ont pas de raison ni d'empire sur eux-mêmes pour vaincre leur funeste penchant, ils doivent quitter leur profession. Dans les grands établissements, le directeur, contre-maître ou chef d'atelier doit lui-même exercer une surveillance rigoureuse sous ce rapport, n'admettre que ceux qui ne font pas d'excès, et renvoyer ceux qui restent sourds aux conseils qu'il leur donne.

Travail à jeûn. — Plusieurs directeurs de fabriques de plomb ayant remarqué que les individus qui se mettent au travail sans avoir mangé tombent plus promptement malades que les autres, il faut donc recommander aux ouvriers de prendre un repas avant de se livrer au travail.

Lait. — Le lait, employé comme boisson et comme aliment, produit souvent de bons effets. Plusieurs ouvriers se préservent des maladies de plomb ou en éloignent considérablement les attaques, en faisant un usage habituel d'une alimentation lactée. Mais il faut avoir soin de ne faire usage de ce liquide que chaud ou tiède ; car, si on le prend froid, il peut contribuer au développement de quelques coliques, qui elles-mêmes favorisent l'action du plomb sur les organes abdominaux.

Lard. — Dehaen et Christison conseillent l'usage des aliments gras, comme le lard, qu'ils regardent comme contrepoison du plomb.

Genre d'alimentation. — Nous avons remarqué que les ouvriers qui pouvaient se procurer une nourriture abondante, substantielle, composée de viandes et de légumes, étaient plus souvent à l'abri du mal que ceux qui étaient réduits à se nourrir d'une petite quantité et mauvaise qualité d'aliments végétaux, farineux, comme haricots, pommes de terre, lentilles, etc. Les ouvriers doivent donc, autant que faire se peut, se bien nourrir. La plupart ont des journées assez rétribuées ; qu'ils emploient donc leur gain à maintenir leur santé à l'aide d'une bonne nourriture, et non à la dégrader en se livrant avec fureur aux excès des liqueurs alcooliques.

Boissons. — L'usage d'un peu de vin ou de bière, pendant les repas, facilite la digestion, et, par conséquent, donne plus de force à l'organisme pour lutter contre le poison.

Position ou situation des fabriques. — La proximité des fabriques, manufactures et usines de plomb peut avoir, sur les habitations voisines, une influence fâcheuse. Un décret du 15 décembre 1810, ayant égard à leur degré d'incommodité ou d'insalubrité, les plaça dans la première classe des fabriques insalubres, sous le rapport des mesures à prendre pour obtenir leur établissement.

En général, c'est par les modifications qu'elles déterminent dans l'air, que ces diverses fabriques peuvent avoir de l'inconvénient relativement aux maisons voisines. Ce sont des poisons saturnins qui y sont transportés à l'aide des courants d'air qui donnent lieu quelquefois à des empoisonnemements. Cependant, il faut remarquer que les molécules pulvérulentes des fabriques de plomb ne s'échappent guère des ateliers en masse assez concentrée pour produire des accidents sur les personnes des habitations voisines; elles sont aussi trop pesantes pour être transportées au loin, à moins d'un vent très-fort. Aussi, dirons-nous avec Parent du Chatelet que les habitants des lieux voisins de ces fabriques, exagèrent beaucoup les inconvénients de celles-ci, et les représentent presque toujours comme des foyers de corruption et de maladies, alors même qu'elles sont d'une innocuité parfaite.

Il est donc préférable de construire le plus loin possible des habitations particulières les fabriques de plomb. Il ne faut pas, surtout, que quelque cheminée venant d'un atelier où l'on fabrique le plomb, communique avec le propre foyer d'une habitation voisine.

Il est à désirer que les manufactures, mines, fabriques de plomb, soient établies sur le haut d'une montagne ou d'un rocher, exposées à tous les vents. La position la plus nuisible à la santé des ouvriers serait celle d'une gorge de montagne ou d'un vallon.

Moyens médicaux.

La médecine enseigne quelques précautions ou moyens pour se garantir des atteintes des maladies saturnines.

Voici ce que l'expérience nous a appris.

Limonade d'acide sulfurique. — Nous avons vu prendre une à deux bouteilles par jour de limonade sulfurique à cinquante-quatre individus plongés dans une atmosphère pulvérulente. C'étaient des cérusiers des fabriques de Courbevoie et du Pecq. Ce moyen n'a nullement empêché ces individus d'être atteints de colique et des autres maladies saturnines. La durée de leur séjour dans cet établissement avant d'y tomber malades, n'a été ni moindre ni plus considérable que celle des autres ouvriers qui ne faisaient pas usage de ces boissons. Plusieurs de ces hommes ont été obligés d'abandonner l'usage de la limonade sulfurique; ce médicament leur occasionait de la chaleur à l'épigastre, des tiraillements d'estomac, des vomissements, des dévoiements jaunâtres. Cependant la limonade était prescrite suivant la formule de M. Gendrin; pour trois litres d'eau, un gros et demi d'acide sulfurique à soixante-six degrés, quelques onces de cassonade.

Soixante-cinq ouvriers de la fabrique de céruse de Clichy, qui ont fait usage, sous la direction de M. Gendrin, de la limonade sulfurique, et que nous avons vu arriver à l'hôpital de la Charité pour se faire traiter des diverses maladies de plomb, sont tombés malades, terme moyen, deux jours plus tôt que soixante-cinq ouvriers du même établissement qui n'avaient point fait usage de la limonade sulfurique. Les ouvriers, contre-maîtres et directeurs de Clichy sont si bien pénétrés de l'inefficacité de la limonade sulfurique qu'ils ne veulent plus en faire usage actuellement.

Ainsi donc la limonade sulfurique n'est point un préservatif des maladies de plomb. Nous avons dû prémunir les ouvriers contre les merveilles que M. Gendrin a dit opérer à l'aide de ce médicament, afin qu'ils prennent d'autres précautions plus efficaces pour éloigner le danger.

L'idée toute chimique qui a suggéré l'emploi de la limonade sulfurique, est certainement ingénieuse. On espérait à l'aide de ce moyen transformer le plomb en un sel insoluble, et rendre par cela même son absorption impossible; mais les espérances que la théorie chimique avait permis de concevoir ne se sont point réalisées, malheureusement.

Limonade d'hydrogène sulfuré. — Nous avons soumis douze ouvriers d'une des fabriques de céruse du Pecq, à l'usage d'une pinte par jour de limonade d'hydrogène sulfurée, composée suivant la prescription de M. Chevallier : on prend dix-neuf litres d'eau, et on ajoute un litre d'eau saturée d'acide hydro-sulfurique, dans laquelle on fait dissoudre douze grains de carbonate de soude. On peut remplacer cette boisson par une autre qui se fait en prenant cinq grains de sulfure de potasse qu'on fait dissoudre dans un litre d'eau. Aucun de ces ouvriers n'a été exempt des maladies de plomb; ils sont tombés malades trois jours plus tard que douze autres ouvriers du même établissement qui n'ont point été soumis à l'usage de cette boisson. Cette légère différence dans la durée du travail ne nous permet pas de conseiller l'emploi de ce moyen comme préservatif, malgré l'autorité de M. Chevallier, qui a rapporté quelques faits tendant à prouver l'efficacité de ces eaux sulfureuses. La saveur et l'odeur désagréable de cette boisson empêchent aussi les ouvriers d'en faire usage. Nous avons été obligé d'employer de grands moyens de persuasion pour soumettre douze ouvriers à cette expérience.

Limonade d'acide nitrique. — M. Grisolle a fait quatre expériences dans une des fabriques de céruse du Pecq avec la limonade nitrique. Les quatre ouvriers qui ont bu cette tisane sont tombés malades quinze jours plus tôt que ceux qui n'en faisaient pas usage.

En résumé, je regarde même ces boissons minérales plutôt comme des moyens propres à exercer une action fâcheuse sur l'économie des ouvriers, que comme des médicaments préservatifs; car leur usage, long-temps continué, finit par troubler et affaiblir les voies digestives, comme nous l'avons déjà dit. Or ce résultat a pour but de faciliter l'action délétère du plomb sur les organes de l'abdomen.

Tabac. — L'usage du tabac, conseillé par Henkel et Hofmann, a été regardé comme préservatif de la colique de plomb. Trois ouvriers de la fabrique de minium de Clichy étaient affectés de maladies saturnines, tous les mois à peu près ; je leur conseillai de mâcher du tabac entre les dents (chiquer), hors de l'établissement, bien entendu ; l'un d'eux a pu travailler alors sept semaines sans tomber malade ; les deux autres sont restés l'un cinq semaines et l'autre quarante-deux jours bien portants à la fabrique. J'ai remarqué plusieurs fois que les ouvriers qui chiquaient ou fumaient du tabac n'avaient pas leurs dents et leurs gencives recouvertes d'une aussi grande quantité de sulfure de plomb que leurs camarades qui ne se servaient pas de tabac. Quelques-uns même n'avaient aucune trace de sulfure de plomb dans la bouche. Plusieurs de ces individus m'ont paru moins souvent atteints de maladies saturnines que les autres ouvriers. Tous ces faits semblent démontrer que le tabac fumé et chiqué s'oppose un peu à l'absorption du plomb par la partie supérieure des voies digestives et respiratoires. Par conséquent nous conseillons l'usage de ce moyen préservatif.

Nous n'avons pas remarqué que l'usage du tabac prisé fût utile aux ouvriers, c'est-à-dire qu'il contribuât à éloigner le danger.

Purgatifs. — Plusieurs fois nous avons conseillé à des ouvriers, chefs d'atelier, etc., de faire usage de temps en temps, tous les quinze jours, tous les huit jours, etc., d'un purgatif, tel que l'eau de Sedlitz, le jalap en poudre, à la dose d'un demi-gros, l'huile de croton à la dose d'une goutte. Cette pratique, nous l'avons vue plusieurs fois couronnée de succès. Nous ne pouvons trop en recommander l'usage.

Cessation du travail. — Si malgré l'emploi de tous ces moyens préservatifs, l'ouvrier venait à absorber des particules de plomb, il faudrait aussitôt que les signes de l'absorption du poison se manifestent (voy. *Intoxication saturnine primitive*, t. I, p. 1 et suiv.), l'éloigner immédiatement de ses travaux, et mettre en usage tous les moyens possibles pour débarrasser son économie du plomb qui pourrait d'un moment à l'autre produire des accidents graves.

Médecin-inspecteur. — Tels sont les moyens généraux à l'aide desquels on peut, dans toutes les professions où l'on travaille le plomb, conjurer ou éloigner les attaques de l'empoisonnement saturnin.

Ces préceptes sont faciles à mettre en pratique; cependant il serait à désirer qu'un homme de l'art, un médecin fût préposé dans tous les grands établissements à leur stricte exécution (1). Il pourrait, par sa présence et ses conseils, vaincre l'insouciance des ouvriers et l'apathie des fabricants. Ce vœu, exprimé par nous depuis plusieurs années, a été écouté dans une grande partie des fabriques et des mines de plomb de la France, qui n'avaient point encore de médecin chargé de veiller à la santé des ouvriers. Nous sommes heureux d'annoncer que notre pays, sous ce rapport, n'est plus en arrière des gouvernements d'Allemagne, si paternels, si occupés du bien-être des populations. Dans ces contrées, en effet, depuis le dix-septième siècle, comme le prouve l'ouvrage des Stockhusen, des médecins sont nommés par l'autorité, afin d'assainir le plus possible les grands établissements où l'on travaille les diverses préparations saturnines.

---

(1) *Ann. d'Hyg. pub.*, t. XIX.

MOYENS PRÉSERVATIFS, PARTICULIERS A CHAQUE PROFESSION.

Mines de plomb et affineries.

Dans les mines de plomb, quelques moyens particuliers doivent être mis en usage pour préserver la santé des ouvriers.

Il est nécessaire que plusieurs cheminées de dégagement ou d'appel soient placées sous la hotte des fourneaux à manche et à coupellation, afin que la fumée saturnine, qui reflue en dehors du fourneau par suite de son accumulation en trop grande quantité dans la cheminée principale, située dans l'aire du fourneau, puisse se dégager au-dehors de l'atelier. Par ces cheminées placées sous la hotte, l'ouvrier, ne respirant point cette fumée délétère, est à l'abri de presque tout danger.

Les opérations qui se pratiquent dans les affineries de plomb, d'or et d'argent, étant exactement semblables à celles qui s'exécutent pour l'extraction du plomb métallique de presque toutes les mines, la même disposition des fourneaux convient pour les affineries. La belle affinerie de la rue Bafroi, à Paris, il y a cinq ans, voyait chaque année cinq à six ouvriers sur vingt être atteints de maladies saturnines. Le bienfaisant et vénérable propriétaire de cet établissement, M. Gautier, a fait pratiquer deux cheminées de dégagement sous la hotte de son fourneau à manche, et de son fourneau à coupellation. Depuis cinq ans que cette amélioration a été effectuée, il n'y a pas eu un seul ouvrier malade. Ce résultat parle assez de lui-même, sans avoir besoin d'être commenté.

Voici les renseignements fournis par M. Testard, médecin de la mine de plomb de Poullaouen en Bretagne, relativement aux moyens pris dans cette mine pour préserver la santé des ouvriers.

Quatre-vingt-cinq ouvriers sont employés dans la mine; dix dans deux ans, au plus, ont été atteints de maladies de plomb, et encore ces affections ont été fort légères, et ont cédé facilement à l'usage de quelques doux laxatifs. La rareté des affections saturnines observées chez ces ouvriers doit être principalement attribuée à l'austérité forcée de leur régime, qui se compose presque exclusivement de végétaux, et surtout de fécules préparées au lait; telles sont les pommes de terre, les bouillies de farine d'avoine et de sarrasin; en outre, à ce que très-rarement, et seulement à l'occasion des noces et fêtes patronales, ils boivent du vin et de l'eau-de-vie.

Cet heureux résultat est peut-être dû aussi à ce que généralement ils ne travaillent à la fonderie que douze heures sur trente-six, le reste de leur temps étant pris par leurs travaux agricoles, car presque tous exploitent une petite ferme, presque tous aussi habitent à de grandes distances, d'une demi-lieue ou trois quarts de lieue; peut-être que l'exercice qu'ils font en parcourant d'aussi grandes distances au sortir de la fonderie et l'air vif des montagnes neutralisent jusqu'à un certain point les effets de l'absorption pulmonaire des vapeurs de plomb. (Rapport de M. Chevalier sur une lettre de M. Tanquerel des Planches, concernant *les maladies des ouvriers qui travaillent dans les fabriques de céruse,* Annales d'Hygiène publique, t. XIX.)

Ces moyens hygiéniques si simples, d'une exécution si facile, mis en usage à Poullaouen, doivent l'être également dans toutes les autres mines. Un résultat si magnifique a de quoi tenter la philanthropie de tous les autres propriétaires des mines de plomb.

Fabriques de blanc de céruse.

Il est de la plus haute importance que les fabriques de céruse soient bâties sur un lieu élevé, ou sur les bords d'une grande rivière. En effet, la disposition plus ou moins avantageuse de la fabrique exerce sans contredit une influence manifeste sur la production des accidents saturnins.

Les deux fabriques établies il y a trois ans au Pecq étaient situées l'une et l'autre dans un bas-fond, dominées par des plantations, par des hauteurs, et entourées presque de toutes parts par des habitations. Elles étaient mal aérées; les croisées en étaient petites et peu nombreuses, et les voûtes peu élevées. La durée moyenne du séjour ne s'y prolongeait pas au-delà de quarante jours; tandis que la fabrique de Courbevoie, placée sur la colline qui se trouve au-delà du pont de Neuilly, est bien exposée et bien aérée; aussi les ouvriers y restent, terme moyen, cinquante-sept jours sans tomber malades.

Il est à désirer que le nombre d'ouvriers à employer dans les fabriques de céruse soit peu considérable, en raison même des maladies auxquelles ils sont sans cesse exposés. Aussi engageons-nous les fabricants d'appliquer la vapeur à la fabrication de la céruse par le procédé hollandais, comme cela a lieu à Courbevoie. M. Labrosse, propriétaire de cet établissement, m'a assuré que sa machine à vapeur, loin d'augmenter le prix de la fabrication, en diminuait au contraire les dépenses.

Procédé hollandais. — Lorsque les divers travaux de fabrication s'exécutent dans des pièces séparées, les ouvriers sont exposés à une moins grande quantité de poussière. Il est donc important de diviser l'atelier en plusieurs compartiments, de manière à ce que les opérations les plus dangereuses ne s'exécutent pas dans le même endroit que celles qui sont regardées comme les moins funestes. A Clichy, on fabrique maintenant une certaine quantité de céruse d'après le procédé hollandais. Mais la fabrique est réunie avec celle qui produit la céruse d'après le procédé français ; il arrive que dans la même vaste pièce des émanations considérables provenant des deux fabriques réunies, entourent de tous côtés les ouvriers ; aussi ceux qui fabriquent suivant le procédé hollandais tombent malades six jours plus tôt que les ouvriers qui font les mêmes travaux à Courbevoie, où les opérations ne s'exécutent pas dans une seule pièce. Nous recommandons aux fabricants de céruse par le procédé hollandais, d'établir quelques divisions dans leur atelier.

Afin d'assainir les fabriques de céruse par le procédé hollandais, nous conseillons encore les moyens suivants, qui ont pour but d'isoler autant que possible les ouvriers de la poussière saturnine. Il faut : 1° que l'atelier de *la fonderie*, s'il n'est pas supprimé, soit construit de façon que les chaudières où l'on fond le plomb pour le réduire en lames, et où l'on refond le plomb en lames, qui a été exposé dans *les couches*, et qui n'a pas été attaqué, soient placées sous la hotte d'une cheminée ayant un tirage forcé. La figure 4 de la planche placée à la fin de ce volume indique la manière dont doit être ajusté à la chaudière ce moyen de ventilation. M. Labrosse, de Courbevoie, a supprimé la fonte du petit plomb comme étant une opération fort dangereuse. Il fait fondre hors de sa fabrique les parties restantes de plomb qui n'ont point été transformées en carbonate; il a eu à s'applaudir de cette mesure, qui compromettait la santé d'un grand nombre d'ouvriers, même de ceux qui ne fondaient pas et qui étaient occupés à d'autres travaux dans l'atelier.

2° L'atelier d'épluchage, où l'on opère la séparation du plomb carbonaté de celui qui ne l'est pas, doit être bien ventilé, soit en employant le tirage de la cheminée, soit par tout autre moyen.

3°. La même disposition doit être prise pour l'atelier où l'on opère le battage afin de détacher le plomb carbonaté des lames, où il adhère encore,

Pour atteindre ce but, il serait bon de le disposer de la manière suivante :

L'atelier spécial pour le battage du plomb sera peu large et très-long, ouvert de tout côté comme un hangar, de manière à avoir un courant d'air qui enlève rapidement les molécules les plus ténues de céruse, qui se répandent dans l'atmosphère pendant le battage des lames de plomb. Il serait bon aussi qu'une cheminée d'aérage forcé fût placée au-dessus du plafond de l'atelier, pour transporter au dehors les émanations toxiques.

4°. Il est nécessaire que les ouvriers chargés du battage ne soient employés qu'à tour de rôle dans cette manutention, regardée comme une des plus insalubres.

Il serait à désirer que l'on supprimât l'opération appelée battage des couches, pendant laquelle l'ouvrier est exposé à un épais nuage de poussière, et que, suivant l'avis de M. d'Arcet, les écailles carbonatées fussent séparées du métal par un cylindre cannelé qu'on ferait mouvoir sur les lames retirées des couches. Il faudrait avoir soin d'enfermer hermétiquement dans un bâtis en bois ce cylindre.

5°. Les meules destinées à réduire le blanc de plomb en poudre et à sec, doivent être placées dans un atelier vaste, où la ventilation soit forcée. Les moulins que la vapeur ou les chevaux font mouvoir seront renfermés dans des espèces de cages en bois ou en bâtisse, hermétiquement fermées, et qu'on n'ouvre que lorsque la poussière de l'intérieur n'est plus soulevée.

Il est évident aussi qu'il faudrait isoler les meules humides, et que le sous-carbonate qui a subi leur influence, et qui s'écoule dans des baquets ouverts, fût reçu dans des vases hermétiquement clos ou placés dans une pièce voisine de l'atelier, où un grand courant d'air serait constamment établi, soit par l'extérieur, soit par des fourneaux d'aérage. Il faut que les ouvriers qui placent le blanc de plomb sous les meules l'y posent le plus doucement possible, en évitant de faire de la poussière.

6°. Il est indispensable que les blutoirs soient isolés, entourés d'un bâtis en bois recouvert, soit en plâtre, soit en papiers superposés et collés, soit encore d'une toile serrée et calandrée, de façon que la poudre la plus ténue ne puisse se frayer un passage et s'échapper des bâtis qui renferment le blutoir. Un blutoir salubre a été décrit dans le *Bulletin de la Société d'Encouragement*, tome XXV, p. 212 et suivantes ; en voici la description abrégée :

Dans un bâtis, fermé de tous côtés pour empêcher la poussière de se répandre dans l'air, sont contenues deux meules horizontales de pierre dure, d'un diamètre différent, dans le rapport à peu près de 2 à 1 ; la plus grande est la meule inférieure : elles tournent en sens contraire sur des axes différents, au moyen d'une combinaison ordinaire de rouages. La meule supérieure est placée de manière que son bord dépasse d'environ un pouce le centre de la meule inférieure, qu'elle presse de tout son poids, qui est de trente à quarante livres. Elle se soulève périodiquement pour reprendre la matière sur laquelle elle opère, et la soumettre ainsi toute, successivement et également à son action.

Pour produire ce mouvement de rotation et vertical de la meule supérieure, l'inventeur, M. Lemoine, a fabriqué une chaîne à double articulation. Un compteur indique le nombre de tours que font les meules, et, par conséquent, le degré de finesse auquel le broyage est parvenu après un nombre de tours donné ; et lorsque, par l'expérience, on a reconnu qu'il est suffisant , on règle ce compteur de manière à lui faire annoncer par un timbre que l'opération est terminée ; on obtient ainsi une parfaite uniformité dans le broyage. Immédiatement après l'avertissement donné par le compteur, un grand couteau, disposé convenablement, tombe sur la meule inférieure, et, dans un tour, rassemble en un seul tas toute la couleur qui se trouvait éparse dessus. On a soin, en même temps, de tenir la meule supérieure élevée ; ce qui se fait à l'aide d'un levier disposé à cet effet.

La machine entière se compose de trois systèmes de meules et de molettes semblables à celles que nous venons de décrire. Un seul homme, appliqué à la manivelle, peut broyer sur trois meules , ce qui fait qu'il peut broyer la même quantité de céruse que trois hommes broieraient avec des rouleaux ou des pilons. Les rouages et le mécanisme sont tellement bien encaissés, qu'il est presque impossible que des molécules de céruse puissent s'échapper de la machine pendant l'opération du broiement.

La machine à broyer les couleurs, de M. Lemoine, a été approuvée par la Société d'Encouragement, qui a conseillé à tous les fabricants de produits saturnins de s'en servir pour le broiement, s'ils ne voulaient voir leurs ouvriers tomber malades. Cette machine a prévenu tant d'accidents, que le gouvernement a récompensé l'auteur de cette invention.

Pour rendre ce blutoir encore plus salubre, il serait bien de le placer sous la hotte d'une cheminée ayant un tirage forcé.

7°. Il est nécessaire, quand on met en baril les pains de céruse, et qu'on secoue le tonneau pour opérer le tassement, de couvrir la partie supérieure du tonneau pour que la poudre, soulevée par l'effet de la secousse, ne puisse se répandre dans l'atmosphère de l'atelier. Il serait encore mieux d'embariller sous la hotte d'une cheminée ayant un tirage forcé,

8°. Il faut que les ouvriers qui soignent les meules où l'on réduit en pâte la céruse, que ceux qui l'empotent et la dépotent aient soin de se bien laver les mains avant de toucher les aliments dont ils font usage.

Il serait avantageux que les ouvriers soient forcés, avant de sortir matin et soir, de se laver les mains dans de l'eau aiguisée d'acide sulfurique, puis de se laver dans de l'eau ordinaire. (Un gramme d'acide sulfurique pour un litre d'eau, ou une once pour trente-deux litres.)

9°. Enfin le moyen le plus puissant de préserver la santé des ouvriers, c'est de leur faire travailler la céruse à l'état humide. Si toutes les opérations de fabrication de la céruse pouvaient se faire sous l'eau, tout danger aurait disparu ; les molécules de plomb ne venant plus à se disséminer dans l'atmosphère.

Ainsi nous conseillons de supprimer le broiement à l'état sec, ou de broyer de suite à l'état humide la céruse détachée des lames de plomb, comme on fait depuis long-temps à Clichy.

Il est bon aussi de faire le battage sous l'eau, et de faire tremper dans ce liquide les pots de céruse avant de les nettoyer.

Si on joint à toutes ces mesures d'assainissement les préceptes généraux de prophylactique que nous avons indiqués au commencement de cet article, tels que masque, etc., on aura un ensemble de moyens capables de rendre l'air salubre des établissements, qui autrefois, et encore aujourd'hui, sont regardés comme un séjour de maux cruels, et le tombeau d'un assez grand nombre d'ouvriers.

Qu'il nous soit permis de citer ici quelques exemples remarquables de la puissance de ces mesures hygiéniques, pour éloigner des fabriques de céruse les dangers si fréquents qu'on voit habituellement dans le plus grand nombre de ces établissements. Dans les fabriques de céruse où l'on ne prend aucune des précautions de salubrité que nous venons d'indiquer, où un ouvrier ne peut pas travailler plus de quarante jours sans tomber malade, il est atteint d'affections cruelles, d'infirmités ou de maladies mortelles. Ainsi, dans l'année les ouvriers sont tous renouvelés sept à huit fois; ce qui nuit considérablement à la beauté et à la promptitude du travail.

M. Théodore Lefebvre de Lille à pris, pour l'organisation des travaux de sa fabrique, les mesures les plus efficaces pour anihiler les dangers inhérents à la fabrication de la céruse : ainsi il a défendu d'employer deux jours de suite les mêmes hommes aux travaux les plus dangereux. Il exerce sur les ouvriers la plus grande surveillance; il exige qu'ils se lavent les mains et la figure aux heures des repas; il les envoie sur-le-champ chez le médecin, M. Degland, pour peu qu'ils soient indisposés. Enfin c'est dans sa fabrique que nous avons pris en partie l'idée de toutes ces modifications de constructions, d'arrangements des ateliers que nous venons de signaler comme fort avantageux.

Depuis que toutes ces mesures ont été prises dans la fabrique Lefebvre, il y a beaucoup moins de malades, et on n'observe plus de symptômes graves, effrayants, du côté de l'encéphale, qui, auparavant étaient si fréquents, et le sont tellement encore aujourd'hui dans des établissements voisins, où ces mesures de précautions ne sont pas prises, que dans l'un d'eux où la mortalité a été très-grande, les ouvriers l'ont abandonné en traçant sur la porte le mot : *Abattoir*. Dans l'espace de deux ans, M. Lefebvre n'a eu, terme moyen, que *cinq à six ouvriers malades par mois*. (La fabrique en occupe cent vingt-cinq.) Il n'y a pas eu un seul cas de mort, ni aucun accident grave à déplorer. Une bonne partie des ouvriers suivent les travaux de cette fabrique depuis trois, quatre, cinq, six et même sept années, sans qu'ils aient, depuis lors, éprouvé des indispositions assez graves pour les forcer même à quitter le travail. Frappé de ce beau résultat, M. Lefebvre ne regrette pas les petits sacrifices pécuniaires que ces mesures sanitaires exigent de lui chaque année. Il en trouve la récompense, non-seulement dans sa conscience, mais encore dans la beauté de ses produits, confectionnés par des ouvriers qui travaillent depuis long-temps dans son établissement.

Enfin, cet homme de bien se propose en outre de faire établir dans quelques mois des appareils d'après le système du colonel Paulin, qui enveloppent la tête et le corps de l'ouvrier. Les individus qui en seront revêtus, seront employés aux travaux qui exposent davantage les ouvriers, mais ils seront placés au milieu d'un courant d'air pur que l'on prendra à l'aide d'un tuyau, dont l'embouchure sera placée à l'extérieur de l'atelier, et que l'on refoulera dans l'appareil. (*Annales d'Hyg. publ.*, t. **XIX.**)

Depuis dix-huit mois que l'on opère le battage des couches sous l'eau, qu'on passe de suite la céruse aux meules humides, sans l'écraser préalablement à l'état sec, et qu'on nettoie les pots après les avoir fait séjourner plusieurs jours sous l'eau, on ne voit pas moitié autant d'ouvriers atteints de maladies saturnines que par le passé. Ce sont des faits patents que m'ont attestés à plusieurs reprises M. Rouard et son contre-maître M. Bergerat, chimiste fort instruit. Ces observateurs ont été conduits à employer l'eau comme moyen préservatif, par ce qu'ils avaient appris au sujet des fabriques de céruse anglaises. En effet, dans ce pays toutes les opérations se font presque à l'eau, et l'on assure qu'il y a beaucoup moins d'ouvriers atteints de maladies saturnines dans ces établissements qu'en France.

M. Stollé de Strasbourg a obtenu des effets également heureux à l'aide des mêmes moyens prophylactiques mis en pratique par M. Lefebvre. Le premier de ces fabricants emploie vingt ouvriers, et cependant il n'a eu que deux ouvriers atteints de la colique de plomb dans l'espace de cinq années (*in loco citato*).

En présence de pareils faits, les autres fabricants chez lesquels tant d'accidents se déclarent, seraient bien coupables s'ils ne prenaient les précautions de MM. Lefebvre, Stollé et Rouard, pour conserver la santé de leurs ouvriers.

Procédé français. Les précautions que nous venons d'indiquer s'appliquent en grande partie aux fabriques de céruse par le procédé français. Ces fabriques ont surtout besoin d'être aérées.

Pour cela, lorsque l'acide carbonique a été suffisamment concentré dans la cuve à acétate de plomb, et que le carbonate se trouve tout formé, il faudrait faire arriver dans les tuyaux conducteurs de l'acide carbonique, et dans la cuve de l'air pur au moyen d'un fourneau de forge, puis enlever le couvercle de la cuve, et alors brasser. L'acide carbonique n'existant plus en excès dans le bain de carbonate, il n'entraîne plus en se dégageant de particules de céruse. Il serait avantageux que toute la nuit, qui précède le jour où l'opération du brassement doit marcher, de l'air pur fût sans cesse accumulé dans la cuve, et que celle-ci fût ouverte afin de laisser dégager l'acide carbonique en excès.

On pourrait aussi établir avec succès une cheminée d'appel au-dessus de la cuve, afin que, pendant l'opération de concentration de l'acide carbonique et de l'acétate de plomb, les molécules toxiques qui s'échappent du vaisseau pussent être recueillies dans la cheminée d'appel, afin d'être entraînées au dehors. Le fourneau d'appel pourrait provenir du foyer qui produit l'acide carbonique.

Certains procédés de fabrication de la céruse donnent lieu à un plus grand nombre d'accidents que d'autres (voyez

Causes, t. i, p. 114 et suiv.). Il serait donc convenable, lorsqu'un fabricant veut établir une manufacture, que l'autorité
lui indiquât le procédé qui semble occasionner moins souvent
les maladies saturnines. D'après les documents dont nous avons
déjà parlé, il semble que le procédé hollandais est le plus dangereux; après lui vient le procédé français; enfin il paraît
que le procédé mis en usage par M. Reboul de Pezenas est
celui qui expose le moins les ouvriers à contracter les maladies saturnines.

Il est important que les ouvriers ne logent point dans la
fabrique. On a remarqué à Clichy que ceux qui sont obligés de faire un assez long trajet pour regagner leur demeure,
tombent plus rarement malades que ceux qui habitent l'é-
tablissement ou très-près. On a également observé que les
ouvriers qui travaillent pendant quinze jours à trois semaines
à la fabrique, et qui vont prendre ensuite l'air pendant quelque temps, travailler au chemin de fer, par exemple, pour
revenir ensuite au travail de la céruse, sont beaucoup moins
facilement atteints de maladies saturnines que ceux qui travaillent d'une manière continue.

Habitations voisines des fabriques de céruse.—Des plaintes
ont été quelquefois élevées par les habitants du voisinage
des fabriques de céruse. Mais il faut le dire, ces plaintes
n'ont presque jamais été fondées. De mauvaises passions les
ont suscitées dans presque tous les cas. A Courbevoie, au
Pecq et à Clichy, les familles des directeurs des quatre fabriques habitent un local qui n'en est séparé que par une
cour, ordinairement peu spacieuse, et cependant ils ne sont
jamais affectés d'accidents saturnins. Je n'ai observé à cela
qu'une seule exception à la fabrique de M. Dupré. A la suite
d'une fonte considérable de fragments de plomb, qui n'a-
vaient pas été changés en carbonate dans les fosses, deux
habitants d'une petite maison située à deux cents pas de la fa-

brique, et où logeait le nommé Gavel, furent atteints de colique et d'arthralgie saturnines. La veille du développement des accidents, ces individus ressentirent une odeur très-fétide, les fenêtres de leur maison et celles de la fabrique étaient ouvertes, et l'on voyait sortir de cette dernière, par les cheminées, etc., une grande quantité de fumée mélangée de particules saturnines provenant de la fonte.

Il est donc important d'isoler les ateliers de toute autre habitation ; mais on le doit à plus forte raison, puisque cet isolement des fabriques est une condition favorable pour la salubrité, car il facilite l'établissement des courants d'air.

Fabriques de minium.

La plupart des moyens préservatifs que nous avons conseillés dans les fabriques de céruse, devraient être mis en usage dans les fabriques de minium.

Il est important de pratiquer sous la hotte du fourneau à réverbère plusieurs cheminées de dégagement, afin de conduire hors de l'atelier le plus de particules de plomb possible.

Le transport du four à la laverie doit être fait avec beaucoup de précaution, de manière à ce que la poussière de massicot ne se dissémine pas dans l'air ; pour cela il serait bon d'aroser préalablement avec de l'eau simple la masse de massicot refroidie dans le four.

On devrait au-dessus du séchoir établir plusieurs cheminées de dégagement, communiquant avec un fourneau à tirage forcé, par exemple avec le foyer qui sert à la calcination. De cette manière l'ouvrier en remuant le massicot du séchoir ne serait point obligé de respirer constamment la fumée qu'il exhale.

Nous ne pouvons trop recommander pour le broiement, le tamisage et l'embarillement, de faire usage de tous les moyens que nous avons indiqués en parlant de ces opérations pour la fabrication de la céruse. Il faut surtout avoir soin de mouiller un peu le minium quand on l'entasse dans des ba--rils pour le livrer ensuite au commerce. C'est un moyen puissant pour éviter la dissémination dans l'atmosphère.

Pour prouver la nécessité d'isoler les diverses opérations nécessaires à la transformation du plomb en minium, nous citerons le fait suivant.

Dans la fabrique de minium de Clichy, le fourneau à réverbère, la laverie, le séchoir sont dans une même pièce attenant à celle où se fabrique la céruse d'après le procédé français. Puis à côté, dans un autre local, se trouvent le moulin à broiement et le bluttoir ; c'est là aussi que les ouvriers empotent et embarillent le minium. Ainsi les ouvriers sont exposés au contact de la poussière répandue dans l'air qui provient de ces diverses manutentions ; ils ne peuvent rester dans ces établissements plus de quarante-cinq jours, terme moyen, sans tomber malades. Dans les fabriques de Paris de MM. Tourasse, rue d'Aval, et Guiset, à Lavillette, le fourneau à réverbère, la laverie, le séchoir, le moulin à broiement, le tamis et les tonneaux sont placés séparément dans des pièces contiguës, de manière que les particules de plomb de l'une n'entrent pas dans celle de l'autre. Dans ces deux établissements j'ai vu des ouvriers qui y travaillaient depuis trois et quatre ans sans être malades. La durée du séjour moyen de chaque ouvrier dans ces deux fabriques est de dix mois. Il n'est pas nécessaire de commenter de pareils faits ; ils parlent assez d'eux-mêmes.

Fabriques de litharge.

Les ouvriers qui fabriquent la litharge doivent se servir des mêmes moyens préservatifs que les affineurs et les coupelleurs des mines de plomb argentifères, puisque les opérations de chacune de ces professions sont à peu près les mêmes. C'est surtout ici qu'il est nécessaire de faire pratiquer plusieurs vastes et très-élevées cheminées d'appel ou de tirage, dans le fourneau vis-à-vis du foyer d'où provient la flamme. Ce genre de construction contribue puissamment à emporter au dehors quantité d'émanations saturnines, qui, respirées par le coupelleur, lui occasionneraient les diverses maladies de plomb. La hotte doit également être percée de plusieurs cheminées d'appel, qui rejettent hors de l'atelier la fumée de litharge que les cheminées du fond du fourneau n'on pu dégager.

M. Gautier, qui il y a sept à huit ans fabriquait de la litharge dans sa belle affinerie de la rue Bafroi, m'a affirmé avoir fait cesser, à l'aide de ces cheminées d'appel, le développement des maladies saturnines, qui attaquaient auparavant tous les ans les trois quarts de ses coupelleurs.

Le coupelleur doit, aussitôt qu'il a fait tomber sur le sol la litharge, l'arroser d'un peu d'eau, afin qu'en la pilant il ne donne pas lieu à un dégagement de poussière dans l'atmosphère.

Quant aux broiement, tamisage et embarillement, il faut prendre les mêmes mesures de sûreté que pour la céruse et le minium.

Fabriques d'acétate de plomb. Sel de saturne.

La préparation de l'acétate de plomb exige que les ouvriers prennent de grandes précautions; car l'acide acétique en vapeur entraîne facilement avec lui quelques parcelles d'acétate de plomb dans les voies digestives et respiratoires des individus qui le fabriquent. Il est donc important de fermer hermétiquement la chaudière où l'on fait chauffer le mélange d'oxide de plomb et d'acide acétique pour le transformer en sel de saturne. Il faut alors établir au-dessus de la chaudière une cheminée de dégagement avec fourneau d'aérage ; le foyer placé sous la chaudière peut faire appel au moyen d'un tuyau conducteur qui le ferait communiquer avec la cheminée.

Lorsqu'on soumet les eaux-mères à une nouvelle évaporation, il serait bon de laisser marcher cette opération dans une pièce de l'atelier très-bien aérée, et où ne se trouverait alors aucun ouvrier. Il vaudrait encore mieux placer les eaux-mères sous la hotte d'une cheminée d'appel de la chaudière.

Fabriques de nitrate de plomb.

Les procédés à l'aide desquels on obtient le nitrate de plomb sont à peu de chose près les mêmes que ceux qui sont en usage pour la fabrication de l'acétate de pomb. Les matières mises en présence les unes des autres sont seulement différentes. Le danger étant le même, nous avons donc à indiquer aux ouvriers les moyens préservatifs que nous avons conseillés à ceux qui travaillent à la fabrication du sel de saturne. Nous ajoutons seulement que l'on doit surtout prendre tous les moyens possibles pour empêcher le dégagement du gaz nitreux de la chaudière où se trouvent chauffés ensemble de l'acide nitrique et de la litharge, afin d'obtenir du nitrate de plomb ; car l'influence du gaz nitreux sur la respiration est excessivement pernicieuse. Pour obvier à cet inconvénient, il serait bon qu'un tuyau d'appel, appliqué à l'appareil de fabrication, pût emporter au dehors le gaz nitreux, comme cela se pratique pour l'affinage de l'or et de l'argent.

Fabriques de chromate de plomb.

La seule opération dangereuse de la fabrication du jaune de chrome étant l'embarillement, il serait utile de placer le baril sous la hotte d'une cheminée, ayant un tirage forcé, qui permettrait à la poussière saturnine de se dégager au dehors.

Fondeurs de plomb.

Les fondeurs de plomb, pour se préserver des maladies saturnines, doivent être placés dans une fonderie, de manière qu'ils se trouvent le moins possible en contact avec la vapeur et la poussière toxiques qui s'élèvent du bain de plomb. Pour que cette indication puisse être remplie, il est nécessaire que des cheminées soient placées au-dessus de la chaudière, de manière à servir de conduit, ou de moyen de dégagement à toute ou presque toute la masse de molécules saturnines qui s'élèvent du bain pour se disséminer dans l'atmosphère. Ces cheminées doivent être placées suivant la direction des vents, afin que le tirage soit plus actif. Le fondeur doit avoir soin également de ne pas venir inutilement respirer dans l'air situé au-dessus du bain ; il peut toujours remuer le métal en fusion, à distance, au moyen d'un ringard, ou long bâton en fer.

Étameurs. — Ferblantiers.

Les étameurs, ferblantiers, etc., lorsqu'ils font leur soudure, doivent procéder à cette opération en plein air, et s'éloigner de la marmite où se trouve l'alliage en fusion.

Fondeurs de caractères d'imprimerie.

Les fondeurs ou couleurs de caractères d'imprimerie devraient avoir des bassines recouvertes de manière que la vapeur du plomb ne vînt point à se mélanger avec l'air qu'ils respirent. Pour cela, il faudrait établir au-dessus de la bassine une petite hotte, ou cheminée de dégagement, qui communiquerait, au moyen d'un tuyau de tôle, avec le fourneau commun de l'atelier. Celui-ci, faisant appel, ferait dégager par la cheminée toute la vapeur de plomb et d'antimoine qui s'élève à la surface du bain. Toutes les petites cheminées de dégagement de chaque fourneau devraient avoir un conduit commun avec l'air extérieur. Avec cet arrangement de la bassine, les fondeurs en caractères ne seraient plus atteints de maladies de plomb, puisque leurs organes ne seraient plus en contact avec les émanations saturnines, pour les absorber.

Je dois aussi leur recommander fortement de s'abstenir de faire cuire leurs aliments sur leurs bassines; c'est une habitude que j'ai vu devenir funeste à plusieurs d'entre eux. Ils doivent aussi balayer avec beaucoup de soin leur atelier; jeter une grande quantité d'eau, ou de la sciure de bois humide sur tout le parquet, ouvrir toutes les fenêtres et portes, et ne faire ce nettoiement que le soir, lorsqu'il n'y a plus d'ouvriers à travailler, de manière que le lendemain matin toute la poussière soit rejetée au dehors ou tombée par terre.

Verreries. — Emaux.

Les fourneaux des verreries doivent être disposés de manière que la fumée qui s'exhale des oxides de plomb en fusion avec les autres matières qui entrent dans la composition du verre, soit attirée par des tuyaux d'appel communiquant avec le four et l'air extérieur. Tous les moyens de ventilation possibles doivent être pratiqués dans l'atelier où sont placés quantité de fourneaux. Les ouvriers doivent aussi avoir des instruments très-longs, afin que, sans s'exposer au contact de la fumée, ils puissent enlever la matière pour lui faire subir toutes les préparations convenables.

La fabrication des émaux a besoin d'être entourée de précautions analogues à celles des verreries, si l'on veut que ce genre d'industrie n'expose pas à de grands dangers ceux qui les travaillent.

Potiers de terre.

Les poteries de terre sont les établissements les moins bien assainis que je connaisse. Ainsi, le vernisseur se trouve dans la même pièce que le chauffeur; le travail du premier de ces ouvriers l'expose peu au danger; mais, renfermé dans un local où sans cesse il se trouve avec de la poussière et de la fumée de plomb, il n'est pas étonnant qu'il tombe malade. Il serait donc prudent de séparer l'atelier du vernissage de celui où se trouve placé le four. La construction des fourneaux est très-vicieuse, puisqu'elle s'oppose à ce que la poussière qui vient à s'accumuler dans l'enfer ne soit rejetée au dehors; car il n'y a point de cheminée de dégagement. Aussi, lorsque le chauffeur vient à balayer le four, il se trouve enveloppé d'une atmosphère de poussière saturnine. Nous faisons donc des vœux pour que les fabricants fassent pratiquer plusieurs cheminées ou tuyaux d'aération, c'est-à-dire d'appel, à la voûte de l'enfer. Les cheminées de dégagement peuvent avoir pour fourneau d'appel le foyer du four lui-même, qui sert à cuire la poterie. Un simple tuyau de communication remplira ce but. Il ne faudra pas employer plus de combustible. Cette disposition salubre du four n'en augmentera pas sensiblement les frais de construction.

Faïenciers. — Porcelainiers.

Les ouvriers qui travaillent la faïence et la porcelaine vernie sont exposés en partie aux mêmes dangers que les potiers de terre. Il est plus facile de détourner les maux dont ils sont menacés. En effet, puisque dans ces fours il n'y a qu'un seul compartiment dans le fourneau, il est très-facile de percer la voûte d'un grand nombre de trous, communiquant avec une ou plusieurs cheminées de tirage, de manière à ce qu'ils puissent donner passage à la flamme, aux gaz et aux particules saturnines. Alors la petite quantité de poussière saturnine qui ne s'envole pas, peut être rendue fixe, lorsqu'on nettoie le four, en l'arrosant d'une grande quantité d'eau.

Il serait prudent aussi, lorsqu'on veut défourner la cuisson, d'ouvrir la veille au soir le four, de manière que le lendemain matin l'ouvrier ne fût plus exposé au contact des particules légères de plomb qui s'envolent dans les premiers moments où l'air extérieur vient à pénétrer dans le four.

Fabriques de cartes d'Allemagne.

Les fabricants de cartes d'Allemagne exigent souvent que leurs ouvriers broyent eux-mêmes, dans l'atelier, la céruse qui doit entrer dans leur enduit. C'est un usage qu'il faut abandonner; car il occasionne souvent des maladies saturnines à tous les ouvriers de l'atelier, même à ceux qui ne broient pas. Si le fabricant trouve de l'économie et d'autres avantages à faire broyer la céruse chez lui, que dans une pièce séparée, il ait un ou deux hommes occupés à cette opération, les dangers alors disparaîtront en grande partie. Ces conseils, suivis dans plusieurs fabriques de cartes d'Allemague, surtout dans celle de M. Prevost, ont assaini d'une manière sensible ces établissements, qui auparavant ne pouvaient conserver un ouvrier plus de cinq à six mois. Maintenant ils peuvent travailler un an et plus sans tomber malades.

Pendant que la pâte ou enduit est soumis à l'ébullition, il serait nécessaire que la terrine fût recouverte presque hermétiquement, et qu'un tuyau adapté au couvercle pût communiquer au dehors; de cette façon, l'ouvrier ne se trouverait que fort peu en contact avec les particules de céruse, qui ne manquent pas de s'élever et de se répandre dans l'air, si l'on ne prend ces précautions. Avec cette cheminée de dégagement, l'ouvrier ne serait plus exposé à aucun danger.

Peintres en bâtiments.

Les peintres en bâtiments, pour faire leurs teintes, doivent se mettre en plein air en été, et en hiver ouvrir toutes les fenêtres et croisées de l'atelier. Lorsqu'ils ont à peindre une petite pièce en hiver, qu'ils se gardent bien de la chauffer pour obtenir une dessication plus prompte; aussitôt qu'ils y auront cessé leurs occupations, ou dans l'intervalle qui sépare l'opération des couches, ils pourront alors chauffer. Lorsque la chambre, etc., qu'ils peignent est vaste, il est bon d'ouvrir les fenêtres, si la saison n'est pas trop rigoureuse; dans le cas contraire, ils peuvent tenir clos l'appartement, mais sans y faire de feu pendant qu'ils travaillent. Pour que le ponçage et le grattage soient le moins dangereux possible, il serait bon de mouiller beaucoup la peinture qu'on veut enlever; si le ponçage doit être fait à sec, qu'on se serve alors de tous les moyens généraux que nous avons indiqués pour ne pas respirer de poussière saturnine.

Nous recommandons aux peintres en bâtiments de ne

pas aller prendre leurs repas avant de s'être bien lavé les mains.

Substitution du zinc au plomb pour la peinture à l'huile. — Des expériences nombreuses ont été faites en France et en Angleterre pour rendre plus salubre la profession de peintre, en substituant au carbonate de plomb, base presque de toute peinture à l'huile, un corps dont l'action n'a aucun danger sur l'économie.

Guyton de Morveau, le premier, conçut l'idée en 1781 de remplacer le blanc de plomb par le blanc de zinc. (*Annales des Arts et Manufactures*, an IX, t. IV.)

MM. Parkes et Turner Thachrach, dans des mémoires publiés en Angleterre, dans le même temps à peu près, ont recommandé également la substitution du carbonate ou oxide de zinc pour la peinture.

M. Vincent de Monpetit a également adressé un mémoire à l'Académie d'Architecture, dans le but de faire adopter définitivement cette substitution. L'Académie, au nom d'une commission composée de MM. Mauduit, Bossut, Cherpitel et Antoine, a adopté les idées de M. Vincent. (*Annales d'Hyg. et de Méd. légale*, t. XV.)

Voici les raisons déduites d'expériences nombreuses, répétées dans divers pays et à diverses époques, sur lesquelles on s'est fondé pour substituer le zinc au plomb dans la peinture.

1°. Tout le monde connaît les effets pernicieux de la peinture à l'huile, à base de carbonate de plomb, sur les ouvriers qui l'appliquent, ainsi que sur ceux qui habitent des lieux clos où cette peinture est nouvellement employée.

La peinture à l'huile faite avec le carbonate ou blanc de zinc n'a aucune influence délétère sur les ouvriers ni sur les habitants des appartements nouvellement peints.

2°. Le blanc de zinc a un avantage précieux sur le blanc

de plomb. La première de ces substances est inaltérable, même par les vapeurs d'acide hydrosulfurique, et ses diverses combinaisons, qui noircissent sur-le-champ le blanc de krems et tous les blancs tirés du plomb.

Le blanc de zinc se mêle parfaitement à toutes les couleurs; il s'emploie également à l'huile et à la détrempe. On a remarqué qu'il avait l'avantage de prendre moins d'huile et qu'il séchait moins rapidement que les blancs de plomb.

Si le blanc de zinc n'a pas tout-à-fait une blancheur aussi éclatante que le blanc de plomb, d'un autre côté il conserve sa teinte plus long-temps que ce dernier. En effet, le blanc de plomb le plus beau est toujours susceptible de se réduire et de prendre une teinte noire par le contact avec tout ce qui contient le principe inflammable.

3°. Le blanc de zinc coûte moins cher que le blanc de plomb. Ainsi, outre les raisons de santé, les peintres en bâtiments ont encore un grand avantage à substituer le blanc de zinc au blanc de plomb. Le blanc de zinc couvre, dit-on, un peu moins bien que le blanc de plomb. Mais la première de ces substances étant moins chère que la seconde, le prix de la quantité de blanc de zinc dont on est obligé de se servir est moins élevé proportionnellement que celui d'une moins grande quantité de plomb.

Il existe en France et dans toute l'Europe de nombreuses mines de zinc. Dans ces dernières années surtout, l'extraction de ce métal s'est effectuée sur une très-grande échelle pour les besoins des arts.

Il est donc à désirer que l'on fabrique en grand aussi le blanc de zinc, pour les besoins de la peinture, puisque la matière première coûte un tiers moins que celle du carbonate de plomb.

Le blanc de zinc est préparé en grand en Allemagne; le

procédé suivant est dû à M. Hermann, il a été inséré dans le journal *Kunst und Gewer*, b belatt, n° 47, 1826.

On traite le zinc ou l'oxide par l'acide sulfurique; la solution est ensuite traitée par l'hydrogène sulfuré, puis par l'hydro-chlorate de chaux; enfin on concentre pour séparer le sulfate formé et on précipite l'hydrochlorate de zinc qui reste, par du sous-carbonate de soude du commerce, qui fournit du précipité de carbonate de zinc qu'on lave et qu'on fait sécher.

Un autre procédé des plus simples, suivi en Angleterre dans diverses manufactures, consiste à précipiter une dissolution de vitriol de zinc (vitriol blanc) par de l'alcali aéré; mais comme le vitriol de zinc (sulfate de zinc) du commerce est impur, il faut faire bouillir la dissolution, avant de l'employer, dans un vaisseau de cuivre, avec du zinc réduit en poudre ou en grenailles; par là on décompose les sels métalliques que peut contenir le zinc et qui pourraient altérer sa couleur, tels que les vitriols de fer et de cuivre, dont il contient ordinairement une certaine quantité. (*Ann. d'Hyg. et de Méd. lég.*, t. xv.)

Toutes les assertions et expériences qui précèdent ont été répétées à plusieurs reprises et mises sous les yeux de l'Académie royale d'Architecture de Paris, et de l'Académie de Dijon. L'approbation authentique de ces deux compagnies célèbres, composées de savants les plus capables de juger en pareille matière, doit exciter la confiance des peintres en bâtiments et du public en faveur de ce nouveau blanc, qui ne peut avoir aucune action nuisible sur leur santé.

Nous faisons donc des vœux ardents pour que les maîtres peintres et les ouvriers se décident à substituer le blanc de zinc au blanc de plomb; ils pourront alors travailler toute leur vie sans craindre de compromettre à tout moment leur existence, et ils trouveront de l'économie dans cette substi-

tution, sans cependant nuire en rien à la beauté et à la bonté
de leur travail.

On ne doit pas être étonné que cette substitution ne soit
point déjà faite dans la peinture, quoiqu'elle ait été proposée
pour la première fois en 1781; car les peintres en bâtiments
ne connaissent pas les travaux des philanthropes qui ont fait
ces belles découvertes pour rendre leur profession insalubre.
Ces découvertes, oubliées et enregistrées au milieu d'autres
mémoires fort insignifiants dans les annales de la science, ne
sont point venues à la connaissance du vulgaire. Je suis donc
heureux de pouvoir les rendre populaires, c'est-à-dire d'en
faciliter l'application par leur publication *in extenso*. Maintenant que les peintres vont connaître, en lisant cette partie de notre ouvrage, le moyen de conjurer presque tous les
maux qui peuvent les frapper, nous espérons qu'ils vont se
servir du blanc de zinc au lieu de blanc de plomb. Nous
nous attendons bien qu'il faudra beaucoup de temps pour
que cette substitution devienne d'un usage général. N'est-ce
pas le sort des plus belles découvertes qui ont honoré le
genre humain, d'avoir mis beaucoup de temps avant de pouvoir trouver confiance dans l'esprit de tous les hommes?
Mais enfin le temps finit par sanctionner ce qui est bon et
utile, et il vient à bout de vaincre les préjugés et les intérêts
froissés par de nouvelles voies ouvertes au bien être général.

Si l'on ne voulait pas se décider à substituer, dans tous les
cas de peinture à l'huile, le blanc de zinc au blanc de plomb,
nous pensons qu'on pourrait commencer, sous forme d'essais,
à faire entrer la première de ces substances dans les préparations à l'huile qui suivent : 1° A peindre les cabinets de
bains où l'on administre des bains hydrosulfurés; 2° dans
les cabinets où sont les siéges des fosses d'aisances; 3° enfin,
dans toutes les localités où il y a un dégagagement plus ou
moins considérable d'hydrogène sulfuré ou d'hydrosulfate,

qui détermine les colorations en gris noirâtre des peintures dans lesquelles on a fait entrer le blanc de plomb, la céruse.

Peintres d'attributs, décors, lettres, etc.

Les précautions que nous venons de conseiller aux peintres en bâtiments, pour se préserver des maladies saturnines, doivent être prises également par les peintres d'attributs, de décors, de lettres, etc. Que les peintres d'attributs, etc. aient bien soin, en outre, de ne jamais mettre leur pinceau dans leur bouche pour le laver, etc., car nous avons rapporté des maladies fort graves qui se sont développées à la suite de cette imprudence.

Tout ce que nous venons de dire s'applique parfaitement aux peintres en voitures, d'armoiries, de porcelaines, etc.

Frotteurs ou Polisseurs de caractères d'imprimerie.

Les polisseurs ou frotteurs de caractères d'imprimerie devraient humecter avec un peu d'eau la poussière de leur pierre, lorsqu'ils veulent la faire disparaître; ce moyen aurait l'avantage de mettre obstacle à la dissémination des particules de plomb dans l'atmosphère.

Ces ouvriers doivent avoir soin également de pousser doucement avec leur plumeau la poussière hors de l'aire de leur pierre. On pourrait, avec beaucoup d'avantage, établir une petite hotte avec un tirage forcé au-dessus de chaque pierre à frottement. Les tuyaux de chacune de ces petites hottes viendraient se réunir dans une cheminée commune de l'atelier communiquant au dehors, et donnant lieu au dégagement de toute la poussière de la pièce où travaillent une quantité considérable d'ouvriers. Le fourneau d'aérage doit être placé au milieu de l'atelier, de manière à faire appel sous toutes les hottes, au moyen de conducteurs en tôle.

Quant aux découpeurs de caractères d'imprimerie, le seul moyen pour eux de se mettre à l'abri du danger, c'est de porter un masque, ou des éponges, de manière à ce que les molécules de plomb ne puissent pénétrer dans la bouche et les narines.

Lapidaires.

Les lapidaires, s'ils veulent éviter les maladies de plomb, auxquelles ils sont si sujets, doivent prendre toutes le sprécautions que nous avons indiquées au commencement de cet article, pour ne point respirer les molécules saturnines qui se dégagent de leurs roues, et la poussière qu'ils disséminent par le frottage de leurs pierres et le balayage de leur atelier. Ils ont aussi les mains tout imprégnées de plomb, ils doivent donc les laver avec beaucoup de soin, surtout avec du sulfure de potasse, lorsqu'ils vont prendre leurs repas.

Il serait encore ici fort à propos de ventiler l'atelier à l'aide des procédés de M. d'Arcet. Il serait bon qu'une cheminée de dégagement avec une hotte fût placée au dessus de l'établi et qu'un fourneau d'appel fût, au contraire, ajusté dessous. La cheminée de dégagement et le fourneau d'appel communiquent ensemble au moyen de conduits ajustés sur les côtés de l'établi. A l'aide de cet appareil fort simple, et peu dispendieux, toute la poussière de la meule et du brossage des pierres serait entraînée hors de la pièce où travaille l'ouvrier. On ne verrait certainement plus ces ouvriers être exposés à un danger aussi imminent. Ce projet de construction, que nous avons soumis à M. Mantion, qui possède le plus fort atelier de lapidaires de Paris, va être exécuté par lui, pour son établissement.

Bijoutiers, Joailliers, Orfévres.

Les joailliers, orfévres, bijoutiers doivent se servir des mêmes moyens préservatifs que les lapidaires, puisque tous ces individus sont exposés à peu près de la même manière au danger. Ils doivent de plus placer leurs fourneaux sous la hotte d'une cheminée ayant un tirage forcé.

Imprimeurs.

Les apprentis, et même d'anciens compositeurs, ont la funeste habitude de mettre dans leur bouche les caractères d'imprimerie, surtout lorsqu'ils corrigent sur la forme. Qu'ils renoncent à cette pratique, s'ils ne veulent plus tard être atteints de maux cruels.

Il est important qu'avant l'arrivée des compositeurs au travail, on prenne la précaution, chaque jour, de faire nettoyer les casses, et de débarrasser les lettres de la poudre ou poussière qui se trouve dans les divisions de ces casses, et qui s'attacherait aux lettres si on la laissait dans les cassetins. En même temps, on doit ouvrir toutes les fenêtres et portes de l'atelier, afin d'établir des courants d'air qui enlèvent les émanations délétères. De cette façon, les imprimeurs sont bien moins sujets à avaler ou à respirer de la poussière toxique.

Les maladies saturnines sont beaucoup plus rares aujourd'hui chez les imprimeurs de Paris qu'autrefois. Cette amélioration est due aux mesures que nous venons d'indiquer, et à ce que ces ouvriers observent une plus grande propreté dans beaucoup d'établissements on les oblige de se laver, soit avant de manger, soit avant de quitter l'imprimerie.

Mais dans les imprimeries de province, où ces précautions ne sont point observées, on trouve un bien plus grand nombre d'ouvriers qui deviennent malades tôt ou tard. Nous avons vu un assez grand nombre de compositeurs et d'imprimeurs de province venir se faire traiter à Paris de maladies saturnines qu'on ne pouvait parvenir à guérir dans leur pays. Rarement, je le répète, des accidents pareils s'observent actuellement à Paris.

Fabriques de plomb de chasse.

Lorsque l'atelier de la fonderie est séparé de ceux où l'on travaille le plomb coulé et réduit en grenailles, les accidents sont bien moins nombreux. Ainsi, dans la fabrique de la tour Saint-Jacques, où les travaux de fonte sont réunis aux autres dans une pièce commune, sur vingt-quatre ouvriers employés à toutes les opérations, la moitié au moins de ces individus tombent malades chaque année, tandis que chez M. Tremblot, faubourg Saint-Denis, sur trente-six ouvriers, à peine cinq à six sont atteints annuellement de maladies saturnines; mais aussi tout ce qui a rapport à la fonte et à la réduction de la grenaille se travaille à la barrière de Fontainebleau; les autres opérations s'effectuent seulement rue du Faubourg-Saint-Denis.

Les ouvriers doivent vider leurs sacs dans le tamis, de manière à faire le moins de poussière possible. Du reste, tous les moyens de ventilation doivent être ici employés, comme cheminée d'appel, etc., et l'ouvrier devrait porter un masque, ou des éponges, afin que les yeux, la bouche et les narines ne se trouvassent point en contact avec la poussière qui s'élève dans l'air, pendant les opérations du tamisage et du passage à la planche.

Quant à la fonderie, ici on doit prendre les mesures préventives que nous avons indiquées en parlant des fonderies de plomb en grand.

Animaux. — On ne peut conserver de chiens, de chats, ni de poules, en un mot aucun animal domestique dans les établissements où l'on travaille le plomb en grand. Il faut donc éloigner de ces établissements les animaux domestiques, si on ne veut les faire succomber à la suite d'un empoisonnement saturnin.

Ce ne sont pas seulement les individus qui travaillent le plomb qui ont besoin d'être préservés des maladies saturnines. Dans une infinité de circonstances on se trouve fortuitement, et par mégarde, en contact avec ce poison; il faut donc indiquer les moyens de se préserver de ce contact.

Boissons frelatées avec les préparations saturnines.

Eau. Citernes. — Dans quelques villes d'Europe, comme Amsterdam, l'eau de citerne, dont on fait usage, est reçue dans des réservoirs doublés de plomb. Les accidents graves qui sont survenus à la suite de l'emploi de cette eau, qui finit par dissoudre une petite quantité de plomb transformé en oxide ou en carbonate, devraient engager l'autorité à substituer le zinc au plomb pour doubler ces citernes. Alors on n'aurait plus à déplorer le développement de maladies graves; car des expériences nombreuses ont prouvé, dans ces derniers temps, l'innocuité du zinc sur l'économie humaine. (Parent du Chatelet, *Ann. d'Hyg. et de Méd. lég.*)

Dans quelques pays on se sert du plomb pour recouvrir les toits. Les eaux pluviales dissolvent une certaine quantité d'oxide de plomb formé à la surface du métal et l'entraînent dans les citernes où elles se rendent. De là des accidents possibles, si on venait à boire de semblables eaux. Pour éviter de pareils maux, il faudrait mieux couvrir les maisons d'ardoises, qui ne produisent aucun phénomène morbide.

Tonneaux pour la conservation de l'eau. — Nous désapprouvons complètement, par la même raison, la proposition qu'a faite M. Kéraudren, de doubler de plomb laminé les tonneaux destinés à la conservation de l'eau potable pour la marine. Si on adoptait ce moyen de prétendue conservation de l'eau, des accidents excessivement funestes en seraient infailliblement le résultat. On peut, au moyen du filtre de charbon à pression, imaginé par M. H. de Fonvielle, supprimer tous les procédés plus ou moins défectueux dont on se sert dans la marine pour la conservation de l'eau. En effet, ce filtre fournit dix-sept fois autant d'eau que les filtres ordinaires, et il réduit à moins de un pour cent, ou à quinze dix-septièmes les frais de filtration, qui sont de quinze pour cent d'après les procédés les plus économiques connus jusqu'à ce jour ; enfin, le filtre Fonvielle permet de se servir de tonneaux ordinaires pour garder l'eau. On sait aussi, en se servant de ce procédé, qu'il ne serait plus aucunement nécessaire de chercher à savoir si un kilogramme et demi d'oxide de manganèse par deux cent cinquante litres d'eau qu'on agite fortement, tous les quinze jours, dans les bariques où elle est contenue, suffit pour lui conserver ses bonnes qualités. Toute eau serait ou pourrait être rendue bonne, il suffirait d'en avoir. (Périnet, *Journal de Pharmacie*, t. IV. — Rochoux, *Thèse de concours d'Hygiène.*)

Falsification des vins.

Autrefois l'empoisonnement saturnin produit avec des vins adoucis par la litharge ou la céruse était assez commun. Aujourd'hui, grâce à la sévérité des lois, à la surveillance de l'administration et à la facilité avec laquelle ses préposés découvrent cette fraude, à l'aide des procédés que fournit la chimie, on n'observe plus guère de pareils accidents dans de semblables circonstances. Le frelatement des vins, dans l'intention de masquer son acidité, s'opère surtout avec l'alun, la potasse, le carbonate de chaux. On introduisait autrefois dans les tonneaux des morceaux de plomb; il se formait une petite quantité d'acétate de plomb qui communiquait au vin une saveur sucrée. (Berzelius.) Mais ce mode de sophistication ne se présente presque plus aujourd'hui.

Le vin peut contracter des qualités nuisibles, non-seulement en raison de son mode de fabrication, mais encore par l'action même des vases dans lesquels il est conservé pour le débit.

Comptoirs en plomb des marchands de vin. — Les débitants de vin qui exercent leur profession dans l'intérieur et à l'extérieur de Paris, ne pouvant, à cause de l'immense quantité qu'ils en détaillent, le tenir renfermé dans des bouteilles, se contentent de le laisser en pièce, et de le monter de la cave dans de grands vases en bois, d'une forme particulière, connus sous le nom de *brocs*. C'est avec ces brocs qu'ils remplissent les mesures qui servent aux buveurs qui se rendent chez eux, ainsi que les bouteilles et autres vases qui leur sont présentés pour tous les consommateurs du dehors.

La rapidité avec laquelle ce service doit souvent s'exécuter, et la difficulté que présentent quelquefois les vases pour l'introduction du liquide, fait qu'il s'en répand toujours une certaine quantité; or comme la valeur de cette boisson donne du prix à ses moindres parties, il était naturel que les marchands cherchassent à les recueillir; pour cela ils ont donné à leurs comptoirs une forme particulière, et on a soin de les recouvrir d'une lame de plomb. Par ce moyen ce qui tombe sur le comptoir est entraîné dans un récipient placé au-dessous. Comme le plus ordinairement ce récipient n'est autre chose qu'un baquet, on a donné au mélange des différents vins qui s'y réunissent, le nom de *baquetures*. L'usage de ce comptoir est général, et l'époque de son adoption par les débitants de vin se perd dans la nuit des temps.

Cependant une ordonnance royale rendue en 1777, sur la proposition d'une commission composée des deux premiers médecins du roi, Lieutaud et de Lassone, de Mocquer, médecin de la Falculté de Paris, et de Cadet jeune, maître en pharmacie, proscrivit l'usage des comptoirs en plomb, se fondant sur ce que l'expérience de tous les jours a prouvé que les dissolutions de plomb ont sur la santé les plus dangereux effets. On dit dans les considérants de l'ordonnance, que le vin qui séjourne plus ou moins long-temps sur ces comptoirs de plomb en dissout nécessairement une partie; et comme ce vin est recueilli et distribué au peuple, *il en résulte des maladies d'autant plus fâcheuses, qu'on en ignore presque toujours la véritable cause.* On ajoute ensuite qu'il en est de même *de l'étain du commerce, qu'on ne peut employer sans danger* pour revêtir les comptoirs, *à cause des particules arsenicales qu'il contient et de son alliage avec le plomb,* et que par cette raison on doit *en exclure l'usage des maisons particuières,* et que l'intérêt de l'humanité exige *que l'emploi en soit proscrit.*

L'ordonnance dont sont extraits ces détails contient deux articles : il est dit dans le premier, que les comptoirs de marchands de vins *recouverts de plomb seront et demeureront supprimés, et qu'on ne pourra substituer l'étain au plomb à peine de confiscation et de trois cents livres d'amende;* et on trouve dans le second que les marchands de vin substitueront des cuvettes de *ferblanc* ou de fer battu aux lames de plomb dont leurs comptoirs sont recouverts.

Des expériences entreprises avec beaucoup de soin par Bayen ont prouvé que les comptoirs revêtus d'étain pur

n'occasionnaient aucun accident. En effet, il est inexact de
dire que l'étain du commerce soit allié avec le plomb ; il
n'y en a pas un atome. Quant à l'arsenic il est uni à l'étain
à l'état métallique ; or, on sait que l'arsenic métallique n'est
pas vénéneux, qu'il n'y a de dangereux que ses oxides, ses
sulfures et ses sels. Mais l'étain, à cause de sa mollesse et de
sa trop grande flexibilité, ne peut pas être employé pur ; on
est obligé de l'allier pour cela à d'autres métaux qui lui
donnent de la dureté et le rendent de cette manière propre
à tous les usages auxquels on le destine. Le seul métal capable de donner à l'étain les propriétés convenables est le
plomb ; il faut donc abandonner l'usage des comptoirs d'é-
tain et de plomb. Les comptoirs revêtus en fer battu communiquent aux vins un goût si désagréable, qu'on ne peut
plus s'en servir comme boisson.

Une ordonnance du 11 juin 1812 vint encore défendre
aux marchands de vins de revêtir leurs comptoirs de plomb ;
elle leur prescrit d'avoir des comptoirs couverts *en étain au
titre*, c'est-à-dire sans alliage de plomb. Cette ordonnance
fut rendue par suite d'accidents qui survinrent chez les débitants de vins qui avaient conservé leurs comptoirs de plomb,
malgré l'ordonnance de 1777. Malheureusement cette infrac-
tion à la loi subsiste encore chez un assez grand nombre de
marchands de vins. (Parent du Chatelet. *Annales d'Hyg. et
de Méd. lég.*, t. VI.)

Pour éviter les inconvénients qui peuvent même résulter
de l'étain du commerce, souvent allié au plomb, ne serait-il
pas nécessaire que l'autorité, suivant l'avis du Conseil de Salubrité de la ville de Paris, consigné dans un rapport remarquable de M. Gaultier de Claubry, prescrivît à l'avenir aux
marchands de vins de se servir de comptoirs en marbre revêtus d'un enduit composé d'une dissolution de cire blanche
dans de l'essence de térébenthine, qui n'altère aucune-

ment le vin mis en contact avec lui? (*Annales d'Hygiène et de Médecine légale*, t. VI.)

Comme cet enduit pénètre dans le marbre, il peut de cette manière le préserver de l'action de tous les agents destructeurs.

Pour appliquer cette cire il faut mettre le marbre à l'étuve, le chauffer à cent degrés et l'enduire de cire à refus.

Il faut n'employer le comptoir que quelque temps après l'application de la dissolution de cire térébenthinée, afin de donner à toutes les parties volatiles et solubles de cette dissolution le temps de se dissiper par le contact de l'air et des liquides, avec lesquels on pourrait le laver de temps en temps. On doit préférer, pour enduire ces comptoirs, la dissolution de la cire blanche dissoute dans la térébenthine, proposée par M. d'Arcet, au mastic hydrofuge conseillé par M. Gaultier de Claubry. En effet, ce dernier est composé d'une partie de cire et trois d'huile de lin cuite avec un dixième de son poids de litharge; or, le contact de la litharge avec le vin donnerait lieu aux mêmes accidents que les comptoirs de plomb.

Des essais ont été faits avec ces comptoirs de marbre; tous les marchands de vins qui en ont fait l'acquisition n'ont eu qu'à s'en louer. (*In loco citato.*)

Les expériences de Vauquelin (*Ann. d'Hyg. et de Méd. lég.*, t. VI) prouvent que les vins et les plus forts vinaigres déposés dans des vases composés d'un alliage d'étain et de plomb, parviennent à dissoudre une petite quantité de cette dernière substance, preuve qu'elle y entre pour plus des dix-sept centièmes. Il est donc important de ne point renfermer de vins dans des vases ou tonneaux revêtus ou faits avec du plomb, si l'on ne veut voir se déclarer des accidents graves à la suite de l'usage de cette boisson tenue renfermée dans de pareils vases. Les bois, les différentes terres dont on se sert pour la confection des poteries, n'ayant point les mêmes inconvénients, on doit préférer des vases ou tonneaux faits avec ces matières.

Les vases dont se sert l'administration pour la mesure des liquides, adoptés par la loi, sont encore aujourd'hui composés d'étain et de plomb. On a lieu de s'étonner que de pareils vases ne soient pas proscrits par une autorité qui a su empêcher les marchands de vins de se servir de comptoirs d'étain et de plomb. Je sais que Vauquelin et Fourcroy prétendent que de pareils vases ne pouvaient occasionner d'influence délétère sur la santé des citoyens, à cause de la petite quantité de plomb dissous. Mais ces chimistes ne savaient pas, à l'époque où ils ont écrit, qu'il suffit que le liquide déposé dans ces vases puisse dissoudre un grain de plomb pour occasionner un empoisonnement mortel. En présence d'un danger aussi certain, comment ne pas s'empresser de changer la substance qui entre dans la composition de ces vases métriques?

Falsification des cidres et de la bière. — Le cidre, le poiré, et surtout la bière, sont aussi altérés, rarement, il est vrai, par des préparations saturnines, comme la litharge, dans le but de communiquer une saveur douce à ces boissons. L'autorité ne peut trop veiller sur ces fraudes, que nous avons encore observées l'année dernière dans une brasserie du quai Valmy, ce qui prouve que ces falsifications s'effectuent, malgré la sévérité des lois.

Dans quelques contrées de l'Angleterre, et surtout dans le Devonshire, on avait la mauvaise habitude d'unir les diverses pièces du pressoir, pour faire le cidre, avec des cercles de plomb. Les inconvénients qui, au dire de Baker, sont autrefois survenus, doivent faire proscrire ces cercles de plomb. Il faut substituer le fer ou une matière quelconque, sans influence délétère sur la santé.

Falsifications des liqueurs alcooliques. — La fraude à l'aide des préparations saturnines s'exerce également de temps en temps sur les liqueurs alcooliques. Il est arrivé souvent, par le peu de soins apportés à l'entretien des vases destinés à la fabrication de ces liqueurs, ou par le mauvais étamage de ceux où on devait les conserver quelque temps, qu'elles se sont trouvées contenir des sels de plomb en assez grande quantité pour donner lieu à de véritables empoisonnements, dont la cause a été bien constatée par l'analyse chimique. Le meilleur moyen pour empêcher le retour de pareils accidents, serait de renfermer ces liqueurs dans des vases de terre, comme cela se pratique en Bretagne et en Normandie.

Falsification de l'eau de fleurs d'oranger. — Il paraît que l'eau de fleurs d'oranger venant de l'étranger contient souvent de la litharge d'or et quelques sels de plomb.

L'eau de fleurs d'oranger de Grasse envoyée aux droguistes de Paris contient également souvent de l'acétate de plomb, de un à seize grains par litre. En effet, cette liqueur est expédiée dans des vases de cuivre très-minces, étamés avec de l'étain impur; afin que ces outres puissent tenir sur leurs fonds, on est dans l'usage d'y appliquer une assez forte couche de soudure de qualité inférieure, qui, par conséquent, contient beaucoup de plomb.

Mais, lorsqu'on vient à distiller, trop vite surtout, l'eau de fleurs d'oranger, elle est légèrement acide; cet acide, qui est l'acide acétique, augmente par la conservation, et à chaque instant, se trouvant en contact avec un étamage qui contient du plomb, il s'en sature progressivement. Telle est l'origine de l'acétate de plomb dans cette eau de fleurs d'oranger. (*Ann. d'Hyg. et de Méd. lég.*, t. IV, Labarraque et Pelletier.)

Dans l'intention d'éviter les accidents qui pourraient résulter de l'usage de l'eau de fleurs d'oranger ainsi altérée, on a fait l'essai de vases de diverses substances, l'expérience a fait revenir à ceux de cuivre; mais il faut avoir soin que l'étamage et le lest que l'on place au fond de l'outre soient en étain pur: alors il n'y a plus d'empoisonnement à redouter de la part des consommateurs.

Les procédés chimiques à l'aide desquels on découvre la falsification des liquides par le plomb étant les mêmes, nous allons les indiquer d'une manière générale.

Pour procéder à la recherche du plomb, on commence, si l'on a affaire à du vin rouge, ou toute autre liqueur colorée, par le décolorer à l'aide du charbon animal bien lavé à l'acide hydro-chlorique faible. La liqueur filtrée est évaporée dans une capsule de platine ; lorsqu'elle est réduite au tiers, on la filtre de nouveau, et on la traite par les réactifs propres à déceler les dissolutions aqueuses de plomb, telles que l'hydrogène sulfuré dissous dans l'eau, acide hydro-sulfurique, ou sulfhydrique, qui donne lieu à un précipité noir de sulfure de plomb.

Les boissons altérées par une quantité considérable de préparations saturnines sont sucrées, styptiques; celles, au contraire, qui ne contiennent qu'une petite quantité de plomb, qui y ont été introduites par imprudence, mais non dans l'intention de nuire, ne peuvent donner aucune sensation particulière : l'analyse chimique peut seule découvrir la cause de l'empoisonnement.

Aliments frelatés avec les préparations saturnines.

Il n'était pas très-rare autrefois de voir les préparations saturnines entrer dans la composition de plusieurs aliments, comme le pain et le beurre. Le moyen de reconnaître cette fraude est très-facile. Il suffit, après avoir incinéré la matière frelatée, de la traiter par l'acide hydrosulfurique, le sulfure de plomb noir qui en résulte indique suffisamment la cause de la falsification.

Étamage des ustensiles. — Les aliments préparés dans des vases ou ustensiles recouverts de plomb, ou étamés à l'aide d'un alliage dans lequel cette substance se trouve en excès, ont occasionné des accidents qui ont attiré l'attention de l'autorité. Aussi diverses ordonnances ont été publiées dans le but de prévenir ce danger.

Plusieurs chimistes, entre autres Vauquelin et Proust, ont prétendu que l'étamage composé de plomb et d'étain, même le plus mal composé, n'avait pas sur la santé les funestes effets qu'on a coutume de lui attribuer. Nous croyons que cette manière de voir de ces deux chimistes est exagérée; aussi ne repose-t-elle pas sur l'observation médicale.

De ce que des aliments cuits dans un vase mal étamé n'ont produit aucun accident chez des chiens à qui on les avait fait manger, s'ensuit-il qu'ils auraient pu être servis impunément à une foule d'individus? Non, certainement. Ne voyons-nous pas tous les jours des individus, soumis à l'influence des mêmes causes morbides, éprouver, les uns des effets très-marqués de ces causes, et les autres n'en subir aucune atteinte? Ainsi, quand bien même ces aliments ne pourraient donner naissance à un empoisonnement que chez un centième des individus qui en feraient usage, il faudrait les proscrire. Or, nous avons cité des exemples de diverses maladies saturnines produites par des aliments préparés dans des vases mal ou trop anciennement étamés. (Voy. *Causes.*)

Pour que l'étamage d'étain et de plomb ne puisse altérer la santé, il faut que cette dernière substance n'y entre pas à plus de dix centièmes ; si le plomb y était en très-forte proportion, le vinaigre formerait facilement un acétate nuisible. L'étamage des ustensiles qui ont beaucoup servi finit par se détruire; les parcelles qui s'en détachent peuvent être mêlées aux aliments, et se trouver introduites dans l'économie. Il faut donc avoir soin de faire renouveler cet étamage, lorsque le besoin en est, afin d'éviter des accidents plus ou moins graves.

Le fer, quand on ne craint pas la saveur ferrugineuse, le bois, l'étain, le grès, la faïence, la porcelaine, le marbre, le zinc peuvent fournir à la fabrication d'excellents ustensiles, destinés à servir long-temps de réceptacle aux matières alimentaires.

Saloirs de plomb. — Les charcutiers de Paris se servent de saloirs de plomb pour conserver leur lard frais, et pour l'empêcher de rancir. Les inconvénients qui peuvent résulter de la composition de pareils vases devraient engager l'autorité à forcer les charcutiers de leur substituer des saloirs en bois, qui n'ont pas, contrairement à ce que prétendent ces marchands, l'inconvénient de piquer la viande. Dans plusieurs provinces, telles que la Normandie, la Bretagne, etc., on ne se sert que de saloirs en bois; on en fait autant pour les salaisons de la marine. Dans le Nivernais on emploie des saloirs en grès, ils ont les mêmes avantages que ceux en bois. (*Annal. d'Hyg. et de Méd. lég.* Barruel.)

On fait souvent usage dans le commerce de feuilles de plomb pour envelopper diverses substances, comme le chocolat, le thé, etc., afin d'empêcher l'air de les pénétrer et par suite de les détériorer. L'humidité de l'atmosphère peut incorporer quelques parcelles de plomb avec ces substances; aussi conseillons-nous, dans ces circonstances, de se servir plutôt de feuilles de zinc.

Bonbons. — Certains bonbons, tels que dragées, etc., sont

peints avec des teintes où il entre de la céruse, du minium et du jaune de chrôme. L'autorité doit proscrire avec la plus grande sévérité la vente de pareils poisons. Les moyens mis en usage pour découvrir la nature saturnine de la coloration des bonbons sont les mêmes que ceux que nous avons indiqués pour reconnaître la présence du plomb dans les aliments solides. Pour colorer ces bonbons, on peut substituer au plomb diverses préparations qui n'ont aucune influence délétère sur la santé, telles que les laques de cochenille, le carmin, les laques de graine de Perse, de graine d'Avignon, de gaude, le bleu de Prusse, et une infinité d'autres couleurs végétales.

Cosmétiques. — La céruse ou carbonate de plomb sert de base à certains cosmétiques ou fards, dont l'emploi peut devenir dangereux. Le blanc de Krems ou blanc d'albâtre est un mélange de ce sel avec la graisse de veau et la cire vierge; le blanc de vinaigre a les mêmes propriétés, et il faut en user avec discrétion. On a recours à un sulfate de plomb mêlé avec la chaux hydratée et l'eau, pour teindre les cheveux en noir. M. Orfila, à qui l'on doit de curieuses expériences sur la coloration artificielle du système pileux, a constaté l'efficacité et en même temps l'innocuité du plombite de chaux, qui est d'un emploi facile.

L'acétate et le sous-acétate de plomb dissous teignent les cheveux en noir, aussitôt qu'on les met en contact avec l'acide hydro-sulfurique liquide.

La litharge, la craie, la chaux vive hydratée et récemment éteinte, broyées et mélangées exactement, forment avec l'eau une bouillie claire, qui donne aux cheveux une très-belle couleur noire.

Toutes ces préparations, employées sans précautions c'est-à-dire mises en contact avec les muqueuses des lèvres, du nez, de l'œil, etc., pourraient occasionner l'empoisonnement saturnin. Il faut donc n'en user qu'avec beaucoup d'attention , et les maintenir tellement bien appliquées sur la peau , qu'elles ne puissent venir se mettre en contact avec les muqueuses , et ne pas les déposer sur quelques solutions de continuité de la peau.

La crème de Psyché, destinée à l'entretien des lèvres, contient une quantité notable d'acétate de plomb , étendue dans un mélange d'huile d'amandes douces, de cire, etc. La muqueuse des lèvres étant douée d'une faculté absorbante active, on conçoit le danger de l'application dans cette partie d'une préparation de ce genre ; il faut donc en défendre l'usage.

Médicaments saturnins. — La facilité avec laquelle se produisent les maladies saturnines , à la suite de l'administration du plomb à l'intérieur , doit rendre les médecins fort circonspects sur son emploi. Et d'ailleurs, la matière médicale possède tant d'autres substances douées des mêmes propriétés thérapeutiques que les préparations saturnines , qu'il nous semblerait prudent d'abandonner complét ement l'emploi de ces médicaments. L'innocuité constante des médicaments saturnins, comme l'eau blanche, etc. , appliqués sur la peau, peut en faire conserver l'usage ; mais les frictions, et surtout l'application de topiques où entre le plomb sur la peau dépouillée de son épiderme , doivent être abandonnées, puisque des accidents en ont été le résultat.

Appartements nouvellement peints. — Les exemples d'empoisonnement saturnin, qui se sont déclarés chez des individus qui avaient séjourné ou couché dans des appartements tout nouvellement peints, doivent engager à n'habiter ces apppartements qu'un ou deux mois après que les dernières couches ont été appliquées, et lorsque la peinture a été suffisamment desséchée par de bons feux et de fréquentes ouvertures des fenêtres. Alors, il ne doit plus y avoir d'odeur d'essence de térébenthine.

Outre la ventilation et l'emploi du feu mis généralement en usage pour remédier à cet inconvénient, il paraît aussi que l'emploi du foin étendu sur le sol et renfermé dans les pièces peintes, abrége la durée du temps pendant lequel ces émanations se font sentir. M. Labarraque a constaté un grand nombre de fois que l'eau chlorurée en expansion sur le foin réussit encore beaucoup mieux. C'est ainsi qu'au bureau des Transferts des rentes, dans le Palais de la Bourse, l'odeur de peinture ayant forcé les employés de suspendre leurs travaux, l'emploi de ce moyen pendant une seule nuit permit le lendemain d'habiter ce même lieu, sans accident. Si le carreau du plancher est mis en couleur, et si l'on craint que le chlore n'altère celle-ci, il suffira, suivant M. Labarraque, d'y placer pendant la nuit quelques assiettes remplie d'eau chlorurée.

Tels sont les divers moyens à l'aide desquels l'homme peut se préserver des maladies saturnines.

FIN DU SECOND ET DERNIER VOLUME.

TABLE

DU SECOND VOLUME.

ENCÉPHALOPATHIE SATUR-
NINE.

FIN DE LA TABLE DU SECOND VOLUME.

EXPLICATION DE LA PLANCHE.

Les figures 1, 2 et 3 représentent les appareils d'éponges et les masques décrits aux pages 489 et 490 de ce volume.

La figure 4 représente de face un fourneau ou chaudière à fondre le plomb, assainie au moyen d'une cheminée d'appel ou d'aérage.

La figure 4 *bis* représente une coupe verticale de ce même fourneau muni de la cheminée d'appel. Cet appareil est le même que celui proposé par M. d'Arcet pour assainir les fondoirs de suifs, etc.

a. Chaudière. — *b*. Foyer. — *c*. Cendrier. — *d*. Porte du foyer.—*e*. Barreaux mobiles de la grille.—*f*. Porte du cendrier.

g. — Ceinture circulaire, entourant horizontalement la chaudière vers le milieu de sa hauteur, et percée de trous inégaux, pour obliger la flamme qui s'élève du foyer à se répartir symétriquement autour de la chaudière.

h. — Couvercle, placé horizontalement à quelques centimètres au-dessus de la chaudière.

k. — Appui en fer sur lequel repose la partie *i* du couvercle *h*, lorsqu'on l'ouvre.

l. — Charnière sur laquelle tourne la partie *i* du couvercle *h*.

m.—Tasseaux en maçonnerie sur lesquels le couvercle est fixé à droite et à gauche du fourneau.

n. — Tasseau servant de point d'appui à la partie postérieure du couvercle *h*, laissant libre l'ouverture *p* dans toute sa largeur.

o. — Entourage de la partie supérieure de la chaudière, au-dessus du fourneau.

p. — Tuyau qui établit une communication directe en dessous du couvercle, entre le dessus de la chaudière et la base de la cheminée.

r. — Carneau par lequel la fumée, sortant de la partie supérieure du fourneau, doit passer pour arriver à la cheminée.

s. — Cheminée du fourneau.

t. — Soupape pour régler le tirage du foyer et la ventilation du dessus de la chaudière.

u. — Ouverture ménagée au bas de la cheminée pour nettoyer facilement le carneau *r* et la cheminée *s*.

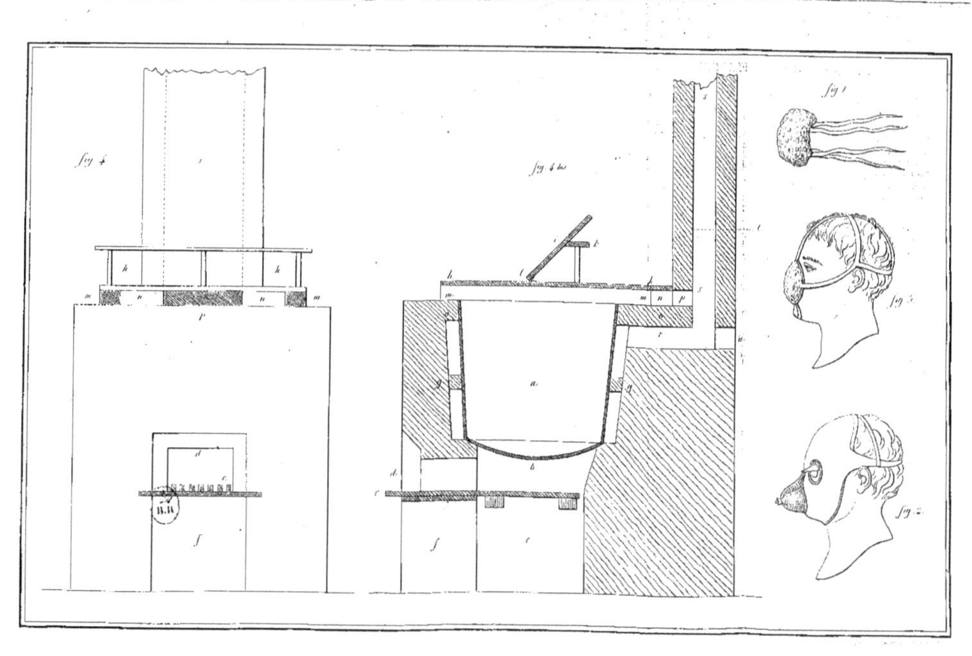